# 中华医学百科全书

## 中医药学

### 中药炮制学

国家出版基金项目
NATIONAL PUBLICATION FOUNDATION

中国协和医科大学出版社

图书在版编目（CIP）数据

中药炮制学 / 肖永庆，李丽主编 . – 北京：中国协和医科大学出版社，2016.9
（中华医学百科全书）
ISBN 978-7-5679-0563-4

Ⅰ . ①中… Ⅱ . ①肖…②李… Ⅲ . ①中药炮制学 Ⅳ . ① R283

中国版本图书馆 CIP 数据核字 (2016) 第 211946 号

## 中华医学百科全书·中药炮制学

| | | |
|---|---|---|
| 主　　编： | 肖永庆　李　丽 | |
| 编　　审： | 呼素华　袁　钟 | |
| 责任编辑： | 傅保娣　戴小欢　骆彩云 | |

出版发行：**中国协和医科大学出版社**
（北京东单三条九号　邮编 100730　电话 010–6526 0378 ）

网　　址：www.pumcp.com

经　　销：新华书店总店北京发行所

印　　刷：北京雅昌艺术印刷有限公司

开　　本：889×1230　1/16 开

印　　张：19

字　　数：550 千字

版　　次：2016 年 11 月第 1 版　　2016 年 11 月第 1 次印刷

定　　价：230.00 元

ISBN 978-7-5679-0563–4

# 《中华医学百科全书》编纂委员会

总顾问　吴阶平　韩启德　桑国卫

总指导　陈　竺

总主编　刘德培

副总主编　曹雪涛　李立明　曾益新

编纂委员（以姓氏笔画为序）

| | | | | | |
|---|---|---|---|---|---|
| B·吉格木德 | 丁　洁 | 丁　樱 | 丁安伟 | 于中麟 | 于布为 |
| 于学忠 | 万经海 | 马　军 | 马　骁 | 马　静 | 马　融 | 马中立 |
| 马安宁 | 马建辉 | 马烈光 | 马绪臣 | 王　伟 | 王　辰 | 王　政 |
| 王　恒 | 王　硕 | 王　舒 | 王　键 | 王一飞 | 王一镗 | 王士贞 |
| 王卫平 | 王长振 | 王文全 | 王心如 | 王生田 | 王立祥 | 王兰兰 |
| 王汉明 | 王永安 | 王永炎 | 王华兰 | 王成锋 | 王延光 | 王旭东 |
| 王军志 | 王声湧 | 王坚成 | 王良录 | 王拥军 | 王茂斌 | 王松灵 |
| 王明荣 | 王明贵 | 王宝玺 | 王诗忠 | 王建中 | 王建业 | 王建军 |
| 王建祥 | 王临虹 | 王贵强 | 王美青 | 王晓民 | 王晓良 | 王鸿利 |
| 王维林 | 王琳芳 | 王喜军 | 王道全 | 王德文 | 王德群 | |
| 木塔力甫·艾力阿吉 | 尤启冬 | 戈　烽 | 牛　侨 | 毛秉智 | 毛常学 |
| 乌　兰 | 文卫平 | 文历阳 | 文爱东 | 方以群 | 尹　佳 | 孔北华 |
| 孔令义 | 邓文龙 | 邓家刚 | 书　亭 | 毋福海 | 艾措千 | 艾儒棣 |
| 石　岩 | 石远凯 | 石学敏 | 石建功 | 布仁达来 | 占　堆 | 卢志平 |
| 卢祖洵 | 叶冬青 | 叶常青 | 叶章群 | 申昆玲 | 申春悌 | 田景振 |
| 田嘉禾 | 史录文 | 代　涛 | 代华平 | 白延强 | 白春学 | 白慧良 |
| 丛　斌 | 丛亚丽 | 包怀恩 | 包金山 | 冯卫生 | 冯学山 | 冯希平 |
| 边旭明 | 边振甲 | 匡海学 | 邢小平 | 达万明 | 达庆东 | 成　军 |
| 成翼娟 | 师英强 | 吐尔洪·艾买尔 | 吕时铭 | 吕爱平 | 朱　珠 |
| 朱万孚 | 朱立国 | 朱宗涵 | 朱建平 | 朱晓东 | 朱祥成 | 乔延江 |
| 伍瑞昌 | 任　华 | 华　伟 | 伊河山·伊明 | 向　阳 | 多　杰 |
| 邬堂春 | 庄　辉 | 庄志雄 | 刘　平 | 刘　进 | 刘　玮 | 刘　蓬 |
| 刘大为 | 刘小林 | 刘中民 | 刘玉清 | 刘尔翔 | 刘训红 | 刘永锋 |
| 刘吉开 | 刘伏友 | 刘芝华 | 刘华平 | 刘华生 | 刘志刚 | 刘克良 |
| 刘更生 | 刘迎龙 | 刘建勋 | 刘胡波 | 刘树民 | 刘昭纯 | 刘俊涛 |
| 刘洪涛 | 刘献祥 | 刘嘉瀛 | 刘德培 | 闫永平 | 米　玛 | 许　媛 |

| | | | | | | |
|---|---|---|---|---|---|---|
| 许腊英 | 那彦群 | 阮长耿 | 阮时宝 | 孙 宁 | 孙 光 | 孙 皎 |
| 孙 锟 | 孙长颢 | 孙少宣 | 孙立忠 | 孙则禹 | 孙秀梅 | 孙建中 |
| 孙建方 | 孙贵范 | 孙海晨 | 孙景工 | 孙颖浩 | 孙慕义 | 严世芸 |
| 苏 川 | 苏 旭 | 苏荣扎布 | 杜元灏 | 杜文东 | 杜治政 | 杜惠兰 |
| 李 龙 | 李 飞 | 李 东 | 李 宁 | 李 刚 | 李 丽 | 李 波 |
| 李 勇 | 李 桦 | 李 鲁 | 李 磊 | 李 燕 | 李 冀 | 李大魁 |
| 李云庆 | 李太生 | 李日庆 | 李玉珍 | 李世荣 | 李立明 | 李永哲 |
| 李志平 | 李连达 | 李灿东 | 李君文 | 李劲松 | 李其忠 | 李若瑜 |
| 李松林 | 李泽坚 | 李宝馨 | 李建勇 | 李映兰 | 李莹辉 | 李继承 |
| 李森恺 | 李曙光 | 杨 凯 | 杨 恬 | 杨 健 | 杨化新 | 杨文英 |
| 杨世民 | 杨世林 | 杨伟文 | 杨克敌 | 杨国山 | 杨宝峰 | 杨炳友 |
| 杨晓明 | 杨跃进 | 杨腊虎 | 杨瑞馥 | 杨慧霞 | 励建安 | 连建伟 |
| 肖 波 | 肖 南 | 肖永庆 | 肖海峰 | 肖培根 | 肖鲁伟 | 吴 东 |
| 吴 江 | 吴 明 | 吴 信 | 吴令英 | 吴立玲 | 吴欣娟 | 吴勉华 |
| 吴爱勤 | 吴群红 | 吴德沛 | 邱建华 | 邱贵兴 | 邱海波 | 邱蔚六 |
| 何 维 | 何 勤 | 何方方 | 何绍衡 | 何春涤 | 何裕民 | 余争平 |
| 狄 文 | 冷希圣 | 汪 海 | 汪受传 | 沈 岩 | 沈 岳 | 沈 敏 |
| 沈 铿 | 沈卫峰 | 沈华浩 | 沈俊良 | 宋国维 | 张 泓 | 张 学 |
| 张 亮 | 张 强 | 张 霆 | 张 澍 | 张大庆 | 张为远 | 张世民 |
| 张志愿 | 张丽霞 | 张伯礼 | 张宏誉 | 张劲松 | 张奉春 | 张宝仁 |
| 张建中 | 张建宁 | 张承芬 | 张琴明 | 张富强 | 张新庆 | 张潍平 |
| 张德芹 | 张燕生 | 陆 华 | 陆付耳 | 陆伟跃 | 陆静波 | |
| 阿不都热依木·卡地尔 | | 陈 文 | 陈 杰 | 陈 实 | 陈 洪 | 陈 琪 |
| 陈 楠 | 陈士林 | 陈大为 | 陈文祥 | 陈代杰 | 陈红风 | 陈尧忠 |
| 陈志南 | 陈志强 | 陈规化 | 陈国良 | 陈佩仪 | 陈家旭 | 陈智轩 |
| 陈锦秀 | 陈誉华 | 邵 蓉 | 邵荣光 | 武志昂 | 其仁旺其格 | 范 明 |
| 范炳华 | 林三仁 | 林久祥 | 林子强 | 林江涛 | 林曙光 | 杭太俊 |
| 欧阳靖宇 | 尚 红 | 果德安 | 明根巴雅尔 | 易定华 | 易著文 | 罗 力 |
| 罗 毅 | 罗小平 | 罗长坤 | 罗永昌 | 罗颂平 | 帕尔哈提·克力木 | |
| 帕塔尔·买合木提·吐尔根 | | | 图门巴雅尔 | 岳建民 | 金 玉 | 金 奇 |
| 金少鸿 | 金伯泉 | 金季玲 | 金征宇 | 金银龙 | 金惠铭 | 郁 琦 |
| 周 兵 | 周 林 | 周永学 | 周光炎 | 周灿全 | 周良辅 | 周纯武 |
| 周学东 | 周宗灿 | 周定标 | 周宜开 | 周建平 | 周建新 | 周荣斌 |
| 周福成 | 郑一宁 | 郑家伟 | 郑志忠 | 郑金福 | 郑法雷 | 郑建全 |
| 郑洪新 | 郎景和 | 房 敏 | 孟 群 | 孟庆跃 | 孟静岩 | 赵 平 |
| 赵 群 | 赵子琴 | 赵中振 | 赵文海 | 赵玉沛 | 赵正言 | 赵永强 |

| | | | | | | |
|---|---|---|---|---|---|---|
| 赵志河 | 赵彤言 | 赵明杰 | 赵明辉 | 赵耐青 | 赵继宗 | 赵铱民 |
| 郝模 | 郝小江 | 郝传明 | 郝晓柯 | 胡志 | 胡大一 | 胡文东 |
| 胡向军 | 胡国华 | 胡昌勤 | 胡晓峰 | 胡盛寿 | 胡德瑜 | 柯杨 |
| 查干 | 柏树令 | 柳长华 | 钟翠平 | 钟赣生 | 香多·李先加 | |
| 段涛 | 段金廒 | 段俊国 | 侯一平 | 侯金林 | 侯春林 | 俞光岩 |
| 俞梦孙 | 俞景茂 | 饶克勤 | 姜小鹰 | 姜玉新 | 姜廷良 | 姜国华 |
| 姜柏生 | 姜德友 | 洪两 | 洪震 | 洪秀华 | 祝庆余 | 祝㼆晨 |
| 姚永杰 | 姚祝军 | 秦川 | 袁文俊 | 袁永贵 | 都晓伟 | 粟占国 |
| 贾波 | 贾建平 | 贾继东 | 夏照帆 | 夏慧敏 | 柴光军 | 柴家科 |
| 钱忠直 | 钱家鸣 | 钱焕文 | 倪鑫 | 倪健 | 徐军 | 徐晨 |
| 徐永健 | 徐志云 | 徐志凯 | 徐克前 | 徐金华 | 徐建国 | 徐勇勇 |
| 徐桂华 | 凌文华 | 高妍 | 高志贤 | 高志强 | 高学敏 | 高健生 |
| 高树中 | 高思华 | 高润霖 | 郭岩 | 郭小朝 | 郭长江 | 郭巧生 |
| 郭宝林 | 郭海英 | 唐强 | 唐朝枢 | 唐德才 | 诸欣平 | 谈勇 |
| 谈献和 | 陶·苏和 | 陶广正 | 陶永华 | 陶芳标 | 陶建生 | 黄峻 |
| 黄烽 | 黄人健 | 黄叶莉 | 黄宇光 | 黄国宁 | 黄国英 | 黄跃生 |
| 黄璐琦 | 萧树东 | 梅长林 | 曹佳 | 曹广文 | 曹务春 | 曹建平 |
| 曹洪欣 | 曹济民 | 曹雪涛 | 曹德英 | 龚千锋 | 龚守良 | 龚非力 |
| 袭著革 | 常耀明 | 崔蒙 | 崔丽英 | 庾石山 | 康健 | 康廷国 |
| 康宏向 | 章友康 | 章锦才 | 章静波 | 梁铭会 | 梁繁荣 | 谌贻璞 |
| 屠鹏飞 | 隆云 | 绳宇 | 巢永烈 | 彭成 | 彭勇 | 彭明婷 |
| 彭晓忠 | 彭瑞云 | 彭毅志 | 斯拉甫·艾白 | | 葛坚 | 葛立宏 |
| 董方田 | 蒋力生 | 蒋建东 | 蒋澄宇 | 韩晶岩 | 韩德民 | 惠延年 |
| 粟晓黎 | 程伟 | 程天民 | 程训佳 | 童培建 | 曾苏 | 曾小峰 |
| 曾正陪 | 曾学思 | 曾益新 | 谢宁 | 谢立信 | 蒲传强 | 赖西南 |
| 赖新生 | 詹启敏 | 詹思延 | 鲍春德 | 窦科峰 | 窦德强 | 赫捷 |
| 蔡威 | 裴国献 | 裴晓方 | 裴晓华 | 管柏林 | 廖品正 | 谭仁祥 |
| 翟所迪 | 熊大经 | 熊鸿燕 | 樊飞跃 | 樊巧玲 | 樊代明 | 樊立华 |
| 樊明文 | 黎源倩 | 颜虹 | 潘国宗 | 潘柏申 | 潘桂娟 | 薛社普 |
| 薛博瑜 | 魏光辉 | 魏丽惠 | 藤光生 | | | |

# 《中华医学百科全书》学术委员会

主 任 委 员

巴德年

副主任委员（以姓氏笔画为序）

贺福初　　汤钊猷　　吴孟超　　陈可冀

学术委员（以姓氏笔画为序）

| | | | | | | |
|---|---|---|---|---|---|---|
| 丁鸿才 | 于是凤 | 于润江 | 于德泉 | 马　遂 | 王　宪 | 王大章 |
| 王文吉 | 王之虹 | 王正敏 | 王声湧 | 王近中 | 王邦康 | 王晓仪 |
| 王政国 | 王海燕 | 王鸿利 | 王琳芳 | 王锋鹏 | 王满恩 | 王模堂 |
| 王澍寰 | 王德文 | 王翰章 | 乌正赉 | 毛秉智 | 尹昭云 | 巴德年 |
| 邓伟吾 | 石一复 | 石中瑗 | 石四箴 | 石学敏 | 平其能 | 卢世璧 |
| 卢光琇 | 史俊南 | 皮　昕 | 吕　军 | 吕传真 | 朱　预 | 朱大年 |
| 朱元珏 | 朱家恺 | 朱晓东 | 仲剑平 | 刘　正 | 刘　耀 | 刘又宁 |
| 刘宝林（口腔） | | 刘宝林（公共卫生） | | 刘桂昌 | 刘敏如 | 刘景昌 |
| 刘新光 | 刘嘉瀛 | 刘镇宇 | 刘德培 | 江世忠 | 闫剑群 | 汤　光 |
| 汤钊猷 | 阮金秀 | 孙　燕 | 孙汉董 | 孙曼霁 | 纪宝华 | 严隽陶 |
| 苏　志 | 苏荣扎布 | 杜乐勋 | 李亚洁 | 李传胪 | 李仲智 | 李连达 |
| 李若新 | 李济仁 | 李钟铎 | 李舜伟 | 李巍然 | 杨　莘 | 杨圣辉 |
| 杨宠莹 | 杨瑞馥 | 肖文彬 | 肖承悰 | 肖培根 | 吴　坤 | 吴　蓬 |
| 吴乐山 | 吴永佩 | 吴在德 | 吴军正 | 吴观陵 | 吴希如 | 吴孟超 |
| 吴咸中 | 邱蔚六 | 何大澄 | 余森海 | 谷华运 | 邹学贤 | 汪　华 |
| 汪仕良 | 张乃峥 | 张习坦 | 张月琴 | 张世臣 | 张丽霞 | 张伯礼 |
| 张金哲 | 张学文 | 张学军 | 张承绪 | 张洪君 | 张致平 | 张博学 |
| 张朝武 | 张蕴惠 | 张震康 | 陆士新 | 陆道培 | 陈子江 | 陈文亮 |
| 陈世谦 | 陈可冀 | 陈立典 | 陈宁庆 | 陈尧忠 | 陈在嘉 | 陈君石 |
| 陈育德 | 陈治清 | 陈洪铎 | 陈家伟 | 陈家伦 | 陈寅卿 | 邵铭熙 |
| 范乐明 | 范茂槐 | 欧阳惠卿 | 罗才贵 | 罗成基 | 罗启芳 | 罗爱伦 |
| 罗慰慈 | 季成叶 | 金义成 | 金水高 | 金惠铭 | 周　俊 | 周仲瑛 |
| 周荣汉 | 赵云凤 | 胡永华 | 钟世镇 | 钟南山 | 段富津 | 侯云德 |
| 侯惠民 | 俞永新 | 俞梦孙 | 施侣元 | 姜世忠 | 姜庆五 | 恽榴红 |
| 姚天爵 | 姚新生 | 贺福初 | 秦伯益 | 贾继东 | 贾福星 | 顾美仪 |
| 顾觉奋 | 顾景范 | 夏惠明 | 徐文严 | 翁心植 | 栾文明 | 郭　定 |

郭子光　郭天文　唐由之　唐福林　涂永强　黄洁夫　黄璐琦
曹仁发　曹采方　曹谊林　龚幼龙　龚锦涵　盛志勇　康广盛
章魁华　梁文权　梁德荣　彭名炜　董　怡　温　海　程元荣
程书钧　程伯基　傅民魁　曾长青　曾宪英　裘雪友　甄永苏
褚新奇　蔡年生　廖万清　樊明文　黎介寿　薛　淼　戴行锷
戴宝珍　戴尅戎

# 《中华医学百科全书》工作委员会

主任委员

郑忠伟

副主任委员

袁　钟

编审（以姓氏笔画为序）

| | | | | | | |
|---|---|---|---|---|---|---|
| 开赛尔 | 司伊康 | 当增扎西 | 吕立宁 | 任晓黎 | 邬扬清 | 刘玉玮 |
| 孙　海 | 何　维 | 张之生 | 张玉森 | 张立峰 | 陈　懿 | 陈永生 |
| 松布尔巴图 | 呼素华 | 周　茵 | 郑伯承 | 郝胜利 | 胡永洁 | 侯澄芝 |
| 袁　钟 | 郭亦超 | 彭南燕 | 傅祚华 | 谢　阳 | 解江林 | |

编辑（以姓氏笔画为序）

| | | | | | | |
|---|---|---|---|---|---|---|
| 于　岚 | 王　波 | 王　莹 | 王　颖 | 王　霞 | 王明生 | 尹丽品 |
| 左　谦 | 刘　婷 | 刘岩岩 | 孙文欣 | 李元君 | 李亚楠 | 杨小杰 |
| 吴桂梅 | 吴翠姣 | 沈冰冰 | 宋　玥 | 张　安 | 张　玮 | 张浩然 |
| 陈　佩 | 骆彩云 | 聂沛沛 | 顾良军 | 高青青 | 郭广亮 | 傅保娣 |
| 戴小欢 | 戴申倩 | | | | | |

工作委员

| | | | | | | |
|---|---|---|---|---|---|---|
| 刘小培 | 罗　鸿 | 宋晓英 | 姜文祥 | 韩　鹏 | 汤国星 | 王　玲 |
| 李志北 | | | | | | |

办公室主任

左　谦　　孙文欣　　吴翠姣

# 中医药学总主编

王永炎　　中国中医科学院

曹洪欣　　中国中医科学院

# 本卷编委会

## 主　编

肖永庆　　中国中医科学院中药研究所

李　丽　　中国中医科学院中药研究所

## 常务副主编

李　飞　　北京中医药大学

## 副主编
（以姓氏笔画为序）

丁安伟　　南京中医药大学

许腊英　　湖北中医药大学

孙秀梅　　山东中医药大学

龚千锋　　江西中医药大学

## 学术委员

张世臣　　北京中医药大学

## 编　委
（以姓氏笔画为序）

于定荣　　中国中医科学院中药研究所

王成永　　安徽中医药大学

王英姿　　北京中医药大学

王秋红　　黑龙江中医药大学

王祝举　　中国中医科学院中药研究所

刘　颖　　中国中医科学院中药研究所

刘艳菊　　湖北中医药大学

江　云　　成都中医药大学

孙立立　　　山东省中医药研究院

李　军　　　大连市药品检验所

李伟东　　　南京中医药大学

李娆娆　　　中国中医科学院中药研究所

吴纯洁　　　成都中医药大学

张　村　　　中国中医科学院中药研究所

张　丽　　　南京中医药大学

陆兔林　　　南京中医药大学

陈　红　　　福建中医药大学

胡昌江　　　成都中医药大学

钟凌云　　　江西中医药大学

夏　荃　　　广州中医药大学

黄勤挽　　　成都中医药大学

窦志英　　　天津中医药大学

# 前　言

《中华医学百科全书》终于和读者朋友们见面了！

古往今来，凡政通人和、国泰民安之时代，国之重器皆为科技、文化领域的鸿篇巨制。唐代《艺文类聚》、宋代《太平御览》、明代《永乐大典》、清代《古今图书集成》等，无不彰显盛世之辉煌。新中国成立后，国家先后组织编纂了《中国大百科全书》第一版、第二版，成为我国科学文化事业繁荣发达的重要标志。医学的发展，从大医学、大卫生、大健康角度，集自然科学、人文社会科学和艺术之大成，是人类社会文明与进步的集中体现。随着经济社会快速发展，医药卫生领域科技日新月异，知识大幅更新。广大读者对医药卫生领域的知识文化需求日益增长，因此，编纂一部医药卫生领域的专业性百科全书，进一步规范医学基本概念，整理医学核心体系，传播精准医学知识，促进医学发展和人类健康的任务迫在眉睫。在党中央、国务院的亲切关怀以及国家各有关部门的大力支持下，《中华医学百科全书》应运而生。

作为当代中华民族"盛世修典"的重要工程之一，《中华医学百科全书》肩负着全面总结国内外医药卫生领域经典理论、先进知识，回顾展现我国卫生事业取得的辉煌成就，弘扬中华文明传统医药璀璨的历史文化。《中华医学百科全书》将成为我国科技文化发展水平的重要标志、医药卫生领域知识技术的最高"检阅"、服务千家万户的国家健康数据库和医药卫生各学科领域走向整合的平台。

肩此重任，《中华医学百科全书》的编纂力求做到两个符合：一是符合社会发展趋势。全面贯彻以人为本的科学发展观指导思想，通过普及医学知识，增强人民群众健康意识，提高人民群众健康水平，促进社会主义和谐社会构建；二是符合医学发展趋势。遵循先进的国际医学理念，以"战略前移、重心下移、模式转变、系统整合"的人口与健康科技发展战略为指导。同时，《中华医学百科全书》的编纂力求做到两个体现：一是体现科学思维模式的深刻变革，即学科交叉渗透/知识系统整合；二是体现继承发展与时俱进的精神，准确把握学科现有基础理论、基本知识、基本技能以及经典理论知识与科学思维精髓，深刻领悟学科当前面临的交叉渗透与整合转化，敏锐洞察学科未来的发展趋势与突破方向。

作为未来权威著作的"基准点"和"金标准"，《中华医学百科全书》编纂过程中，制定了严格的主编、编者遴选原则，聘请了一批在学界有相当威望、具有较高学术造诣和较强组织协调能力的专家教授（包括多位两院院士）担任大类主编和学科卷主编，确保全书的科学性与权威性。另外，还借鉴了已有百科全书的编写经验。鉴于《中华医学百科全书》的编纂过程本身带有科学研究性质，还聘请了若干科研院所的科研管理专家作为特约编审，站在科研管理的高度为全书的顺利编纂保驾护航。除了编者、编审队伍外，还制定了详尽的质量保证计划。编纂委员会和工作委员会秉持质量源于设计的理念，共同制订了一系列配套的质量控制规范性文件，建立了一套切实可行、行之有效、效率最优的编纂质量管理方案和各种情况下的处理原则及预案。

《中华医学百科全书》的编纂实行主编负责制，在统一思想下进行系统规划，保证良好的全程质量策划、质量控制、质量保证。在编写过程中，统筹协调学科内各编委、卷内条目以及学科间编委、卷间条目，努力做到科学布局、合理分工、层次分明、逻辑严谨、详略有方。在内容编排上，务求做到"全准精新"。形式"全"：学科"全"，册内条目"全"，全面展现学科面貌；内涵"全"：知识结构"全"，多方位进行条目阐释；联系整合"全"：多角度编制知识网。数据"准"：基于权威文献，引用准确数据，表述权威观点；把握"准"：审慎洞察知识内涵，准确把握取舍详略。内容"精"："一语天然万古新，豪华落尽见真淳"。内容丰富而精炼，文字简洁而规范；逻辑"精"："片言可以明百意，坐驰可以役万里"。严密说理，科学分析。知识"新"：以最新的知识积累体现时代气息；见解"新"：体现出学术水平，具有科学性、启发性和先进性。

《中华医学百科全书》之"中华"二字，意在中华之文明、中华之血脉，中华之视角，而不仅限于中华之地域。在文明交织的国际化浪潮下，中华医学汲取人类文明成果，正不断开拓视野，敞开胸怀，海纳百川般融入，润物无声状拓展。《中华医学百科全书》秉承了这样的胸襟怀抱，广泛吸收国内外华裔专家加入，力求以中华文明为纽带，牵系起所有华人专家的力量，展现出现今时代下中华医学文明之全貌。《中华医学百科全书》作为由中国政府主导、参与编纂学者多、分卷学科设置全、未来受益人口广的国家重点出版工程，得到了联合国教科文等组织的高度关注，对于中华医学的全球共享和人类的健康保健，都具有深远意义。

《中华医学百科全书》分基础医学、临床医学、中医药学、公共卫生学、军事与特种医学和药学六大类，共计 144 卷。由中国医学科学院/北京协和医学院牵头，联合军事医学科学院、中国中医科学院和中国疾病预防控制中心，带动全国知名院校、科研单位和医院，有多位院士和海内外数千位优秀专家参加。国内知名的医学和百科编审汇集中国协和医科大学出版社，并培养了一批热爱百科事业的中青年编辑。

回览编纂历程，犹然历历在目。几年来，《中华医学百科全书》编纂团队呕心沥血，孜孜矻矻。组织协调坚定有力，条目撰写字斟句酌，学术审查一丝不苟，手书长卷撼人心魂……在此，谨向全国医学各学科、各领域、各部门的专家、学者的积极参与以及国家各有关部门、医药卫生领域相关单位的大力支持致以崇高的敬意和衷心的感谢！

《中华医学百科全书》的编纂是一项泽被后世的创举，其牵涉医学科学众多学科及学科间交叉，有着一定的复杂性；需要体现在当前医学整合转型的新形式，有着相当的创新性；作为一项国家出版工程，有着毋庸置疑的严肃性。《中华医学百科全书》的这些特殊属性决定了其没有现成的经验可供借鉴，开创性和挑战性都非常强。由于编纂工作浩繁，难免存在差错与疏漏，敬请广大读者给予批评指正，以便在今后的编纂工作中不断改进和完善。

刘德培

# 凡　例

一、本书按基础医学类、临床医学类、中医药学类、公共卫生类、军事与特种医学类、药学类的不同学科分卷出版。一学科辑成一卷或数卷。字数较少的，几个学科合为一卷。

二、本书基本结构单元为条目，主要供读者查检，亦可系统阅读。条目标题有些是一个词，例如"滴耳法"；有些是词组，例如"咽喉探吐法"。

三、由于学科内容有交叉，会在不同卷设有少量同名条目。例如《针灸学》《中医儿科学》都设有"惊风"条目。其释文会根据不同学科的视角不同各有侧重。

四、条目标题上方加注汉语拼音，条目标题后附相应的外文。例如：

kǒuchuāng
口疮　( oral ulcer)

五、本书条目按学科知识体系顺序排列。为便于读者了解学科概貌，卷首条目分类目录中条目标题按阶梯式排列，例如：

煅法 ……………………………………………………………………………………

　　明煅 …………………………………………………………………………………

　　暗煅 …………………………………………………………………………………

　　煅淬 …………………………………………………………………………………

　　　　火煅醋淬 ………………………………………………………………………

　　　　火煅水淬 ………………………………………………………………………

　　　　火煅酒淬 ………………………………………………………………………

蒸法 ……………………………………………………………………………………

　　清蒸 …………………………………………………………………………………

　　加辅料蒸 ……………………………………………………………………………

六、各学科都有一篇介绍本学科的概观性条目，一般作为本学科卷的首条。介绍学科大类的概观性条目，列在本大类中基础性学科卷的学科概观性条目之前。

七、条目之中设立参见系统，体现相关条目内容的联系。一个条目的内容涉及其他条目，需要其他条目的释文作为补充的，设为"参见"。所参见的本卷条目的标题在本条目释文中出现的，用蓝色楷体字印刷；所参见的本卷条目的标题未在本条目释文中出现的，在括号内用蓝色楷体字印刷该标题，另加"见"字；参见其他卷条目的，注明参见条所属学科卷名，如"参见□□□卷"或"参见□□□卷□□□□"。

八、本书医学名词以全国科学技术名词审定委员会审定公布的为标准。同一概念或疾病在不同学科有不同命名的，以主科所定名词为准。字数较多，释文中拟用简称的名词，每个条目中第一次出现时使用全称，并括注简称，例如：甲型病毒性肝炎（简称甲肝）。个别众所周知的名词直接使用简称、缩写，例如：B超。药物名称参照《中华人民共和国药典》2015年版和《国家基本药物目录》2012年版。

九、本书量和单位的使用以国家标准GB 3100~3102—1993《量和单位》为准。援引古籍或外文时维持原有单位不变。必要时括注与法定计量单位的换算。

十、本书数字用法以国家标准GB/T 15835—2011《出版物上数字用法》为准。

十一、正文之后设有内容索引和条目标题索引。内容索引供读者按照汉语拼音字母顺序查检条目和条目之中隐含的知识主题。条目标题索引分为条目标题汉字笔画索引和条目外文标题索引，条目标题汉字笔画索引供读者按照汉字笔画顺序查检条目，条目外文标题索引供读者按照外文字母顺序查检条目。

十二、部分学科卷根据需要设有附录，列载本学科有关的重要文献资料。

# 目　录

zhōngyào páozhìxué

## 中药炮制学 (science of processing of Chinese materia medica)

在中医药理论的指导下专门研究中药炮制理论、工艺过程、饮片质量评价标准、学科起源、历史沿革及其发展方向的学科。是在继承传统用药经验的基础上逐步形成的依托于多种学科知识的新兴综合型应用学科。

**简史**　中药炮制学的发展贯穿于各时期，并体现在各阶段的医药典籍中，至中华人民共和国成立后形成独立的学科。其形成和发展可分为四个时期：春秋战国至宋代（公元前5～公元12世纪）是中药炮制技术的起始和丰富时期；金、元、明（公元13～16世纪）是炮制理论逐步形成时期；清代（公元17～18世纪）是炮制技术和饮片品种在中医临床广泛应用时期；中华人民共和国成立后是炮制技术振兴与发展、炮制学科的形成时期。

中药炮制技术的起始和丰富时期　在汉以前，古文献中所记载的都是比较简单的炮制内容。1973年湖南长沙马王堆三号汉墓出土的《五十二病方》是中国最早记载炮制内容的医方书，书中包括净制、切制、水制、火制、水火共制等炮制内容，并载有具体操作方法。成书于战国时期的《黄帝内经》是中国现存最早的医学典籍，在《灵枢经·邪客》篇中有"治半夏"的记载。"治"即"修治"，指减毒的加工处理，可见当时已开始注意到有毒药物的炮制。《素问·缪刺论》中所说的"角发""燔治"即是最早的炭药——血余炭。"㕮咀"是当时的饮片切制。中药炮制的目的、原则在汉已初步确立，并出现了大量的炮制方法和炮制品。中国

第一部药学专著《神农本草经》对有毒药物炮制方法与机制进行了解释，指出通过炮制可以改变药物药性。东汉·张仲景《金匮玉函经》开创了药物的生熟异用学说，并阐明了药物性状与药效的关系。梁·陶弘景《本草经集注》中第一次将零星的炮制技术作了系统归纳，说明了部分药物的炮制作用。南北朝刘宋时期，雷敩总结前人炮制方面的技术和经验，撰成中国第一部炮制专著《雷公炮炙论》三卷。书中收载药物约300种，详细记述了药物的各种炮制方法，并广泛地应用辅料炮制药物，对炮制作用也作了较多的介绍，为后世中药炮制的发展奠定了基础。唐代在炮制原则系统化和炮制新方法方面有较详细的记载，其中苏敬修订的《新修本草》作为世界最早的药典，首次将炮制列为法定内容。宋代炮制方法有很大改进，炮制目的更加明确，开始从减少副作用到增强或改变疗效，从汤剂饮片的炮制进入到同时重视制备成药饮片炮制的崭新阶段。其中唐慎微所编《经史证类备急本草》在每种药物之后附有炮制方法，为后世制药业提供了药物炮制资料；《太平惠民和剂局方》设专章讨论炮制技术，收录了185种中药的炮制方法和要求，并逐渐注意到药物经炮制后性味功效的改变，成为宋代法定制药技术标准的重要组成部分，对保证药品质量起了很大的作用。

中药炮制理论的形成时期　金元时期的名医都特别重视药物炮制前后的不同应用及辅料在炮制中的作用，并对各类炮制作用进行总结，经过明代的进一步系统整理，逐渐形成了传统的炮制理论，如"生升熟降""去湿以

生姜""去膈上痰以蜜"及炭药止血等理论。明·徐彦纯《本草发挥》辑自金元诸家的著作，对炮制作用原理进行了阐述，如"心虚则盐炒之""以盐炒补心肺"等，均为中药炮制理论的重要论述。明·陈嘉谟《本草蒙筌》首次系统地概括了辅料炮制理论和原则，有重要的指导意义，如"酒制升提，姜制发散，入盐走肾脏，仍仗软坚，用醋注肝经且资住痛……米泔制去燥性和中，乳制滋润回枯助生阴血，蜜制甘缓难化增益元阳，陈壁土制窃真气骤补中焦，麦麸皮制抑酷性勿伤上膈，乌豆汤、甘草汤渍曝，并解毒致令平和"等。明·李时珍《本草纲目》中专列"修治"以综述前代炮制经验。明·缪希雍《炮炙大法》是继《雷公炮炙论》之后第二部炮制专著，书中收载了439种药物的炮制方法，用简明的笔法叙述各药出处、采集时间、优劣鉴别、炮制辅料、操作程序及药物贮藏，并将古代炮制总结归纳为十七种方法，即雷公炮炙十七法。

中药炮制在中医临床的广泛应用时期　清代在明代的理论基础上进一步丰富了炮制理论。张仲岩所著《修事指南》为中国第三部炮制专著，较为系统地叙述了各种炮制方法，在炮制理论上也有所发挥，提出了"吴茱萸汁制抑苦寒而扶胃气，猪胆汁制泻胆火而达木郁，牛胆汁制去燥烈而清润，秋石制抑阳而养阴，枸杞汤制抑阴而养阳……炙者取中和之性，炒者取芳香之性……"等观点，并收录炮制品232种。炭药的炮制与应用，在清代有相当大的发展，独具特色。唐容川《血证论》特别记载了相当数量的炭药，并在张仲景"烧灰存性"

的基础上明确提出"炒炭存性"的要求。

炮制的振兴发展与学科的形成时期 中华人民共和国成立后，为了保障全国人民的生命安全和身体健康，国家对于中医药事业的发展给予了高度重视，中医药在人们的防病治病中得到广泛应用。随着现代科学技术的发展，中医药工作者对炮制理论、炮制原理、炮制工艺过程、饮片质量评价及其临床应用逐步有了更加深入的科学认识而形成独立的学科。并于20世纪50年代起在全国各中医药高等院校开设了中药炮制学课程，已先后出版普通高等教育国家级规划教材《中药炮制学》等多部教材和专著，为继承和发扬中药炮制学，培养中医药炮制专门人才奠定了良好的基础。国家相继投入经费对炮制工艺、炮制原理及中药饮片质量标准进行了科学研究，炮制教、学、研、产队伍不断壮大。日益创新的教学、科研、生产成果为炮制这门古老的学科注入了新的活力。在国家科研项目的实施过程中，许多科研单位、大专院校协助饮片生产企业建立了企业的饮片产品质量监测控制中心，制定了企业饮片产品的质量内控标准；并在此基础上分别筹备、建立了省级炮制工程研究中心，大大增强了企业的创新能力，提高了饮片产品的科技含量。炮制学科建设与饮片产业发展的有机结合，提高了炮制学科水平及其产业服务能力，促进了中药饮片产业的发展。

研究目标 在中医药理论的指导下，继承传统炮制理论和技术经验，应用现代科学技术诠释炮制理论、探讨炮制原理、改进炮制工艺、制订科学的饮片质量评价方法和标准，并根据学科发展的需要，将研究外延至中药饮片的深加工产品、饮片生产原料的道地性及其产地加工、中药药性理论与炮制的相关性、饮片生产机械的革新与改造、饮片市场流通的信息化管理、饮片的安全性与用法用量间的相关性等，以稳定并提高中药饮片质量，从源头上保证中药的临床用药安全性和有效性，促进中医药事业的发展。

炮制工艺规范化 国家通过各种渠道先后投资科研经费对常用中药饮片进行其炮制工艺规范化及质量标准研究。通过科研与生产实际相结合的研究模式，强调"继承与创新"并重，建立"将饮片生产一线技术人员的炮制经验数据化"的炮制工艺规范化研究模式。根据中药饮片科研和生产的实际状况，进一步明确了中药饮片生产工艺的"规范化"与炮制工艺的"多样化"之间、工艺"规范化"与工艺"优化"之间的辩证关系。中药饮片生产工艺的规范化是指在某一特定区域内同一饮片生产工艺的规范化；"特定区域"是指中医大夫在临床用药理念和习惯相同或相似的地域。由于中国幅员辽阔，各地，特别是南北方地区在用药习惯上存在着很大差异，饮片炮制方法也不尽相同，许多饮片不太可能实现全国统一的规范化的生产工艺。因此，各地的饮片生产工艺规范化可以有不同的内容和模式。同时，对中医大夫依方炮制方法应给予重视和保护。农村基层或城市社区至今还保留"前店后厂、中医大夫坐堂"的中医药服务模式，还有一些祖传中医世家传承着"一方一法"的炮制技术，而这些"一方一法"的组方却具有其独特的疗效，在得到国家相关

部门的认证后，这些世代中医的行医资格不但应得到法律的保护，而且对其独特的规范化的炮制工艺和饮片质量也应制定相应的标准。并强调只有在基本弄清炮制原理的基础上进行的炮制工艺的优化研究成果才具有其实用价值。

饮片质量标准评价方法的科学化 中药质量评价技术标准是保护行业健康发展和进步的关键问题。国际竞争关键是标准的竞争，而标准的竞争取决于制定标准技术的科学性和实用性。通过对中药饮片质量标准控制体系关键问题的研究，确定有利于中国中药行业发展的技术标准和评价体系的关键点，以完善中药炮制技术标准评价体系，对于保持中药产业在国际竞争中的优势地位具有重要的意义。应采用传统经验鉴别与"多成分定量、指纹图谱定性"的现代科学方法相结合的饮片质量评价模式，并利用该模式制定具有中药饮片特色的质量标准。现阶段需要在进一步完善已有质量评价体系的基础上，创建基于炮制原理的具有饮片个性特色的质量评价方法，使饮片质量评价的内涵更具有科学性，使其评价技术更具实用性。

炮制原理研究方法的科学化 中药炮制经过数千年的演变发展，形成了独具特色的炮制理论体系。因此炮制理论及炮制原理的研究是炮制学科一项非常重要而又艰巨的任务，首先必须对有毒中药饮片，生熟异治饮片进行其炮制原理研究。在以往的炮制原理研究中，科研人员虽然抓住了"炮制与药性改变相关性研究"这一关键问题，但仅仅是孤立的考虑单个饮片，而没有把饮片与复方联系起来。较为科学的炮制原理研究方法应该从配伍炮制、

炮制配伍、炮制与饮片用途、用法用量等方面来进行"炮制与药性相关性"研究。

**配伍炮制原理研究**　配伍炮制实质是"加辅料炮制",但在炮制过程中"辅料"这一提法并不确切。从炮制对药性的影响角度而言,配伍炮制可分为"反制"(见相反为制)和"从制"(见相资为制),"反制"包括"以热制寒"(如酒炙黄连)和"以凉制热"(如甘草汁制附子);"从制"包括"以热制热"(如生姜制附子)和"以寒制寒"(如胆汁制黄连)。从科学的角度而言,"配伍炮制"与"配伍用药"存在着何种本质的差异仍然是一个有待研究的问题。

**炮制配伍原理研究**　"炮制配伍"是为了配伍而炮制,即根据复方配伍的需要而炮制。相同的处方,根据因人而异、辨证论治的用药原则而配伍同一药材的不同饮片。炮制与药性的关系应通过复方用药来体现,炮制改变饮片药性的科学内涵以复方为载体进行研究更具有实用价值的科学意义。

**炮制与饮片用途、用法、用量的相关性研究**　中药所谓"用途、用法、用量"实质上是指具有确定药性的饮片的"用途、用法、用量",中药经不同的炮制方法处理而得到药性具有某种程度差异的饮片,它们在"用途、用法、用量"上存在差异,抛开饮片的药性而谈某中药的"用途、用法、用量"是不科学的。如"大毒"中药乌头、"峻泻"中药大黄,其不同饮片的"用途、用法、用量"也各不相同。研究炮制与饮片的"用途、用法、用量"的相关性,对于正确、合理、安全、有效地发挥中药的临床疗效

具有重要的科学意义和实用价值。

**研究内容**　中药炮制学在中医药理论和用药原则指导下,采用现代科学技术、方法,围绕诠释炮制理论、探索炮制机制、改进炮制工艺和稳定饮片质量等方面开展研究。主要包括文献研究、原理及理论研究、方法和工艺研究、辅料研究、中药饮片质量标准研究、设备研究等。

**文献研究**　包括古代和现代文献的查阅、整理、分析和总结,是开展中药炮制研究必不可少的一项基础工作。中药炮制是历史悠久的传统技艺,医药学者在长期实践中积累的大量炮制经验,多通过"师徒相传,口传心授"的方式得以传承,仍有许多历史久远,具有地方特色的炮制经验有待总结和整理。

古代中医药著作中散在的炮制资料极为丰富。历代中药炮制技术和要求变化很大,其中有科学的、合理的,也有不够科学,甚至是误传误用的。若只根据现代炮制经验,立项研究,其结果往往不能准确地反映炮制的原意,亦难以得出正确的结论。在此情况下,通过研究古代炮制文献,力求弄清每味中药的净制、切制和炮制的起始、发展及其原始意图,从古至今中药加工炮制方法、具体操作技术、饮片质量要求、炮制目的和作用、理论及临床配伍应用等方面的沿袭、传承和演变过程。对上述资料认真进行综合分析,找出主要特点和基本规律,以及存在的主要问题,分析某一炮制方法或单味药炮制的历史源流、原始意图和演变过程,总结前人的炮制经验和临床体会,并作出有历史文献依据的客观评价,才能为开展中药炮制研究提供有益的借鉴,从而正确地运用

现代科学技术知识和手段进行实验设计与研究。另外,通过文献考证,还可以对现有的炮制文献资料作进一步的修正和补充,使之更加完善、准确,以防误解和误用。1949 年以来,在调查和总结传统炮制经验方面做了大量工作,并取得了一定的成绩。传统的炮制经验基本得到了汇集,炮制历史文献资料亦基本上得到整理,为中药炮制研究的选题、设计奠定了基础。如《中药炮制经验集成》《历代中药炮制法汇典》《中药饮片炮制述要》《樟树中药炮制全书》等著作,为中药炮制的生产、教学、科研提供了重要参考。

现代文献研究主要是对中药特别是饮片的化学成分、药理和毒理作用、药效部位、临床应用和饮片质量的控制指标、检测方法等研究现状进行文献查阅和整理,了解已有的研究成果,找出存在的问题,从而确定实验的研究方向和切入点。

**原理及理论研究**　炮制原理是指中药炮制的科学依据和炮制作用。炮制原理的研究,即是指运用现代科学技术手段和方法,探讨在一定工艺条件下,中药在炮制过程中产生的物理和化学变化,以及这些变化所产生的药理、毒理作用的改变及其临床意义。中药炮制理论的研究就是探讨中药炮制减毒、增效、缓性或产生新药效的机制,是炮制研究的核心和关键。只有了解中药炮制前后理化性质和药理作用的变化,以及这些变化的临床意义,才能对炮制方法作出科学的评价,指导和促进炮制工艺的规范化、饮片质量标准的科学性和专属性,从而确保药品质量和临床用药的安全有效。中药炮制在漫长的医

疗实践中，依据中医药的理论，逐渐形成了自己独特的理论，如"酒制升提，盐制润下，姜制发散，醋制收敛，蜜制润其燥，壁土取其归中……酥制者易碎……抽心者除烦……"，"炒炭止血"，等等。这些理论大多具有一定的临床意义，探讨这些炮制理论的规律性本质，不仅有利于炮制原理的阐述，而且还能指导炮制方法的改进及新炮制方法的创立，具有重要的研究价值和意义。

方法和工艺研究　严格、规范、科学的炮制方法和工艺是确保饮片质量的前提条件。中药的类别多样，品种繁杂，各地炮制方法也不尽一致。因此，在搞清炮制原理的基础上，运用现代技术、方法和理论，改进炮制方法、规范炮制工艺是中药炮制研究的长期任务和重要内容。有关中药饮片炮制工艺的研究报道较多，主要围绕优化最佳炮制条件，选择最佳辅料，改革传统工艺、提出新工艺，对有异议的传统炮制方法进行新的评价等。如从龟甲入汤剂的角度出发，以水煎出物量、氨基酸、总氮、灰分等为指标，比较生龟甲、砂烫龟甲、砂烫醋淬龟甲等3种炮制工艺，结果以砂烫醋淬工艺为佳。又如，用"加酒热压法"制大黄、"高压蒸法"制草乌、"蜜烘法"制黄芪等，皆大大提高了生产效率，并保证了药品质量。但是，多数中药的炮制原理尚未阐明，故中药加工工艺研究的深度和广度受到很大的限制。随着科学技术的发展，新技术的不断应用，很多新的科技成果可供借鉴。在搞清炮制原理的基础上，以炮制过程中物质基础的本质变化为核心，结合炮制机械的研制和升级改造，制订适合产业化需要的中药炮制

操作规程，使饮片生产向炮制工艺的机械化、规范化、自动化方向发展，制备质量稳定、可控的中药饮片，以保证临床用药的安全有效，是完全可以实现的。

辅料研究　炮制方法中利用辅料炮制中药是具有特色的一类方法。中药炮制辅料按照形态分为液体辅料和固体辅料，有些辅料如酒、醋、盐、姜、蜜等，是常见的药品、保健食品和调味品。在食品行业中对其性质、应用、作用等方面都比较清晰，并制定了专门的质量安全国家标准。但作为炮制辅料方面，大多仍停留在对其传统功效的认识、经验鉴别方法等，缺乏统一的作为辅料用品种、规格、制备工艺及药用质量标准。随着中药现代化的不断深入，中国非常重视中药的继承和创新问题，中药炮制的规范化、现代化、标准化正是其核心内容之一，而中药炮制辅料的规范化、标准化是其关键问题。为此，2004年国家启动了炮制辅料规范化的研究，针对炮制辅料的品质、规格、工艺、质量标准、炮制理论等方面进行系统研究和探索。迄今为止，已对约10种炮制辅料进行立项展开了研究，该计划的实施将对中药饮片炮制实施全过程质量控制和监督管理起到重要的作用。

中药饮片质量标准研究　中药饮片是直接用于中医临床或制剂生产使用的处方药品。同一中药的不同炮制品，由于炮制方法不同其质量内涵差异也很大，必须建立其专属的质量评价标准。《中华人民共和国药典》和各省、市、自治区制订的中药饮片炮制规范，是现行的饮片质量标准，但是大部分中药饮片的标准仍是参照其药材的标准，缺少能够体

现其物质基础内涵及相应疗效的饮片专属质量评价标准。因此，应该在炮制原理研究明确的基础上建立具有饮片个性特色的质量评价标准，以科学评价中药饮片的质量，确保临床用药的准确。同时，中药饮片质量标准的研究必须将经验鉴别与现代方法和手段紧密结合，从炮制品性状、净度、水分、灰分、浸出物量、有效成分和有毒成分的含量等方面加以研究，采用多指标综合评价，制订科学、系统、可操作性强、能真正反映中药内在质量的评价方法，以全面控制饮片质量，保证临床用药的安全和有效。

设备研究　中药炮制加工长期以来主要依靠手工操作，生产规模小，个体差异大，饮片质量难以控制，因此，开展炮制设备的研究，实现饮片生产的自动化、规模化及规范化是炮制研究的关键问题之一。中药饮片实现机械化生产有助于保障饮片质量的稳定。国家有关部门非常重视中药炮制设备的研究，20世纪60年代以后逐步引用或研制了一些炮制机械，从净制、软化、切制、炒制到干燥工艺环节，机械化程度和适用性都不断提升。特别是一些新技术的应用，解决了中药饮片传统生产方式中存在的生产周期长、损耗率高、饮片有效成分流失等问题。如净制工艺中应用的气泡式清洗机组，不仅可以高效地清洁药材、去除泥土沙石等杂质，同时还可以去除洗药后的多余水分。软化工艺的机械设备大量应用了加压或减压技术，为不同形态中药的软化提供了适宜的机械设备，缩短了软化时间并提高了生产效率。在饮片干燥方面，多种热源的应用以及机械构造的不同升级改造，在最大限度

保证饮片品质的同时，提高了中药饮片的干燥效率。从中药饮片生产的发展趋势看，饮片生产机械设备应向着自动化、规模化和规范化的生产线建设发展，实现不间断的生产和在线监测，以提升中药饮片生产效率和科技内涵，确保饮片质量。

**与其他学科的关系**　作为一门综合性的应用学科，与相关领域的学科有着密切联系。

与中药药性理论的关系　中药炮制基本原理的核心是中药饮片在炮制后药性发生了改变。中药炮制原理研究是中药药性理论研究的重要组成部分，而中药药性理论是中药理论的基础和核心，是中药的基本属性，也是连接中药研究与临床应用的桥梁。药性理论一般包括性味、归经、升降浮沉、有毒无毒等，与炮制方法同样是历代中药临床实践经验的归纳总结。药性一般分为抽象药性、形性药性、向位药性、功能药性、综合药性、配伍药性、方剂药性、禁忌等。中药炮制学与中药药性理论密不可分。

与中药化学的关系　中药饮片经过炮制后其临床功效发生了变化，本质还是炮制后其内在物质基础内涵发生了变化。改变饮片药性的主要炮制方法可分为两类：加热炮制（炒、蒸、煏、煨等）和配伍炮制（酒制、醋制、盐制、蜜制、药汁制等）。加热炮制改变药性主要是通过改变饮片成分的结构以及所含成分之间的量比关系而达到的，如栀子炒制过程中色素类成分结构的改变以及色素与环烯醚萜苷类成分之间量比关系的变化是炒制改变栀子药性的主要原因之一。配伍炮制一般也要进行加热处理，因此，配伍炮制既有配伍药对之间成分

的相互作用，又存在饮片自身成分结构改变和成分间量比关系的变异。如姜汁制栀子，由于姜栀子的炮制过程也要经过炒制，在研究姜制改变栀子药性的科学内涵时，要考虑姜汁所含成分与栀子受热后变异成分之间的量比关系变化以及成分间相互作用。深入研究这些物质基础——化学成分群及由此所致的生物活性变化规律，探明中药炮制改变药性的科学内涵变化规律，从而阐明炮制基本原理，不但可进一步丰富中药药性理论的科学内涵，而且可为炮制工艺的规范化和饮片质量控制标准的制定提供可靠的科学依据，为不同炮制饮片的深加工应用研究提供可靠线索。因此中药炮制的科学内涵离不开中药化学研究方法和内容。

与中药药理学的关系　炮制可以改变中药饮片的药性，表现在其生物活性的作用方向和强度发生变化，因此，功能药性是透过具体效用与现代药理学、药理作用最为接近，最容易交流汇通乃至互相了解的药性。事实证明，功能药性与药理作用的结合，是现代科学了解、认识中医药基础理论的重要渠道，也可能是最便捷的渠道。正因如此，通过对中药功能药性的现代科学基础研究，可以了解功能药性理论的科学内涵，从而用现代科学的理念来认识功能药性理论。

与临床中药学的关系　"饮片入药、生熟异治"，其临床应用是以中医药基本理论为指导。最常见的理论是五行、五味、五脏相对应的理论，即酸入肝，辛入肺，苦入心，咸入肾，甘入脾。指导中药炮制最重要的理论是五行、五味理论，在这种核心理论指导下，为了满足临床需要而对中药

饮片进行一系列炮制加工。随后，根据"因人制宜、辨证论治"的用药原则将通过不同炮制方法制成的药性各异的饮片组方用于中医临床。因此，中药炮制学是临床中药学的基础。

此外，药物代谢动力学、遗传工程学、免疫学、信息学、数理统计学、中药制药工程学等各种新技术也不断应用到中药炮制的生产和科研当中，使中药炮制的研究上升到新的水平和高度，进一步丰富中药炮制学科的内容，发展中药炮制学的技术和理论，推动中药炮制学科的进步。

**指导意义**　中药炮制学是与饮片生产实际紧密相连的学科，只有在为饮片生产和临床服务的过程中才能得到发展。要坚持结合科研实践培养既具有中医药传统理论知识，又具备现代科学技术前沿理论和研究技能的高素质炮制学科人才，壮大炮制学科队伍，为重新振兴炮制学科提供人才保障，提高炮制学科水平。以稳定和提高中医药的临床疗效为宗旨，继续加强炮制理论、炮制原理、工艺规范化及饮片质量评价标准研究，构建中药饮片质量保障体系，促进中药饮片产业化发展。

（龚千锋　钟凌云）

zhōngyào páozhì

# 中药炮制（processing of Chinese materia medica）　根据中医药用药原则，依照中医临床调剂、制剂的不同要求和药物自身性质，将中药材加工成饮片的传统制药技术。是中国几千年传统文化的结晶，是中华文化所特有的瑰宝。中药材必须经过炮制成饮片之后才能入药，是中医临床用药的特点，也是中医药学的一大特色。

中药炮制是随着中药的发现

和应用而产生的，有了中药就有中药的炮制，其历史可追溯到原始社会。人类为了生活、生存必须劳动生产，猎取食物。人们有时误食某些有毒植物或动物，以致发生呕吐、泄泻、昏迷等现象，甚至死亡；但也有吃了某些动、植物之后使自己疾病减轻或消失的现象。久而久之，这种感性知识的积累便形成了最初的药物知识。随着医药技术的进步，为了更好地发挥药效，方便服用，人们又将这些天然药物进行清洗、擘成小块或剉、捣为粗末等简单加工，这些简单加工经过积累和发展，就成了早期中药饮片炮制的"洗净法""切法""捣法"等。经过长期与疾病抗争的用药经验和受到用火加工食物的启示，发现用火加工药物可以降低其毒性并增强药物防病、治病的效果，因此火制逐步成为一种有效的药物加工方法。《礼纬·含文嘉》明确指出："燧人氏钻木取火，炮生为熟，令人无腹疾，有异于禽兽。"中药炮制古称"炮炙"，指用火加工处理药材的方法。火的应用为早期中药采用高温处理的"炮炙法""药炒法"的出现创造了基本条件。"炮""炙"均源于食物加工，中药炮制的源头就在于食物的炮生为熟。人类在长期利用火的过程中，对土壤的可塑性也有了逐步的认识，为陶器的发明准备了条件。仰韶文化时期（公元前5000年左右），就有了砂锅、陶罐等烹饪器和储存器，为早期中药炮制的蒸制法、煮制法、煅制法（陶制煅药罐）以及存放中药汤剂等创造了必要的工具条件。加辅料炮制源于酒的发明与应用。酒的发明与应用，起源于旧石器时代，在新石器时代有所进展，而广泛应用于奴隶制社会

时期。人们直接用酒来医病，或作为制药的溶剂制成"药酒"对抗疾病，从而产生了辅料制法。后来又相继出现了盐制、醋制、蜜炙等炮制方法。炮制辅料的发现与应用不仅丰富了中药的炮制内容，而且更好地满足了中医临床需要。

中药炮制从广义上可分为净制、切制和炮炙；狭义上则专指"炮炙"，包括炒制、炙制、煅制、蒸制、煮制、燀制、复制、制霜、发酵、发芽、烘焙、煨制、提净、水飞、干馏等。现代认为，"炮"是中药制法的一种，是与火有关的加工处理方法，"炙"也是与火有关的加工处理方法，而"制"则代表各种更广泛的加工处理方法。因此，现多以炮制一词概括对中药饮片的加工。

（龚千锋　钟凌云）

páozhì mùdì

## 炮制目的（purpose of processing）

根据中医药理论，将中药材制备为中药饮片，以满足临床用药的有效性和安全性。

**发展简史**　中药来源于大自然，有植物、动物、矿物等，采收时多带有泥沙灰屑或其他杂质，不能直接服用，需净制后入药。汉·张仲景《金匮玉函经》将药物净制目的及要求总结为："或须皮去肉，或去皮须肉，或须根去茎，又须花须实，依方拣采，治削，极令洁净白"，并认为石韦"毛不尽"能"令人淋"。唐·苏敬等修订的《新修本草》中说：毛"射人肺，令咳不已"，表明净制可减少副作用。有的药材质地坚硬、个体粗大，需破碎后便于临床应用。此后，又认识到某些炮制方法能使质地坚硬或滋腻的药物易于粉碎。如梁·陶弘景《本草经集注》中载有阿胶炙后容

易粉碎；唐·孙思邈《备急千金要方》中记载有齿、骨、甲等炙过，易于打碎；宋代《圣济总录》中矿石类药物经过煅烧，也易于打碎；《重修政和经史证类备用本草》对锉如麻豆大的作用，概括为"药味易出，而无遗力也"；对诸石须细的作用总结为"药力方尽，出效亦速"。在中药的使用过程中还发现，有的药材或作用强烈，或偏寒偏热，或有副作用，往往需要经过加热或辅料炮制加以改变。如中国第一部药学专著《神农本草经》指出"凡此七情，和合视之……若有毒宜制，可用相畏相杀者，不尔，勿合用也"，明确提出可利用中药的配伍进行辅料炮制以降低有毒药物的毒性；在序例中还有："药有酸、咸、甘、苦、辛五味，又有寒、热、温、凉四气，及有毒无毒。阴干曝干，采造时月，生熟，土地所出，真伪新陈，并各有法"的论述，表明人们对炮制目的的认识从最初的洁净药材到汉代已发展为开始注意到生品和熟品应用的区别。汉·张仲景《金匮玉函经》在卷一"证治总例"中记载"药物……有须烧炼炮炙，生熟有定"，且有"熟则力小"，麻黄"生用令人烦"之说。首次明确了药物炮制的"生熟异用"。唐代《新修本草》中有胡麻"蒸不熟令人发落"，桑螵蛸应"蒸""炙"，否则"令人泻"。宋代炮制方法有很大改进，炮制目的更加明确，开始从减少副作用到改变药性，增强或改变疗效。如钱乙《小儿药证直诀》中言栝楼根"药性虽冷，炒焦用之乃温也"，《太平惠民和剂局方》中言地黄"蒸干即温补，生则平宣"。元明时期在对单味药炮制作用的基础上归纳总结出一类炮制方法的炮

制目的。如元·葛可久《十药神书》首先提出中药炒炭具有止血的目的："血……见黑则止"。明·龚延贤《寿世保元》中有"炒以缓其性"。明·陈嘉谟《本草蒙筌》将醋制目的总结为"注肝经且资住痛";李梴《医学入门》中总结为"诸石火煅红,入醋能为末""入肝用醋";李中梓《本草通玄》总结为"醋取收敛";上述总结均各自说明了醋制的一部分作用。清·张仲岩《修事指南》中补充有"煅者去坚性,煨者去燥性,炙者取中和之性,炒者取芳香之性"等炮制目的。

**基本内容**　中药炮制过程中各阶段所采用的加工方法对饮片所起到的作用,主要包括洁净药物、便于调剂和制剂、矫臭矫味、减少毒副作用、改变药物作用趋向、增强药物疗效等。

**洁净药物**　通过炮制使饮片达到一定的洁净程度。中药在采收、运输、保管中常混有泥沙等杂质,通过净选可去除杂质;对于某些果实类药物,如山萸肉、山楂等,应去核使用;某些皮类药材,如黄柏、杜仲、厚朴等,应除去外层的栓皮等。如果洁净度不够,就会造成由于杂质和非药用部位存在而导致饮片实际计量不准确,甚至引起不良反应,直接影响临床疗效。因此,炮制品要达到一定的净度标准,就必须经过净选加工,以保证调配计量准确。

**便于调剂和制剂**　对于体积较大、质地坚硬及临床有特殊需要的药物进行炮制加工,使其更适合临床调配的要求。通过切制,体积较大的根及根茎类药物可被制备成适宜规格的饮片,以利于药物的煎煮,如大黄、川芎等;通过煅制,矿物、贝壳和化石类

药物质地更为酥脆,利于粉碎和煎出,如自然铜、炉甘石等。

**矫臭矫味**　通过炮制纠正某些中药的不良气味。矫臭可避免恶心呕吐的副作用,更利于患者服用。部分来源于动物类、树脂类及植物类的中药,由于药物本身所含成分,以及贮藏过程中微生物的繁殖分解,其具有一定的不良异味,该异味可通过炮制得到纠正。如僵蚕以麦麸炒制,蕲蛇以酒炒制,九香虫炒香等,炒后均可减少异味。

**减少毒副作用**　经过炮制减少与药物治疗作用无关而又可能危害机体的作用。有的药物虽疗效好,但因毒副作用较大而影响其临床应用的安全性,必须经过适当的炮制加工降低其毒副作用方能入药。常用方法有炒法、蒸法、煮法、水制法、炙法,以及加辅料炮制等。如干漆要通过炒或煅等制法除去副作用;大黄生用气味重浊,专而不守,直达下焦,泻下作用峻烈,易伤胃气,经酒炙可使其泻下作用缓和;再如麻黄,生用有"烦"和"出汗不止"的副作用,用时"皆先煮数沸"以除去其副作用;鹅不食草经炒制或蜜制可减少对胃的刺激性等。

**改变药物作用趋向**　通过炮制改变药物升、降、浮、沉的药性,即变升浮为沉降或变沉降为升浮,从而产生不同的临床疗效。是炮制改变药物作用趋向的体现之一。明·李时珍《本草纲目》中载:"升者引之以咸寒,则沉而直达下焦;沉者引之以酒,则浮而上至巅顶。"认为通过咸寒的辅料炮制药物,可使具有升浮药性的原生品趋向转为沉降;而以辛热之性的辅料炮制药物,可使具有沉降药性的原生品趋向转为升

浮,对炮制对药物作用趋向的影响进行了概括性总结。如大黄,生品苦寒,为纯阴之品,其性沉而不浮,其用走而不守,但经酒制后能引药上行,先升后降。黄柏禀性至阴,气薄味厚,主降,生品多用于下焦湿热,酒制可略减其苦寒之性,并借助酒的引导作用以清上焦之热;上清丸中的黄柏用酒制可转降为升,盐炙则引药下行,增强对肾经的作用,具有滋阴降火、退虚热的作用。莱菔子"生能升,熟能降",生品用于涌吐风痰,炒后用于降气化痰、消食除胀等。

**增强药物疗效**　中药材炮制成饮片后,由于其表面积增大,活性成分可较好地从饮片组织细胞内溶出而提高药效成分的生物利用度。此外,中药经蒸、炒、煮、煅等加热炮制后,其组织细胞及所含成分可发生一系列物理、化学变化。同时,辅料的助溶、脱吸附作用,亦可使难溶于水的成分水溶性增加,可增加某些药效成分的溶出率。如生黄连经炮制后所含小檗碱在水中的溶出率明显提高。古人认为"决明子、萝卜子、芥子、苏子、韭子、青葙子,凡药用子者俱要炒过,入药方得味出"。这是因为多数种子外有硬壳,其药效成分不易被煎出,经加热炒制后种皮爆裂,便于成分煎出。这就是后人"逢子必炒"的根据和用意。款冬花、紫菀等化痰止咳药经熟蜜炙制后,增强了润肺止咳的作用,这是因为熟蜜有甘缓益脾、润肺止咳之功,作为辅料被应用后与药物起协同作用,从而增强了疗效。现代实验证明,胆汁制南星能增强南星的镇痉作用,甘草制黄连可使黄连的抑菌效力提高数倍。可见药物经炮制可以从不同的方面

增强其疗效。

(龚千锋　钟凌云)

## zhìdú zēngxiào

制毒增效（reducing toxicity and enhancing efficacy）　通过炮制降低部分有毒药物的毒性或增强某些药物的临床疗效。是中药炮制最主要的两个目的（见炮制目的）。中药材中有的药物虽有较好的疗效，但因毒性较大，临床应用不安全，须通过炮制，降低其毒性，使其能在降低毒性的前提下确保疗效。历代医家对有毒中药的炮制都很重视，中国第一部药学专著《神农本草经》记载："……若有毒宜制，可用相畏相杀者，不尔，勿合用也。"指明了有毒中药必须经过炮制，并可采用对有毒药物具有"相畏相杀"作用的辅料进行，也可采用其他方法进行。有毒中药包括乌头、附子、半夏、天南星、甘遂、大戟等。例如对于草乌，各代都有许多炮制解毒的方法，浸渍、漂洗、清蒸、单煮或加入辅料共同蒸、煮，其目的均是降低草乌的毒性。炮制除了可以降低药物毒性外，经过一定的辅料和加工方法，也可以增强部分饮片的疗效。炮制提高药物临床疗效，首先可通过提高药物净度，保证中药用量准确，如去除山茱萸的核、金樱子的毛核、巴戟天的木心、关黄柏的粗皮（栓皮）以及乳香、没药黏附的树皮等非药用部分，可增大饮片在方中的实际比例，从而较好地发挥疗效；其次可通过提高饮片药效成分的煎出率来增强临床疗效，如植物药经切制饮片后，与溶媒接触面增大，或破坏饮片组织细胞结构，使质地疏松，有效成分易于煎出来增强疗效；再次可通过辅料作用协同增效，如酒具有辛热行散的作用，可缓

和某些过于苦寒药物，如黄连、大黄等的苦寒之性，使其免伤脾胃，寒而不滞，更好发挥清热作用，而醋味酸苦，性温，具有散瘀止痛的作用，与药物相须炮制后可以引药入肝经血分，增强饮片散瘀止痛、疏肝行气的功效；最后可通过炮制后产生新成分来提高临床疗效，如自然铜，经火煅醋淬后使其所含的二硫化铁部分转化为醋酸铁，提高了在水中的溶解度，从而易于铁离子的煎出，增强其止血散瘀的疗效。

(龚千锋　钟凌云)

## huǎnhé yàoxìng

缓和药性（moderating the medicinal properties）　通过炮制缓和某些药物的偏性而降低药物在临床应用中的副作用。是中药炮制目的之一。中药以寒、热、温、凉（即"四气"）和辛、甘、酸、苦、咸（即"五味"）来表示药物性能。偏性指药物性或味过于强盛的属性。性味偏盛的药物，临床应用时往往会给患者带来一定的副作用。如太寒伤阳、太热伤阴、过辛耗气、过甘生湿、过酸损齿、过苦伤胃、过咸生痰，通过炮制可以缓和药物偏性。如苍术麸炒缓和燥性；黄连、大黄酒炙缓和苦寒之性；牛蒡子炒黄缓和寒滑之性等。马兜铃性偏苦寒，生用致人呕吐，经蜜炙后，缓和其苦寒之性，则涌吐之弊显减。唐·孙思邈在对孕妇使用桂枝时，为了防止胎动，特要求用"熬"法（今指炒法）炮制后入药。明·罗周彦《医宗粹言》也曾提及枳壳"消食去积滞用麸炒，不尔气刚，恐伤元气"，指出枳壳如果用于消食滞须用麦麸炒制，否则枳壳破气之性过强，会对机体带来一定的伤害，明确了缓和药物过偏之性的重要性。又如麻

黄，生用辛散解表作用较强，经蜜炙炮制后，由于其所含具辛散解表作用的挥发油含量减少，辛散作用缓和，在减少发汗作用的同时，利于发挥其止咳平喘的功效。中药药性是临床用药的基本依据，通过炮制缓和药物性味，使饮片更适合临床用药需要，对中医临床用药具有重要意义。

(龚千锋　钟凌云)

## gǎibiàn yàoxìng

改变药性（changing the medicinal properties）　通过炮制改变药物原有性味。是中药炮制目的之一。炮制改变饮片药性，使饮片性味由寒转温，或由温燥变寒凉，或由苦转甜，或由辛转苦，其目的均是使其更适合临床需要。例如生甘草，味甘性凉，清热解毒，清肺化痰，常用于咽喉肿痛，痰热咳嗽，疮痈肿毒。东汉·张仲景《金匮要略》中的"桔梗汤"所用为生甘草，即取其泻火解毒之功。经过蜜制后的炙甘草性味甘温，善于补脾益气，缓急止痛，常入温补剂中使用，如四君子汤、炙甘草汤中采用炙甘草而非生甘草，就是取其经炮制后甘凉之性转为甘温，而达到补脾益气的功效。由此可见，通过炮制改变药性，可使饮片功效也发生相应变化，对临床应用具有积极意义。

(龚千锋　钟凌云)

## pòméi bǎogān

破酶保苷（inactiving enzymes and protecting glycosides）　药物经炮制使酶解苷类有效成分的酶失活，避免苷类成分被分解而丧失药效。又称杀酶保苷。是现代中药炮制目的之一。苷是许多中药活性成分在药材中的存在方式，在自然界中分布极广，广泛地存在于植物体中，尤其在果实、

树皮和根部最多。如镇静成分天麻苷、止咳成分苦杏仁苷、提高免疫力成分人参皂苷等。含苷类成分的中药材往往在不同细胞中含有可水解这一苷的酶，而酶是一种有催化分解作用的活性蛋白质，在一定温度和湿度条件下药材中的苷类成分可被相应的酶所分解，从而使有效成分减少，影响疗效。如槐花、苦杏仁、黄芩等含苷药物，采收加工不当，苷类有效成分被相应酶分解为苷元，从而降低或改变药效，有的还可引起外观色泽的改变；花类药物所含的花色苷也可因酶的作用而变色脱瓣。所以含苷类药物常用炒、蒸、烘、燀、曝晒等方法进行炮制。如黄芩和天麻可通过蒸制、苦杏仁可经过燀制、人参可通过晒等方法，利用高温和阳光中紫外线对酶（蛋白质）的杀灭作用来破坏或抑制与苷共存的酶的活性，从而避免药材中苷类成分在贮藏过程中被酶解，以保存药效。

（龚千锋　钟凌云）

zhōngyào yǐnpiàn

# 中药饮片 （decoction pieces；prepared drug in pieces）

在中医药理论指导下将中药材炮制加工为可供中医临床调配的处方药物或供中成药生产的原料药物。

**发展简史**　中药饮片历史悠久，在1973年长沙马王堆三号汉墓出土的《五十二病方》中就载有"细切""削""㓥"等，这是早期对饮片来源的炮制术语。历经汉、唐发展到南宋时期，中药饮片的概念也日臻完善。如周密在回忆南宋的《武林旧事》一书中，曾记载杭州已有制售"熟药圆散，生药饮片"的作坊。至明代中期陶华的《伤寒六书》制药法中，明确提出了"饮片"一词，

曰：　"一用川大黄，须锦纹者，佳。剉成饮片，用酒搅匀，干燥，以备后用。"第一次明确提出了"饮片"是经过剉制后所得的片型大黄。其中经过净制和切制后的饮片又称生品或生片。常见的饮片规格包括极薄片，薄片，厚片，斜片，直片（顺片），丝（细丝、宽丝），段（咀、节）及块等。生饮片经进一步炮制加工，尤其是利用辅料和加热炮制，如蒸、炒、炙、煅等方法得到的饮片称为熟品、熟片或制品。水飞的矿物药也称为制品。

**研究内容**　生、制饮片在临床应区别应用。在中国古代，由于医药一体，很多医家既有丰富的临床经验，又对药物有深入的研究。如明·李梴《医学入门》对来源于中药栀子不同部位饮片的功效进行表述，云："用仁去心胸热，用皮去肌表热，寻常生用"。清·张秉成《本草便读》又云："炒焦入血，炒黑则能清血分郁热"，叙述了同一栀子饮片经炮制后得到的不同制品的功效差异。清·张璐《本经逢原》在论述香附不同制品饮片与疗效的关系时指出："调气盐水浸炒；行经络酒浸炒；消积聚醋浸炒；气血不调，胸膈不利，则四者兼制；肥盛多痰，姜汁浸炒；止崩漏血，便制炒黑；走表药中，则生用之。"由此可见，生、制饮片在临床的区别应用是中医长期临床用药经验的总结。

**切制与饮片疗效的关系**　中药材经过切制制备成不同规格的饮片，切制得当才可保证饮片质量。饮片厚度若相差太大，在煎煮过程中会出现易溶、难溶、先溶、后溶等问题，浸出物将会取气失味或取味失气，达不到气味相得的要求。如调和营卫的桂枝

汤，方中桂枝和白芍为主药，桂枝以气胜，白芍以味胜。若白芍切厚片，则煎煮时间不好控制。煎煮时间短，虽能全桂枝之气（性），却失白芍之味；若煎煮时间长，虽能取白芍之味，却失桂枝之气。故二药应均切薄片，煎煮适当时间，即可达到气味共存的目的。

**生、熟与饮片疗效的关系**　饮片炮制方法中以炒法、炙法和煅法应用最广泛。炒制，其方法简便，在提高疗效、抑制偏性方面作用较大，可从多种途径改变饮片药效。许多中药经过炒制，可以产生不同程度的焦香气，收到启脾开胃的作用，如炒麦芽、炒谷芽等。白术生品虽能补脾益气，但其性壅滞，服后易致腹胀，炒焦后不仅能健运脾气，且无壅滞之弊，又能开胃进食。种子和细小果实类药物炒后不但有香气，而且有利于溶媒渗入药物内部，提高煎出效果。苦寒药物炒后苦寒之性缓和，免伤脾阳，如炒栀子。温燥药或作用较猛的药经炒后可缓和烈性，如麸炒苍术、枳实。有异味的药物炒后可矫臭矫味，利于服用，如麸炒僵蚕。荆芥生用发汗解表，炒炭则能止血。干姜与炮姜仅就温中散寒的作用而言，干姜性燥，作用较猛，力速，适于脾胃寒邪偏盛或夹湿邪者；炮姜则作用缓和持久，适于脾胃虚寒之证。炙制采用液体辅料，如酒、醋、盐水、姜汁、蜜、油等，通过炙制，改变药物的理化性质，从而改变药物疗效。如酒炙当归，增强其活血化瘀的功效，醋炙延胡索，增强其疏肝解郁功效等。煅制可以使药材质地酥脆，易于粉碎，同时通过明煅、煅淬和暗煅的工艺，还能改变或加强药物功效。如煅石膏，使其

功效由清热泻火转为收湿敛疮，煅淬自然铜，增强其接骨化瘀的作用等。由此可见，采用不同的炮制方法加工处理，能使饮片由生变熟，从不同途径改变药效，满足临床用药的不同要求。

辅料与饮片疗效的关系 中药加辅料炮制后，其饮片在性味、功效、作用趋向、归经和毒副作用方面都会发生某些变化，从而最大限度地发挥疗效。饮片借助辅料发挥协同、调节作用，使固有性能有所损益，以尽量符合治疗要求。如苦寒药通常气薄味厚，通过酒制，利用酒的辛热行散作用，既可缓和苦寒之性，免伤脾胃，又可使其寒而不滞，更好地发挥清热泻火作用。活血药酒制可使作用增强而力速，适于瘀阻脉络、肿痛较剧或时间较短需速散者。滋腻药物气薄味厚，易影响脾胃的运化，酒制能宣行药势，减弱黏滞之性，使其滋而不腻，更易发挥药力。活血药醋制能使作用缓和而持久，提高疗效，适用于血脉瘀滞引起的出血证，如醋五灵脂；或积聚日久，实中夹虚，需缓治者，如醋大黄。温肾药以盐制是味的扶助，使气厚之药得到味的配合，达到"气味相扶"的目的，增强其补肾作用，如盐补骨脂。姜制药物可增强其化痰止呕的作用，如姜半夏、姜竹茹等。蜜制能增强止咳药或补气药的作用，如紫菀生用虽然化痰作用较强，但能泻肺气，只适于肺气壅闭，痰多咳嗽的患者，若肺气不足的患者，服用后，有的可出现小便失禁，尤其是小儿；用甘温益气的蜜炼制后可纠此弊，并能增强润肺止咳之功。药汁制可发挥辅料与主药的综合疗效，如吴茱萸辛热，以气胜；黄连苦寒，以味胜，用吴茱萸制黄连，

一冷一热，阴阳相济，无偏胜之害，故萸黄连长于泻肝火以和胃气。

中药饮片通过不同的方法和不同的辅料炮制后，炙生为熟，可以从不同的途径，以不同的方式，最大限度地发挥生片和熟片的功效，趋利避害，从而有效提高饮片临床疗效。

（龚千锋　钟凌云）

*páozhì fǎguī*

## 炮制法规 （laws and regulations on processing） 国家相关部门制定并颁布执行的与中药炮制相关的法定文件。

**简史** 梁·陶弘景《本草经集注》序"合药分剂料治法"对中药炮制方法进行了总结。如："凡汤中用完物皆擘破，干枣、栀子、瓜蒌之类是也；用细核物亦打破，山茱萸、五味子、蕤核、决明之类是也。""凡用桂、厚朴、杜仲、秦皮、木兰辈，皆去削上虚软甲错处取里有味者秤之。"唐·苏敬等修订的《新修本草》是世界最早的药典，该书将陶弘景的"合药分剂料治（唐因帝讳改为理）法"直接收录；认为"诸酒醇醨不同，惟米酒入药""醋有数种，此言米醋。若蜜醋、麦醋、曲醋、桃醋、葡萄、大枣、蘡薁等诸杂果醋，及糟糠等醋会意者，亦极酸烈，止可啖之，不可入药用也。"首次规定唯米酒、米醋入药；将炮制内容列为法定内容，记有作蘗、作曲、作豉、作大豆黄卷、芒硝提净等方法，对矿物药的炮制方法均有较为详尽的记载，炮制内容更加丰富。作为宋代的国家法定制药书籍《太平惠民和剂局方》，同样对炮制进行了法定要求。该书附有宋·许洪《指南总论》，卷上有论和合法专章，"凡合和汤药，务在

精专，甄别新陈，辨明州土，修制合度，分两无差，用得其宜，病无不愈。若真假非类，冷热相乖，草石昧其甘辛，炮炙失其体性，筛罗粗恶，分剂差殊，虽有疗病之名，永无必愈之效。"特设"论炮炙三品药石类例"，专章讨论炮制技术，收录了185种中药的炮制方法和要求，并逐渐注意到药物经炮制后性味功效的改变，如蒲黄"破血消肿即生使，补血、止血即炒用之"，指出"凡有修合，依法炮制，分两无亏，胜也。"炮制技术成为国家法定制药技术标准的重要组成部分，对保证中药的质量起了很大的作用。当代，《中华人民共和国药品管理法》规定："中药饮片必须按照国家药品标准炮制；国家药品标准没有规定的，必须按照省、自治区、直辖市人民政府药品监督管理部门制定的炮制规范炮制。省、自治区、直辖市人民政府药品监督管理部门制定的炮制规范应报国务院药品监督管理部门备案。"这便是中药炮制所必须遵守的法规。

**基本内容** 中国炮制法规分国家级、部级及各省市炮制法规。其中国家级法规有《中华人民共和国药典》，部级法规有《中药饮片质量标准通则》，各省市自行编撰的炮制规范为第三级炮制法规。

《中华人民共和国药典》自第2版（1963年）一部开始收载中药及中药炮制品，正文中规定了饮片生产的工艺流程、成品性状、用法、用量等；附录设有"中药炮制通则"专篇，规定了各种炮制方法的含义、具有共性的操作方法及质量要求，是国家级药品炮制的质量标准。1994年国家中医药管理局颁发关于《中药饮片

质量标准通则（试行）》的通知，规定了饮片的净度、片型及粉碎粒度、水分标准，以及饮片色泽要求等，属于部级的质量标准。由于中药炮制在长期的应用和发展过程中形成了较多的传统经验和地方特色，有些炮制工艺还不能全国统一，为了保留传统地方特色，各省（市）先后都制定了适合本地的饮片炮制规范，强调了遵古炮制的原则，如规定了特色中药饮片炮制规范，并依据现代研究，制定特色饮片质量标准等。地方标准只适用于国家与部级标准中没有收载的品种或项目，并须报国务院药品监督管理部门备案。《中华人民共和国药典》或《全国中药炮制规范》已收载的方法和标准，地方标准必须遵照执行。炮制法规是顺利实施中药饮片生产管理规范认证的基础性环节，也是建立规范的中药产品市场的重要内容。通过炮制法规的执行，可以切实保证中药饮片质量标准稳定可控，提高饮片疗效，为最终更好地以质高效优的饮片服务于中医临床提供法定保证。

（龚千锋　钟凌云）

páozhì jìshù liúpài

## 炮制技术流派（processing fractions）

在中药炮制技术方面具有独特风格和技术特点的派别。又称炮制技术帮派。古代流传下来的传统炮制技术流派多种多样，这是由于药材的自然资源、炮制加工习惯，用药习惯，生活习俗、文化传统、方言语音的不同，而形成了不同炮制技术帮派。在中国根据区域位置的不同，主要划分为四大帮派，即樟帮流派、建昌帮流派、京帮流派和川帮流派。各帮派炮制技术的区别主要体现在工具、辅料和工艺三方面。

①樟帮炮制技艺，以"刀"功见长。所用刀具以铡刀、片刀、刮刀为主，尤其是片刀、铡刀面小口薄，轻便锋利，被称为"樟刀"。樟刀有着"老君炉中纯火青，炼就樟刀叶片轻，锋利好比鸳鸯剑，飞动如飞饮片精"的赞誉。特色中药饮片包括鳖血炒柴胡、猪心血炒酸枣仁。②建昌帮炮制工具、辅料独特，工艺取法烹饪，讲究形色气味，毒性低疗效高。切药刀与众不同，把长、面大、线直、刃深、吃硬、省力，可一刀多用。雷公刨和铡刀为建昌帮的特色工具。樟帮、建昌帮虽均出于江西，但所用工具各具特色。旧时药界有"见刀认帮"之说，即通过刀具特征的不同，可以区别不同炮制技术帮派。③京帮发源于北京，以北京同仁堂为传承代表，"百药煎"和"七制香附"为其特色技术代表。工具以铜炖罐和铡刀为特色。④川帮发源于四川省，以同仁堂、庚鼎药房、精益堂为传承代表，以"九制大黄""九转南星""仙半夏"等特色炮制品种闻名。炮制工具以铡刀为特色。四个帮派除在炮制用具方面各有所长，在炮制辅料的选择方面也各不相同。炮制用酒的选择上樟帮以米酒炮制为特色，建昌帮以麻姑酒炮制为特色，京帮以黄酒炮制为特色，川帮以白酒炮制为特色。四个帮派均较注重其传统炮制技术的传承，不仅出版了特色炮制技术的书籍，还通过不同方式和渠道开展各帮派炮制文化及炮制技术的传承，使其更好地与现代技术相结合并进一步得到发扬光大。

（龚千锋　钟凌云）

páozhì lǐlùn

## 炮制理论（processing theory; theories of processing）

根据中医药的基本理论，在临床实践基础上逐步形成的，用以说明某种或某类炮制方法对中药药性和功效所起作用的规律性认识。是中医药理论的重要组成部分。

炮制理论最初是由某一药物或某几种药物的炮制原理而来，随着同类药物炮制原理的丰富而逐步形成指导特定类别药物炮制的理论。有些理论现今仍直接应用，有的通过深入的研究而推广到更多的药物，逐渐形成一种规律性的认识，进而发展成为系统的中药炮制理论。古代传统炮制理论多论述的是各种炮制方法的作用，重点阐明中药炮制前后临床疗效的变化。早在汉代就有了对某些药材炮制以后的作用论述，发展到明代，出现了规律性的认识和较为系统的理论概括。各时期对当代传统炮制技术作的理论上的论述，都散见于各医籍中。中药炮制的传统基本理论，主要体现在制毒和增效两个方面。通过炮制可以影响和调节药性以达到辨证用药和安全有效的目的。传统炮制方法和理论都是历代医家从临床实践中总结出来的；反过来，这些炮制理论又用来指导临床用药。而现代对于中药炮制理论的研究则多与炮制原理研究相结合，以现代科学技术和方法来诠释炮制理论。

中药炮制理论的内容主要包括中药生熟论、辅料作用论、药性变化论。中药生熟论是对生、熟饮片炮制前后作用差异所做的理论总结，如汉·张仲景《金匮玉函经》中明确指出："有须烧炼炮炙，生熟有定。"总结出中药有生用、熟用之分。中药生熟体现在生泻熟补、生峻熟缓、生毒熟减、生升熟降等多方面。辅料作用论是对炮制辅料与中药炮制相互作用的系统归纳总结。历代中医药学者都十分重视辅料对中药药性及临床应用的影响，在中医临床中不断总结中药炮制新理论，酒制升提、姜制发散、盐制入肾、醋制入肝、蜜制和中益元、土制补脾等均属于辅料作用论的研究内容。药性变化指通过炮制，使药物药性发生改变，从而改变药物功效。主要包括通过炮制改变药物的四气五味、升降浮沉、归经和毒性等。药性变化论形成于清代，徐灵胎《医学源流论》中明确提出："凡物气厚力大者，无有不偏；偏则有利必有害。欲取其利，而去其害，则用法以制之，则药性之偏者醇矣。其制之义又各不同，或以相反为制，或以相资为制，或以相恶为制，或以相畏为制，或以相喜为制。而制法又复不同，或制其形，或制其性，或制其味，或制其质"。这也成为后世中药炮制一直遵循的炮制原则和方法指导。

（龚千锋　钟凌云）

shēng-shú yìyòng

## 生熟异用（raw and processed medicinals are used differently）

在临床应用中，依据不同病证选择生品或熟品以达到不同临床治疗效果的理论学说。又称生熟异治。包括生泻熟补、生升熟降、生峻熟缓、生毒熟减等。早在秦汉时期《神农本草经》中记载有"药有酸、咸、甘、苦、辛、五味，又有寒、热、温、凉四气，及有毒无毒。阴干曝干，采造时月，生熟，土地所出，真伪新陈，并各有法"的陈述。说明通过炮制，可将药物变生为熟，生品和制品可各自适应不同的临床需求。明·傅仁宇《审视瑶函》对生熟异用说作了进一步阐述："药之生熟，补泻在焉。剂之补泻，利害

存焉。盖生者性悍而味重，其攻也急，其性也刚，主乎泻。熟者性淳而味轻，其攻也缓，其性也柔，主乎补……补汤宜用熟，泻药不嫌生"，提出了生泻熟补概念，为中药生熟异用理论的建立奠定了基础。

中药之生熟，虽一字之差，却效异千里，不可滥制，不可妄用。生品经加热炮制成熟品之后，不但药物性能有了改变，如四性五味、升降浮沉或归经的强度和方向发生了转变，同时也增强了药物疗效，扩大了药物适用范围，降低了药物毒性，削减了药物的副作用，确保用药安全。现代科学研究显示，中药饮片炮制前后，其化学成分的组成及量比关系都发生了不同程度的改变。如大黄炮制为熟大黄后，缩合鞣质、蒽醌苷、苯丁酮苷等泻下功效的有效成分含量显著降低，而具有活血化瘀活性的没食子酸含量显著增加，从而导致生大黄和熟大黄的药效差异，故而临床功效上各有侧重。中医临床上常用的中药有300余种，其中有200余种药物需要经过规范的炮制成熟药后供配方使用。因此，生熟异用的理论是中医临床用药的基本原则之一，对于中医合理用药具有非常重要的指导意义。

（龚千锋　钟凌云）

shēng xiè shú bǔ

## 生泻熟补（raw medicines with purgative nature have tonifying effecacy after being processed）

某些中药生品饮片炮制为熟饮片后，其清泻或降泻作用缓和，并产生滋补作用的理论学说。属生熟异用理论之一。中医临床有虚补实泻的原则，而中药又有生泻熟补的特点，在用药、制药时要考虑"补汤宜用熟，泻药不嫌生"的原

则。"泻"包括降泻和清泻。降泻指直接的泻下作用，清泻主要指降低机体功能的作用。在缓和降泻作用方面，早在唐·孙思邈《千金翼方》中就有记载，言桑螵蛸："二月三月采蒸之，当火炙，不尔令人泻"。桑螵蛸是一味固精缩尿、补肾助阳的药物，但孙思邈指出桑螵蛸生品会使人泻下，而经火炙后可消除其致泻的副作用。桑螵蛸经盐制后，不仅能缓和其致泻作用，还能引药入肾，增强药物补肾助阳、固精缩尿的功能，故临床应用时可根据治疗需要，灵活应用。再如何首乌，生用能通便解疮毒，制熟则补肝肾，益精血，乌须发。现代研究表明，生何首乌中含有致泻的结合型蒽醌苷类化合物，蒸熟后结合性蒽醌苷类水解，其泻下作用也随之消失；与此同时，具有滋补作用的糖类蒸后显著增加，补益的磷脂类成分也有相应的增加，而使药物滋补作用增强。传统认为生则性凉，故能泻火；熟则性温，故能补中。在缓和清泻作用方面，较为典型的代表药物是地黄，生用清热凉血而主泻，但经蒸制成熟地黄后，则滋阴补血而主补，临床作用截然不同。

（龚千锋　钟凌云）

shēng shēng shú jiàng

## 生升熟降（raw medicinals with ascending nature have descending nature after being processed）

某些中药饮片生品的发散、透疹、涌吐、解表等趋势向上的作用，经炮制为熟饮片后变为降逆止呕、潜阳、收敛、渗利等趋势向下作用的理论学说。属生熟异用理论之一。古今中医临床用药经验提示，生升熟降的说法并不具普遍性规律，只适用于某些药物。典型代表药物为莱菔子。明·李时

珍《本草纲目》中记载莱菔子"生升熟降";清·黄宫绣《本草求真》也认为莱菔子"一生一熟,性气悬殊";民国年间张锡纯在《医学衷中参西录》中论述莱菔子"其力能升能降,生用则升多于降,炒用则降多于升。"实际上,莱菔子在临床应用中,用于涌吐风痰时,常用生品,用其以升为主的药力,发挥其升散作用;用于消食除胀时,常用炒制品,用其以降为主的药力,发挥其降气化痰的作用。

（龚千锋 钟凌云）

**shēng jùn shú huǎn**

**生峻熟缓**（raw medicinals become less drastic after being processed） 某些中药饮片生品药性峻烈、作用凶猛,炮制为熟饮片后其药性缓和而更加广泛适用于临床应用的理论学说。属生熟异用理论之一。某些中药生品作用猛烈,临床使用中易对体虚患者产生副作用,但经炮制后,该作用得到缓和,从而更适合临床治疗的需要。如大黄,性味苦寒,泻下作用峻猛。元·王好古《汤液本草》中曰:"大黄须煨,恐寒则损胃气",指出大黄经煨制可以缓和其寒性,从而减缓其峻烈之性,避免对胃肠道的刺激。大黄生品攻下作用很强,走而不守,直达下焦,荡涤肠胃,推陈致新;炙品泻下作用明显缓和,不伤胃气。又如行气散结的枳实,生用破气作用较强,过于峻烈,经麸炒后,其峻烈之性得到缓解,正气不伤,这是麦麸炒制后抑制了生品的醋性所致。另外尚有牵牛子、芫花、甘遂、商陆等有峻下逐水功效的药物,生品药性峻烈,制熟后峻下作用均会得到缓解。

（龚千锋 钟凌云）

**shēng dú shú jiǎn**

**生毒熟减**（raw medicinals become less toxic after being processed） 某些中药饮片生品毒性或刺激性大,炮制为熟饮片后其毒性、刺激性降低或缓和的理论学说。毒,指药物对人体的伤害或刺激性。后世医药学家在医学著作中记载中药有大毒、有毒和小毒,即表明部分具有一定毒性中药,若长期大量服用容易引起机体的中毒症状,但经过加工炮制后,中药毒性可以得到缓减。战国时期《黄帝内经》中有"治半夏"的内容,是较早地对有毒中药进行炮制减毒的记载。汉《神农本草经》也提出了药物"若有毒宜制",指出有毒药物必须经过炮制减毒。汉·张仲景《伤寒杂病论》对毒剧药应用更谨慎,要求附子"炮去皮,破八片"以解毒。东晋·葛洪《肘后备急方》中载"诸药毒救解方",提出生姜汁解半夏毒,大豆汁解附子毒等。现代研究表明,某些具有较强毒性的药物用各种方法处理后可以制其毒。如乌头用清水煮或蒸,可使乌头碱受热水解而降毒;马钱子以油炸或砂烫,使其士的宁及马钱子碱开环氧化,形成异士的宁的氮氧化物及异马钱子碱的氮氧化物而降毒;斑蝥可用低浓度的碱来炮制,使斑蝥素直接生成斑蝥酸钠而达到减毒作用;巴豆制霜后除去了大毒的巴豆油和毒蛋白而减毒。有毒中药炮生为熟,可由大毒减为低毒乃至无毒,从而保证临床用药的安全有效。

（龚千锋 钟凌云）

**xiāngfǎn wéi zhì**

**相反为制**（processing with medicinals or assistant materials with different or opposite properties and/or flavors to decrease the toxicity or side effect of a specific medicinal） 用与药性相对立的辅料或药汁来炮制中药饮片,以制约其偏性或改变其性能,使之更适合临床需求的理论学说。简称反制。汉《神农本草经》云:"药有君臣佐使……有单行者,有相须者,有相使者,有相畏者,有相恶者,有相反者,有相杀者。凡此七情,合和视之,当用相须相使者良,勿用相恶相反者。"这里的相反,是作为七情配伍原则之一提出的。在漫长的中医药发展过程中,七情也在中药炮制中得到应用。如中药有寒热温凉四性,寒凉与温热是相互对立、相互制约的两方面。由于寒可胜热,热可祛寒,有医家利用药性相反的中药进行炮制,以热制寒,以寒制热,来缓和药物的偏性,改变药物的性质,使之更适于临床应用。清·徐大椿《医学源流论》中的"制药论"篇将这一类的制法总结为"相反为制",并列为传统炮制原则之首。需注意:七情的相反配伍与相反为制的概念是有本质区别的。配伍用药的相反即两药合用,能产生毒性反应或副作用,属于配伍禁忌。中药炮制的相反为制主要是根据药物七情相反及药性、作用趋向、功能的相互矛盾对立来炮制药物,从而达到趋利避害,缓和药性,产生新的治疗效应等目的。相反为制即可利用药物寒热温凉四性相互对立、相互制约的功能进行炮制,或以热制寒,或以寒制热,纠正药物过苦、过寒、过温、过燥等偏性,避免由此产生的副作用。例如用辛温的生姜来炮制苦寒的黄连,可纠正黄连的过偏之性,防止伤中;用咸寒润燥的盐水炮制益智仁,可缓和其温燥之性等。又可利用药物升浮与沉降相互对立、相互制约的功能进行炮制，以改变作用趋向或功效。如以吴茱萸炮制黄连，则是借吴茱萸辛热之性来抑制黄连的苦寒之性，使黄连寒而不滞，以清气分湿热、散肝胆郁火为主。黄连生用苦寒性较强，长于泻火解毒、清热燥湿，用辛热的黄酒炮制后能引药上行，缓其寒性，善清头目之火。大黄生品苦寒、沉降，泻下作用峻烈，攻积导滞、泻火解毒力强，酒炙后，其泻下作用稍缓，并借酒升提之性，引药上行，以清上焦实热为主。

（龚千锋　钟凌云）

xiāngwèi wéi zhì

**相畏为制** (processing with medicinals or assistant materials with mutual restraint effects to inhibit the toxicity or side effect of a specific medicinal)　根据中药配伍中的相畏、相杀理论，使用某种炮制辅料或药汁进行炮制以降低被炮制中药毒副作用的理论学说。源于汉《神农本草经》的七情配伍是中药配伍理论的总纲，明确指出：“凡此七情，合和视之……若有毒宜制，可用相畏相杀者，不尔，勿合用也”。这是建立在七情和合认识基础上的中医临床经验总结。相畏，即一种药物的毒性反应或副作用，能被另一种药物减轻或消除。相杀，即一种药物能减轻或消除另一种药物的毒性或不良反应。这是毒剧中药的配伍原则，也是毒剧中药的炮制原则。如中药狼毒有大毒，生品只宜外用，由于“狼毒……畏醋”，故从古至今，多采用醋制法，以杀狼毒之毒性，使之可用于内服。明·李时珍《本草纲目》曰：“生姜……杀南星……毒”，因而至今仍遵循相畏相杀理论，以生姜来炮制南星。清·徐大椿

《医学源流论》中将“相畏为制”明确为炮制原则之一。利用这一原则，在中药炮制中，针对某些具有一定毒副作用的中药，通过适当的辅料或中药，进行加工炮制，可使其毒性减弱，以便适应临床应用。如生姜能杀半夏、天南星的毒性，即半夏、天南星畏生姜。另外尚有一些辅料，古代医药文献虽未言及炮制中的作用，但在炮制有毒中药时常用到它们，因此，也应列为相畏为制的范畴。如白矾、石灰、皂荚炮制半夏、天南星；豆腐、甘草炮制马钱子等，运用这些辅料炮制药物，均可起到降低药物毒副作用的效果。

（龚千锋　钟凌云）

xiāngwù wéi zhì

**相恶为制** (processing with medicinals or assistant materials with mutual inhibition effects to reduce the original properties of a specific medicinal)　利用可减弱被炮制中药峻烈之性的炮制辅料或药汁进行炮制以减缓药物副作用的理论学说。明·李时珍《本草纲目》解释为“相恶者夺我之能也”。即两种中药合用，一种中药能使另一种中药作用降低或功效丧失，一般属于配伍禁忌。但据此理，炮制时可利用某种辅料或某种方法来减弱药物的烈性（即某种作用减弱），使之趋于平和，以免损伤正气。当中药的功能太过或不需要这种功能的时候，可采用相恶为制。清·徐大椿《医学源流论》中传统炮制原则之一的“相恶为制”，与《神农本草经》所指相恶配伍的含义已有所变化。相恶为制实际上是中药配伍中相恶内容在炮制中的延伸应用。从发挥药效来看，相恶的药物在配伍和炮制中都应避免，但古代医家早就认识到：“常山生用令人大

吐，酒浸一日蒸熟或炒或醋浸煮熟，熟则善化痞而不吐”“生用则上行必吐，酒蒸炒熟则气稍缓”，因而古今多采用酒制、炒制，而不主张生用。可以说，酒常山是相恶而制的一个例证，提示对某些药物，为了降低其毒副作用，更宜于病家服用，可遵循相恶而制的原则进行炮制。如米泔水制苍术，以缓和其燥性。枳实破气消积，化痰散痞，临床多以麸炒制品入药，其目的是为缓和药性，减缓破气之力。

（龚千锋　钟凌云）

xiāngzī wéi zhì

**相资为制** (processing with medicinals or assistant materials with similar properties and flavours as to enhance the original property, flavour, and function of a specific medicinal)　用药性相似的炮制辅料或中药进行炮制以增强被炮制中药药效的理论学说。简称从制。出自清·徐大椿《医学源流论》，与汉《神农本草经》所指的相须、相使配伍同义。每味中药都有其固有的性味，这决定了它特定的功能，并由此产生相应的疗效。药性和药味的变化，在一定程度上可改变药物的疗效，因此，在炮制中可通过辅料的药性、药味、功能与所制药物性、味、功能的相须相使，来提高所制药物的疗效。“资”有资助的含义，即利用药性相似的辅料或中药炮制药物，使其药性增强，寒者益寒或热者益热，从而更好地满足临床需求。如用咸寒的盐水炮制苦寒的知母、黄柏，寒者益寒，增强药物滋阴降火的作用；以辛热的酒炮制热性的仙茅、阳起石，使热者益热，增强其温肾助阳作用。又如以补中的熟蜜炮制百合，可协同增强百合润肺止咳的功效。因此，通

过辅料或药物协同资助作用，可较好地增强药物疗效。

（龚千锋　钟凌云）

zhìqíxìng

## 制其性 （processing to change the properties of medicinals）

通过炮制改变药物的性能，使其更适用临床需求的炮制方法理论。出自清·徐大椿《医学源流论·卷上·方药》："而制法又复不同，或制其形，或制其性，或制其味，或制其质，此皆巧于用药之法也"。即通过炮制改变药物寒、热、温、凉或升、降、浮、沉的性质，来满足临床灵活用药的要求。或增加药物的香气，以达启脾开胃的作用；或制偏性，即抑制药物过偏之性，免伤正气；或除其臭气，以利于服用。在治疗中根据临床需要，改变药物性能可以达到预期治疗目的。如生地黄味甘、苦，性寒，清热凉血，养阴生津；经炮制后的熟地黄甘、微温，养血滋阴，补精益髓。还有部分苦寒药，若长期使用易伤脾胃，采取炒焦、炒炭，可以制其苦寒之性，从而改善脾胃功能，增加温、升双效，如炒焦栀子等。通过炮制改变药性或缓和药性，是制其性的理论核心。

（龚千锋　钟凌云）

zhìqíxíng

## 制其形 （processing to change the shapes of medicinals）

改变药物的外观形态和分开药用部位的炮制方法理论。"形"指形状、部位。即针对中药体积较大、各部位功效有差异者，进行加工炮制和分类，使之达到合格的饮片标准。早在汉·张仲景《金匮玉函经》中载有："凡㕮咀药，欲如豆大，粗则药力不尽"，说明炮制中药时形态的大小与药效有直接关系。明·陈嘉谟《本草蒙筌》云："根梢各治，尤勿混淆"，指出同一中药的不同药用部位功效存在差异，应通过炮制加以分开，分别应用。制其形常常通过捣、碾或切制等方式来实现。临床上理法方药的实际效益是通过剂型来实现的，而保证剂型质量的关键在于饮片。所以，炮制成饮片是提高临床疗效的重要手段。古代医药学家在长期的医疗实践中，总结出依据药物的质地和性味特征，将药材加工切制成一定规格的饮片形状供临床应用的丰富经验。如将根茎切成"段片"使药力易出，即药效成分易于煎出，提高药效。不同药用部位由于功效有异，也需通过炮制使其分开入药，如当归分头、身、尾三个部位入药。因此，通过制其形，可保证饮片准确高效地应用于中医临床，产生良好的疗效。

（龚千锋　钟凌云）

zhìqíwèi

## 制其味 （processing to change the flavours and tastes of medicinals）

通过炮制调整中药的五味或矫正劣味，使其适合临床使用要求的炮制方法理论。出自清·徐大椿《医学源流论》。即根据临床用药要求，用不同的方法、特别是不同炮制辅料进行炮制，来改变中药固有的味（五味或劣味），使某些味得以增强或减弱，达到"制其太过，扶其不足"的目的。如山楂生品酸味较甚，对胃有刺激性，一般用于散瘀止痛；但炒焦后可降低酸味，减少对胃的刺激性，多用于消食化积，如炒山楂、焦山楂等品。又如荆芥炒炭后辛散作用极弱，产生苦涩味，而具有良好的止血功效。蕲蛇、蟾酥等动物类药材含有丰富蛋白质，在贮存过程中易由于微生物繁殖分解而产生特异性腥臭味，经酒制后，可矫味矫臭，利于服用。

（龚千锋　钟凌云）

zhìqízhì

## 制其质 （processing to change the nature and texture of medicinals）

通过炮制改变药物质地以有利于最大限度发挥药效的炮制方法理论。许多中药质地坚硬，通过炮制改变中药的质地，使其质地酥脆，药效成分易于溶出，疗效增强。如矿物药难以溶出，应通过煅、淬等法炮制；龟甲、鳖甲等质地坚硬，应通过砂烫醋淬炮制，以利于煎出有效成分或易于粉碎。研究表明，砂烫醋淬龟下甲煎出率较其生品提高4倍。从龟下甲入汤剂和胶剂的角度出发，对龟下甲的生品、砂烫品和砂烫醋淬品分别进行了煎出物量及煎出物中氨基酸、总氮、灰分等分析，结果发现，煎出物含量、总氨基酸含量和总含氮量醋淬品和砂烫品均高于生品，表明通过改变药物质地，确实利于药效成分煎出。又如某些种子类药，如王不留行、决明子、牛蒡子等，经过炒制后均可使其种皮破裂，有效破坏石细胞层，从而保证药效成分较生品易于煎出，提高药效。

（龚千锋　钟凌云）

féngzǐ bì chǎo

## 逢子必炒 （medicinal seeds should be stir-fried before use）

部分种子类药物必须炒制后入药的炮制理论。种子表面具有硬壳，炒制可使其种皮破裂质地酥脆，易于其有效成分的溶出并香气溢出，即产生种子类特有的香气，从而增强临床疗效。明·罗周彦《医宗粹言》记载："决明子、萝卜子、芥子、苏子、韭子、青葙子，凡药用子者俱要炒过，入煎方得味出。"清·张仲岩《修事指南》中提出"炒者取芳香之性",表明炒后能增强药物香味,同样也有利于提高药物疗效。因此,种子类药物经过炒制后,一方面可使质地变得酥脆,另一方面增强药物香味,共同达到提高药效目的。现代研究认为,炒制可使种子类药物成分发生明显变化,如决明子经过炒制后,其药性猛烈的蒽醌类成分被破坏,从而缓和药性。

(龚千锋 钟凌云)

féngshí bì dǎo

## 逢石必捣 (mineral medicinals should be pounded before use)

某些矿物类药物须碾碎或捣碎以便调配和制剂,使其充分发挥疗效的炮制理论。又称诸石必捣。梁·陶弘景《本草经集注》中明确提出"诸石皆细捣"。"捣"即捣碎,是利用捣钵、石臼或其他器具将药物粉碎的方法。通过碾或捣碎药材,可以增加其有效成分的接触面积,便于药效成分煎出。对于质地坚硬不便于切制成饮片的矿物类药物,均应捣成一定碎度后入药。如石膏,汉·张仲景《金匮玉函经》有"碎"的炮制要求,至宋《太平惠民和剂局方》中,提出要"醋淬七遍,捣碎水飞令极细",都提出了捣碎的观点。在碾或捣碎药材时,为防细粉飞扬,常需要加盖。

(龚千锋 钟凌云)

féngzǐ bì dǎo

## 逢子必捣 (medicinal seeds should be pounded before use)

具有坚硬外壳或内核(果皮、种皮)的果实、种子类药材应捣碎入药的炮制理论。药物坚硬的外壳或内核,不利于溶媒渗透至内部溶出有效成分,所以必须捣碎入药。汉·张仲景《金匮玉函经》中记载制巴豆的方法为"别捣另如膏",较早提出了对果实类药物需捣制的方法。明·陈嘉谟《本草蒙筌》记载五味子也"宜预捣碎,则五味俱,放后投煎",这是由于五味子"皮肉甘酸,核中辛苦,都有咸味",但种核坚硬,只有捣碎才有利于有效成分的溶出而五味俱全,因此强调捣碎后入药。现代研究表明,五味子生品及清炒、酒制、醋制等炮制品的木脂素成分含量并无显著差别。而在对五味子果皮、种子不同部位木脂素的含量测定显示,五味子中木脂素类成分在种子中含量较高,捣碎后更易于木脂素类成分的煎出而提高药效。需要注意的是,富含脂肪油或挥发油的果实种子类在捣碎后不宜贮存过久,以免泛油变质或挥发而失效。

(龚千锋 钟凌云)

chǎozhě qǔ fāngxiāng zhī xìng

## 炒者取芳香之性 (stir-frying for producing/enhancing the aromatic property)

药物经炒制之后,能产生香气,从而产生健脾消食作用的炮制理论。清·张仲岩《修事指南》中提出"炒者取芳香之性",一可缓和药性,二可改变气味,两相作用,共同产生健脾胃、助消化的功效。中医非常重视气味对患者的影响及其在治疗疾病方面的作用,在长期的临床实践中,总结出"炒黄炒香可以醒脾健胃消食"之说。麦芽、神曲、山药在制作过程中,常产生酸腐气味,而为脾胃虚弱者所厌恶,经过炒香后,气味香则益人,提高功效的同时还易被患者接受。还有枳壳、厚朴,鸡内金等药物,炒香后同样有助于药物发挥醒脾开胃、助脾健运的功效。临床上常用的炒三仙、炒四仙中的药味,也都要求炒至有香气溢出,对于伤食、食积不消、湿热下注所致的泄泻,配伍部分醒脾利气之品效果十分显著,故有"仙"之称。此外,辅料炮制也可产生不同的香气,如麸炒取其甘香气,米炒取其米香气,土炒取其土香气,均能增强药物醒脾开胃的作用。中医认为凡伤食多为脾胃不振,受纳欠佳。而焦香为脾所喜,药物炒焦后透出焦香之气,可以醒脾开胃,助脾健运,故有焦香健脾之说。药物炒至发出香气,正是顺应了脾胃的生理特点,由于胃主受纳,脾主运化,改善胃的受纳职能,脾又将所受药物之性转辅他脏,发挥药效,以疗疾病。

(龚千锋 钟凌云)

jiāo-xiāng jiànpí

## 焦香健脾 (stir-frying of medicinals for invigorating the spleen)

药物炒后的焦香气味可增强消食健脾作用的炮制理论。有"焦能消食,香能醒脾"之说,即"焦"能消食化积,"香"能增强脾胃功能。许多中药经过炒制,可以产生不同的焦香气,而收到启脾开胃的作用,如焦麦芽、焦山楂等。麦芽炒焦后,能兴奋食欲,增强消化功能,焦麦芽以浓郁的焦香气味区别于生麦芽。

(龚千锋 钟凌云)

chǎotàn zhǐxuè

## 炒炭止血 (Stir-frying to scorch for stopping bleeding)

采用炒炭的方法将药物炒至表面黑色,部分炭化,可产生或增强止血作用的炮制理论。中药炭药的使用距今已有两千多年的历史,在1973年湖南长沙马王堆三号汉墓出土的《五十二病方》中就有"止出血者,燔发"的记载。早期炭药应用广泛,可用于治疗多种疾病。如汉代有王不留行、桑根皮烧灰内服用于金疮,血余炭治小便不利等记载。晋代有以蛇蜕炭治疗恶疮的用法。自唐代以来，炭药用于止血的记载开始增多，如孙思邈《备急千金要方》中有爪甲烧炭治尿血，羚羊角烧炭治产后下血、烧乱发、槐角子治崩中漏下、赤白不止等。宋代还有槐子炭治霍乱，干姜炭治痢疾，干漆炒炭可去其刺激性等多方面作用的记载。金元时期，炭药品种已十分丰富，医家开始总结炭药与止血之间的关系。元·葛可久《十药神书》首次明确提出炒炭止血的炮制理论，认为"大抵血热则行，血冷则凝……见黑则止""夫血者，心之色也，血见黑则止者，由肾水能止心火，故也"，黑指的就是炭药；还推出了著名的十灰散，即以大蓟、小蓟、荷叶、柏叶、白茅根、茜草、山栀、大黄、丹皮、棕榈等十味炭药组方，凉血止血，是治疗火热灼伤血络，血热妄行而离经外溢的良方。自此之后，在"炭药止血"理论影响下，明、清制炭止血的品种大大增加。明·李时珍《本草纲目》中收载炭药近200种，有"烧灰诸黑药皆能止血"之说。但清代开始有一些不同看法，如清·吴仪洛《本草从新》认为熟地黄、枸杞炭是将"甘润滋阴之器，变而为苦燥伤阴之物，非徒无益，而有害之矣。"张山雷《本草正义》认为栀子炭炒黑力微，徒有其名。

经过临床应用实践和现代研究发现，炭药止血理论并非适用于所有中药，也并非所有止血药均需炒炭后应用。历代古籍记载炭药的作用是多方面的，并不局限于止血，甚至有些炭药与止血无关。有些中药制炭后确实能够产生或增强止血的功效，例如干姜生用辛温逐寒，制成炭后辛味消失，长于止血温经，可用于各种虚寒性出血；荆芥生品用于解表散风，炒炭后产生止血作用，可用于便血崩漏等证；地榆炒炭后止血作用较生品增强。而有些中药炒炭并不用于止血，例如王不留炭治金疮，血余炭治小便不利，大黄炭治带下，石榴皮炭治下痢等。

炒炭止血主要是因为中药制炭后其作用物质基础发生了变化，进而能促进血液凝固过程及抗纤维蛋白溶解过程，降低血管通透性，加强血管的收缩反应，缩短了出血和凝血时间，表现为止血作用加强。炒炭要求存性，特别是对于质地较轻的花、叶、草类中药，炒炭后仍应清晰辨别药物的原形。

（龚千锋　钟凌云）

**hóng jiàn hēi zé zhǐ**

**红见黑则止**（the red/bleeding can be stopped by black/scorched medicines）　当人体出现出血症状时，采用黑色炭药治疗可以促进血液凝固，增强止血效果的炮制理论。又称血见黑则止、血见黑即止、血见黑止。元·葛可久《十药神书》中首次提出该理论："经云，北方黑色，入通于肾，皆肾经药也。夫血者，心之色也，血见黑则止者，由肾水能止心火，故也。"这是根据中医五行生克关系推衍而来的理论，认为血为赤色，五行属火，药物炒炭为黑色，五行属水，水能克火，故黑能胜红，所以药物炒炭可用于止血。葛可久不仅明确提出"血见黑则止"，还在临床大量使用炭药治疗出血病证，他所著的《十药神书》是治疗虚劳咯血（肺结核）专书。由于咯血为肺结核主要症状，因此葛氏对止血极为重视，并推出了十灰散，是治疗火热灼伤血络，血热妄行而离经外溢的经典

方剂。而有些中药确须炒炭才有止血作用，故在临床上容易使人产生若止血就一定要用炭药的观念。药物炒炭后的止血机制主要是由于炭素的吸附和堵塞作用。也就是说，是一种物理的机械止血作用。"血见黑则止"是古人借助朴素的五行生克理论来说明炭药性质及作用的产物，有其历史局限性，但以"血见黑则止"之说作为祖先在长期医疗实践中总结出来的炭药主要理论是基本合理的。

（龚千锋　钟凌云）

**zhìzhě qǔ zhōnghé zhī xìng**

**炙者取中和之性**（stir-frying for neutralizing the drug properties）　药物经过加液体辅料炒制之后，药性趋向平和，以适应临床需求的炮制理论。清·张仲岩《修事指南》中提出"炙者取中和之性"的论点，并对通过辅料炙制可达到缓和药性作用进行了例举，如"吴茱萸汁制抑苦寒而扶胃气，猪胆汁制泻胆火而达木郁，牛胆汁制去燥烈而清润，秋石制抑阳而养阴，枸杞汤制抑阴而养阳……"。文中论述的各种辅料均为液体。如酒炙白芍，可以降低白芍的酸寒伐肝之性，而善于调血止血，柔肝止痛。

（龚千锋　钟凌云）

**jiǔzhì shēngtí**

**酒制升提**（processing with wine for ascending drug effects）　药物经酒制后其上行、行散之功增强，使药效提升的理论学说。是酒制作用的理论之一。元·王好古《汤液本草》中指出："黄芩、黄连、黄檗、知母……借酒力以上腾也……"提出药物可借酒力上行。金·张元素《珍珠囊》中提到"酒炒上行主上部积血，上焦有疮者须用黄芩酒洗"，明确酒炒

药物可引药上行而作用于机体上部。明·陈嘉谟《本草蒙筌》中则将酒制作用归纳为"酒制升提"。升提指上浮、行散的意思。酒味甘、辛，药物经酒制之后，能使作用向上、向外，可治上焦头面病邪及皮肤手梢的疾病。如黄柏原系清下焦湿热之药，经酒制后作用向上，能兼清上焦之热，用于治疗火邪上炎的口舌生疮，目赤肿痛；黄连经酒制后，能上行头目，增强清上焦火热作用，能清心火，用于目赤肿痛等。

（龚千锋　钟凌云）

## jiāngzhì fāsǎn

**姜制发散**（processing with ginger juice for dispersing wind and cold）　药物经过姜制后可使发散作用增强，病邪通过体表散出而达到发汗祛邪临床作用的炮制理论。最早记载用姜制药物的是南北朝南齐时期《刘涓子鬼遗方》中关于半夏的炮制："汤洗七遍，生姜浸一宿，熬过。"即在多次漂洗处理后，用姜汁浸炒半夏，使其产生治疗作用。明·陈嘉谟《本草蒙筌》中将姜制作用归纳为"姜制发散"。生姜味辛、性温，能散在表在上之邪，故能散寒解表，降逆止呕，化痰止咳。药物经姜制后，具有发表，祛痰，通膈，止呕等作用。如姜制竹茹能增强降逆止呕的功效，姜制半夏、陈皮、香附等能增强消除痰积的功效，姜制天门冬、当归等具有通膈的功效，使其补而不泥膈。此外，姜制尚能降低药物的毒副作用，如姜制厚朴能消除对咽喉的刺激性。与酒制、醋制偏重利用物理化学作用炮制药物不同，姜制主要是通过药物配伍的作用以制止药物的偏性和增强疗效，达到提高药物功效的目的。

（龚千锋　钟凌云）

## yánzhì rù shèn

**盐制入肾**（processing with salt solution for strengthening drug effects on kidney）　药物经食盐水制后能够引药下行入肾，增强补肝肾、泻相火、利小便等作用的炮制理论。明·陈嘉谟《本草蒙筌》记载："入盐走肾脏，仍仗软坚"，清·刘若金《本草述》记载："治下应盐水或蒸或炒用"，再次说明盐制有引药下行的作用。长期中医临床实践也认为，盐制可以增强药物补肝肾、固精、清热利尿、滋阴降火等作用，并缓和药物辛燥之性。盐味咸、性寒，炮制时多使用食盐水。咸走肾，故药物经过盐制之后有助于引药入肾，更有效地治疗肾经疾病。如益智仁入脾、肾经，具有温脾止泻，摄涎唾，固精缩尿的功效，盐制后则主入肾经，专用于涩精、缩尿；菟丝子入肝、肾、脾经，具有滋补肝肾，固精缩尿，安胎明目，止泻的作用，盐制后可引药入肾，具有补肝保肾，强心壮阳，调节内分泌，抗衰老等作用；杜仲入肝、肾经，具有补肝肾，强筋骨，安胎的作用，盐制后有增强补肝肾，强筋骨的功效；山茱萸入肝、肾经，具有补肝肾、涩精气、固虚脱之功，盐制后入肾，增强补肾作用等。

（龚千锋　钟凌云）

## cùzhì rù gān

**醋制入肝**（processing with vinegar for strengthening drug effects on liver）　药物通过醋制可以引药入肝，增强疏肝解郁、止痛功效的炮制理论。醋，味酸苦、微温，主入肝经血分，具有收敛、解毒、行水、散瘀、止痛等作用，是中药炮制中常用的辅料之一。炮制中用醋多用陈醋。明·陈嘉谟《本草蒙筌》中将醋制作用归纳为

"用醋注肝经且资住痛"，意指中药用醋炮制可以引药入肝经，且有协同疏肝止痛的功效。临床常用的醋制饮片有乳香、没药、三棱、莪术等，能增强活血散瘀作用；醋制柴胡、青皮、延胡索、五味子等，能增强疏肝止痛作用；醋制五灵脂，乳香，没药等，减少了不良气味，且能增强活血散瘀的作用。

（龚千锋　钟凌云）

## mìzhì hézhōng yìyuán

**蜜制和中益元**（processing with honey for regulating stomach and benefiting vitality）　药物经过蜜制之后，能缓和药性并增强药物润肺止咳、补脾益气作用的炮制理论。明·李梴《医学入门》提及"凡药入肺蜜炙"，指出如是治疗肺经疾病的药物以蜜炙入药。明·陈嘉谟《本草蒙筌》则对蜜制的作用归纳总结为"蜜制甘缓难化增益元阳"，基本概括了蜜制的主要目的。明·李中梓《本草通玄》记载"蜜制润其燥"，进一步对蜜制润燥的作用进行说明。蜜制药物多用熟蜜，即经过炼制的蜂蜜。熟蜜味甘、性温，甘能缓急，温能祛寒，故能健脾和胃，补中益气，较适合炮制需要。蜜制药物后多能增强其补中益气、润肺止咳的作用，并缓和某些药物的毒副作用。如生黄芪经蜜制后性味甘温而润，长于益气补中，用于脾肺气虚，食少便溏；金樱子生品服用后，有时可致腹痛，经蜜制之后，即可避免腹痛的副作用；麻黄经蜜制后，缓和其发汗作用，并能增强宣肺平喘功效。

（龚千锋　钟凌云）

## tǔzhì bǔpí

**土制补脾**（processing with soil for tonifying the spleen）　药物经土炒后能够增强补益中焦脾胃的

功效，降低药物对脾胃刺激性作用的炮制理论。明·陈嘉谟《本草蒙筌》中归纳土制药物的作用为："陈壁土制窃真气骤补中焦"。论述了土制药物对中焦脾胃的补益作用，即提高对脾胃的作用。清·黄宫绣《本草求真》记载："壁土拌炒，借土气助脾"，再次表明土制有助于提高药物对脾胃作用。中药传统炮制理论认为土炒法的目的主要有以下三点：一是增强药物补脾止泻的功能，增强制酸作用。如白术经土炒后健脾止泻作用尤为显著，因灶心土含硅酸盐、钙盐及多种碱性氧化物，可协同增强白术药效。二是降低或消除药物的副作用。如土炒当归，补血的同时又避免了滑肠的副作用，适合血虚便溏患者使用。三是缓和药物的刺激性，有利于药物粉碎、煎出及矫臭矫味，如天南星传统制法中有"用生姜滓和作饼，真黄土成泥包裹，放慢火内煨令香熟，去土培为末"，即可有效缓解天南星的刺激性作用。

（龚千锋　钟凌云）

fūpízhì yì kùxìng

**麸皮制抑酷性**（processing with bran for inhibitting the drastic property of medicines）　药物经麦麸皮炒制后，能缓和其燥烈之性，免伤正气的炮制理论。明·陈嘉谟《本草蒙筌》中提出："麦麸皮制抑酷性勿伤上膈"。上膈，即膈上，宗气所存之地。酷性即药物的燥烈之性。酷性过强，易对患者产生副作用。明·缪希雍《炮炙大法》云："麦麸性凉，用炒诸药"，指出麦麸由于性味所致，比较适合炒制药物。常用麦麸拌炒的药物有白术、苍术等。麦麸味甘、性淡，和中益脾，与药物共同拌炒能缓和药物燥性，

除去药物不快的气味，缓和药物对胃肠道的刺激，增强和中益脾功能。此外还能借麦麸的烟气熏制药物，达到赋色目的。中医临床也证明，麸炒苍术可缓和苍术的燥性，增强健脾燥湿的作用；麸炒枳壳能降低枳壳的刺激性，缓和燥性和酸性，增强健胃消胀的作用。

（龚千锋　钟凌云）

wúzhūyúzhīzhì yì kǔhán

**吴茱萸汁制抑苦寒**（processing with Fructus Evodiae juice for suppressing the bitterness and coldness of medicines）　药物经吴茱萸汁炮制后可抑制其苦寒之性而能扶持胃气的炮制理论。清·张仲岩在《修事指南》中提出："吴茱萸汁制抑苦寒而扶胃气"。说明用吴茱萸汁制备药物以抑制其苦寒之性，并相助于脾胃的作用。吴茱萸乃大辛大热之品，以其制苦寒之药，可缓解药物苦寒之性，而免伤胃气。如吴茱萸制黄连，吴茱萸汁辛热以气盛，黄连苦寒以味胜，前者主升，后者主降，用吴茱萸制黄连，一热一冷，一升一降，阴阳相济，气味相扶，无偏胜之害，有相助之利，故萸黄连长于泻肝以和胃气。两者寒热相制，可纠黄连之寒性，使其寒而不滞，亦扩大了适用范围，能清气分湿热，散肝胆郁火。

（龚千锋　钟凌云）

dǎnzhīzhì xièhuǒ

**胆汁制泻火**（processing with animal's bile for clearing heat-fire）　药物用猪或牛、羊胆汁炮制后，可增强药物清肝胆之火、利胆润燥作用的炮制理论。胆汁即动物胆囊分泌的汁液；味苦，性大寒；清肝明目，利胆通肠，解毒消肿，润燥。明·李时珍《本草纲目》中即见以胆汁炮制药

物的记载，在论述黄连中提到："治本脏之火，则生用之；治肝胆之火，则以猪胆汁浸炒"，表明当肝胆火盛时，可用猪胆汁炮制药物，以达清泻胆火而致舒肝解郁之妙用。胆汁还可与龙胆草同制，以增强其清肝火明目作用。清·张仲岩在《修事指南》总结道："猪胆汁制泻胆火而达木郁，牛胆汁制去燥烈而清润"。常用胆汁制的药物有天南星、黄连等。

（龚千锋　钟凌云）

rǔzhì zīrùn

**乳制滋润**（processing with milk for nourishing and moisturing）　药物用乳汁炮制可使其补血润燥之功增强的炮制理论。明·陈嘉谟《本草蒙筌》中提出："乳制滋润回枯助生阴血"，总结了以乳汁炮制药物的目的。乳汁多指牛乳、羊乳等。"滋润回枯"即指能滋生阴血，回枯润燥；"助生阴血"即指使血亏所致的形体羸瘦，燥渴枯涸之症恢复。乳汁味甘、咸，性平；补阴养血，润燥止渴；亦可溶化某些药物，增强疗效。常与乳汁共制的药物包括白术、苍术、黄连、胡黄连、谷精草、瓜蒌仁、蟾酥等。药物经乳汁制后：①能滋润药物的燥性。如白术、地黄、茯苓、茯神。②能增强补益作用。如牛奶制山药能增强滋补作用，用于产后体弱，消化不良等证；绵羊奶制刀豆能增强补益肝肾作用。③降低药物毒性。如天仙子、山莨菪、雄黄经乳制后毒性降低。④除异味，缓和药性。如制硫黄消除异味，缓和药性。

（龚千锋　钟凌云）

hēizhīmazhì rùnzào

**黑芝麻制润燥**（processing with semen sesami for moisturizing the dryness）　药物经黑芝麻制后能

缓和其燥性，并有益血养阴作用的炮制理论。润燥是以药性滋润的辅料或药物与药性辛燥的药物同制，以抑制辛燥药的燥性。明·李时珍《本草纲目》中记载："苍术……有同芝麻同炒，以制其燥性。"明确指出芝麻可以缓和苍术的燥性。清·张仲岩《修事指南》中提到："黑芝麻制润燥而养阴"，论述了黑芝麻炮制药物的目的。黑芝麻是脂麻科植物脂麻的种子；味甘，性平；补肝肾，益精血，润肠燥。药物经黑芝麻制后能缓和其燥性，并有益血养阴的作用。黑芝麻还可与补骨脂等同制，能濡其燥，缓其暴；与甘遂、胡芦巴等同制，能减少其耗损正气，亏损阴血、津液之弊；与桑叶等同制能增强补肝肾，强筋骨作用。

（龚千锋　钟凌云）

mǐzhì rùnzào

## 米制润燥（processing with glutinous rice for moisturizes the dryness）

药物经米制后能缓和燥性，降低对脾胃的刺激性和毒性的炮制理论。明·李时珍《本草纲目》中曰："苍术性燥，故以糯米泔浸，去其油，切片，焙干用"，指出糯米制可缓和苍术的燥性。清·张仲岩《修事指南》中提出："糯饭米制润燥而滋土"，润燥即缓和药物燥性，滋润回枯；在《修事指南》制苍术项下指出："大名曰：凡使苍术，以米泔浸一宿入药。宗奭曰：苍术性烈，须米泔浸洗两日，去上粗皮用"。米味甘，性平；补中益脾，除烦止渴，止泻痢。与药物共制，可增强药物功能，降低刺激性和毒性。如与补益药党参、白术、茯苓等共制，能增强补中益气作用；与肉豆蔻、枳壳、薏苡仁等共制，能增强止下痢作用；与麦冬、紫

草等共制苦寒之性可除；与斑蝥、红娘子、全蝎等同制可降低毒性和刺激性等。

（龚千锋　钟凌云）

wūdòutāng jiědú

## 乌豆汤解毒（processing with decoction of black soyabean or Radix Glycyrrhiza for detoxication）

用乌豆汤浸渍，然后日晒，可减缓药物毒副作用的炮制理论。南北朝刘宋·雷敩《雷公炮炙论》中提出川乌、草乌用黑豆水浸；唐·孟诜《食疗本草》说大豆能"杀乌头附子毒"；唐·蔺道人《仙授理伤续断秘方》记载何首乌以"黑豆……同蒸熟"；宋《太平圣惠方》提出川乌"去皮切碎，以大豆同炒，候豆汁出即住"。宋·苏轼和沈括编著的《苏沈良方》对何首乌以黑豆制也有详尽说明："水浸一日切厚半寸，黑豆水均匀令湿，何首乌重重相间蒸豆烂，去豆，阴干"。明·陈嘉谟《本草蒙筌》中指出："乌豆汤……渍曝，并解毒，致令平和"。乌豆又称大豆、黑豆、黑大豆，乌豆汤即为黑豆汤、黑豆汁，以黑豆加适量水煮熬去渣而得的黑色浑浊液体。其味甘、性平，能活血，利水，滋补肝肾，养血祛风、解毒。多用于制补肾及毒性药物。李时珍《本草纲目》中认为大豆"解砒石、甘遂、天雄、附子、射罔、巴豆、芫青、斑蝥、百药之毒。"清·赵学敏《本草纲目拾遗》中认为："今人以（黑豆）制何首乌，取以引入肾经也。"说明了黑豆制增强药物补肝肾作用的目的等。综上所述，用黑豆制药主要有两个目的：一为降低主药毒性，如乌头；一为增强主药补肝肾的作用，如何首乌。何首乌仍沿用黑豆汁蒸的方法炮制。临床应用证

明，何首乌经黑豆拌蒸后味甘而厚，补肝肾、益精血、乌须发的功能增强。

（龚千锋　钟凌云）

gāncǎotāng jiědú

## 甘草汤解毒（processing with decoction of liquorice for detoxication）

用甘草汤浸渍日晒，可减缓药物毒副作用的炮制理论。宋·苏颂《本草图经》中引用孙思邈所说："中乌头、巴豆毒，甘草入腹既定"。明·陈嘉谟《本草蒙筌》中提出："……甘草汤渍曝，并解毒，致令平和。"甘草汤即甘草汁，为甘草饮片加适量水共煎去渣而得的黄棕色至深棕色液体。其味甘、性平，能和中缓急，润肺，补脾，解毒，调和诸药，多用于制毒性药物。明·李中梓辑注《雷公炮炙药性解》曰："甘草，味甘，性平，无毒。入心、脾二经。解百毒，和诸药，甘能缓急，尊称国老。"甘草作为一味重要中药解毒药，早在2000多年前就被人们认识，《神农本草经》称其"倍力气、金疮肿、解毒"。明·李时珍《本草纲目》中对甘草的解毒应用，总结前人的经验并有所创新，认为百病主治药"诸毒"可用甘草解的有"金、石毒""草、木毒""乌头附子、天雄毒""莨菪毒""芫花毒""巴豆毒""桐油毒""果、菜毒""水莨菪毒""野菌毒""六畜肉毒"。现今常以甘草汁制远志、半夏、吴茱萸等，目的均为降低毒副作用，缓和药性。远志味苦，生用戟人咽喉，甘草味甘，甘缓之，故用甘草汁制能减其燥性，缓和药性，协同补脾益气，安神益智的作用。吴茱萸生品多外用，经甘草制后能降低毒性和燥性。

（龚千锋　钟凌云）

yóuzhī túshāo yìcuì
## 油脂涂烧易脆 （medicines anointed with ghee or lard and repeatedly baked become fragile）

中药用油脂涂烧，容易渗入药物内部，使药物质地酥脆易于粉碎的炮制理论。明·陈嘉谟《本草蒙筌》中提出："羊酥油、猪脂油涂烧，咸渗骨，容易脆断。"涂烧指在高温下将药物以酥油涂抹烧烤；易脆指药物质地变得酥脆，易于粉碎。如油制蛤蚧，是以麻油为辅料涂抹并用无烟火烤至质地酥脆，以便于服用。

（龚千锋　钟凌云）

zhūshí duànhóng cùcuì wéimò
## 诸石煅红醋淬为末 （mineral medicinals being calcined and dipped in vinegar are easy to be powdered）

将矿物、贝壳和化石类药物按明煅法烧至红透后，立即加入醋中骤燃冷却，使药物质地酥脆，易碾或捣成粉末的炮制理论。为煅淬法之一。明·李梴《医学入门》记载煅醋淬云母为"火煅红，醋淬七次，水飞晒干，另研"。煅后醋淬可清除药物中夹杂的杂质，洁净药物，同时使药物质地酥脆，易于粉碎，利于有效成分的煎出；药物经煅红醋淬之后，还可改变药物的理化性质，减少副作用，增强疗效，如炉甘石经煅淬后，质地纯洁细腻，消除对黏膜、创面的刺激性，适用于眼科及皮肤科。煅醋淬适用于质地坚硬，经高温仍不能酥松的矿物药，主要原因是矿物药质地比较均一，膨胀系数相同或近似，因此在受热时晶格间并未膨胀或膨胀的很小，晶格间未能形成足以裂解的缝隙，经冷却后仍能保持原形，相互间引力未发生变化。若在受热膨胀后投入淬液迅速冷却，则表面晶格迅速缩小，内部

晶格仍处在膨胀状态，而产生裂隙，经反复煅淬晶格完全裂解，因此达到了酥脆而易于碎成粉末的目的。

（龚千锋　钟凌云）

duànzhě qù jiānxìng
## 煅者去坚性 （calcination reduces the rigidity of medicinals）

质地坚硬的药物经过煅制，使其性能发生改变的炮制理论。坚性药物具有质地坚硬的特点，多为朱砂、石膏等矿物类，以及珍珠、龙骨、牡蛎等贝壳和动物骨骼化石类药物。这些药物质硬难碎，有效成分不宜煎出，临床用药必须去其坚性。清·张仲岩《修事指南》中首次总结了"煅者去坚性"的观点。将药物放置在高温的容器中进行烧制，即为煅法。用煅法进行炮制，药物经高温受热后，致使药物颗粒间出现孔隙，可以将质地坚硬的药物，变为质地松脆，从而改变了药物性能，易于药物粉碎，利于有效成分的溶出。同时可以减少或消除某些药物的毒副作用，提高疗效，以及生成新药效。

（龚千锋　钟凌云）

wēizhě qù zàoxìng
## 煨者去燥性 （roasting reduces the dryness of medicinals）

药物经煨制后，能除去药物中部分挥发性及刺激性成分而降低其燥性的炮制理论。早在南北朝刘宋·雷敩《雷公炮炙论》中就对肉豆蔻提出了"糯米粉裹灰炮"的制法，即今之煨制。清·张仲岩《修事指南》中提出"煨者去燥性"，认为煨制可以降低药物辛燥之性，降低药物副作用，更利于临床使用。常用煨制的药物包括肉豆蔻、诃子、木香、葛根等。如生肉豆蔻中含有大量油质，有滑肠之弊，并具刺激性；煨后可

除去部分油质，免于滑肠，刺激性减小，增强了固肠止泻的功能。现代研究证明，肉豆蔻挥发油中约含4%的肉豆蔻醚，对人体有毒害；煨制后挥发油含量降低，肉豆蔻醚也明显降低，较生品的毒性降低，较好地缓和其燥性。

（龚千锋　钟凌云）

páozhì fǔliào
## 炮制辅料 （adjuvant material for processing）

在中药炮制过程中，根据需要加入的各种辅助物料。是中医药学传统制药技术的一大特色。大约从春秋战国时期开始应用辅料炮制药物，如1973年湖南长沙马王堆三号汉墓出土的《五十二病方》中载有醋制商陆，用酒制丸等。明·陈嘉谟《本草蒙筌》载有："酒制升提，姜制发散，入盐走肾脏，仍仗软坚"，清·张仲岩《修事指南》载有："吴萸汁制抑苦寒而扶胃气"等，对辅料的作用进行了阐述。历代均有阐述和发展，炮制中应用广泛，增加了中药在临床运用的灵活性。中药炮制辅料现代常用的有30余种，按照形态分为液体辅料和固体辅料两大类。液体辅料包括：常规液体辅料、药汁液体辅料、特殊液体辅料等。固体辅料包括：矿物类固体辅料、食物类固体辅料、动物类固体辅料等。中药药性与辅料之间有着密切联系，由于辅料品种、性质和作用不同，在炮制时所起的作用也各不相同。①缓和药性或改变药性。如姜炙、盐炙等。②引药归经。如醋炙，可引药入肝。③降低毒性，消除副作用。如豆腐蒸、甘草汁炙等。④纯净药物，矫臭矫味。如酒炙、蜜炙等。⑤改变药物质地，增加有效成分溶出。如砂烫。⑥使药物受热均匀。如滑石粉炒、河砂炒、麸炒等。应用

辅料炮制中药时，要求炮制辅料：①必须无毒副作用，不能与炮制的药物起毒性反应，确保药物的安全性。②必须达到卫生标准，并明确规定辅料的质量、浓度、所含成分等。按要求使用炮制辅料，以避免因辅料因素影响饮片质量和临床疗效。

（许腊英）

yètǐ fǔliào

**液体辅料**（liquid adjuvant material） 中药炮制过程中，用于改变、增加主药性能和功效的液体物料。为炮制辅料类型之一。液体具有较强的渗透性，炮制药物时，可以将液体辅料的有效成分渗透到药物组织内部，与药物中的成分发生化学反应，生成新的有效成分或有助于药物中的成分溶解，起到增强疗效，降低毒性，矫味矫臭等作用。中药炮制应用液体辅料的历史悠久，早在汉《神农本草经》中已有猬皮"酒煮杀之"的记载，张仲景《金匮玉函经》中载有乌梅"苦酒渍"，乌头"蜜煎"，金·成无己注《注解伤寒论》厚朴"姜炙"。唐·孙思邈《备急千金要方》黄檗根皮"蜜炙令焦"，麋角"以清粟米泔浸之"。晋·葛洪《肘后备急方》载"中半夏毒，以生姜汁、干姜并解之"。对辅料的应用，是人们对中药相互作用的认识深化过程，辅料品种的日益丰富，反映了中药炮制技术在不断发展。宋代液体辅料的种类和用液体辅料炮制的中药品种均达到了一个高峰，至明代液体辅料的数目已达到70种以上，混合液体辅料炮制中药的情况亦不罕见，陈嘉谟《本草蒙筌》对酒、醋、盐水、姜汁等液体辅料炮制的作用进行了高度的概括。中药药性与炮制辅料之间的关系甚为密切，

可借助辅料的协同、调节作用，使药物的固有性能得到改善，充分发挥治疗效果。辅料的协同作用多是通过共同加热而达到，同时因其本身也具有一定的功效，共同加热还使药物增加了辅料的作用。多数液体辅料需在炮制前进行认真的制备和调配，液体辅料的制备方法分为以下几类。①捣汁：将液体辅料的制备原料直接捣碎或加水捣制成汁，如生姜汁。②配制：将液体辅料的制备原料，按照一定比例加水配制成液体，如食盐水、米泔水、石灰水等。③煮汁：将液体辅料的制备原料，按照一定比例加水煎煮成汁，如黑豆汁、甘草汁、吴茱萸汁、萝卜汁及其他药汁。④炼制：如炼蜜、羊脂油等。现用常规的液体辅料有酒、醋、食盐水、蜂蜜等；药汁液体辅料有吴茱萸汁、甘草汁、黑豆汁、生姜汁、萝卜汁等。特殊液体辅料有麻油、羊脂油、酥油（见油脂），以及胆汁、鳖血、乳汁、米泔水等。

（许腊英）

jiǔ

**酒**（wine） 以粮食为原料经发酵或发酵后蒸馏酿造而成的含乙醇液体。是常用中药炮制辅料之一。中药炮制常用黄酒、白酒两大类。黄酒又称米酒或清酒，由米、麦、黍等用曲酿制而成，含乙醇15%～20%，尚含有糖类、有机酸、酯类、醛类、氨基酸、矿物质等，为非蒸馏酒。白酒又称烧酒，以粮谷为主要原料，以大曲、小曲或麸曲及酒母等为糖化发酵剂，经蒸煮、糖化、发酵、蒸馏而制成，属于蒸馏酒。黄酒作为辅料炮制饮片历史悠久，且一直沿用。早在《神农本草经》已记载有"酒浸""酒煮"的炮制方

法；南北朝刘宋·雷敩《雷公炮炙论》中记载有酒蒸、酒渍、酒煅淬、酒煮等。唐代，酒作为炮制辅料得到了进一步的发展，昝殷撰《经效产宝》云："鹿角，烧令赤，酒中淬之，冷又烧之。更淬，以角碎为度"。宋代，酒制法被广泛运用，方法也日臻完善，《太平圣惠方》载有"天南星，一两，用酒一升微火煮令酒尽，取出切，暴干"等酒制方法。白酒应用于药物炮制则见于明·李时珍《本草纲目》："烧酒非古法也，自元时始创其法"，并强调制药用的酒应为无灰酒，即制造时不加石灰的酒。随着酒制方法的广泛应用，至明清时期酒制理论也得到了进一步的发展和提高，明·陈嘉谟《本草蒙筌》云："酒制升提，姜制发散……"。明·傅仁宇《审视瑶函》云："芩连、知柏之类，制之必以酒炒，庶免寒润泄泻之患。"清·张仲岩《修事指南》也指出："凡酒制升提"。黄酒味苦、辛、甘，性大热；有毒；入心、肝、肺、胃经；活血通络，祛风散寒，矫味矫臭。酒制药物的目的主要为引药上行，增强有效成分的溶解度；增强活血通络作用；降低药物腥臭味，便于服用。常用酒制的药物有大黄、黄芩、黄连、续断、牛膝、当归、川芎、丹参、仙茅、女贞子、山茱萸、白芍、肉苁蓉、桑枝、常山、龙胆、益母草、威灵仙、地龙、蕲蛇、白花蛇、乌梢蛇、蛇蜕、蟾酥、蛤蚧、阳起石等。

（许腊英）

cù

**醋**（vinegar） 以米、麦、高粱或酒、酒糟等酿成的含醋酸的液体。是常用中药炮制辅料之一。曾称酢、醯、苦酒、米醋、醇醋

等。主要成分为醋酸，占 4%～6%，尚含有琥珀酸、柠檬酸、维生素 $B_1$ 及 $B_2$、烟酸等成分。炮制用醋多为食用醋（米醋或其他发酵醋），以陈醋较佳。化学勾兑的醋（冰醋酸加水稀释而成 3%～4% 的溶液）由于不含醋酸以外的其他成分，不宜作为炮制用醋。有关醋的文字记载最早见于春秋战国时期，而将醋用于中药炮制则是从秦汉开始。1973 年湖南长沙马王堆三号汉墓出土的《五十二病方》中有商陆等醋制法的记载，东汉·张仲景《伤寒论》中亦记载用苦酒渍制乌梅，或用以煎煮药物，如"苦酒汤"。醋制法经唐代初步发展，到宋代广泛应用。宋《太平圣惠方》中硇砂的炮制方法为"二两，以醋一盏化去夹石。"宋·吴彦夔《传信适用方》中记载，香附"醋煎"，以入妇人药。明·李时珍《本草纲目》中也有"惟米醋二三年者入药""愈久愈良"的记载。醋味酸、苦，性温；消食开胃，散瘀止痛，理气止血，行水解毒，泻肝收心，强筋暖骨，杀虫伏蛔，矫味矫臭。与药物相须配伍炮制，可以引药入肝、入血分，增强散瘀止痛、疏肝行气功效。味酸涩可收敛，故罂粟壳经醋制后可增强固肠作用。醋还能与药物中所含的游离生物碱等成分结合成盐，从而增加其溶解度更利于有效成分煎出，提高疗效。醋能和具腥膻气味的三甲胺类成分结合成盐而消减药物的腥臭气味，利于服用；还能杀菌防腐，在 30 分钟内杀灭化脓性葡萄球菌、沙门菌、大肠杆菌、痢疾杆菌、嗜盐菌等。醋多用于炙、蒸、煮等炮制方法。常用醋制的药物有延胡索、甘遂、商陆、芫花、三棱、青皮、郁金、艾叶、莪术、香附、柴胡、自然铜、乳香、没药、京大戟、狼毒、鸡内金等。

（许腊英）

**shíyánshuǐ**

**食盐水**（salt water）　食盐加 4～5 倍量水溶解，经过滤而得的无色、味咸的澄明液体。是常用中药炮制辅料之一。中药盐炙传统采用食盐水溶液，主要成分为氯化钠和水，尚含少量的氯化镁、硫酸镁、硫酸钙、硫酸钠、氯化钾、碘化钠及其他不溶物质等成分；海盐中还含有碘。元·王好古《汤液本草》中记载：益智仁治夜多小便"入盐同煎，有神效"；明·兰茂《滇南本草》中有"盐水清坎水"的记载；明·陈嘉谟《本草蒙筌》中说："入盐走肾脏，仍仗软坚"，认为盐炒知母，益肾补阴；明·李梴《医学入门》载："入肾用盐"；明·李中梓《本草通玄》曰："盐制润下"。清·严洁、施雯、洪炜合撰《得配本草》载：菟丝子"补肾气，淡盐水拌炒"，泽泻"滋阴利水盐水炒"，砂仁"阴虚者宜盐水浸透，炒黑用"，补骨脂"暖肾，盐水炒"；清·尤乘《药品辨义》载黄柏"用盐水炒，使咸以入肾，主降阴火，以救肾水"。食盐水味咸，性寒，无毒；归胃、肾、大小肠经；强筋健骨，软坚散结，清热凉血，益肾润燥，解毒防腐，矫味和中。食盐水炮制药物，有增强药物滋阴降火、润下利水、清热凉血、解毒防腐功效，缓和药物辛燥之性，引药入肾等作用。因此，食盐水制法多用于补肾固精、疗疝、利尿和泻相火等药物的炮制。常用食盐水炮制的药物有知母、黄柏、杜仲、巴戟天、石决明、小茴香、八角茴香、橘核、荔枝核、车前子、砂仁、菟丝子、韭菜子、补骨脂、益智仁、泽泻、沙苑子等。

（许腊英）

**fēngmì**

**蜂蜜**（honey）　蜜蜂科昆虫中华蜜蜂或意大利蜜蜂从植物的花中采得的花蜜在蜂巢中酿制而成的黏稠液体。古称食蜜、白蜜、沙蜜。是常用中药炮制辅料之一。主要成分为果糖、葡萄糖（两者约占蜂蜜的 70%）、水分，尚含少量蔗糖、麦芽糖、糊精等。蜂蜜品种比较复杂，常根据蜜源植物的不同进行分类，以枣花蜜、荆条蜜、荔枝蜜等质量为佳。此外，有些植物的花蜜有毒，服后有昏睡、恶心和腹痛等副作用，甚至有中毒死亡的报道，如采自石楠科植物或杜鹃花、乌头花、夹竹桃花等有毒植物的花蜜，不宜使用。蜂蜜中含有较多的水分和死蜂、蜡质等杂质，故应用前需加热熬炼以除去杂质，破坏酶类，杀死微生物，降低水分含量，增加黏合力。其成品称为炼蜜。根据炼制程度的不同，分为嫩蜜、中蜜、老蜜三种规格。中药炮制用炼蜜一般为中蜜，含水量在 10%～16%，密度 1.37 左右。

汉《神农本草经》将蜂蜜列为上品。至南北朝刘宋·雷敩《雷公炮炙论》记载用蜜炮制单味药共计 9 种。元、明时期，炮制理论得到发展，蜜制品随之增加，蜜炙理论也不断完善。元·王好古《汤液本草》提出"去膈上痰以蜜"。明·李梴《医学入门》认为："凡药入肺蜜炙"。明·陈嘉谟《本草蒙筌》中说："蜜制甘缓难化增益元阳"。明·张介宾《景岳全书》明确提出："蜜炙性温，能补虚损"。明·李中梓《本草通玄》中有"蜜制润其燥"的记载。初步统计，历代曾用蜜制的药物近 90 种。蜂蜜味甘，性平，生则性凉，熟则性温；归肺、脾、大肠经；补中，润燥，止痛，解毒。现代研究表明，蜂蜜能提高机体抵抗疾病能力，促进生长发育，提高肝细胞对糖利用的能力和增加肝糖含量而保肝。蜜制可缓和药性，如马兜铃蜜炙后能缓和苦寒之性，增强润肺止咳功效，并可矫味，避免呕吐。有文献记载，蜂蜜对草乌和乌头碱有解毒作用，其解毒表现在有很强抑菌作用的抑菌素。蜂蜜春夏易发酵，易起泡沫而溢出或挤破容器，可加入少许姜片，盖严盖子，储存在 5～10℃的干燥通风处，防止发酵。蜂蜜易吸附外界气味，不宜存放在有腥臭气源附近。储藏用容器不能用铁器或镀锌容器，因为铁与蜂蜜中的糖类化合物作用，锌与蜂蜜中的有机酸作用，均可生成有毒物质。常用蜜制的药物有甘草、黄芪、麻黄、桂枝、紫菀、百合、百部、桑白皮、桑叶、升麻、马兜铃、瓜蒌、瓜蒌皮、枇杷叶、款冬花、旋覆花、金樱子、白前、白薇、槐角等。

(许腊英)

**yóuzhī**

**油脂**（olein） 植物种子经压榨或动物脂肪或乳汁经提炼而成的脂肪油。主要有麻油、羊脂油、酥油。麻油为胡麻科植物脂麻的干燥成熟种子，经冷压或热压法制得的脂肪油，是常用中药炮制辅料之一，又称脂麻油、胡麻油及香油等。麻油的主要成分为油酸（约 50%）、亚油酸（约 38%）、软脂酸（约 8%）、硬脂酸（约 5%）及肉豆蔻酸、棕榈酸、花生酸等脂肪酸的甘油酯。麻油味甘，性微寒；润燥通便，解毒生肌，治皮裂，消肿痛。中药炮制以麻油作为辅料时，因其

沸点高，常用于某些具腥臭气味的动物类或质地坚硬或有毒药物的炮制。可使药物质地酥脆，利于粉碎和成分的溶出，可降低药物的毒性并矫味矫臭。羊脂油为牛科动物山羊或绵羊的脂肪组织经切碎低温熬炼溶出的脂肪油。又称羊油、羊脂等。主要成分为含硬脂酸及软脂酸等饱和脂肪酸的甘油酯（70%～80%），油酸等不饱和脂肪酸的甘油酯（20%～30%）。羊脂油味甘，性热，无毒；补虚润燥，祛风化毒，辟瘟气，润肌肤。常用于具有补肾壮阳、强筋壮骨等功效药物的炮制，主要起协同增效作用。如淫羊藿是中医临床常用的补肝肾中药，经羊脂油炙后，其温肾助阳作用显著增强。酥油为牛乳或羊乳经提炼而成的油脂。主要含有脂肪、蛋白质、碳水化合物及一些微量元素。牛酥优于羊酥。北宋·唐慎微《经史证类备急本草》转引陶隐居云：“酥出外国，亦从益州来。本是牛、羊乳所为，作之自有法”，说明了酥油的产地及来源。其味甘，性微寒；补五脏，益气血，止渴，润燥。可用于阴虚劳热，肺痿咳嗽，吐血，消渴，便秘，肌肤枯槁，口疮等。作为炮制辅料应用久远，南北朝刘宋·雷敩《雷公炮炙论》已有记载：“甘草，使一斤，用酥七两，涂上炙，酥尽为度”。常用油脂炮制的药物有蛤蚧、豹骨、地龙、马钱子、三七、鹿胎、淫羊藿等。

(许腊英)

**wúzhūyúzhī**

**吴茱萸汁**（decoction of Fructus Evodiae） 吴茱萸饮片加水煎煮去渣所得的液体。又称吴萸汁。常用液体辅料之一。主要含有挥发油、吴茱萸内酯和吴茱萸碱、吴茱萸次碱等成分。明·李时珍

《本草纲目》中记载：黄连“为治火之主药，治本脏之火，则生用之……治气分湿热之火，则以茱萸汤浸炒”。清·张仲岩《修事指南》中总结为：“吴茱萸汁制抑苦寒而扶胃气。”吴茱萸味辛、苦，性热；有小毒；温中下气，散寒止痛，降逆止呕，温中止泻。吴茱萸汁常与性味苦寒的药物共制，可以缓和药性。常用吴茱萸汁炮制的药物有黄连等。吴萸制黄连，是利用气味相制的道理，使黄连寒而不滞，专于清肝胆郁火。

(许腊英)

**gāncǎozhī**

**甘草汁**（decoction of Radix Glycyrrhiza） 甘草饮片加水煎煮去渣所得的黄棕色液体。又称甜草汁、粉草汁等。主要成分为三萜类，如甘草甜素、甘草酸、甘草次酸，尚含黄酮类、生物碱类、多糖类、淀粉及胶类物质等。汉《神农本草经》中有甘草“味甘、平。主五脏六腑寒热邪气，坚筋骨，长肌肉，倍气力，金创，解毒。久服轻身延年”的记载。汉《名医别录》中有甘草“解百药毒”的记载。宋·苏颂《本草图经》中引用孙思邈所说：“中乌头、巴豆毒，甘草入腹即定”。明·陈嘉谟《本草蒙筌》总结为：“乌豆汤、甘草汤渍曝，并解毒致令平和”。甘草味甘，性平；归心、肺、脾、胃经；清热解毒，补脾益气，祛痰止咳，缓急止痛，调和诸药。甘草汁与药物共制，能缓和药性，降低毒性。中医处方中常用甘草为使药，调和诸药，在中药炮制和汤剂煎煮过程中起调和药性和增强疗效作用。常用甘草汁炮制的药物有远志、半夏、吴茱萸等。

(许腊英)

**hēidòuzhī**

**黑豆汁**（decoction of black soya bean）　豆科植物大豆的黑色成熟干燥种子加水煎煮制得的棕黑色或黑色混浊液体。又称乌豆汁、黑大豆汁等。是常用中药炮制辅料之一。制备方法：取净黑豆适量，加水煎煮 2 次，滤过，去渣，合并煎液浓缩至适当体积。主要成分为大豆黄酮苷、大豆皂苷及蛋白质、脂肪、淀粉、维生素、卵磷脂、色素、碳水化合物等。黑豆汁作为炮制辅料应用历史悠久，南北朝刘宋·雷敩《雷公炮炙论》中记载川乌、草乌用黑豆水浸。唐·孟诜《食疗本草》言大豆能"杀乌头附子毒"。宋《太平圣惠方》载川乌"去皮切碎，以大豆同炒，候豆汁出即住"。宋·苏轼、沈括《苏沈良方》记载：何首乌"水浸一日切厚半寸，黑豆水拌匀令湿，何首乌重重相间蒸豆烂，去豆，阴干"。明·李时珍《本草纲目》记载："豆有五色，各治五脏，惟黑豆属水性寒，可以入肾。治水、消胀、下气、治风热而活血解毒，可解砒石、甘遂、天雄、附子、射罔、巴豆、芫青、斑蝥、百药之毒"。清·赵学敏《本草纲目拾遗》认为："今人以（黑豆）制何首乌，取以引入肾经也。"清·尤乘《药品辨义》中记载："以竹刀切，米泔浸经宿，同黑豆九蒸九晒，木杵臼捣之……按此法乃用以补益肝肾者，治瘰疬乃用生嚼"。黑豆汁味甘，性平；滋补肝肾，活血利水，祛风解毒。药物经黑豆汁制后能增强疗效；黑豆汁中含有大量蛋白质，能与有毒的生物碱、鞣酸、重金属等发生反应生成不溶性蛋白盐而除去，从而降低药物毒性或副作用。常用黑豆汁制药物有川乌、草乌、何首乌、附子等。

（许腊英）

**shēngjiāngzhī**

**生姜汁**（ginger juice）　姜科植物姜的新鲜根茎经压榨或干燥根茎经加水煎煮制得的黄白色液体。又称紫姜汁、嫩姜汁、老姜汁等。主要成分为挥发油、多种萜类及苯基链烷基化合物，尚含有多种氨基酸、淀粉及树脂状物等。南北朝·葛洪《肘后备急方》及陶弘景《本草经集注》先后提出了生姜汁解半夏毒的经验和姜汁制半夏的原理，"中半夏毒，以生姜汁干姜并解之"，"半夏，有毒，用之必须生姜，此是取其所畏，以相制耳。"生姜汁作为炮制辅料亦始见于这一时期。南北朝·龚庆宣整理的《刘涓子鬼遗方》中载半夏炮制："汤洗七遍，生姜浸一宿，熬过"，即采用的生姜汁制；另外记载有姜自然汁拌蒸、姜炙的炮制方法。中国第一部炮制专著南北朝刘宋·雷敩《雷公炮炙论》中亦有记述。生姜汁味辛，性温；归肺、脾、胃经。升腾发散而走表，具有解表散寒、温中止呕、化痰止咳、解毒等作用。用姜汁炮制能抑制药物的寒性，增强疗效，降低毒性和副作用。如黄连、栀子等寒性药，经姜汁制后可缓和其寒性；竹茹、半夏、草果等经姜汁制后能增强化痰止呕作用，故有"姜制温散而开痰"之说；厚朴、半夏有刺激咽喉的副作用，姜汁制后可以减少或消除其刺激性。制备方法：取生姜洗净，捣烂，加水适量，压榨取汁；姜渣再加水重复压榨 1 次，合并姜汁即得。中药炮制中也常以干姜代替生姜煮汁使用，制备方法：取干姜片加适量水煎煮 2 次，去渣，合并煎液即得。由于生姜和干姜所含成分及药性有所不同，因此以干姜制备姜汁时应取生姜用量的三分之一。常用姜汁炮制的药物有厚朴、竹茹、草果、半夏、天南星、黄连等。

（许腊英）

**luóbozhī**

**萝卜汁**（radish juice）　十字花科草本植物莱菔的新鲜根榨取或加水煎煮、过滤制得的淡黄色液体。是常用中药炮制辅料之一。主要成分为葡萄糖、蔗糖、果糖、腺嘌呤、精氨酸、胆碱、淀粉酶、维生素 B、维生素 C、钙、磷、锰、硼等成分。萝卜汁味辛、甘，性凉；入肺、胃经；消积滞，下气定喘，化痰止咳，清热解毒，宽中。明·兰茂《滇南本草》中出现用酒、醋、盐、茴香、益智仁、萝卜汤等复制香附的记载。清·王翃《握灵本草》认为雄黄"以米醋入萝卜汁煮干乃可入药，不尔有毒、水飞用。"清·刘若金《本草述》中始见朴硝水化后与萝卜共煮的炮制方法，且一直沿用。其目的是提高药物的纯净度，并借萝卜的功效增强芒硝润燥软坚，消导，下气通便之功能。常用萝卜汁炮制的药物有香附、芒硝等。

（许腊英）

**dǎnzhī**

**胆汁**（bile）　牛、猪、羊等动物胆囊分泌的绿褐色或暗褐色液体。略有黏性，具特异的腥臭气。是常用中药炮制辅料之一。传统认为牛胆汁最佳。主要成分为去氧胆酸、胆酸、胆色素、黏蛋白、脂类、胆碱、胆固醇等。味苦，性大寒，无毒；清肝明目，利胆通肠，清热除烦，解毒消肿，止咳平喘，润燥。明·李时珍《本草纲目》曰："方家用猪胆，取其寒能胜热，滑能润燥，苦能入心，又能去肝胆之火也""黄连为治火之主药，治本肝之火，则生用之；

治肝胆之实火，则以猪胆汁浸炒"。清·黄元御《玉楸药解》中有天南星"牛胆汁套者，治痰郁肺热甚佳"之说。清·吴仪洛《本草从新》亦认为天南星"得牛胆则燥性减，且胆有益肝胆之功"。清·张仲岩在《修事指南》中总结为："猪胆汁制泻胆火而达木郁，牛胆汁制去燥烈而清润"。药物经胆汁共制后，能降低毒性或燥性，增强疗效。常用胆汁炮制的药物有天南星、黄连等。

（许腊英）

## biēxuè

**鳖血**（soft-shelled turtle blood）
鳖科动物中华鳖或山瑞鳖的新鲜血液。是常用中药炮制辅料之一。主要含蛋白质、脂肪、碳水化合物和多种无机盐及维生素。味甘、咸，性平；归肝经；滋阴清热，活血通络。以鳖血炮制药物可以增强养阴清热作用，用于热入血室、骨蒸劳热等证的治疗。如用鳖血炙柴胡，能抑制其升浮之性，增强清肝退热、截疟的功效。如用于治骨蒸劳热，午后潮热，常配地骨皮、青蒿等同用。如用鳖血炙银柴胡，可用于肺痨阴虚，骨蒸潮热，咳嗽少痰之证。古方记载用鳖血调乌头末涂之，待正则即揭去治中风口㖞。各地所采用的炮制方法不相同，主要有鳖血拌和鳖血炒两种，还可以鳖血与黄酒两种辅料同用炮制药物。常用鳖血制药物有柴胡、牡丹皮等。

（许腊英）

## rǔzhī

**乳汁**（milk）  牛或羊乳腺分泌的白色或略带黄色的液体。是常用中药炮制辅料之一。来源于牛科动物黄牛或水牛、山羊或绵羊的乳汁。传统认为有一定稠度且气味香甜的乳汁质量较好。主要成分为蛋白质、脂肪、乳糖、维生素 A、胡萝卜素、维生素 $B_2$、抗坏血酸、多种矿物质等。味甘、咸，性平；补血，润燥，化气生肌，安神益智，壮胃养脾，聪耳名目。作为炮制辅料，主要目的是添加乳汁的作用和纠正药材的燥性等。明·陈嘉谟《本草蒙筌》载："乳制滋润回枯助生阴血。"常用乳汁炮制的药物有白术、山药、丁香等。

（许腊英）

## mǐgānshuǐ

**米泔水**（rice-washed water）  禾本科植物稻的种仁淘洗第二次滤出的灰白色混浊液体。又称米泔汁。主要成分为水、少量淀粉、维生素和矿物质等。味甘，性凉，无毒；清热凉血，益气除烦，止渴，利小便。中药用米泔水炮制药物，始于南北朝刘宋·雷敩《雷公炮炙论》载苦参"先需用糯米浓泔汁浸一宿，上有腥秽气并在水面上浮，并需重重淘过"。唐·孙思邈《备急千金要方》中用米泔汁浸泡药物后，滤去米泔水及其悬浮物，并需几次换水。北宋·唐慎微《经史证类备急本草》中言仙茅："以米泔浸去赤汁，出毒后无妨损"。明·李时珍《本草纲目》则指出苍术"性燥，故以糯米泔浸，去其油，切片，焙干用"。明·陈嘉谟《本草蒙筌》概括为"米泔制去燥性而和中"。现代炮制多用米泔汁拌炒药物。米泔汁对油脂有一定的吸附作用，常用来浸泡含油质及具燥性的药物，以除去部分油质，降低药物的辛燥之性，增强健脾和中、燥湿的作用。常用米泔水炮制的药物有苍术、白术等。

（许腊英）

## gùtǐ fǔliào

**固体辅料**（solid excipient）  中药炮制过程中，用于改变、增加主药性能和功效的固体物料。为炮制辅料的类型之一。在炮制中的应用最早见于东汉·张仲景《金匮玉函经》："以苦酒渍乌梅一宿，去核，蒸之五升米下，饭熟取捣成泥"。以后历代均有所发展，品种不断增加，直至明·李时珍《本草纲目》中已有麦麸、黑豆、豆腐、糯米、面、土、蛤粉、木粉等多种。固体辅料来自于矿物、植物或动物，矿物类常用的有灶心土、河砂、滑石粉、明矾、石灰、朱砂粉等；植物类有麦麸、稻米、豆腐、萝卜、青黛等；动物类有蛤粉等。多为颗粒状或粉末状，炮制过程中作为传热介质，能增加药物的受热面积，使药物受热均匀，并能吸附药物中的部分成分，从而缓和药性，降低毒副作用。同时，多数固体辅料本身具有一定的生物活性，炮制后可以增强药物的功效。此外，固体辅料受热产生的烟气熏染药物，可以达到赋色矫味的作用。用固体辅料炮制药物后，辅料必须去除，不能与药物一同入煎。辅料一般不能反复使用，特别是用于毒剧药物的炮制后，辅料吸附了药物的毒性成分，不可再次用于其他药物的炮制。

（许腊英）

## màifū

**麦麸**（bran）  禾本科植物小麦的种皮。又称麸、小麦麸、麸皮、麸子等。为中药炮制常用的固体辅料之一。呈黄褐色，多用于炒制和煨制。主要成分为淀粉、蛋白质、糊精、脂肪、糖类、粗纤维，以及少量维生素、淀粉酶、麦芽糖酶、蛋白酶、精氨酸、谷甾醇、卵磷脂等。麦麸作为中药炮制辅料，最早见于南北朝刘宋·雷敩《雷公炮炙论》。书中记载了枳壳用麸炒的炮制方法："以麸炒过，待麸焦黑，遂出。"明·陈嘉谟《本草蒙筌》揭示了麸炒的作用机制，即"麸制抑酷性，勿伤上膈。"麦麸味甘、淡，性平；和中健胃益脾。多用于补脾药物的炮制，有引经增效的作用。如山药、薏苡仁、芡实、神曲等补脾药，经麦麸炒制后，可引药入脾经，增强醒脾和胃的功能。对于某些补脾理气燥性较强、含挥发油较高的药物，如白术、枳壳、枳实等，可缓和燥性，降低含油量，消除由于油质过多引起的恶心呕吐等副作用。对僵蚕等具有腥臭气味的动物类药，尚可矫正其气味，便于服用。中药炮制中还常用蜜麸，即将炼蜜加适量开水稀释后与麦麸拌匀，稍闷，用文火炒至颜色加深，不粘手为度，其矫味赋色的作用优于麦麸。

（许腊英）

dàomǐ

**稻米**（rice）　禾本科植物稻（粳稻、糯稻）的种仁。又称大米、米。主要成分为淀粉、蛋白质、脂肪，尚含维生素（$B_1$、$B_2$、烟酸等）、磷、钙、铁、多种有机酸、糖类等。糯米所含成分与粳米相似，唯含磷较少，含钙较多。粳米味甘，性平，无毒；归脾、胃经；补中益气，健脾和胃，除烦止渴，止泻痢，长肌肉，壮筋骨，补下元。糯米味甘，性温，无毒；归脾、胃、肺经；补脾胃，益肺气，止泻痢，缩小便，收自汗，发痘疮。南北朝刘宋·雷敩《雷公炮炙论》中始见用米作辅料炮制药物的记载，如肉豆蔻："凡使，须以糯米作粉，使热汤搜裹豆蔻，于糖灰中炮，待米团子焦黄熟，然后出，去米，其中有子取用。勿令犯铜。""凡修事芫青、斑猫、亭长、赤头并用糯米、小

麻子相拌同炒，待米黄黑出，去麻子等"。稻米与药物共制，可取其性以增强药物疗效，缓和药性，降低刺激性和毒性，矫臭矫味，并且可以作为炮制昆虫类药物受热程度的判定指标。常用稻米制药物有党参、斑蝥、红娘子、青娘子等。

（许腊英）

zàoxīntǔ

**灶心土**（oven earth）　久经柴草烧炼的灶底中心的土块。又称伏龙肝。炮制药物前需将烧柴的灶底烧结的土块，削去焦黑部分，除去杂质，粉碎为细粉方可使用。成品为红褐色、质地细软的粉末。味辛，性温；归脾、胃经；温中和胃，涩肠止泻，止血止呕。主要由硅酸盐、钙盐、氧化铝及氧化铁等组成，尚含多种碱性氧化物，如氧化钠、氧化镁、氧化钾、氧化钙等成分。南北朝刘宋·雷敩《雷公炮炙论》中对灶心土的来源、性状特征和制备方法都有较为详细的叙述："凡使，勿误用灶下土。其伏龙肝，是十年已来，灶额内火气积自结，如赤色石，中黄，其形貌八棱，取得后细研，以滑石水飞过两遍，令干，用熟绢裹，却取子时安于旧额内一伏时，重研了用。"唐·王焘《外台秘要方》有："白术（五分，土炒）"的记载。灶心土炮制药物可以增强补脾止泻的作用。如生山药以补肾生精，益肺阴为主，土炒后补脾健胃作用增强，用于脾虚久泻等症。常用灶心土制药物有白术、白芍、山药、当归、泽泻、薏苡仁等。

（许腊英）

héshā

**河砂**（river sand）　天然石在自然状态下，经水的作用力长时间反复冲撞、摩擦产生的质地坚硬、

中等粗细的颗粒物。又称河沙、沙子。筛选粒度均匀适中的河砂，经淘洗去净泥土、杂质后，晒干备用。主要成分为二氧化硅。中药炮制除用普通沙作辅料外，一般多用油砂，即取干净、粒度均匀的干燥河砂，加热至烫后，再加入 $1\% \sim 2\%$ 的植物油，翻炒至油烟散尽，河砂呈油亮光泽时，取出备用。河砂作为中药炮制的辅料，主要是作中间传热体，利用其质地坚硬、传热快、药物受热均匀的特点，使质地坚韧的药物炒制后质地酥脆，或使药物膨胀鼓起，便于粉碎和利于有效成分的溶出。此外，砂炒温度高而破坏部分毒性成分以降低药物的毒副作用，去除非药用部位及矫味矫臭等。常用河砂制药物有龟甲、鳖甲、穿山甲、鸡内金、骨碎补、狗脊、马钱子、干姜、黄狗肾等。

（许腊英）

géfěn

**蛤粉**（pulverized clamshell）　帘蛤科动物文蛤、青蛤等的贝壳，洗净、干燥或煅制后碾成的灰白色粉末。是常用中药炮制辅料之一。主要成分为氧化钙、甲壳质等。早期药物炮制多采用直火加热，不易控制温度、药物受热不均匀且不便观察药物受热程度，因而产生了蛤粉介质加热的方法。宋·王贶《全生指迷方》提出蛤粉炒法。宋·许叔微《普济本事方》中又提出：阿胶"碎之，蛤粉炒成珠子"。蛤粉炒从宋至今广泛沿用。蛤粉味苦咸，性寒；归肺、肾、胃经；清热利湿，化痰散结，软坚，制酸。与药物共炒或烫制，可增强某些药物清热化痰的功效。蛤粉颗粒细小，传热作用较砂炒慢，可使药物受热均匀，尤其适用于炒或烫制胶类药

物，并能降低滋腻之性，矫正腥膻气味，使药物质地酥脆，利于制剂和服用，如阿胶。鹿角胶经蛤粉炒后，可使其质地酥脆而易于粉碎，便于入丸、散剂，又可矫正臭味，便于服用。常用蛤粉制药物有阿胶、鹿角胶等胶类药物。

（许腊英）

huáshífěn

## 滑石粉（talcum powder）

单斜晶系鳞片状或斜方柱状的硅酸盐类矿物滑石经精选净化、粉碎、干燥而制得的白色或类白色细粉。是常用中药炮制辅料之一。主要成分为水合硅酸镁及少量氧化铝。味甘、淡，性寒；归膀胱、肺、胃经；利尿通淋，清热利湿，祛湿敛疮，解暑。滑石粉质地细腻，传热缓慢，与药物接触面积大，作中间传热体，可使药物受热均匀、质地酥脆，利于粉碎和有效成分的溶出。滑石粉作为辅料炮制药物，便于制剂和服用，还可降低药物的毒性，增强疗效及矫正药物的不良气味。如刺猬皮经滑石粉烫制后，质地松泡酥脆，便于煎煮和粉碎；醋淬后尤能矫味矫臭，并能增强其收敛止血、促进血凝等作用。水蛭经滑石粉炒后，能降低毒性，矫正气味，质地酥脆，利于粉碎，便于服用。常用滑石粉炮制的药物有黄狗肾、地龙、水蛭、鱼鳔胶等。

（许腊英）

míngfán

## 明矾（alum）

三方晶系硫酸盐类明矾矿石经提炼而成的无色或淡黄色、透明或半透明、有玻璃样色泽、质硬脆易碎的不规则块状结晶体。又称白矾。易溶于水或甘油，不溶于乙醇。是常用中药炮制辅料之一。主要成分为含水硫酸铝钾 $[KAl(SO_4)_2 \cdot 12H_2O]$。

气微，味酸、涩，性寒；归肺、脾、肝、大肠经；消痰杀虫，收敛燥湿，解毒防腐，止血，止泻。与药物共制后，可降低药物毒性和燥性，增强疗效，防止药物发酵腐烂，并使炮制品光泽度增加。如明矾制郁金可增强化痰、清心解郁作用。半夏加入姜、矾制后，能降低毒性，并能增强化痰之功。天南星经矾制后能降低毒性。半夏、天南星都含大量的淀粉，水泡易霉烂变质，若加入明矾不仅可以去浊防腐，还可使成品光亮。常用明矾炮制的药物有郁金、半夏、天南星、白附子等。

（许腊英）

dòufu

## 豆腐（bean curd）

豆科植物大豆种子粉碎后经特殊加工制成的乳白色或微黄色易碎固状物。是常用中药炮制辅料之一。制作方法：将黄豆浸在水里，泡胀变软后，磨成豆浆，再滤去豆渣，煮开，加入盐卤或石膏，形成豆腐。主要成分为蛋白质、维生素、脂肪、淀粉、钙质及异黄酮、皂苷等物质。味甘，性凉；归脾、胃、大肠经；益气和中，生津润燥，清热解毒，和脾胃。因其含有丰富的蛋白质，既可与碱性物质生成沉淀，又能溶解部分酸性有毒物质，与药物共制后可降低药物的毒性成分；且因其表面积大，空隙多，而具有良好的吸附作用，可去除杂质。因此豆腐作为炮制辅料的主要作用为降低药物毒性、副作用及去污等。常用豆腐制的药物有藤黄、硫黄、珍珠等。

（许腊英）

shíhuī

## 石灰（lime）

石灰岩经加热煅烧而成的白色或灰色块状固体。又称垩灰、石垩、白灰。是常用中药炮制辅料之一。主要成分是碳

酸钙（$CaCO_3$），常夹杂有硅酸、铁、铝、镁等。高温加热，则成为生石灰，主要成分是氧化钙（$CaO$）；生石灰遇水，则成熟石灰，又名消石灰，主要成分是氢氧化钙 $[Ca(OH)_2]$。生石灰长期暴露于空气中，会不断吸收空气中的二氧化碳而生成碳酸钙。辛温，有毒；燥湿，杀虫，止血，定痛，蚀恶肉。炮制用辅料一般选用生石灰研成粉使用。唐·蔺道人《仙授理伤续断秘方》中有牵牛、南星石灰炒的记载，取其燥湿止血之功。宋·朱佐《类编朱氏集验医方》有"香附，石灰炒，治妇人真心痛"的记载，取石灰辛燥之性，以理气行瘀止痛。石灰炒大黄名曰桃花散，具有较强的杀菌、抑菌作用。现有法半夏，即半夏与石灰、甘草同制而成。常用石灰炮制的药物有香附、大黄、半夏等。

（许腊英）

zhūshāfěn

## 朱砂粉（cinnabar powder）

三方晶系硫化物类矿物辰砂矿石经水飞制成的细粉。是常用中药炮制辅料之一。朱砂又称辰砂，丹砂。为粒状或块状集合体，鲜红色或暗红色，条痕红色至褐红色，具光泽；体重，质脆，片状者易破碎，粉末状者有闪烁的光泽，气微，无味。作为中药炮制辅料应用的朱砂，应先用磁铁吸净矿石中含铁的杂质，再用水淘去杂石和泥沙，经研磨或水飞制成细粉后方可使用。主要成分为硫化汞，常混有雄黄、磷石灰、沥青等杂质。味甘，性微寒，有毒；归心经；清心镇惊，安神解毒。与药物共制，可协同增强疗效。例如，朱砂拌灯心草能增强灯心草清心安神作用，用于心火偏亢，烦躁失眠，口舌生疮等证。朱砂

拌远志，可增强远志安神定惊作用，多用于惊悸失眠。常用朱砂炮制的药物有麦冬、茯苓、茯神、远志等。

（许腊英）

qīngdài

## 青黛（indigo naturalis）

十字花科植物菘蓝、爵床科植物马蓝或蓼科植物蓼蓝的叶或茎叶经加工制得的干燥粉末或团块。是常用中药炮制辅料之一。呈深蓝色，体轻，易飞扬，用手搓捻即成细末，微有草腥味，味淡。中药炮制用青黛应去除杂质研细后使用，具体方法：去除青黛团块中的杂质，置乳钵内，加适量清水，混和研细，复注入清水，轻轻搅动，使细粉悬浮，倾入另一容器中，待沉淀后，倒去清水，然后将沉淀之粉末，倾倒于铺上白纸的筛内，晒干，研细即得。主要成分为靛蓝、靛玉红等。味咸，性寒；归肝经；清热解毒，凉血消斑，泻火定惊。以青黛炮制药物能发挥协同作用，增强疗效。如青黛拌灯心草，能增强清热凉肝的作用。常用青黛炮制的药物有灯心草等。

（许腊英）

páozhì fāngfǎ

## 炮制方法（processing method）

对中药材进行净制、切制、炮炙等加工处理的各种工艺。为中医药学独特的制药技术。中药的炮制方法是随着中医药临床逐步积累，在漫长的历史进程中建立起来的。最初只是为了治疗方便。早期的炮制方法是将药材进行洗净、擘块、锉为粗末等简单的加工，后逐步发展了用火加工处理。酒的应用丰富了用药经验并用于炮制药物，由此产生了加辅料的制法，使得中药炮制方法逐渐丰富。汉代，中药炮制技术已有较大的发展，从简单的净制、火制，逐步发展为水火共制。南北朝刘宋时期，随着雷敩编纂的第一部炮制专著《雷公炮炙论》问世，药物的炮制方法也有了更为细致的分类，根据炮制工艺过程分为净制、切制、干燥及加辅料炮制。唐至明代，药物的炮制方法也日趋丰富，出现了煨、煅、蒸、煮、作糵、作曲、作豉、提净等炮制方法，特别是对矿物类药材的炮制方法逐渐增多。现代应用的炮制方法基本上继承了古代的主要方法，2015 年版《中华人民共和国药典·一部》将炮制方法分为净制、切制、炮炙和其他等四大类，将常用的炒法、炙法、制炭、煅法、蒸法、煮法、炖法、煨法、燀法、制霜法、水飞法、发芽法、发酵法等尽收其中。

（丁安伟）

páozhì fāngfǎ fēnlèi

## 炮制方法分类（classifications of processing methods）

通过比较炮制方法之间的相似性，把具有某些共同点或者相似特征的炮制方法归属于一个不确定集合的逻辑方法。为了更好地对炮制技术和方法进行系统归纳总结，由古至今，出现了多种分类方法，如明·缪希雍在《炮炙大法》卷首对当时的炮制方法进行了归纳，云：“按雷公炮炙法有十七：曰炮、曰爁、曰煿、曰炙、曰煨、曰炒、曰煅、曰炼、曰制、曰度、曰飞、曰伏、曰镑、曰摋、曰曝、曰露是也，用者宜如法，各尽其宜”（见雷公炮炙十七法）。三类分类法是明·陈嘉谟提出的，即以水制、火制、水火共制为纲，统领各种中药的炮制。此法能反映炮制的特色，但不能包括炮制的全部内容。五类分类法包括：修治、水制、火制、水火共制、其他制法，基本概括了所有的炮制方法，较系统地反映药物的炮制工艺，而且能更有效地指导生产实际。常用的分类方法还包括以药用部位分类法。宋《太平惠民和剂局方》依据药物来源属性之金、石、草、木、水、火、果类等分类，把炮制分述于各药之后。现代炮制方法多以药用部位进行分类，每味药下列其炮制方法，如各省、市、自治区中药炮制规范等工具书。工艺与辅料结合分类法是现代中药炮制学教材采用的分类方法，既能很好体现炮制的系统性，又避免了炮制方法的重复。

（龚千锋　钟凌云）

yàoyòng bùwèi fēnlèifǎ

## 药用部位分类法（classifications of processing techniques by medicinal parts）

依据中药的药用部位对炮制技术进行分类的方法。南朝齐梁时期医药学家陶弘景在《本草经集注》序的“合药分剂料治法”中，把炮制方法与药用部位结合起来进行记述。如：“凡汤中用完物皆擘破，干枣、栀子、瓜蒌之类是也；用细核物亦打破，山茱萸、五味子、蕤核、决明之类是也。”指出凡是果实种子类中药要打碎用。“凡用桂、厚朴、杜仲、秦皮、木兰辈，皆去削上虚软甲错处取里有味者秤之。”即指皮类药材要除去木栓层后入药用。中药炮制专著南北朝刘宋·雷敩《雷公炮炙论》将药物按上、中、下三品分类，各种炮制方法散列于各药之后，无规律可循。至宋·唐慎微《经史证类备急本草》及《太平惠民和剂局方》，均依据药物来源属性分类，但仍局限于本草学的范畴。现今中国《全国中药炮制规范》及各省市制订的炮制规范，大多以药用部位进行分类，即分为根及根茎类、全草类、叶类等，并在药物项下再分述炮制方法。此种分类方法便于查阅，但体现不出炮制工艺的系统性。

（龚千锋　钟凌云）

**三类分类法**（three-type classification）　依据炮制技术相似性，将中药炮制技术分为三大类别的方法。是常用中药炮制方法分类之一。首见于明·陈嘉谟《本草蒙筌》："凡药制造……火制四：有煅，有炮，有炙，有炒之不同；水制三：或渍，或泡，或洗之弗等；水火共制造者：若蒸，若煮而有二焉，余外制虽多端，总不离此二者。"即将中药炮制技术分为水制、火制和水火共制，并以此三种方法为纲，统领各种中药的炮制。水制是指用水或其他液体辅料处理药材的方法。常用的水制法有漂洗、浸泡、闷润等，目的是清洁药物，软化药物，调整药性。火制是指将药物经火加热处理的方法。主要有炒、炙、煅、煨等方法。水火共制是指既用水又用火的炮制方法。主要有蒸、煮、燀等。近代根据中药炮制工艺的全过程，将其分为净制、切制和炮炙三大类，也可归属于三类分类法。《中华人民共和国药典·一部》附录"炮制通则"就是采用这种分类方法。净制包括挑拣、筛选、淘洗、除去非药用部位等；切制包括浸泡、润、漂、切片、粉碎等；炮炙包括炒法、炙法、煅法、蒸法、煮法、燀法、制霜法、发芽法、发酵法及复制法等。

（龚千锋　钟凌云）

wǔlèi fēnlèifǎ

**五类分类法**（five-type classification）　依据炮制技术相似性，将

炮制技术分为五大类别的方法。是常用的炮制方法分类之一。包括修制、水制、火制、水火共制和其他制法。在三类分类法基础上增加了修制和其他制法，基本概括了所有的炮制技术，较系统地反映了药物的炮制工艺过程，而且能更有效地指导生产实际。修制是指对药物进行纯净、粉碎和切制的处理方法。纯净是采用手工或机械挑、筛、簸、刷、刮等方法，去掉泥土杂质和非药用部分，以达到清洁药物的目的；粉碎是采用捣、碾、研、磨、锉等方法，改变药物外形，使其符合调剂、制剂和其他炮制法的要求；切制是采用手工或机械切、铡的方法，把药物切成片、段、丝、块等各种形状，以便于药物有效成分的溶出和药物的调剂使用。其他制法指除修制、水制、火制和水火共制等炮制技术以外的其他所有炮制技术方法。

（龚千锋　钟凌云）

léigōng páozhì shíqīfǎ

**雷公炮炙十七法**（Lei's seventeen-type classification）　依据南北朝刘宋·雷敩《雷公炮炙论》和炮制技术的相似性，将明代以前所有炮制方法归纳为十七种的分类方法。明·缪希雍在《炮炙大法》卷首将雷公炮炙法归纳总结为："炮、燀、煿、炙、煨、炒、煅、炼、制、度、飞、伏、镑、撠、曋、曝、露等十七法"。①炮：将整块的药物用润滑的面粉或厚纸包裹，埋入热灰中，炮至黄焦爆裂为度；或将药物置火上加热，至起烟为度。如炮姜、炮天雄等。②燀：音胆，普通称燀。即将药物置锅中用水加热，使之微熟为度。如燀杏仁、燀桃仁等。③煿：将药物置火上炕干的炮制方法。④炙：将药物和以

蜂蜜或姜汁，在炭火上微微加热的炮制方法。如炙甘草、炙黄芪等。⑤煨：将药物置炭火中，煨之使熟的炮制方法。如煨木香、煨果肉等。⑥炒：将药物置铁锅或砂锅中，炒至黄而不焦的炮制方法。如炒谷芽、炒麦芽等。⑦煅：将药物置炭火上烧令通红。如煅龙骨、煅牡蛎等。有时包括"淬"的含义在内，即将药物烧红后，迅速投入水中或醋中，取出再烧再淬，反复多次。如自然铜、青礞石等均须用此法炮制过。⑧炼：将药物久置火中烧的炮制方法。如炼丹、炼蜜。⑨制：通常有土制（即用土炒）；酒制（分酒洗、酒浸、酒炮、酒炒、酒蒸）；酥制（以牛、羊乳所熬的油酥炙）；醋制（分醋洗、醋浸、醋炒、醋渍）；麸制（即用麸皮炒）；米制（分米泔制、淅二泔制、浆水制）；姜制（分姜汁炒、姜汁浸）；乳制（即用乳汁拌）；黑豆制（分黑豆蒸、黑豆炒）等广义之"制"法。⑩度：即药物的量度。如："刀圭者，十分方寸匕之一，准如梧子大也。"⑪飞：研药物为细末，置水中，或共水研，搅拌后静置之，分取其不同时候的沉淀，谓之飞。如飞滑石等。⑫伏：将药物用水或其他溶媒浸润后，置密闭器中，经一定时间，使其润软，取出切片或做其他加工。⑬镑：将坚硬的药物镑成薄片，或锉成细末。⑭撠：音杀。将药物捣碎。⑮曋：即晒，将药物置于太阳下晒干。⑯曝：将药物置于强烈阳光下曝晒。⑰露：将药物置于户外，不加遮盖的日夜暴露，即日晒夜露。如露乌贼骨。雷公炮炙十七法虽因历史的变迁，与现有方法的内涵不完全吻合，但却可窥见明代以前中药炮制的概况，对了解中药炮制发展的历

史脉络具有一定意义。

（龚千锋　钟凌云）

gōngyì yǔ fǔliào jiéhé fēnlèifǎ

## 工艺与辅料结合分类法（classifications of processing techniques based on both processing methods and assistant materials）

依据炮制工艺和所用辅料的相似性，将两者结合起来进行分类的方法。此法继承了净制、切制和炮炙的基本内容，由于炮炙的内容太过庞杂，有必要进一步分门别类，因此就在炮炙项下再依据工艺或辅料相似性进一步分类，分成以辅料为纲、工艺为目的分类法和以工艺为纲、辅料为目的分类法。其中以辅料为纲、工艺为目的分类法突出了炮制辅料的作用，如先分为酒制法、醋制法等，再在酒制法下分为酒炙制、酒蒸制、酒煮制、酒炖制等，但这种分类法在工艺操作上会有一定的重复。而以工艺为纲、辅料为目的分类法则突出了炮制工艺的作用，如分为炒、炙、煅、蒸、煮、燀，再在各技术下按辅料分类。如炒法中的加固体辅料炒分为米炒、土炒、砂炒等，炙法再分为酒炙、醋炙、盐炙等。这种分类方法能较好地体现中药炮制工艺的系统性、条理性，吸收了工艺法的长处，采纳了辅料分类的优点，既能体现整个炮制工艺程序，又便于叙述辅料对药物所起的作用，是中药炮制共性和个性的融合。便于学习和掌握，一般多为教材所采用。

（龚千锋　钟凌云）

jìngxuǎn jiāgōng

## 净选加工（purification and preparing）

采用挑选、筛选、风选、水选等方法，去除原药材非药用部分及杂质，选取药用部分，并使之达到净药材质量标准的方法之总称。为中药炮制方法之一。是中药炮制的第一道工序。汉·张仲景《金匮玉函经》曰："或须皮去肉，或去皮须肉，或须根去茎，又须花须实，依方拣采，治削，极令净洁。"净制方法自明代至清代才逐渐趋于完整，如明·陈嘉谟《本草蒙筌》、清·张仲岩《修事指南》中均有与净制相关的记载。《中华人民共和国药典·一部》附录"炮制通则"中也规定，净选后的"净药材"方可进一步加工炮制。净制可提高原料药材的质量、便于后续炮制加工，从而保障饮片质量。净选加工一般包括清除杂质和分离清除非药用部位。清除杂质的方法有挑选、筛选、风选和水选等；分离清除非药用部位的方法有挑、拣、摘、揉、擦、拭、刷、刮、碾、研、捣、砻、筛选、颠簸、剪切、敲、挖、剥、轧、制绒、风选、水选、水飞等。目的主要为：①除去非药用部位，使药材洁净，调配剂量准确，保证制剂安全有效。如净制除去质次效差的粗皮、果核，毒性较大部位的蕲蛇头等，副作用较强部位的枇杷叶绒毛等。②分离不同药用部位，分别入药，以便更好地发挥疗效。如通过净选分离麻黄茎与麻黄根、莲子心与莲子肉等。③根据药材的质地、大小不同进行分档，以便于进一步的炮制加工。④除去泥砂杂质及虫蛀霉变品，保证饮片洁净度及用药安全。

（丁安伟）

qùgēn

## 去根（removing the root）

药材净选加工时，分离并除去非药用的主根、侧根或须根等部位的净制方法。可分开药用和非药用部位，使药物纯净，确保功效。一般可采用剪、切、搓、揉、风选、挑选等操作方法。操作时应注意，要分清主根、侧根、须根和茎的位置，切勿混淆。根据药用部位及临床需要不同，主要有去主根、去侧根、去须根三种。①去主根：将药材茎与根部分离，并弃去根部，如马齿苋、荆芥、薄荷、茵陈、益母草。②去侧根：将药材主根与侧根分离，并弃去侧根，如黄芪。③去须根：将药材主根、侧根或根茎部与须根分离，并弃去须根，如藕节。当茎和根均为药用部位，但二者作用不同时，须将二者分离并分别入药，如麻黄。

（丁安伟）

qùjīng

## 去茎（removing the stem）

药材净选加工时，分离并除去非药用残茎的净制方法。又称去残茎。目的包括：①洁净药材、分离药用和非药用部位。茎为非药用部位，临床应用时须除去，如丹参、续断、广豆根。②分离不同药用部位。如同一种植物的根、茎均能入药，但二者作用不同，须分离后分别入药，如麻黄。一般采用剪切、搓揉、风选、挑选等操作方法。操作时应注意，要明确茎的位置，除去时尽量不要带出药用部位。此法还适用于柴胡、黄连、远志、苍术、知母、白芷、草乌、大黄、威灵仙、防风、秦艽、手掌参、紫菀、当归、独活等药物。

（丁安伟）

qù zhī-gěng

## 去枝梗（discarding the useless twigs）

药材净选加工时，除去某些果实类、花类、叶类药物非药用的老茎枝、花梗、果柄等部位的净制方法。可除去非药用部位，洁净药物，保证用药剂量准确。一般采用挑选、切除、摘等操作方法。去枝梗时尽量不要带出药用部位。按需要除去的非药用部位不同可分为去果柄，去花梗，去叶柄，去枝等。①去果柄：除去某些果实类药材非药用的果柄，如五味子、连翘。②去花梗：除去某些花类药材非药用的花梗，如夏枯草、金银花、辛夷。③去叶柄：除去某些叶类药材非药用部位的叶柄，如桑叶、淫羊藿。④去枝：除去某些药材非药用部位的枝，如钩藤去无刺茎枝，桑螵蛸去附枝等。此法还适用于艾叶、吴茱萸、槐角、花椒、蓖麻叶、蔓荆子、番泻叶等药物。

（丁安伟）

## qù pí-ké

**去皮壳**（removing the peel or husk） 分离或除去某些药物非药用的栓皮、根皮、果皮或种皮等部位的净制方法。可除去杂质和非药用部位，使药物洁净；有些外皮有毒副作用，如白首乌皮、苦楝根皮、雷公藤皮等，应除去。一般采用刮、砸、焊等操作方法。去皮壳时尽量不要破坏或带出药用部位。根据药材性质不同可分为：①去栓皮：将某些皮类药材外层木质化的栓皮除去，如黄柏、杜仲、肉桂、厚朴。②去根皮：将某些根与根茎类药材的根皮除去，如沙参、桔梗、知母、天门冬、明党参、白芍、黄芩。③去果皮：将某些果实类药材的果皮除去，如草蔻、益智、使君子、大风子、榧子。④去种皮：将某些种子类药材的种皮除去，如苦杏仁、白扁豆、桃仁。⑤去壳：将某些带壳类药材的外壳除去，如巴豆、白果。

（丁安伟）

## qùmáo

**去毛**（removing the fur or down） 去除药材表面或凹陷处绒毛、

鳞片的净制方法。可除去非药用部位、消除毒副作用。根据药材性质不同，可分别采取下列操作：①烫去毛：将药材砂烫（见砂炒）至鼓起、毛焦时，放冷装入适宜容器内撞击，使毛脱落，取出过筛。如骨碎补、香附、知母等根茎类药材。②刷去毛：用棕刷将药材表面的绒毛刷脱落，水冲洗除尽绒毛。如枇杷叶、石韦等叶类药材。③挖去毛：有些果实类药材内部生有淡黄色绒毛，加工时纵剖二瓣，用工具挖净毛核。如金樱子。④刮去毛或燎去毛：先用刀具或瓷片将其表面绒毛基本刮除，再用火将剩余的毛燎焦。如鹿茸。操作时应注意：砂烫去毛温度不可过高；刷去毛后的水冲洗时间应适宜；用火燎去毛时，应控制温度，不可将药材燎焦。

（丁安伟）

## qùxīn

**去心**（removing the embryo or xylem） 除去某些根类药材的木质部或种子胚芽的净制方法。所谓"心"，一般指根类药材的木质部或种子的胚芽。而实际操作时，还包括根的木质部分和枯朽部分、种子的胚、花类的花蕊、某些果实的种子以及鳞茎的茎等。去心可分离不同药用部位，除去非药用部位，使药材洁净，便于切制，用量准确，并消除副作用。一般采用打破、掰开、抽去等操作方法。操作时应注意尽量不要带出药用部位。根据药材性质及临床需要不同可分为：①除去某些根类药材的木质部分和枯朽部分，如巴戟天、远志、麦冬。②除去某些根皮类药材的木心，如牡丹皮、地骨皮、五加皮。③除去某些果实类药材的种子，如花椒、连翘。④除去某些种子类药材的种胚，如莲子。此法还适用于天

冬等药物。

（丁安伟）

## qùhé

**去核**（removing the core from fruit） 分离或除去某些果实类药物的果核、种子等非药用部位的净制方法。一方面可将不同药用部位分开，如山茱萸、诃子，核与肉作用不同，须分开入药；另一方面可除去非药用部位，如乌梅、山楂，核为非药用部分，不入药，须除去。一般采用风选、筛选、挑选、浸润、切挖等操作方法。如山茱萸多在产地加工时去核，若仍有未去核者，可洗净润软或蒸后将核剥去；乌梅质地柔软者可砸破，剥取果肉去核，质地坚韧者可用温水洗净润软，再取肉去核；山楂（北山楂）多在切成饮片后，干燥，筛去饮片中脱落的瓤核。此法还适用于枳实、川楝子、远志、白果、大枣等药物。

（丁安伟）

## qùlú

**去芦**（removing the residue of rhizome from root） 药材净选加工时，除去某些根类药物非药用的根茎、叶基等部位的净制方法。芦，又称芦头，一般指药物的根头、根茎、残茎、茎基、叶基等部位。历代医药学家认为"芦"是非药用部位，应除去。南北朝刘宋·雷敩《雷公炮炙论》在甘草条下载有："凡使，须去头尾尖处，其头尾吐人"。清·张仲岩《修事指南》谓："去芦头者免吐"。由此可见，去芦可除去非药用部位，使药物洁净，还可消除药物副作用，保证疗效。一般采用摘取、剪切、搓揉、风选、挑选等操作方法。操作时应注意尽量不要带出药用部位。根据需除去非药用部位不同可分为去根头、

去根茎、去残茎、去茎基、去叶基等。此法适用于人参、当归、独活、防风、党参、桔梗、续断、牛膝、草乌、茜草、地榆、玄参等药物。

（丁安伟）

qùráng

**去瓤**（removing the pulps from fruits） 药材净选加工时，除去某些果实类药材果皮内包裹种子的肉和瓣膜的净制方法。古代去瓤主要是为了去除质次部位，唐·苏敬《新修本草》中记载，枳实"用当去核及中瓤乃佳"，至明·陈嘉谟《本草蒙筌》中始有"去瓤者免胀"的说法。去瓤可除去非药用部位，提高药物纯度，使用量准确，并可消除药物副作用。一般采用洗净、浸润、切挖、刀刮、挑选、筛选等操作方法。操作时应注意尽量不要带出药用部位。根据除去部分的不同可分为：①去种肉：除去某些果实类药材非药用的种子部位的果肉。②去瓣膜：除去某些果实类药材非药用的瓣膜部位。此法适用于枳实、枳壳、青皮、木瓜、罂粟壳、臭橘等药物。

（丁安伟）

qù cánròu

**去残肉**（removing the fresh remained on animal bone or turtle shell） 除去某些动物类药物的残肉、筋膜等非药用部位的净制方法。可使药物洁净，便于调配和制剂。传统去残肉一般采用刀刮、挑选、浸漂等方法，浸泡时间应视季节而定。现代可采用：①胰腺净选法：取适量猪胰脏，加少量水搅匀，过滤，取滤液配制成约0.5%的溶液，以$Na_2CO_3$调pH值至$8.0 \sim 8.4$。将药材置于该溶液中，加热至40℃，每隔3小时搅拌1次，待残皮和残肉全部脱

落后捞起药材，洗净，干燥至无臭味。②酵母菌法：取药材0.5kg，用冷水浸泡2天，弃去浸泡液，加酵母菌300ml，再加水淹没药材，盖严，7天后将药材捞出，洗净，干燥至无臭味。③蒸法：将药物置蒸锅内，沸水蒸4~5分钟后，放入热水中除尽皮肉，洗净，干燥。此法适用于动物甲壳及骨类药材，如龟甲、鳖甲、豹骨、猫骨等。

（丁安伟）

qù tóu-wěi-zú-chì

**去头尾足翅**（removing the head、tail、elytra、wings、and legs of medicinal animals） 动物类药物净选加工时，除去非药用的头、尾、足、翅等部位的净制方法。可除去药物有毒部分或非药用部分，洁净药物，降低毒副作用。如蕲蛇的头部毒腺含有强烈毒素，去头后毒性降低；斑蝥去足翅，可以除去非药用部分，降低毒性。根据药材性质及临床需要不同可分为：①去头尾：除去某些动物类药材非药用的头和尾部位。操作时一般采用浸润、切除、蒸制、剥除等方法。适用于乌梢蛇、蕲蛇等药物。②去足翅：除去某些动物类药材非药用的足和翅部位。操作时一般采用掰除、挑选等方法。适用于部分昆虫类药材，如斑蝥、蚕蛾、虻虫、红娘子、青娘子等。操作时应注意劳动保护，戴好口罩和手套，以防皮肤接触有毒部位。

（丁安伟）

qù pí-gǔ

**去皮骨**（removing the skin and skeleton of medicinal animals） 药材净选加工时，将部分动物类药物非药用部位的皮或骨除去的净制方法。可除去药物有毒部分或非药用部分，使药材洁净，并

消除毒副作用，便于临床调配和制剂。一般采用浸润、切除、蒸制、剥除等方法。如乌梢蛇，去头及鳞片后，用黄酒闷透，除去皮骨，干燥；白花蛇，用黄酒润透后除去皮骨，晒干。操作时应注意劳动保护，戴好口罩和手套，以防皮肤接触有毒部位。此法适用于部分动物类药材，如乌梢蛇、大白花蛇、金钱白花蛇等。

（丁安伟）

tiāoxuǎn

**挑选**（picking；sorting） 药材净选加工时，除去药物非药用部位后，按大小挑选，并分类归档的净制方法。分档，指将原药材按其质地、大小、长短、粗细等分拣，以便在淘洗、浸润、切制时对其分别处理。可以除去药物中的杂质和非药用部分，使药材洁净，且药材经挑选、分类归档后，有利于进一步的炮制加工和使用。一般以人工操作为主。操作时，将药物放在操作台面上，手工拣去不能以簸、筛方式除去的杂质（如木屑、砂石、杂草、核、柄、梗、壳等）、变质失效的部分（如虫蛀、发霉及泛油部分），或分离不同的药用部位，并按大小、粗细分档。个别细小药物，须借助适宜工具操作。此法适用于所有药材及某些加工制成的成品。

（丁安伟）

shāixuǎn

**筛选**（sifting） 根据药物和杂质的体积大小不同，选用不同规格的筛、罗或筛选机，筛去药物中的杂质，或者利用不同孔径的筛对药物进行分档的净制方法。是常用净选加工方法之一。可除去非药用部分及药物在炮制中使用的辅料，如麦麸、河砂等，使药材洁净，用量准确。有些药物形体大小不等，需用不同孔径的筛

子进行筛选分开，使大小规格趋于一致，以便分别浸、漂和煮制，如延胡索、浙贝母、半夏等。传统筛选操作时常使用竹筛、铁丝筛、铜筛、麻筛、马尾筛、绢筛等，现代多用机械操作，如震动式筛药机等。操作时，应根据药物性质选用适宜的筛选工具。此法适用于含有与自身体积相差悬殊杂质的药物、沾有药渣或残留有辅料的药物，并可用于果实与种子、块根与块茎类药材的大小分档。

（丁安伟）

## fēngxuǎn

### 风选 ( winnowing; pneumatic separation )

利用药物和杂质的比重不同，借助风力使药材与杂质分离的净制方法。可使药物与杂质分离，除去果柄、花梗、干瘪之物等非药用部位，使药材洁净，确保药物疗效。传统风选操作时，一般采用簸箕或风车进行簸扬，即将药物反复向上扬撒，使质地轻浮的杂质与药物分离的操作方式。现代中药饮片加工企业主要使用机械进行风选操作，常用的有立式和卧式风选机。风选时应选择适宜的方法，贵重药材、药物与杂质的比重悬殊不太大的药材一般宜采用手工簸扬操作，以避免药材损失；机械风选时应根据药材或杂质的性质，有针对性地适时调整气流速度，以提高分离效率。此法主要适用于紫苏子、车前子、吴茱萸、青葙子、莱菔子、葶苈子、芥子、决明子、酸枣仁、牵牛子等果实、种子类药材。

（丁安伟）

## shuǐxuǎn

### 水选 ( washing; rinsing )

采用水洗涤的方法，使药物与杂质分离的净制方法。可洗去药物附着的泥沙、盐分或不洁之物，使药物洁净。操作时，将药物置水中搅拌，使杂质漂浮于水面或沉于水中而除去。根据药材性质不同可采用抢水洗、淘洗和浸漂三种方式。①抢水洗：用清水快速洗涤，将药材表面的泥土、灰尘、霉斑等不洁物除去。②淘洗：用大量清水荡涤清洗附在药材表面的泥沙或杂质，除去上浮的皮、壳等杂质和下沉的泥沙。③浸漂：将药物置于大量清水中浸泡并适当翻动，适时换水或采用长流水，以减除药材中的盐分、腥臭异味或有毒物质，如海藻、昆布、天南星、人中白等。水选时勿使药物在水中浸泡过久，以免有效成分流失而影响药效。水选后应及时干燥，防止发霉。此法适用于外部不洁、有腥臭异味或需去除盐分、有毒成分的药物。

（丁安伟）

## cíxuǎn

### 磁选 ( magnetic separation )

利用药物与杂质的磁性差异，在磁力和其他机械力作用下，除去药材中金属或磁性砂石等杂质的净制方法。可除去药材或饮片中的铁屑、铁丝及部分含有磁性的砂石等杂物，以净制药材或饮片；保护切制、粉碎等加工机械和人员的安全。操作时，用磁铁吸净药物中的含铁杂质，或将药物放入磁选机的分选空间，药物通过时，磁性矿物颗粒主要受磁力作用，非磁性矿物颗粒主要受机械力作用，因受力不同各沿不同路径运动，从而得到分选。此法适用于所有药材和饮片中非药物杂质的净制。

（丁安伟）

## niǎndǎo

### 碾捣 ( grinding, mashing or pounding )

将某些质地特殊、形体较小、不便于切制的矿物、动物、植物类药物通过碾或捣使之破碎的加工方式。可将不适合采用一般方法切制的药材加工成适宜大小或形状的饮片，以便于调配和制剂，使药物充分发挥疗效。碾碎操作时将药材放入碾槽内碾压使破碎，捣碎则将药材放入捣药罐内敲击使破碎。在碾或捣碎药材时，为防细粉飞扬，需要加盖；富含脂肪油或挥发油的果实种子类在碾或捣碎后不宜贮存过久，以免泛油变质或有效成分挥发而失效。采用碾碎或捣碎的药物主要为：①矿物类：如自然铜、龙骨、云母石等。②甲壳类：如穿山甲、龟甲、瓦楞子等。③果实种子类：此类药材大多富含脂肪油或挥发油。④根及根茎类：此类药材大多形体细小，不便切制，如川贝母、制半夏、珠儿参、三七等须在调剂时捣碎。

（丁安伟）

## zhìróng

### 制绒 ( processing fibre into fine and soft material )

将某些纤维性药材通过捶打、推碾制成绒絮状的加工方式。可缓和药性，使药物便于调配和服用。实际操作时，将质地松软的药物反复按压揉搓使之松懈成絮状，要求柔软如绒、易燃而不起火焰。此法适用于某些纤维性较强药材，如麻黄碾成绒，可使药材髓部被碾压成粉末除去，导致某些作用成分降低，发汗作用缓和，适宜老年、儿童和体弱者服用；另如艾叶制绒，便于配制成灸法所用的艾条或艾炷。

（丁安伟）

## bànyī

### 拌衣 ( coating one medicinal with the other powdered medicinal )

将药物表面用水湿润，加入辅料

细粉使均匀黏附于药物表面的加工方法。可使拌衣所用辅料协同药物共同发挥治疗作用，从而增强药物疗效。操作时，将辅料撒在湿润的药物上，然后将其拌匀、晾干即可。根据拌衣用辅料的不同，可分为朱砂拌和青黛拌。①朱砂拌：将药物湿润后，加入一定量的朱砂粉拌匀，晾干。如朱砂拌茯神、茯苓、远志、连翘心等，以增强宁心安神的作用。②青黛拌：将药物湿润后，加入一定量的青黛细粉拌匀，晾干。如青黛拌灯心草，有清热凉肝的作用。操作时应注意，拌衣用辅料与药物之间的比例应根据临床应用而定；此外，朱砂有毒，作为拌衣辅料时要控制用量，以免产生毒副作用。

（丁安伟）

**róucuō**

**揉搓**（kneading） 将某些质地松软而呈丝条状的药物，揉搓成团或碎块的加工方法。可使这类药物便于调配和煎煮，如竹茹、谷精草等；也可将某些药物揉搓成小碎块，便于调剂和制剂，如荷叶、桑叶。丝条状药材一般采用手工做环状揉搓，使成团状；质脆易碎药材可放在粗筛上按压揉动，使破碎过筛。加工前，应先将杂质去除，否则揉搓成团或碎块后将难以清除。加工时，应根据临床用量和用途将药物加工制成所需的形状和大小。

（丁安伟）

**yàocái ruǎnhuà**

**药材软化**（softening method） 通过加液体、加热或其他方法的处理，使药材质地变为柔软适中的炮制方法。常用的软化液体为水。古人为了破碎或切制药材，已采用水、酒等液体湿润软化药材。明·陈嘉谟《本草蒙筌》中指出："诸药制时须要得法，或微水渗，或微火烘，湿者候干，坚者待润……"俗语有"三分切工，七分润工"之称。药材软化是切制的关键，软化程度的好坏直接关系到饮片的质量和疗效。除少数中药材如鲜芦根、鲜生地、丝瓜络等可进行鲜切或干切外，大多数干燥的中药材切制前必须进行适当的软化处理，使其质地柔软适中，才能切制成不同规格的饮片。软化过程有利于保持饮片片型整齐，外表平整美观，减少破碎。药材在软化处理之前，先要除去非药用部分和泥土等杂质，然后大小归档，根据药物的种类和质地、季节温度等情况，选用不同的方法软化处理，防止有效成分流失、软硬不匀及伤水等现象。伤水是指药材在软化过程中吸水过多或浸烂的现象。药材传统软化方法包括水软化法、加热软化法、酒浸软化法及砂润法等。现代饮片生产中常采用专门的机械进行软化，主要方法有真空加温软化法、减压冷浸软化法、气相置换润药法等，适用于所有宜软化后切制饮片的药材。

（丁安伟）

**shuǐruǎnhuàfǎ**

**水软化法**（softening by water） 用水将药材进行软化的加工方法。是中药材切制前的重要工序。药材吸收一定量水分后，质地由硬变软，切制时灵活方便，易于操作。中药材常用的水软化方法有淋法、洗法、泡法、漂法、润法等。水软化时以"少泡多润，药透水尽"为原则，以润透为度。操作时，根据季节、气候、温度、药材的品种、质地和吸水程度等客观情况，适当控制用水量、浸润时间和温度，避免药材变质、有效成分流失以及难以润透或伤水等现象出现。中药饮片生产中，多采用各种润药设备对药材进行软化。此法适用于所有宜用水软化后切制饮片的药材。

（丁安伟）

**línfǎ**

**淋法**（sprinkling） 用清水喷淋或浇淋使药材充分吸收水分得以软化的加工方法。是水软化法的一种。可使药材适度吸收水分软化，便于切制，并可除去灰尘泥沙等不洁物，便于调配和制剂。常采用喷淋或浇淋的方法。①喷淋：将药材均匀平面摊开，用清水进行均匀喷淋。②浇淋：将药材整齐纵向码放，用清水自上而下进行浇淋。喷淋或浇淋的次数，可根据药材质地而异，一般为2～3次，并需要进行适当闷润。操作时，注意药材不要堆积过密，防止药材返热霉烂。当天润软后的药材，应及时进行切制、干燥，以防发霉、功效流失。多适用于气味芳香、质地疏松的全草类、叶类、果皮类和有效成分易随水流失不宜较长时间与水接触的药材，如陈皮、薄荷、荆芥、佩兰、香薷、枇杷叶等药物。

（丁安伟）

**xǐfǎ**

**洗法**（washing） 用清水洗涤中药材使之软化的加工方法。操作时，将药材投入适量清水中，经淘洗或快速洗涤后，及时取出，稍润，即可切制。洗涤药材时应注意，在保证药物洁净和适度软化的前提下，尽量缩短洗涤时间，以防止伤水或药物有效成分的流失，洗涤的时间或次数以洗毕后的清水中没有明显沉积物为度。表面黏附泥沙杂质较多或不宜多次洗涤的药材应采用宽水洗，即以较多量水洗涤药物以使其软化的加工方法。需多次洗涤者用水量不宜太多。此法适用于质地松软，水分易渗入及有效成分易溶于水的药材，如五加皮、瓜蒌皮、白鲜皮、合欢皮、南沙参、石斛、瞿麦、陈皮、防风、龙胆、细辛等。中药饮片生产一般使用洗药机。

（丁安伟）

## pàofǎ

**泡法**（soaking） 将药材用清水浸泡一定时间使其吸入适量水分而达到软化的加工方法。又称浸泡法。浸泡可使药材吸水软化并洁净，便于切制。操作时，将药材洗净，注入清水至淹没药材，放置一段时间，中间不换水，浸泡至软硬适度，内无干心时捞起，润软，切制。内无干心指药材软化后内外含水量、色泽、硬度一致的现象，是检验药材软化程度的标准之一。浸泡时应注意：①体积粗大、质地坚实的药材，冬春季节气温较低时，浸泡时间宜长些；体积细小、质轻者，夏秋季节气温较高时，浸泡时间宜短些。②一些质轻药材遇水漂浮，如枳壳、青皮，应上压重物，使其浸入水中。③浸泡时间不宜过长，防止药材伤水或成分流失。此法适用于质地坚硬，水分较难渗入的药材，如萆薢、天花粉、木香、乌药、土茯苓、泽泻、姜黄、三棱等。

（丁安伟）

## piǎofǎ

**漂法**（rinsing） 用流动的水或大量水反复漂洗药材的软化方法。又称浸漂法。主要是为了漂去药材的有毒成分、盐分及腥臭气味。操作时，将药材浸入大量清水中，每日换水 2~3 次，或使用长流水漂洗至规定天数或规定程度。漂的时间根据药材的质地、季节、水温灵活掌握，以去除其刺激性、咸味及腥臭气味。有毒药物如乌头、半夏等，以漂至内无干心或舌尝无刺痛感为准。含盐分和有特异腥臭气味的药物，以漂至无咸味或漂去瘀血、无腥臭气味为准。夏季气温高时，药材长时间浸漂易发霉起白沫，可用 2% 白矾水浸泡，然后按正常浸漂至规定天数。此法适用于毒性药物如乌头、附子、半夏、天南星；含盐分药物如肉苁蓉、昆布、海藻；有腥臭气味的药物如紫河车、五谷虫、人中白等。

（丁安伟）

## rùnfǎ

**润法**（moistening） 将湿物遮盖药材并适时淋洒水分，或将药材摊放于湿润环境，使之内外水分一致的软化方法。是水软化法之一。可减少成分的流失。适用于泡法、洗法、淋法仍未达到软化要求的药材。操作时，将药材置于适当器具内或堆积于润药台上，用湿物遮盖，适时喷洒适量清水以保持药材湿润状态，使外部水分缓慢渗透到组织内部，达到内外含水量一致。常用的润药方法有四种。①浸润：以一定量的液体介质浸润药材，经常翻动，以液尽药透为度。如酒浸黄连、木香等。②伏润（闷润）：将淋洗或浸泡后的药材置于密闭容器中进行闷润，使内外软硬一致。如川芎、白芍、山药等质地坚硬的药材。③复润：将第一次闷润后的药材摊开，晾晒至表面略干，适当喷淋清水后再堆积遮盖闷润，如此反复润至软硬适宜。如大黄、常山、何首乌、三棱、泽泻、槟榔等质地特别坚硬的药材。④吸湿回润：将药材摊放于湿润而垫有篾席的地上，使其自然吸潮软化。适用于当归、玄参、怀

牛膝、天门冬等含糖分、油质较多的药材。润药时间的长短应视药物质地及季节而定，质地坚硬者宜长，质地较软者宜短；夏、秋宜短，冬、春宜长。夏季温度较高，山药、天花粉等富含淀粉的药物，润药时要防止霉变，一经发现，应立即以清水快速洗涤，晾晒后再适当闷润。

（丁安伟）

## yàotòu shuǐjìn

**药透水尽**（soaking thoroughly with all the water being absorbed） 用水进行药材软化时，加入的水量恰好使药材润透而无多余残留的现象。是评价软化工艺及软化程度的标准之一。是药材软化的重要环节。只有达到这个标准，药材的软化方为恰到好处，既可达到软化药材之目的，又不会影响药材的质量和功效。要做到药透水尽需严格根据药材的性能和质地来控制用水量，水量不足药材软化程度不够，水量过多则药材吸收的水分过大，出现伤水现象，从而降低药效标准。

（丁安伟）

## shǎopào duōrùn

**少泡多润**（soaking little but moistening much） 药材软化过程中尽量减少浸泡的时间和次数，而通过充分闷润使药材软化适度的操作方法。传统炮制工艺中亦称为"三分浸泡七分润"。清·赵学敏《本草纲目拾遗》中曾指出"今药肆所售仙半夏，惟将半夏浸泡，尽去其汁味……全无本性，是无异食半夏渣滓，何益之有"，已认识到多泡无益了。历代医药学家也都主张用"微润"的方法来处理某些药材。《中华人民共和国药典·一部》附录"炮制通则"中也规定，中药材切制时，为使其柔润软化，除必须浸泡者外，应

采用少泡多润的方法，防止有效成分流失；许多药材的炮制项下都注明了"稍润""略润"等字样。各地制定的中药材炮制规范中也同样重视了此法的运用。此法是中药材软化加工工艺的重要操作标准之一，是保证药材和中成药质量、提高疗效的关键因素。

（丁安伟）

**rùntòu**

**润透**（thorough moistening）　液体能够均匀地渗透至药材内部，药物从中切开不见干燥硬心的中药材润制程度的判断标准。又称透心。润透有两层含义，一是指药材软化加工应达到药材内无干心，内外水分一致的程度；二是指加辅料炮制中液体辅料应充分、均匀地吸收至药物中而无残留。润透是液体润制药物的程度要求，润药时根据炮制目的选用不同的液体，如为了便于切制饮片而软化药材，一般主要使用水。酒亦用于少数药材切片前的软化，如鹿茸。在炙制药物时，常使用一定量的醋、蜂蜜、米酒、盐水、姜汁、米泔水、黑豆汁等液体辅料湿润药物，并达到润透的程度，否则难以达到炮制目的。

（丁安伟）

**jiǎnyā rùnyàofǎ**

**减压润药法**（moistening medicinals with decompression）　将药材置于减压润药设备中，利用负压使水分快速吸入药材达到软化要求的方法。又称真空润药法。此法可缩短药材的软化时间，并能保持饮片色泽，成形率高，片形美观，能保持传统饮片质量。操作时，将净制后的药材置于减压润药设备中，根据药材的质地和特点确定适宜的减压时间，待达到规定真空度时，将水或水蒸

气通入罐内，使水迅速进入药材组织内部，达到与传统浸润方法相似的持水量，药材软化至规定程度。中药饮片生产企业大多使用减压冷浸润药机等设备，用水在常温下浸润药材，浸润时间短，水溶性成分流失少，不会发热发酵，避免药材发霉，符合传统中药炮制要求。此法适用于质地坚硬、粗大或外皮厚实水分不易渗透的药材，如槟榔等。

（丁安伟）

**jiārè ruǎnhuàfǎ**

**加热软化法**（softening medicinal by heating）　采用蒸煮、烘烤等加热处理使药材软化的加工方法。可使某些质地坚硬或经热处理有利于保存成分的药材软化，便于切制，并利于保持片型美观。根据加热方式不同可分为两种：①蒸煮软化法，将药材稍润后，置蒸制容器内隔水蒸气加热，或置煮制容器内加水煮至规定程度，趁热切片。如鹿茸、红参等。②烘烤软化法，使用适当热源使药材受热软化，适用于因富含蛋白质或黏液质等高分子物质，致常温下质地坚硬的药材。如鹿角胶、龟胶、羚羊角、天麻、白及等。

（丁安伟）

**jiǔjìn ruǎnhuàfǎ**

**酒浸软化法**（softening medicinals by steeping in wine）　将净制后的药材用酒浸泡使其软化的加工方法。药材经酒处理后可除去腥臭气味，使一些用水处理难以软化或容易变质的药材得到软化。酒能活血通络，祛风散寒，并可改变或缓和某些药物的药性，从而增强药效。操作时，将净制后的药材与酒按一定比例置于适宜容器中，浸泡一定时间，待药材软硬适宜后，捞出，晾干残留在

药材表面的液体后再进行切制。酒处理软化药物应根据药物性质及临床应用目的不同来选择酒的品种，一般炙药多用黄酒，浸药多用白酒。严格控制药量与酒量的比例，做到药透酒尽，防止药效改变或降低。此法主要适用于鹿茸、蕲蛇、乌梢蛇、龟板等动物类药材及苦楝皮、肉苁蓉、当归、菟丝子、生地黄、熟地黄、牛膝、三棱、白芍等药材。

（丁安伟）

**shārùnfǎ**

**砂润法**（softening medicinals by buring them in sand with srinkling water）　将待软化的药材埋入含水充分的砂中，使砂中的水分逐渐渗入药物组织内部的药材软化方法。此法是依据渗透原理、利用砂的保湿作用使药材徐徐吸入水分而软化。可避免药材与过量水接触，防止有效成分流失、伤水或发霉等现象。操作时，取下部漏空的容器，装上三四成的中粗河砂，并用水浸湿，将大小分档后的药材埋于湿砂中，每天淋水1~2次，至漏水口有水滴出为度，隔日检查，待部分药物稍有柔软感时，停止淋水，待其缓缓吸收水分软化后捞出，急速洗净河砂及杂质，晾干药材表面水分后，再进行切制。操作时应注意，体积细小或与河砂混合后不宜分离的药材不宜采用此法；每次淋药时的加水量不宜过多，防止有效成分流失；河砂使用多次后易被污染，需定期处理后再用。此法适用于大黄、槟榔、山药、何首乌、防己等药材。

（丁安伟）

**kàn shuǐxìng**

**看水性**（watching the moisture-absorption and softening degree of medicinals）　检查药材软化程度的

一类方法。又称看水头。药物经过水处理后，无论是手工切制还是机器切制，在切制前必须检查药材含水量是否合适、软化程度是否合乎切制要求，从而保证饮片药效及外形美观。若浸润时水头掌握失宜，会严重影响饮片质量。药材软化程度可通过看水性来掌握，传统的操作方法主要包括弯曲法、手捏法、指掐法、穿刺法和试切法。

（丁安伟）

wānqūfǎ

**弯曲法**（bending to test the softening degree of medicinals） 用手将水处理软化中的药材弯曲或拧扭以检查药材软化程度的方法。操作时，选择中等粗细的药材，两手握住其两端，拇指向外推，其余四指向内握，以药材略弯曲、表层不露水、不易折断、手感柔韧而富有弹性为合格；若稍握即断，脆而不柔，则不合格。先泡后润的药材，可将其中部一折，外柔内断，按中部折断面半径衡量，一般要求软化程度预计达到1/2左右，即可取出待润。此法适用于长条状药材，如白芍、山药、木香、甘草、豆根等。部分特别粗大的药材可采用拧扭法，即用两手分别握住药材的两端，像拧毛巾一样适当用力拧扭，以略有韧性扭动而富有回力为合格，如木通等。

（丁安伟）

zhǐqiāfǎ

**指掐法**（nipping to test the softening degree of medicinals） 用指甲掐试水处理软化中的药材以检查软化程度的方法。操作时，挑选中等大小的药材握于手中，用拇指指甲掐入其表面以试探水的渗湿程度，预计达到内稍有硬心（约占1/3）即可。若指甲难

以掐入药材表面，则药材软化程度不合格，应继续闷润。此法适用于体积较小或团块状药材，如白及、郁金、白术、苍术、泽泻、白芷、白芍、川芎、天花粉等。

（丁安伟）

chuāncìfǎ

**穿刺法**（puncturing to test the softening degree of medicinals） 用铁钎刺入水处理软化中的药材以检查药材软化程度的方法。操作时，挑选中等大小的药材握于手中，用铁钎从外部向药材中心试刺，以能刺穿药材而无硬心感、并富有柔韧感为宜。若铁钎不能刺穿药材或穿刺时阻力较大，则药材软化不合格，需继续润之。此法适用于某些质地坚硬、粗大块状且难以采用弯曲法、指掐法或手捏法等一般方法检测含水程度及软化程度的药材，如何首乌、葛根、大黄、虎杖等。

（丁安伟）

shǒuniēfǎ

**手捏法**（pinching to test the softening degree of medicinals） 用手捏压水处理软化中的药材以检查药材软化程度的方法。操作时，拣选中等大小的药物，握在手中一松一紧，要求外表感觉柔韧，内有硬心（未透）约占1/3即可。此法可用于粗细不规则的根和根茎类药物，如白芷、当归、独活等，要求软化至手捏压药物粗端，感觉较柔软；或用于颗粒状的块根、果实、菌类药物，如延胡索、白及、枳实、雷丸等，要求软化至手握药物无坚硬感和吱吱的水响声；或用于皮类药材，如杜仲、秦皮、海桐皮等，要求以手捏无硬感或能够展开卷筒为合格；也可用于某些体积细小的药材，如牡丹皮、丹参、龙胆、茜草等，要求软化至手捏无硬感，柔韧且

富有弹性。凡手下没有这些感觉者，为不合格，须再润。

（丁安伟）

shìqiēfǎ

**试切法**（trial cutting） 药材软化过程中取个别药材用刀尝试切制以检查软化程度的方法。又称劈剖法。可用于检测药材软化程度是否符合切制要求。操作时，拣选中等大小的药物，用刀从中劈剖，一般要求水的渗透面占2/3~3/4。药材渗透面未达要求者，需继续闷润。此法适用于长条状及不规则的根与根茎类药材，如大黄、白术、川芎等；也可用于特别坚硬的药物，如金果榄、桂木等。此外，还可配合口尝法用于检查某些有毒药材的软化程度，如天南星、半夏、川乌等，即将药材从中切开，以肉眼观内无白心、口尝微有麻辣感为合格；若内有硬心或口尝有较强的麻辣刺激感，则软化不合格，需继续润之。

（丁安伟）

yǐnpiàn qiēzhì

**饮片切制**（cutting; slicing） 将净选并软化后的药材以手工或机械方式切成一定规格的片、丝、块、段等的炮制方法。由"㕮咀"发展而来。早在1973年湖南长沙马王堆三号汉墓出土的《五十二病方》中，就载有"细切""削""剉"等饮片切制用语。历经汉、唐以后，南宋·周密《武林旧事》中曾记载，杭州已有制售"熟药圆散，生药饮片"的作坊了。清·吴仪洛《本草从新》柴胡项下，明确提出"药肆中俱切为饮片"。饮片切制的目的主要为：①便于药效成分煎出。药物切制成饮片后可以增加与溶媒的接触面，提高煎出率。②利于炮制。药材切制成饮片后再炮制，便于

控制火候，使药物受热均匀，且有利于辅料的均匀接触和吸收，确保炮制效果。③利于调配和制剂。药材切制成饮片后，可方便配方和制剂，使处方中的药物剂量准确。④利于贮存。药物切制、干燥后，含水量下降，可减少发霉、虫蛀等变异现象。⑤便于鉴别药材。有些断面特征明显的药材，切制成一定的片型后，可显露其断面特征，有利于药物的真伪优劣鉴别。饮片切制可采用手工切制或机器切制。根据药材质地不同，以"质坚宜薄、质松宜厚、细而不粉"为原则。细而不粉，即切制饮片时要避免将药材切制过于细碎而产生较多粉末，以致在煎煮过程中出现糊化、粘锅等现象。一些质地坚硬、不易软化的药材一般在产地切制，如萆薢、乌药、鸡血藤、黄药子等。一些以鲜品入药的药材也需趁鲜切制。少数质地柔软的药材可不经软化，直接切制，如丝瓜络、灯心草、通草等。

（丁安伟）

**shǒugōng qiēzhì**

**手工切制**（manual cutting）　运用传统切药工具以手工方式进行饮片切制的炮制方法。古代饮片均为手工切制。此法操作方便、灵活，不受药材形状的限制，切制出的饮片均匀、美观，损耗率低，类型和规格齐全。现代贵重药材、对片型要求较高的药材，以及机器不便切制的药材仍采用手工切制。具体操作时，将软化好的药材整理成条活或个活后，置于刀床上，用手或特制的压板向刀口推进，按下刀片切片，饮片的厚薄长短以推进距离控制。条活，即将软化好待切制的药材整理成条束状后切制。又称把活。适用于全草类、细长的根和根茎

类、藤木类、皮类及叶类药材。个活，即将某些药材单个切制，适用于不规则团块、颗粒状药材。切制工具包括铡刀、片刀、钳子等。适用于贵重药材的切制，如人参、鹿茸等。

（丁安伟）

**bàofǎ**

**刨法**（planing）　用刨刀将药材刨成薄片的传统饮片切制方法。又称刨片。可将某些质地坚硬的药材刨成所需的薄片，便于调配、制剂及临床应用。操作时，将预先经过适当方法软化的药材固定，用刨刀来回抽动，将药材刨成薄片。操作时应注意，切制饮片前，药材必须充分软化使内外软硬适宜；刨片时用力要均匀一致，防止饮片外形不美观或大小、厚薄等规格不一致。此法主要适用于切制木质或角质坚硬类药材，如檀香、松节、苏木、牛角等。体积较小、质地轻浮或受力易碎的药材不适宜用此法。

（丁安伟）

**cuòfǎ**

**锉法**（filing）　用钢锉将质地坚硬的药物反复摩擦加工为细末的传统饮片切制方法。可将某些质地特殊、临床应用时常以粉末入药的药材锉成细粉，方便调配、制剂和使用。操作时，将钢锉与药物反复加压摩擦，使成粉末，为防止细粉飞扬、吸潮或混入灰尘等杂质，操作应尽量在无风、干燥的洁净环境中进行。此法主要适用于木质及动物骨、角类药物，如甘草、黄芪、当归、杜仲、石斛、水牛角、羚羊角等药物。体积较小、质地轻浮或受力易碎的药材不适宜用此法。

（丁安伟）

**pǐfǎ**

**劈法**（chopping）　利用斧头或刀

将药材砍切成块或厚片的传统饮片切制方法。可将某些体积较大或质地较硬的药材切制成小块或厚片，有利于炮制时有效成分的溶出，便于进一步的饮片切制、调配、制剂及临床应用。操作时，利用斧或刀类工具将待切制的药材劈成一定规格的厚片或块状饮片。操作时应注意，尽量保证同一种药材切制成形状、大小等规格相似的饮片，以利于进一步的切制，也可避免饮片因外形不规则而不合格。此法主要适用于动物骨骼类或木质类药材，如降香、松节等。体积较小、质地松脆或受力易碎的药材不适宜用此法。

（丁安伟）

**bàngfǎ**

**镑法**（method for cutting medicinal into very thin slices with a special knife with many blades）　利用镑刀将药材刮削成薄片的传统饮片切制方法。可将某些质地坚硬的药材切制成薄片或极薄片，便于调配、制剂和临床应用。操作时，将软化好的药材用钳子夹住，另一只手持镑刀一端，将药材来回镑成极薄的饮片，俗称镑片。可采用镑刀进行操作。采用镑刀切制饮片时应注意，尽量保证来回推动镑刀的力量一致，防止因用力不均匀导致饮片形态不规则，厚度不均匀；镑片时需将药物用水处理软化后，再进行操作。此法主要适用于质地坚硬的动物角类及部分木质类药物，如羚羊角、水牛角、鹿角、玳瑁、苏木、檀香、降香、沉香等。体积较小、质地轻浮或受力易碎的药物不宜使用此法。

（丁安伟）

**jīqì qiēzhì**

**机器切制**（automatic cutting）　借助现代切药机械设备对饮片进

行切制的方法。是随着中药饮片行业由小型作坊的手工操作，转为现代工业化生产而实现的。可用于大批量药材的饮片切制，其生产能力大、速度快，可减轻劳动强度，提高生产效率。目前中药饮片生产企业主要使用剁刀式切药机、旋转式切药机、多功能切药机及镑片机等机械进行饮片的切制加工。

（丁安伟）

**yǐnpiàn gānzào**

## 饮片干燥（drying slices）

采用自然晾晒或干燥机械除去饮片中多余水分的炮制方法。药材经软化切片或蒸煮后，含水分较高，长期存放易发生霉变、有效成分减少或破坏等现象，干燥后有利于饮片的贮存，确保疗效。根据药物性质的不同，可采取不同的方法进行干燥。古代主要采用自然干燥，即将切制好的饮片置日光下晒干或置阴凉通风处阴干。汉《神农本草经》序录中就有"……阴干曝干，采造时月，生熟，土地所出，真伪新陈，并各有法"的记载。晒干法和阴干法都不需要特殊设备，经济方便、成本低，但占地面积较大，且易受气候的影响。一般饮片均可采用晒干法，对于气味芳香、含挥发性成分较多、色泽鲜艳和受日光照射易变色、泛油的药材，不宜曝晒，通常采用阴干法。现代多采用机械干燥，即利用一定的干燥机械，对中药饮片进行干燥。企业生产中常用的干燥机械有直火热风式、蒸气式、电热式、远红外线式、微波式等。此法不受气候影响，条件灵活可控，不仅缩短了干燥时间，而且提高了干燥能力和效果，适宜大量生产。干燥温度应根据药物性质灵活掌握，一般药物不宜超过80℃，含

芳香挥发性成分的药物不宜超过50℃。干燥后的饮片含水量应控制在8%～12%，待放凉后再包装、贮存，防止饮片回潮，发霉。

（丁安伟）

**yīngān**

## 阴干（drying in the shade）

将饮片平铺于阴凉通风、无阳光直射的地方，使饮片水分自然挥发的干燥方法。又称晾干。早在汉《神农本草经》中就有记载："药有……酸、咸、甘、苦、辛五味，又有寒、热、温、凉四气，及有毒无毒。阴干曝干，采造时月，生熟，土地所出，真伪新陈，并各有法。"唐·孙思邈《千金翼方》中曰："夫药采取，不依阴干、曝干，虽有药名，终无药实。"至南北朝刘宋·雷敩《雷公炮炙论》中记载，根据干燥温度不同而分为不同的干燥方法，茵陈、人参、香附、龙胆等用阴干。宋《开宝本草》又云："十月以后采者，阴干乃好"。2015年版《中华人民共和国药典·一部·凡例》中规定：烘干、晒干、阴干均可的药材，以"干燥"表示；烘干、晒干均不适宜的药材，用"阴干"或"晾干"。阴干是利用空气的对流，使水分在空气中自然蒸发而干燥，可避免阳光直接照射，使饮片表面温度升高而导致有效成分损失或破坏。主要适用于气味芳香、含挥发性成分较多、色泽鲜艳和受日光照射易变色、泛油等不宜曝晒的药材，如花类、叶类及草类药材。

（丁安伟）

**shàigān**

## 晒干（drying under sunshine）

将药材置阳光照射下使其自然干燥的炮制方法。在强烈阳光照射下，干燥温度较高的又称曝干。早在汉《神农本草经》中就有

"药有……酸、咸、甘、苦、辛五味，又有寒、热、温、凉四气，及有毒无毒。阴干曝干，采造时月，生熟，土地所出，真伪新陈，并各有法"的记载。晒干可快速除去饮片中的多余水分，适用于不易变色、变形，不含挥发性有效成分的饮片干燥。含糖和胶质较多、富含挥发油、色泽和有效成分受日光照射后易变、烈日晒后易爆裂的药材，均不宜用此法。

（丁安伟）

**hōnggān**

## 烘干（drying by baking）

将切制后的饮片置烘箱或烘干室内加热去除水分的干燥方法。又称焙干、烤干等。唐·苏敬《新修本草》中曾记载"鹿茸……破之火干大好"。明·李时珍《本草纲目》中有全蝎"入药去足焙用"的记载。烘干可除去药材中的大量水分，避免发霉、变色、虫蛀等。所用热源一般有炉火、蒸气、电热等。温度应视药物质地和性质而定，一般以不超过80℃为宜。含维生素C的多汁果实药材可用70～90℃的温度以利迅速干燥。含芳香挥发性成分的药材不宜超过50℃，如薄荷、荆芥等。富含淀粉的药材如欲保持粉性，烘干温度须缓缓升高，以防新鲜药材遇高热淀粉粒发生糊化。此法不受气候限制，多数药材均可采用。

（丁安伟）

**rèfēng gānzào**

## 热风干燥（drying drugs with hot wind）

用热风驱除水分使药材干燥的方法。此法所需的热风式干燥机结构简单，干燥效率高，干燥饮片受热均匀，不受气候限制，适宜大批量生产。干燥时的温度直接影响药材品质，一般温度控制在80℃左右，多数受热稳定的药材可用此法。含糖或挥发性成

分较多的药材不适合此法，以防止药材粘连或有效成分流失，如地黄、荆芥、薄荷等。

（丁安伟）

hóngwài gānzào

**红外干燥**（drying drugs with infrared） 利用波长 0.76~25μm 的电磁波对药物进行干燥的方法。其原理是红外线辐射器产生的电磁波以光的速度传播至药物，当红外线的发射频率与药物中分子运动的固有频率相匹配时，引起药物中分子强烈震动，内部发生激烈摩擦产生热量而使药物干燥。此过程中，药物表面水分不断蒸发吸热，内部温度高于表面，形成由内至外的热扩散。同时，药物内部的湿度梯度也形成了从内向外水分移动，即湿扩散。热扩散和湿扩散方向一致，从而使水分的内扩散加快，药物得到快速干燥。此法可加快药材干燥速度，同时具有较高的杀菌、杀虫及灭卵能力，便于自动化生产，减轻劳动强度。此法不受气候限制，广泛应用于药材、中药饮片等脱水干燥及制剂生产领域。红外线辐射下有效成分易被破坏的药物，不宜采用此法干燥。

（丁安伟）

wēibō gānzào

**微波干燥**（drying drugs with microwave） 利用频率为 300MHz~300GHz 的电磁波进行药物干燥的方法。被干燥药物中的水分子在快速变化的高频磁场作用下，其极性取向随着外电场的变化而变化。造成分子的运动和相互摩擦效应，使物料温度升高，而达到微波加热干燥的目的。微波能深入物料的内部，可使加热均匀，热效率高，干燥时间短，并能减少挥发性物质及芳香性成分损失，杀灭微生物，提高药物质

量。此法适用于中药原药材、中药饮片及含水量较高中成药的干燥灭菌。在高频磁场作用条件下，有效成分易被破坏的药物不宜采用此法。

（丁安伟）

yǐnpiàn guīgé

**饮片规格**（specification of decoction pieces） 药材经炮制后所制成中药饮片的外形、大小、长短、厚薄等形态的总称。简称片型。是中药饮片质量标准的重要指标。适当的片型有利于提高中药饮片质量，保证临床药效。自古就有"半夏不见边，木通飞上天，陈皮一条线"等形象描述。根据《中华人民共和国药典·一部》和各省市炮制规范，中药饮片规格类型包括极薄片、薄片、厚片、斜片、直片、丝、段和块等。片型的选择主要取决于药材的性质及临床应用目的，薄片适用于质地致密、坚实的药物，如乌药、槟榔、当归等；厚片适用于质地松泡、黏性大、薄切易碎的药材，如茯苓、山药、南沙参等；段适用于形态细长，内含成分又易煎出的药物，如荆芥、薄荷、麻黄等；丝适用于皮类药材和宽大的叶类药材，如陈皮、黄柏、荷叶、枇杷叶等。饮片切制过程中，因药材软化不完全、切制方法或干燥方法选择不当、贮存条件不适宜，产生的饮片之间相牵连、未完全切断的连刀片，饮片切面粗糙、具鱼鳞样斑痕的鱼鳞片，饮片表面有油分或黏液质渗出的油片等，均属于不合格饮片类型。

（丁安伟）

jíbáopiàn

**极薄片**（extremely thin slices） 厚度为 0.5mm 以下规格的饮片。饮片的厚度直接关系到其有效成

分的溶出率和临床疗效。一般质地较为致密、不宜破损的药材可切制为极薄片。如槟榔、附子等。由于极薄片切制时刀片移动距离极短似空刀，俗称空刀片。某些极薄片色白具有亮光，又称亮光片。此片型适宜木质类及动物骨、角质类药材。如羚羊角、鹿角、松节、苏木、降香等。

（丁安伟）

báopiàn

**薄片**（thin slices） 厚度为 1~2mm 规格的饮片。此片型适用于某些根及根茎类、果实种子类等质地坚实、切薄片不易破碎的药材。如白芍、乌药、槟榔、天麻、三棱、当归、木通等。

（丁安伟）

gǔpáipiàn

**骨牌片**（dominoes-shaped drug slices） 形似骨牌的饮片（图）。又称格牌片。切制时，先将药材切成长段，再将刀口面与药材长轴方向平行，纵切而成饮片。骨牌片可突出某些药材的鉴别特征，使片型美观。如杜仲、黄柏等。

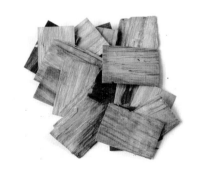

图 骨牌片

（丁安伟）

páigǔpiàn

**排骨片**（dominoes-shaped slices） 将刀口面与药材长轴方向平行，纵切而成的形似排骨的饮

片。又称竖片。操作时，将直径为 5~10mm 的长条形药材软化后切成 10~15mm 的长段，用木槌打扁，然后纵切成薄片。适于形状肥大、组织致密，需要突出鉴别特征的药材，如大黄、附子等。

(丁安伟)

## hòupiàn

**厚片**（thick slices） 厚度为 2~4mm 规格的饮片。适宜质地松泡、黏性及粉性大、切薄片易破碎的药材，如茯苓、山药、天花粉、泽泻、丹参、升麻、南沙参等。

(丁安伟)

## zhípiàn

**直片**（slices cut in longitudinal section） 将刀口面与药材长轴方向平行，纵切成厚度为 2~4mm 规格的饮片（图）。又称顺片。适宜形状肥大、组织致密、色泽鲜艳和需突出其鉴别特征的药材。如大黄、附子、何首乌、天花粉、白术、防己等。

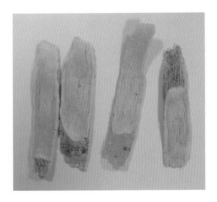

图 直片

(丁安伟)

## yúncéngpiàn

**云层片**（clouds-like drug slices） 形似浮云状的饮片（图）。切制时，将软化后的药材用片刀选择药材的剖切面，切 2~3mm 的平片，形似浮云。菌类或块根等不规则形药材适合切制为此片型，如茯苓、猪苓、萆薢、大黄等。

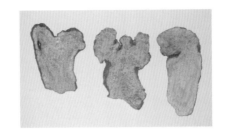

图 云层片

(丁安伟)

## rúyìpiàn

**如意片**（ruyi-shaped slices） 形似"如意锁"状的饮片（图）。将皮类药材从两边向内卷成双卷筒状，再与刀面呈 90°垂直切制而成。切制时，将药材润软或与辅料同煮软化后，用麻线捆扎，使定型不散，闷润 4 小时后，用片刀切制 4mm 厚的饮片，如厚朴、杜仲等。

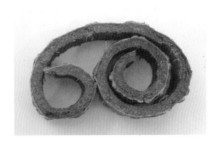

图 如意片

(丁安伟)

## dùpiàn

**肚片**（stomach-shaped drug slices） 形如烹饪后的"U"字形猪肚片的饮片（图）。采取横宽斜切的方法切制而成。适用于粗厚皮类，需要突出鉴别特征的药材，如厚朴、肉桂等。

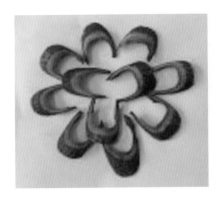

图 肚片

(丁安伟)

## tóngqiánpiàn

**铜钱片**（copper coin-shaped drug slices） 形似铜钱状的饮片（图）。又称圆片、银圆片。操作时，将软化好的药材横切面与切药刀成垂直方向切制，饮片切面为圆形，厚 2~4mm。此片型适用于根或根茎类、果实类药材。如白芍、赤芍、槟榔、白芷、木通、三棱等。

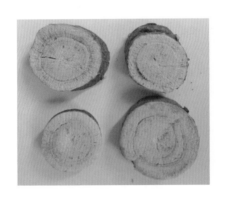

图 铜钱片

(丁安伟)

## húdiépiàn

**蝴蝶片**（butterfly-shaped drug slices） 外形不规则的块茎或根茎类药材按形状纵切成的厚约 1mm、形似蝴蝶的饮片（图）。某些药材的横切片，片薄面大形似蝴蝶飞舞，俗称蝴蝶双飞片。如川芎"破花切"的片型，即川芎饮片切制时，将其表面凸出的茎痕或根痕切进去的操作方法。此片型适宜不规则块茎或根茎类药材，如白术、苍术、白及、川芎、天麻等。

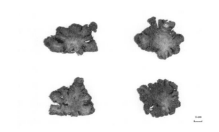

图　蝴蝶片

（丁安伟）

yīnggēyǎnpiàn

**鹦哥眼片**（parrot eyes-shaped drug slices）　药材经横切后断面具有外圈灰黑色，中心金黄色圆圈特征的，形如鹦哥眼的饮片（图）。适用于内部组织具有特殊空洞状结构，且需要突出鉴别特征的药材，如枳实、胡黄连。

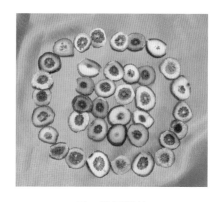

图　鹦哥眼片

（丁安伟）

xiépiàn

**斜片**（slices cut in oblique section）　将刀口面与药材纵向轴成一定角度斜切而成，厚度为

2~4mm规格的饮片。又称戳片。适宜长条形而纤维性强的药材。根据药物的宽窄及切制的倾斜角度分为瓜子片、马蹄片和柳叶片。倾斜度小，形似瓜子的片型（图），称瓜子片，如桂枝、桑枝等；倾斜稍大而体粗者称马蹄片，如大黄等；倾斜度更大而药材较细、形似柳叶者，称柳叶片，如甘草、黄芪、鸡血藤等。

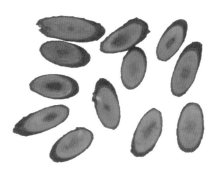

瓜子片

（丁安伟）

sī

**丝**（wire）　长条状的饮片。根据宽度不同分为细丝和宽丝。细丝宽度2~3mm（图1）；宽丝宽度5~10mm（图2）。此片型适宜皮类、叶类和较薄果皮类药材。如黄柏、厚朴、桑白皮、秦皮、合欢皮、陈皮等。

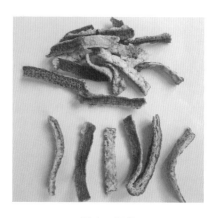

图1　细丝

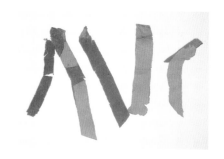

图2　宽丝

（丁安伟）

pánxiāngpiàn

**盘香片**（incense coil-shaped drug slices）　形似盘卷的盘香状饮片（图）。又称卷丝片。将药材从一侧向另一侧对卷成单筒状，与刀面呈90°角垂直顶头横切而成。此片型适宜某些皮类药材，如肉桂、合欢皮、厚朴等。

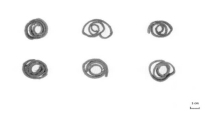

图　盘香片

（丁安伟）

duàn

**段**（segments）　将刀口与药材长轴方向垂直切制而成长度为10~15mm的长条形饮片（图）。又称段子、节、寸节。适宜全草类、细小的茎枝类或须根类等形态细长，内含成分易于煎出的药材，如薄荷、荆芥、香薷、益母草、党参、青蒿、佩兰、瞿麦、怀牛膝、沙参、白茅根、藿香、木贼、石斛、芦根、麻黄、忍冬藤、谷精草等。

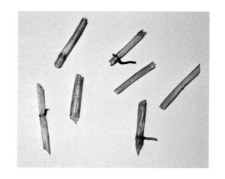

图 段

（丁安伟）

jǔzǐ
**咀子**（short segment） 切制为
1cm 左右小段的饮片（图）。古代
工具落后，将药材用嘴咬碎成为
大小适宜的形状，以利煎煮时
"药力同出"，称为"㕮咀"。
明·虞抟《医学正传》"凡例"
曰："凡古方云㕮咀者，今悉改为
细切，庶使后学之易晓也。"咀子
是古代㕮咀的延续。适宜于全草
类和形态细长，内含成分易于煎
出的药材，如香薷、益母草、党
参、石斛、沙参等。

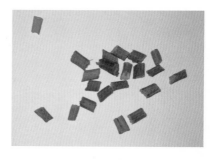

图 咀子

（丁安伟）

yúzǐpiàn
**鱼子片**（roe-shaped slices） 长
5~10mm 小段，堆置后形似鱼子
的饮片。操作时将药材用纸或荷
叶包裹好，顶头位切制。此片型
适合细长茎类药材及全草类药材，
如麻黄等。

（丁安伟）

kuài
**块**（cubes or pieces） 体积较大
药材切制成的边长 8~12mm 的近
立方块状或不规则块状饮片。有
些药材煎熬时，易糊化，需切成
不等的块状，如阿胶等；某些含
淀粉丰富的药材，切片不易成型，
多切为立方块或长方块，厚 6~
15mm，如茯苓、葛根（图）；某
些待蒸制的药材，往往也切成块
状，如大黄、何首乌；还有一些
皮类药材不宜切丝者，亦可切为
扁平方块，如杜仲。

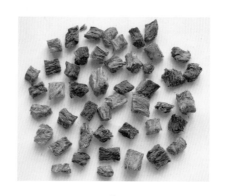

图 葛根块

（丁安伟）

chǎofǎ
**炒法**（stir-heating） 将净制或切
制后的中药生片，置加热容器内
用不同火力连续加热，并不断搅
拌或翻动至一定程度的炮制方法。
又称炒、炒制。炒法历史悠久。
1973 年湖南长沙马王堆三号汉墓
出土的《五十二病方》中就有
"燔盐令黄"的记载，汉《神农
本草经》认为露蜂房、蝉蜕和螳
螂"火熬之良"。"燔"和"熬"
均与炒的含义相同。元·王好古
《汤液本草》释为："方言熬者，
即今之炒也"。南北朝刘宋·雷敩
《雷公炮炙论》出现斑蝥米炒的记
载。唐以后炒法得到了广泛应用，

并对不同的药物提出了不同的火
候要求，有微炒、炒出汗、炒香、
炒黄、炒熟、炒焦、炒黑之分。
同时加辅料炒法也陆续出现，如
唐·王焘《外台秘要方》有杏仁
麸炒，蔺道人《仙授理伤续断秘
方》有米炒乌头、石灰炒南星等。
至宋代，炒成为最普遍使用的一
种加热炮制方法。历版《中华人
民共和国药典》《全国中药炮制规
范》以及全国各省市炮制规范中
均收载了炒黄、炒焦、炒炭、麸
炒、土炒、米炒、砂炒、蛤粉炒
和滑石粉炒等炒制方法。中医临
床常用炒法炮制的药物有上百种。
炒法属火制法的范围，是最常用
的中药炮制技术之一，也是炮制
的基本操作方法，用途广泛而普
遍。根据医疗用药要求，结合药
物性质与炒制时加辅料与否，分
为清炒法和加辅料炒法。炙法也
属于炒制的范畴，但多单列。炒
法的主要目的：使质地坚硬的药
物变得酥脆易碎，利于调剂、制
剂及有效成分的煎出，增强疗效；
调整药性，适应临床治疗的要求；
降低毒性，减少副作用，利于安
全用药；产生香气，矫味矫臭；
同时加热还能起到赋色的作用。
加热炒制还可对药物的成分组成
和含量产生影响，使有效成分含
量增加或易于溶出而增效，使毒
性成分含量降低或转化为毒性较
小的成分而降毒，以保证临床用
药的安全有效。

（李飞）

huǒlì
**火力**（firing strength） 中药炮制
过程中，加热时所用热源的大小
及强弱程度。炮制最初的热源为
柴火，故称火源。常用的有柳木
火、桑木火、炭火等。加热炮制
中药时需用到不同的火力，历代
文献记载有文火、微火、小火、

慢火、缓火、中火、武火、急火、猛火、文武火等。现主要分为文火、中火和武火，其差异为受热容器及其内装药料（饮片、辅料）温度的高低，或在单位时间内升温速度的快慢。隋·苏玄朗《太清石壁记》云："即下文火四日夜，其火炭不过一斤已上，但候上盖常如人体暖，即渐加三五茎，过此已后两日，即下武火，常使上釜灼人手，不得久住。"表明文火、武火的判断标准为是否如人体暖或灼人手。对炮制火力大小的界定，一直沿用古人经验判定方式。由于无具体量化规定，火力的掌控力度因人而异。随着历史的发展，炮制热源逐渐演变为煤火、煤气、电力、燃油、天然气等，由此导致炒药的加热器械、加热方式及传热方式都发生了相应改变。如何准确判定现代热源加热和传热方式下的文火、中火和武火尚需深入研究。火力的掌控是中药炮制的关键技术，火力过大或过小，都会导致炮制品质量差异，从而影响临床疗效。

(李　飞)

wénhuǒ

**文火**（mild fire）　小而缓的火。火焰较小，力道比较温和，温度不高的炮制火力。又称微火、小火。古代"文火"一词多用于成药制剂或汤药煎煮之火力描述，如宋《太平惠民和剂局方·附：指南总论·卷上》所说："凡煮汤，当以井花水，极令净洁，其水数多少，不得参差。常令文火小沸，令药味出，煮之调和，必须用意。"涉及药物炮制则少用"文火"之称，多以"迟火""缓火""慢火"代替，如东汉·张仲景《金匮玉函经》"凡煮药用迟火"，汉《华氏中藏经》：杜仲"慢火炒令断丝"。"缓火"见于

南北朝刘宋·雷敩《雷公炮炙论》石钟乳"缓火焙之，然后入臼，杵如粉。"其含义均为使用较小的火力经较长时间的加热将药物炮制到所需程度。文火多用于炒黄适用的种子类、烘焙法适用的动物类和炙法适用的植物类和动物类药物的炮制。其优点是便于控制药物的炮制程度，避免过火。

(李　飞)

zhōnghuǒ

**中火**（medium fire）　介于文火和武火之间的火力。即中等火力。古代文献中多用"文武火"，如唐·孙思邈《银海精微》中有"文武火煎"的记载。南北朝刘宋·雷敩《雷公炮炙论》载自然铜"于文武火中养三日夜"；附子"于文武火中炮令皱坼"。现今多用中火，如2015年版《中华人民共和国药典·四部·炮制通则》中指出："需炒焦者，一般用中火炒至表面焦褐色，断面焦黄色为度"，药物在炒焦、土炒、米炒、蛤粉炒、滑石粉炒时多使用中火。此外，在其他炮制方法中也需根据中药的性质选用中火炒药，以达到规定的质量要求。如大部分药物炒黄多用文火，但苍耳子因其有小毒且有刺，山楂因其饮片较厚，需较高温度才能达到炒黄的炮制要求，故选用中火较为适宜。

(李　飞)

wǔhuǒ

**武火**（strong fire）　大而猛的火力。火焰大，力道猛烈，可以使加热容器、辅料及所炒制的药物温度急速上升，又称大火、强火、旺火、猛火。"武火"一词古代使用较少，多称谓"大火"，如南北朝刘宋·雷敩《雷公炮炙论》矾石"若经大火一煅，色如银，自

然伏火"（引自《经史证类备急本草·卷三》），又如《太平惠民和剂局方·卷五》玉华白丹之阳起石"用甘锅于大火中煅令通红，取出酒淬，放阴地令干"；还称"猛火"，如东晋·陈延之《小品方》"以猛火烧石膏，令正赤。"（引自《外台秘要方·卷四》）；此外，《太平惠民和剂局方·卷九》漏芦散中有"栝蒌十个，急火烧焦存性"的要求。急火指来势猛，火势大，但持续时间不长，一阵子过去的大火，也称猛火，是相对于缓火而言的。在炮制时，若需将炒锅加热至烫手，或将固体辅料砂加热到灵活状态，或将清水及药液加热至沸腾时多使用武火加热以迅速达到要求，可节省时间，提高效率，但需要注意在炒制过程中根据实际情况灵活调整火力，防止炒过火。药物炒炭、砂炒、煅制时多用武火加热。

(李　飞)

wénwǔhuǒ

**文武火**（alternatively use of mild and strong fire）　炮制过程中，文火、武火交替使用的火力运用方式。药物制备有先文火后武火，如晋·葛洪《肘后备急方·卷八》成膏："清麻油十三两，菜油亦得，黄丹七两，二物铁铛，文火煎，粗湿柳批篦搅不停，至色黑，加武火，仍以扇扇之，搅不停，烟断绝尽，看渐稠，膏成。"也有先武火后文火者，如唐·王焘《外台秘要》记载："霜后蒺藜苗子，捣汁一石，先以武火煎减半，即以文火煎，搅勿停手，候可丸止。空腹酒下梧子大三十丸，煎服亦得。"药物炮制也有不同火力交替使用的情况。如暗煅先用文火加热至盐泥干燥后，再用武火加热至所需程度。蒸制药物时

先用武火蒸至圆气，即蒸锅内的水烧开后，出现水蒸气在锅盖四周逸出的现象时，再用文火加热至所需程度。根据需要采用文武火炮制，可以灵活调整加热温度，防止出现漏气、干锅等现象，便于控制火候，保证饮片的质量。

（李 飞）

## huǒsè

## 火色 （colouration of heat-processed drugs） 药物因加热炒制带来的外观色泽变化。是药物受热程度的外在表现，可作为药物炒制程度的判断标准。炒制后药物与生品相比颜色有所加深的现象，称为带火色或挂火色。早在晋·葛洪《肘后备急方》中就有杏仁"熬令黄"、大豆"熬令黄黑"、芫花"熬令紫色"等记载，可见不同的药物炒制后其色泽变化的要求是不一样的。为有所区别，将制品饮片与生品饮片比较，颜色略有加深的称为微带火色；颜色加深较多的称为带火色；不均一的颜色加深称为火色斑点等。如吴茱萸制黄连是取黄连加吴茱萸汁闷透后，炒至微带火色；酒川芎是加酒炒至带火色；炒白果仁的成品性状为表面黄色，有火色斑点，气香。在对炮制品的成品性状进行描述的时候，常将这类变化称为挂火色。如米炒斑蝥的成品性状为微挂火色，显光泽，臭味轻微。通过制品饮片是否挂火色可以判断炒制程度是否符合炮制的质量要求。常用于饮片外观性状的鉴别，尤其多用于鉴别炙法和炒黄制备的中药饮片。

（李 飞）

## kàn huǒsè

## 看火色 （watching the coloration of heat-processed drugs） 观察药物炒制过程中的火色变化。与生品饮片比较，观察炒制品表面颜色深浅的改变，如浅黄色、黄色、深黄色、金黄色、焦黄色等；还要观察颜色及变化程度的多少，如偶有焦斑，有焦斑，有火色斑点等，从而掌握药物的受热程度，判断饮片炒制的质量是否恰到火候。这是在长期的炮制过程中，逐渐积累起来的传统经验。如观察薏苡仁在炒黄过程中，乳白色的生品颜色慢慢加深，变为黄色鼓起时，判断其达到了炒黄的质量要求，这个过程就是看火色。通过看火色可以在中药生品饮片炒至所需程度时及时出锅，保证饮片的质量。

（李 飞）

## fùsè

## 赋色 （coloration；coloring） 通过炮制使药物表面颜色发生一定程度变化的现象。可以掩盖药物固有色泽，使其更加容易被患者接受，同时兼有矫味作用，可以提高其商品价值。如白术麸炒时，借麦麸的烟气来熏制药物，可起到赋色的作用，使白术表面颜色由黄白色或淡黄棕色变为黄棕色或棕褐色。

（李 飞）

## huǒhou

## 火候 （duration and degree of heating） 在一定时间内加热炮制中药饮片，饮片受热达到的变化程度。是描述药物炮制程度的传统经验性术语。"火"指中药炮制中火的运用，如火力的大小强弱，炒制容器温度的高低，加热时间长短等；"候"指在炮制过程中，中药的一切内外变化特征（如颜色、形状、气味、烟色、声音等）以及附加判别特征，如滴水、糊纸、辅料变化等。"火"与"候"两者间有直接联系，药物加热过程中的变化特征一般可从其形、色、气、味、质等方面观察判断。"火候"一词出于道教外丹家，其后逐渐引申，形容药物炮制的程度。明·李时珍《本草纲目》有："须识火候，不可太过不及"的记载。明·陈嘉谟《本草蒙筌》明确指出："凡药制造，贵在适中，不及则功效难求，太过则气味反失"。"贵在适中"指炮制时必须掌握好火候，使药物炮制恰到火候，达到最佳的炮制程度。火候是影响中药炮制质量的主要因素，所用火力及加热时间亦根据炒法的种类和药物性质而灵活掌握，且在炒制时要"亮锅底"，即用锅铲将锅底的药物翻动起来，使其均匀受热。炒制时注意观察药物内外特征，以准确判断炮制的适中程度，保证饮片质量。

（李 飞）

## kàn huǒhou

## 看火候 （watch the duration and degree of heating） 观察药物在炮制过程中形状、颜色、气味、质地等方面发生的变化，以判断炮制程度的传统经验性术语。主要是通过眼看、鼻闻、口尝及手试等方式来感受其变化。形状指形态变化，如发泡、鼓起、裂隙、卷曲、爆花等；颜色指色泽变化，如炒制后和生品的颜色比较有所加深，黄色、焦黄色、挂土色等；气味指在炒制过程中散发出的气味，因药物所含成分及所加辅料不同散发出的气味也有差别；质地指质地的变化，如酥脆、松泡、蜂窝状、轻泡等。通过观察饮片的各种变化，依据操作者的经验积累和感官能力判定炮制的适当程度并及时出锅，这是中药炮制的关键技术。火候的判定标准长期处于主观评判，难以准确把握及传授。现代研究运用"电子整合技术"，将传统经验数据化，即

电子眼量化形与色、电子鼻量化气、电子舌量化味等研究，有助于看火候技术的传承及发展，为炮制恰到火候的中药饮片提供技术支持，但其数据与传统火候的一致性尚需研究。

（李　飞）

**chǎo lìng yānjué**

**炒令烟绝**（stir-heat the drugs till smoke disappears）　某些有毒中药通过加热炒制出现烟气并逐渐转浓，最后烟气减少直至浓烟散尽、无烟气产生的现象。又称烧令绝烟、炒令烟尽。晋·葛洪《肘后备急方》中斑蝥："烧令绝烟"、干漆"熬烟绝"。唐·孙思邈《备急千金要方》干漆"炒令烟断"，王焘《外台秘要方》巴豆"烧令烟断"。干漆在宋代有"炒至大烟出""炒青烟尽"的记载。明代有"炒令烟绝""煎干，炒令烟尽，存性"的记载。历代描述略有差异，但含义是基本一致的。以炒令烟绝作为判断炮制火候的标准，便于观察，易于判断，在炒制过程中可使中药所含的毒性成分在高温情况下挥发或升华，从而降低毒性和刺激性，有助于保证饮片使用的安全性。

（李　飞）

**duànsī**

**断丝**（stir-heating drugs till the gummy threads in the drugs are broken）　富含胶丝状物的中药炮制后胶丝数量减少、弹性减弱的现象。是炮制程度的一种形象化描述。汉《华氏中藏经》中首次提出杜仲"慢火炒令丝断"，唐·苏敬《新修本草》有杜仲"折之多白丝为佳，用之薄削去上甲皮横理，切令丝断也"的阐述。强调杜仲等除了用文火炒制可使其内含细密的银白色胶丝，即杜仲胶数量减少，弹性减弱，达到易

断开的程度以外，切制时按照杜仲的木质纹理横向切制也能达到断丝的目的。历代还有炒令丝断、炒去丝、炒令丝尽、炙炒去丝、姜汁炒断丝、盐水炒断丝、炒令无丝、酒炒断丝等记载，均是对炒至断丝的方法及程度的描述，可见断丝是前人炮制杜仲的基本要求。同为断丝的情况下，低温长时间加热较高温短时间加热的成分损失少，有效成分煎出率高。以断丝作为判断炮制火候的标准，便于观察，易于判断，有助于保证饮片的质量。

（李　飞）

**qīngchǎofǎ**

**清炒法**（stir-frying without excipients）　净制或切制后的药物不加任何辅料进行炒制的炮制方法。又称清炒、单炒、干炒。汉·张仲景《金匮要略》中有蜀椒"炒去汗"、葶苈子"熬令黄色"、蜘蛛"熬焦"、乱发"烧灰"、桑白皮"烧灰存性，勿令灰过"的记载，可见对不同的药物有相应的火候要求。根据炒制时的火力和加热程度的不同分为炒黄、炒焦和炒炭三种方法。操作主要有手工炒和机械炒，手工炒的用具有铁锅、铁铲、刷子、簸箕等，采用倾斜30°~45°的斜锅，利于搅拌和翻动；机械炒通常用平锅式炒药机和滚筒式炒药机。炒制的操作程序一般分为4个步骤：预热、投药、翻炒和出锅。炒制前需将药物按大小分档，分别炒制，以免炒制时受热不均匀，影响饮片质量；炒药前根据炒制要求和药物性质应先将容器预热到一定程度，不宜冷锅下药；由于各种清炒法的火候要求和药物性质不同，所需火力和加热时间也有所区别。操作时，应根据炒法的类别，选择适宜的火力，注意

翻动的速度和方法，使之受热均匀，色泽一致，控制加热时间，判断恰当的火候，及时出锅，以达到临床用药所需的质量要求。有些药物，如山楂，可采用清炒法制备炒山楂、焦山楂和山楂炭，在分别炒黄、炒焦及炒炭时均需选择适当的火力，温度不宜过高，以免炒黄的药物焦化，炒焦的药物炭化，炒炭的药物灰化。在操作过程中，要注意观察药物的形状、颜色、气味的变化特征，防止不及或太过，确保饮片质量。

（李　飞）

**chǎohuáng**

**炒黄**（making light brown by stir-heating；stir-frying medicinals to make them light brown or become popcorn）　用文火或中火加热将药物炒至表面呈黄色或较原色加深，或发泡鼓起，或种皮破裂的炒制方法。有的药物因用的火力小，炒制后颜色微有变化，在古代文献中又称微炒。种子类药物一般种皮质坚致密，炒黄可使其角质化或木栓化的外皮膨胀破裂，内部组织疏松，易于煎出有效成分而增效。此外，还有缓和药性，破酶保苷，保存药效，矫臭矫味等作用。故有"逢子必炒"之说。操作方法：净制或切制后的药物，大小分档，置热锅内，用文火或中火加热炒至药物表面呈黄色或较原色加深，或发泡鼓起，或种皮破裂并透出药物的固有气味时，出锅放凉。应注意：投药前药物应大小分档，分别炒制，以免炒制程度不一致；将锅预热到一定程度再投入药物；控制好锅温与火力是炒制技术的关键。炒黄以文火为主，但王不留行、水红花子、山楂、苍耳子等药物用中火；炒制时应均匀翻

炒，防止局部温度过高；炒至火候应及时出锅，摊开晾凉后包装，防止热药吸湿回潮。药物炒黄的火候主要是根据药物颜色、形态、气味、爆鸣声等传统经验综合判断的。适用药物有芥子、栀子、决明子、山楂、王不留行、牛蒡子、花椒、黑芝麻、青葙子、葶苈子、芡实、使君子、九香虫、白芍、白果仁、白扁豆、火麻仁、瓜蒌子、麦芽、谷芽、稻芽、苍耳子、鸡内金、使君子仁、苦杏仁、茺蔚子、牵牛子、莱菔子、桃仁、常山、紫苏子、蔓荆子、酸枣仁、槟榔、槐花、蒺藜、椿皮等。

(李 飞)

chǎobào

**炒爆**（making the seeds crack by stir-heating；stir-frying medicinal to become popcorn） 将净制后的种子炒至种皮爆裂的炒黄方法。此法使药物的种皮爆裂，质地酥脆，内含成分易于溶出而提高疗效。适用药物有牵牛子、牛蒡子、芥子、莱菔子、葶苈子、紫苏子、决明子、酸枣仁、黑芝麻、葫芦巴、水红花子、王不留行等。其中的王不留行和水红花子需炒至大部分爆裂开白花，又称炒爆花。

(李 飞)

chǎojiāo

**炒焦**（stir-frying medicinals to make them brown） 用中火或武火将药物炒至表面焦黄或焦褐色，并具有焦香气味的炒制方法。早在汉·张仲景《金匮玉函经》中有甘草炙焦为末，宋·钱乙《小儿药证直诀》中提出栝楼根等"用慢火炒焦黄色，药性虽冷，炒焦用之乃温也。"药物炒焦产生焦香气味，能增强健脾消食的功效，还能缓和药性，减少药物的刺激性。操作方法：将净选或切制后

的药物，置预热的炒制容器内，用中火或武火连续加热，不断翻动，炒至药物表面焦黄或焦褐色，并具有焦香气味时，取出，放凉。炒焦时火力应掌控适度，翻炒均匀，避免局部过热使药物炭化；药物出锅后应及时摊开晾凉，防止余热复燃。适用药物有麦芽、六神曲、川楝子、槟榔、山楂、苍术、栀子等。

(李 飞)

chǎotàn

**炒炭**（carbonizing by stir-frying） 用武火或中火将药物炒至表面焦黑色或焦褐色，内部焦褐色或焦黄色的炒制方法。主要目的是使药物产生或增强止血作用。操作方法：将净选或切制后的药物置预热的加热容器内，用武火或中火加热，不断翻动，炒至表面呈焦黑色或焦褐色，内部焦褐色或焦黄色，取出，放凉。判断其火候的要点是炒炭存性，即药物在炒炭过程中只能使其部分炭化，不能完全炭化更不能灰化，未炭化部分仍应保存药物的固有气味及功效，花、叶、草等类药物炒炭后仍可清晰辨别药物原形。存性的目的是保留部分原有的有效成分及药理作用；炒炭还可使药物有新的成分生成，产生或增强止血作用。炒炭存性旨在使药物本身固有的药效与炒炭后产生的止血作用发生协同，从而达到治疗各种出血症的目的。操作时必须注意：适当控制火力，达到炒炭存性的要求，质地坚实的厚片、根及根茎类药物宜用武火炒制，质地疏松的薄片、花、花粉、叶、全草类药物宜用中火炒制；炒炭过程中温度较高，易出现火星，为防止燃烧灰化，宜喷淋适量清水使之熄灭，并炒干后出锅；取出后及时摊开晾凉，经检查无余

热后再贮存，避免复燃。也可用密封隔氧法熄灭火星，避免因喷水使药物含水量过高的弊病。适用药物有大蓟、小蓟、干姜、石榴皮、白茅根、牡丹皮、乌梅、鸡冠花、莲房、蒲黄、荆芥、丝瓜络、陈皮、贯众、茜草、卷柏、侧柏叶、地榆、栀子、山楂等。

(李 飞)

jiāfǔliào chǎofǎ

**加辅料炒法**（stir-frying with solid excipients） 净制或切制后的药物与固体辅料共同拌炒的炮制方法。又称拌炒、合炒、共炒。早期的加热炮制方法多是利用直火加热，宋代创造了多种介质加热的炮制方法，曾用过的介质有米、面、胡麻、黑豆、麸、羊脂、酥、石灰、盐、蛤粉、沙等。如阿胶在梁·陶弘景《本草经集注》里"用之皆火炙，丸散需极燥，入汤微炙尔"，但因受热不均，又有不发泡的仍要反复炙，如唐·孙思邈《备急千金要方》记载："凡丸散用胶，先炙，使通体沸起燥，乃可捣，有不沸处更炙之"。到了宋代采用过麸炒、米炒，许叔微《普济本事方》中则改为"碎之，蛤粉炒成珠子"，表明利用蛤粉这种介质炒阿胶可使其成珠易碎。在清·严洁等《得配本草》中又有龟胶"止咳，蛤粉炒"的记载，可见蛤粉除作为加热介质外，还有辅助疗效的一面。南北朝刘宋·雷敩《雷公炮炙论》中的米炒斑蝥，需"待米黄黑后取出"，说明是利用米的颜色判断炮制程度。此法不仅可以降低毒性、缓和药性、增强疗效和矫臭矫味，而且某些辅料具有较好的中间传热作用，能使药物受热均匀，炒后的饮片色泽一致，外观质量好。根据所用辅料不同，现分为麸炒、米炒、土炒、砂炒、

蛤粉炒和滑石粉炒。其中辅料用量大、受热程度较高的一类方法，又称为烫制或烫炒，主要有砂烫、滑石粉烫和蛤粉烫。烫制所使用的中间传热体必须是除去水分、有机物和其他杂质的洁净物质，颗粒均匀，传热性能好。

（李　飞）

**fūchǎo**

**麸炒**（stir-frying with bran）　将净制或切制后的药物与麦麸共同加热拌炒的炮制方法。又称麦麸炒、麸皮炒。早在汉《华氏中藏经》中就有"枳实，麸炒去瓤"的记载。南北朝刘宋·雷敩《雷公炮炙论》中对枳壳麸炒方法有了较详细的记载："以麸炒过，待麸焦黑，遂出"。麦麸具有和中益脾的作用，药物经麸炒后可以增强其疗效，还能缓和药性，矫臭矫味，使药物利于临床应用。操作方法：用中火或武火将锅烧热，再将定量的麦麸均匀撒入热锅中，至起烟时投入药物，快速均匀翻动并适当控制火力，炒至药物表面呈黄色或深黄色时取出，筛去麦麸，放凉。每100kg药物用麦麸10～15kg。麸炒时，借烟气来熏制药物，起到赋色矫味作用，故麦麸用量应适中，少则烟气不足，达不到熏炒要求，多则造成浪费；火力适当，一般用中火，锅预热至"麸下烟起"为度，即麦麸均匀撒布于热锅立即起烟；麸炒药物要求干燥，以免药物黏附焦化麦麸。麸炒药物达到火候时应迅速出锅，以免造成炮制品发黑、火斑过重等现象。适用于麸炒的药物有苍术、山药、白术、神曲、枳壳、枳实、芡实、椿皮、薏苡仁及僵蚕等。

（李　飞）

**mǐchǎo**

**米炒**（stir-frying with rice）　将净制或切制后的药物与米同炒的炮制方法。南北朝刘宋·雷敩《雷公炮炙论》始见"米炒"的记载。米炒后产生焦香味可以增强药物的健脾止泻作用；米能吸附某些药物的毒性成分，故能降低药物的毒性；昆虫类药物有腥臭味，经米炒后能矫臭矫味。操作方法有两种：①将锅烧热，加入定量的米用中火炒至冒烟时，投入净制或切制过的药物，拌炒至药物表面呈黄色或颜色加深，米呈焦黄或焦褐色时，取出，筛去焦米，放凉。②将米用清水浸湿，尽量使浸湿的米平贴炒制容器上，用中火加热至米成为"锅巴"，投入净制或切制过的中药，轻轻翻动米上的药物，让药物隔着米加热，炒至药物颜色加深、表面的米呈焦黄色时，取出，筛去焦米，放凉。每100kg药物用米20kg。米炒时应注意：炮制昆虫类药物时，一般以米的色泽观察火候，炒至米变焦黄或焦褐色为度；炮制植物类药物时，观察药物色泽变化，炒至黄色为度；炒过中药的米不能重复使用；炒过有毒中药的米应妥善处理。适用于米炒的药物有党参、斑蝥、红娘子等。

（李　飞）

**tǔchǎo**

**土炒**（stir-frying with soil）　将净选或切制后的药物与灶心土共同拌炒的炮制方法。亦有用黄土、赤石脂拌炒者。主要目的是增强药物补脾止泻的作用。操作方法：将灶心土研成细粉，置于锅内，用中火加热，炒至土呈灵活状态时投入药物，翻炒至药物表面均匀挂上一层土粉，并透出香气时，取出，筛去土粉，放凉。每100kg药物用土粉25～30kg。操作时需注意：灶心土在使用前需碾细过筛，土块过大则传热不均匀；体积大小差异较大的中药饮片需大小分档，分别炒制，以免影响成品质量；灶心土应预先加热至灵活状态时投入药物，投药后需适当调小火力，维持土的温度，使药物内部的水分和汁液外渗，与土接触，在药物表面均匀挂一层土粉。若温度较低，则水分和汁液渗出较少，挂不住土粉或过筛即掉，温度过高则使药物烫焦；用土炒制同种药物时，土可连续使用，若土色变深时，应及时更换新土。适用于土炒的药物有山药、白术、当归、白芍等。

（李　飞）

**shāchǎo**

**砂炒**（stir-frying with sand）　将质地坚硬的药物净选或切制后，与热砂共同拌炒的炮制方法。因砂炒时温度较高，砂的用量较大，砂作为中间传热体使药物均匀受热，故又称砂烫或砂烫炒。宋·陈言《三因极一病证方论》始见砂炒的记载。砂质地坚硬，传热较快，与药物的接触面积较大，作为中间传热体，可使药物受热均匀。砂炒火力强，温度高，质地坚硬的药物砂炒后质地酥脆，易于粉碎和煎出有效成分，便于调剂和制剂，可以提高疗效，如龟板。毒性药物砂炒后可以降低毒性，去除非药用部分，提高药物的纯度，如马钱子。某些药物经砂炒后可矫正其腥臭味，如鸡内金等。砂炒所用辅料有普通砂和油砂两种。操作方法：取普通砂或油砂置锅内，用武火加热至灵活状态，容易翻动时，投入药物，不断用砂掩埋，翻动，至药物质地酥脆或鼓起，外表呈黄色或较原色加深时，取出，筛去砂，放凉；或趁热投入醋中略浸，取出，干燥即得。砂的用量以能掩盖所加药物为度。操作时需注意：

用过的河砂可反复使用，但需将残留在其中的杂质除去；炒过毒性药物的砂不可再炒其他药物；油砂若反复使用时，每次使用前均需添加适量食用植物油拌炒；砂炒温度要适中，温度过高时可以通过添加冷砂或减小火力等方法调节；砂量应适宜，量过大易产生积热使砂温过高，反之砂量过少，药物受热不均匀，也会影响炮制质量。砂炒火力一般为武火，操作时翻动要勤，成品出锅要快，并立即筛去热砂。有需醋浸淬的药物，砂炒后应趁热浸淬、干燥。适用于骨碎补、狗脊、干姜、马钱子、龟板、穿山甲、脐带、鳖甲、鸡内金等药物。

(李　飞)

géfěnchǎo

**蛤粉炒** (stir-frying with powdered clamshell)　将净制或切制后的药物与蛤粉共同拌炒的炮制方法。又称蛤粉烫或蛤粉烫炒。目的是使药物质地酥脆，便于制剂和调剂，降低药物的滋腻之性，矫正不良气味，增强疗效。操作方法：将研细过筛后的蛤粉置热锅内，中火加热至蛤粉滑利易翻动时，投入经加工处理后的药物，不断沿锅底轻翻烫炒至药物膨胀鼓起、内部疏松时取出，筛去蛤粉，放凉。每100kg药物用蛤粉30~50kg。操作时应注意：胶类药物需切成立方丁，大小分档，分别炒制；炒制时火力不宜过大，以防药物黏结、焦糊或"烫僵"；如温度过高可酌加冷蛤粉；胶类药物翻炒速度要快而均匀，避免互相粘连，造成不圆整而影响外观；蛤粉烫炒同种药物可连续使用，但颜色加深后需及时更换；贵重、细料药物如阿胶之类，在大批炒制前最好先采用试投的方法，以便掌握火力，保证炒制质量；药物炒到火候，应迅速出锅，尽快筛去蛤粉，否则可能烫焦。蛤粉颗粒细小，炒时所用火力较小，传热作用较砂稍慢，故能使药物缓慢受热。适用于阿胶、鱼鳔、鹿角胶等药物。

(李　飞)

huáshífěnchǎo

**滑石粉炒** (stir-frying with powdered talcum)　将韧性较大的动物类药物净制或切制后，与滑石粉共同加热拌炒的炮制方法。又称滑石粉烫或滑石粉烫炒。滑石粉质地细腻而滑利，与药物接触面积大，而且传热较缓慢，炮制过程中可以使药物均匀受热且易于控制火候。滑石粉炒制药物，可使其质地酥脆，便于粉碎和煎煮，矫正不良气味，具有毒性的药物炒后可降低毒性，以方便服用且利于用药安全。操作方法：将滑石粉置热锅内，用中火加热至灵活状态时，投入经加工处理后的药物，不断翻动，至药物质酥或鼓起或颜色加深时取出，筛去滑石粉，放凉。每100kg药物用滑石粉40~50kg。操作时应注意：一般选用中火，炒至滑石粉呈灵活状态，即滑利、容易翻动时投药。投药后适当调小火力，防止药物生熟不均或焦化。若滑石粉温度过高时，可酌加冷滑石粉调节。滑石粉可反复使用，色泽变灰暗时，需及时更换，以免影响成品外观色泽。适用于刺猬皮、水蛭、象皮、鱼鳔胶、玳瑁、黄狗肾等药物。

(李　飞)

zhìfǎ

**炙法** (stir-frying with liquid excipient)　将药物净选或切制后，加入定量的液体辅料拌炒，使辅料逐渐渗入药物组织内部的炮制方法。又称炙、炙炒、炙制，是加液体辅料炒制的统称。炙法在历史上的释义有多种。东汉·许慎《说文解字》解释为"炮肉也，从肉从火"，古代释文为烤，通常是将药物置于微火上烤至变色或香熟，后来又有涂抹辅料再炙的，如油涂炙、姜汁炙、酥炙、蜜炙等。现代炙的含义已有变化，一般指加液体辅料与药物拌润后，入锅炒干的方法。炙法根据所用辅料不同，可分为酒炙、醋炙、盐炙、姜炙、蜜炙、油炙、鳖血炙、药汁炙等。炙法所用设备、操作方法与加辅料炒法基本相似，但二者又有区别。加辅料炒法使用固体辅料，掩埋翻炒使药物受热均匀或黏附药物表面共同入药；而炙法则是用液体辅料，拌匀闷润使辅料渗入药物内部发挥作用。加辅料炒的温度较高，一般用中火或武火，在锅内翻炒时间较短，药物表面颜色变黄色或较生品颜色加深；炙法所用温度较低，一般用文火，在锅内翻炒时间稍长，以药物炒干为宜。由于液体辅料都有其本身的功效，古人在认识到辅料的性质之后，逐渐引用到炮制药物，特别是明清时期得到了广泛的应用，其原始意图在于与药物起协同或制约等作用。因此，药物以炙法炮制后在性味、归经、功效及理化性质方面都可能发生某些变化，起到降低毒性、缓和药性、增强疗效、矫臭矫味、使有效成分容易溶出等作用，使药物适应临床治疗的需要。

(李　飞)

jiǔzhì

**酒炙** (stir-frying with wine; parching with wine)　将药物净选或切制后，加入定量酒拌炒的炮制方法。又称酒炒。最早见于唐·孙思邈《备急千金要方》："虎睛，一具，酒浸一宿，炙"。药物酒炙可增强活血通络作用，并能缓和药性，借酒升提之力引药上行，清上焦邪热。操作方法有两种：①先拌酒后炒药。将净选或切制后的药物与定量的酒拌匀，稍闷润，待酒被吸尽后，置炒制容器内，用文火炒干，取出放凉。②先炒药后加酒。将净选或切制后的药物，置炒制容器内，加热炒至规定程度（颜色改变、气味逸出等），均匀喷洒一定量的酒，炒干取出，放凉。此法因不易使酒渗入药物内部，加热翻炒时，酒易迅速挥发，仅适用于少数质地疏松的药物，如五灵脂。酒炙以黄酒为佳，一般每100kg药物用黄酒10~20kg。加酒闷润过程中，容器上面应加盖，以免酒迅速挥发。若酒的用量较少，不易与药物拌匀时，可先将酒加适量水稀释后，再与药物拌润。药物在加热炒制时，火力不宜过大，一般用文火，勤加翻动，炒至近干、颜色加深时，即可取出，晾凉。适用于川芎、白芍、续断、当归、牛膝、威灵仙、黄连、大黄、常山、乌梢蛇、蕲蛇、蛇蜕、桑枝、地龙、龙胆、丹参、益母草、仙茅等药物。

（李　飞）

## cùzhì

**醋炙**（stir-frying with vinegar；parching with vinegar）　将药物净选或切制后，加入定量米醋拌炒的炮制方法。又称醋炒。早在唐·蔺道人《仙授理伤续断秘方》中就有鳖甲"醋炙三次成赤色"、松墨"醋炒"的记载。醋性味酸苦、温，主入肝经血分，具有收敛、解毒、散瘀止痛、矫味的作用。故醋炙法多用于疏肝解郁、散瘀止痛、攻下逐水的药物。醋炙的主要目的是引药入肝，增强疗效，降低毒性，缓和药性，矫臭矫味。操作方法有两种：①先拌醋后炒药：将定量米醋与生品饮片拌匀，闷润至醋被吸尽，用文火炒干。此法适用于大多数植物类药材。②先炒药后加醋：将净选后的药物，置炒制容器内，炒至表面熔化发亮（树脂类）或颜色改变，有腥气溢出（动物粪便类）时，再喷洒定量米醋，炒干。适用于树脂类和动物粪便类药物。醋炙法常用米醋，一般每100kg药物用米醋20~30kg，最多不超过50kg。醋炙一般用文火炒制，勤加翻动，使之受热均匀，炒至规定的程度。树脂类、动物粪便类药物必须先炒药后喷醋；且出锅要快，防熔化粘锅，摊晾时宜勤翻动，以免相互粘结成团块。适用于延胡索、柴胡、香附、青皮、艾叶、五灵脂、乳香、没药、甘遂、商陆、芫花、大戟、狼毒、莪术、郁金等。

（李　飞）

## yánzhì

**盐炙**（stir-frying with salt water；parching with salt-water）　将药物净选或切制后，加入一定量食盐水拌炒的炮制方法。又称盐水炒。南北朝刘宋·雷敩《雷公炮炙论》出现盐水炒的记载，宋·陈师文《太平惠民和剂局方》有补骨脂用盐拌炒的方法，但盐是作为固体辅料应用，炒后去除的。现沿用的是盐水炒法，其目的是引药下行，增强疗效。操作方法有两种：①先拌盐水后炒药：将药物与一定量的食盐水拌匀，闷润，待盐水被吸尽后，置炒制容器内，用文火炒至颜色加深或炒干。此法适用于多数药物。②先炒药后加盐水：将药物置炒制容器内，用文火炒至一定程度，喷淋盐水，炒干，取出放凉。适用于含黏液质较多的药物。炒制程度依药物性质不同而定，如车前子，炒至有爆裂声；知母炒至变色；菟丝子炒至微黄色，微有爆裂声。一般每100kg药物用食盐2~3kg。制备食盐水时，水的用量应视药物的吸水情况而定，一般以食盐的4~5倍量为宜。盐炙法火力宜小，采用第二种方法时更应控制火力。若火力过大，加入盐水后，水分迅速蒸发，食盐即黏附在锅上，达不到盐炙的目的。适用于知母、泽泻、巴戟天、小茴香、益智仁、橘核、杜仲、补骨脂、黄柏、沙苑子、荔枝核、车前子、砂仁、菟丝子等药物。

（李　飞）

## jiāngzhì

**姜炙**（stir-frying with ginger juice）　将药物净选或切制后，加入定量姜汁拌炒的炮制方法。又称姜汁炙、姜汁炒、姜制。姜汁最早见于晋·葛洪《肘后备急方》中半夏的应用："中半夏毒，以生姜汁、干姜，并解之。""竹鸡多食半夏苗，必是半夏毒。命生姜捣汁，折齿而灌之，活。""半夏五两，洗过为末，每服二钱，白面一两，以水和搜，切作棋子，水煮面熟为度。用生姜醋调和，服之"，其目的是去毒。唐·昝殷《经效产宝》出现厚朴"姜汁炙"的记载。药物经姜炙后，可消除副作用，增强疗效。操作方法：取姜汁与净选加工或切制后的药物拌匀，闷润至姜汁完全被吸尽，文火炒至规定程度。一般每100kg药物用生姜10kg或干姜3kg，多用生姜。姜汁的制备方法有两种：①捣汁。将生姜洗净切碎，压榨取汁，残渣加水共捣，再压榨取汁，反复2~3次，合并姜汁。②煎汁。取生姜片，加适量水煮，过滤，残渣再加水煮，过滤，合并滤液，适当浓缩。制备姜汁时，水的用量不宜过多，一般以最后所得姜汁与生姜的比例为1:1较适宜。药物与姜汁拌匀后，需充分闷润，待姜汁完全被吸尽后，再用文火炒干，否则，达不到姜炙的目的。适用于厚朴、草果、竹茹等药物。

（李 飞）

## mìzhì

**蜜炙**（stir-frying with honey） 将药物净选或切制后，加入定量炼蜜拌炒的炮制方法。又称蜜炒、蜜汁炙、蜜水炒等。中药蜜制始于汉代，晋·葛洪《肘后备急方》中出现蜜炙法，宋·寇宗奭《本草衍义》载有蜜炒法。药物蜜炙的目的多是利用蜂蜜的作用，增强药物疗效，降低副作用和矫臭矫味。操作方法有两种：①先拌蜜后炒药：取一定量的炼蜜与药物拌匀，闷润，使蜜逐渐渗入药物组织内部，用文火炒至颜色加深、不粘手时，取出摊晾。②先炒药后加蜜：将药物置锅内，用文火炒至一定程度，再加入定量炼蜜，迅速翻动，使蜜与药物拌匀，炒至不粘手时，取出摊晾。一般药物都用第一种方法炮制。有的药物质地致密，蜜不易被吸收，则需用第二种方法，先除去部分水分，使质地略变酥脆，则蜜较易被吸收。炼蜜的用量视药物的性质而定，一般质地疏松、纤维多的药物用蜜量宜大；质地坚实、黏性较强、油分较多的药物用蜜量宜小。通常每100kg药物用炼蜜25kg。蜜炙药物所用的炼蜜不宜过多过老，否则黏性太强，不易与药物拌匀。若蜂蜜过于浓稠，可加适量开水稀释，以蜜汁能与药物拌匀而又无剩余为宜。蜜炙时，火力要小，以免焦化。炙的时间稍长，尽量将水分除去，避免发霉。蜜炙药物须凉后密闭贮存，以免吸潮发黏或发

酵变质。适用于甘草、黄芪、紫菀、马兜铃、百部、白前、枇杷叶、款冬花、旋覆花、桑白皮、百合、麻黄、金樱子、升麻、桂枝、桑叶、瓜蒌、瓜蒌皮等药物。

（李 飞）

## yóuzhì

**油炙**（processing with oil） 将质地坚硬的药物净选或切制后，与定量的食用油脂共同加热处理的炮制方法。又称酥炙法、酥炙。质地坚硬的药物经油炸或涂酥后，能使其质地酥脆，易于粉碎，并可矫正其不良气味。油炙的辅料，包括植物油和动物油两类。常用的有麻油（芝麻油）、羊脂油、菜油、酥油亦可采用。羊脂油炙始见于南北朝刘宋·雷敩《雷公炮炙论》"凡使……用羊脂相对拌炒过，待羊脂尽为度。每修事一斤，用羊脂四两为度也"。操作方法有三种：①油炒。先将羊脂切碎，置锅内加热，炼油去渣。取定量炼制的羊脂置锅内文火加热熔化后，放入药物与羊脂油拌匀，文火炒至油被吸尽，药物表面呈油亮时取出。②油炸。取植物油适量，置锅内加热，至油沸腾时，放入药物，用文火炸至规定程度取出，沥去油。③油脂涂酥烘烤。将药物涂以麻油，用无烟火烤至稍黄质脆，去头足鳞片；或将动物类药物切成块或锯成短节，放炉火上烤热，用酥油涂布，加热烘烤，待酥油渗入药内后，再涂再烤，反复操作，直至药物质地酥脆，晾凉或粉碎即可。油炸药物因温度较高，操作时一定要控制好温度和时间，否则，易将药物炸焦，致使药效降低或者丧失药效。油炒、油脂涂酥，均应控制好火力和温度，以免药物炒焦或烤焦，使有效成分被破坏而降低疗效；油脂涂酥药物时，需反

复操作直至酥脆为度。适用于淫羊藿、三七、蛤蚧、蟹壳、鹿胎及动物的骨骼类药物。

（李 飞）

## mǐgānshuǐzhì

**米泔水制**（processing with rice-washed water） 将净制或切制后的药物与米泔水共同加热处理的炮制方法。唐·孙思邈《备急千金要方》出现米泔制的记载。宋·太医院《圣济总录》有"仙茅……以米泔浸去赤汁，出毒后无妨损"的论述。明·李时珍《本草纲目》指出苍术"性燥，故以糯米泔浸，去其油，切片，焙干用。亦有用脂麻同炒，以制其燥"。米泔水易酸败发酵，应临用时收集。米泔水对油脂有吸附作用，常用来炮制含油质较多的药物，以除去部分油质，降低药物辛燥之性，增强补脾和中的作用。中药用米泔水制，古今方法有所不同。古代早期是将药物用米泔水浸泡后，滤去米泔水及其悬浮物，并需几次换水。此后还有米泔浸炒、米泔浸焙、米泔水蒸的炮制方法。现代炮制多用米泔水拌炒药物。操作方法：取米泔水适量，煮沸，晾至适宜温度，与净药材或切制品拌匀，闷透，置锅内用文火加热，翻炒至药材表面呈微黄火色，取出摊凉。米泔水的用量以能拌匀药材，并能被药物所吸尽为度。适用于米泔水制的药物主要是苍术。

（李 飞）

## biēxuèzhì

**鳖血炙**（processing with soft-shelled turtle blood） 将净制或切制后的药物与定量新鲜鳖血拌炒的炮制方法。又称鳖血炒。鳖血炮制药物能抑制其升浮之性，增强清肝退热、截疟的作用。操作方法有三种：①取定量的新鲜

鳖血与冷开水或温水稀释后与药物拌匀，放置闷润，置锅内用文火加热，翻炒至干或微挂火色，取出放凉即得。②取新鲜鳖血，加适量黄酒或清水，搅匀，与净制药材或切制品拌匀，置锅内文火加热炒干即得。③取净制药物置锅内炒至一定程度后，拌入鳖血焙干。一般每 100kg 药物用鳖血 13kg、黄酒 25kg。适用于柴胡、银柴胡、青蒿等药物。

(李 飞)

**zhìtàn**

制炭（method for charcoal processing；carbonizing）　药物净制或切制后以炒或煅等方法制成炭药并保留部分原有药性的炮制方法。根据制炭的具体方法分为炒炭和煅炭。采用暗煅的方法制造炭药称为煅炭。炭药是制炭后的特色中药，历史悠久。1973 年湖南长沙马王堆三号汉墓出土的《五十二病方》中"燔左角发"即指现今的血余炭。汉·张仲景《金匮要略方论》中有乱发烧炭，采用的是直火烧法。王不留行、桑白皮烧炭存性，有治疗产后腹痛，小便不利的记载。自唐代以来，始见有炭药用来止血。如唐·孙思邈《备急千金要方》中用大黄烧炭治尿血，羚羊角烧炭治产后下血，烧乱发、槐角治崩中、漏下、赤白不止等。宋·王衮《博济方》中有"烧灰火着，急以盆盖，阴令火住"之法，宋·钱乙《小儿药证直诀》中出现"入小罐子内，盐泥固济，烧存性"之法，与现代的暗煅法极为相似。宋代除有刺猬皮烧末治鼻血等止血作用的记载外，更多的是栀子炭治霍乱，干姜炭治痢以及干漆炒炭降低刺激性等方面的记载。药物制炭的主要目的是产生或增强止血作用，如血余炭、棕榈炭、槐米

炭、藕节炭等。炭药还可用于疮痈肿痛，如蛇蜕炭用于恶疮，灯心炭用于急喉痹。露蜂房、干漆制炭后毒性降低，便于应用。可见，中药制炭有除增强止血作用之外的多种目的，根据辨证论治的治疗原则，使用不同性味功能的炭药有助于提高疗效。

(李 飞)

**duànfǎ**

煅法（calcining）　将药物直接放于无烟炉火中或适当的耐火容器内，进行高温处理的炮制方法。又称煅制。是中药炮制中使用最早的方法之一。春秋战国时期《黄帝内经·素问》即有"鬄其左角之发，方一寸，燔治"；汉·张仲景《金匮玉函经》中有"乱发烧灰"；《神农本草经》中有炼的记载；唐·咎殷《食医心鉴》中石膏为"煅"。古代文献中燔、烧、炼等炮制法均与煅制同义，只是表明了煅制条件的差异。煅法分为明煅、煅淬、暗煅三种操作方法。煅法在实施中有严格的"煅药存性"的质量要求，即药物煅制时需要均匀受热，切不可灰化；矿物类及其他类药物均需煅至体松质脆，植物药应煅至基本炭化，色黑而有光泽为度。若煅制的成品药物碰之即碎，且不成形，说明已不"存性"。中药炮制只有做到"存性"，保存原药部分固有的性能，才能满足中医临床辨证论治选择用药的要求。药物若不存性，完全灰化，有效成分就会损失殆尽，失去中医治病的物质基础，使疗效降低甚至无效。

(李 飞)

**míngduàn**

明煅（calcining openly）　将药物直接放在无烟炉火上或适宜的耐火容器内，不隔绝空气高温加热至一定程度的炮制方法。又称直

火煅。为煅法之一。汉代《神农本草经》中涅石（矾石）"炼"是最早的明煅方法之记载。矿物药、贝壳类等药质硬难碎，明煅后质地酥脆，易于粉碎，利于煎出有效成分，并能增强疗效。此外，还可以改变药性或缓和药性，产生不同疗效。操作方法主要有四种。①炉膛煅：质地坚硬、体积大的矿物药，直接置炉火上煅至红透，取出放凉即可。②敞锅煅：将药物直接放入煅锅内，用武火加热的煅制方法。适用于含结晶水的易熔矿物药，如白矾等。③平炉煅：将药物置炉膛内，武火加热并用鼓风机辅助升温。煅制过程中，可适当翻动，使药物受热均匀，煅至药物发红或红透时停止加热，取出放凉或进一步加工。此法煅制效率较高，适用于大量生产。适用范围同炉膛煅。④反射炉煅：将燃料投入炉内点燃，并用鼓风机吹旺，然后将燃料口密闭。从投料口内投入药物，再将投料口关闭，鼓风燃至规定时间，适当翻动，使药物受热均匀，煅红后停止鼓风，继续保温煅烧，稍后取出放凉或进一步加工。此法煅制效率较高，适用于大量生产。其适用范围同炉膛煅。现今工业生产多采用平炉煅和反射炉煅等方法。药物明煅时应注意：含结晶水的矿物药，动物的贝壳类、化石类及粒度细小的药物需装入耐火容器内煅透，放凉。煅烧时易产生爆溅的药物，可在容器上加盖（但不密闭）以防爆溅。煅制药物前应将药物大小分档，一次性煅透，中途不得停火，煅制温度、时间应适度，并根据药物的性质而定，成品应"存性"。如石决明、牡蛎、珍珠母、瓦楞子等贝壳类药物，应煅至酥脆易碎，成品应成形，外观

深灰色或灰白色，若成品碰之即成粉状，色白者即已灰化，不能药用。含结晶水的矿物药，不要求煅红，但须使结晶水完全蒸发，形成蜂窝状的白色固体。明煅法多适用于白矾、硼砂、寒水石、龙骨、龙齿、瓦楞子、石膏、石决明、牡蛎、蛤壳、花蕊石、钟乳石、阳起石、金精石、云母石、海浮石、鹅管石、珍珠母等矿物类、贝壳类及化石类药物。

(李　飞)

**ànduàn**

**暗煅** (carbonizing by calcining)

药物在密闭缺氧条件下，加热制备炭药的方法。简称煅炭。又称扣锅煅、密闭煅、子母锅煅。为煅法之一。中国已发现的最早古医方《五十二病方》中就有"止出血者，燔发"的记载，制备的是用人发煅炭而成的血余炭。煅炭的主要目的为改变药物性能，产生新的功效，增强止血作用。有毒中药煅炭后，可以降低毒性。操作方法：将药物置于锅内，上扣一较小的锅，两锅结合处用盐泥封严，扣锅上压一重物，防止锅内气体膨胀而冲开扣锅。待泥稍干后，武火加热，至药物煅透。判断药物是否煅透的方法有四种：①滴水于扣锅上，立即沸腾。②扣锅底部贴一白纸，煅至白纸变焦黄色。③扣锅顶上放置几粒白米，至米变为焦黄色。④在两锅盐泥封闭处留一小孔，用筷子塞住，观察小孔处的烟雾，当烟雾由白至黄转呈青烟减少时，降低火力，至基本无烟。由于煅炭的煅药炉设备及柴、煤、电、气等热源不同，应根据具体情况确定煅炭时间，以保证煅制药物的质量。煅炭要求煅透又存性，故煅锅内药物不宜放置过多、过紧，煅烧过程中有大量浓烟、气体从

锅缝中泄漏时，应随时用湿泥封堵，煅透后应放凉再启封，以免药物遇空气后燃烧灰化。适用于煅制质地疏松、炒炭易灰化或有特殊需要及某些中成药在制备过程中需要综合制炭的药物，如血余炭、灯心草、荷叶、棕榈、干漆、露蜂房、丝瓜络等。

(李　飞)

**duàncuì**

**煅淬** (calcining followed by quenching)　将药物加热至红透时，立即投入淬液的炮制方法。又称煅淬法。为煅法之一。唐·蔺道人《仙授理伤续断秘方》有"自然铜，煅、醋淬七次，别研""煅、酒淬，别研"的记载。煅淬可使药物质地酥脆，并能清除所含杂质，使药物洁净。操作方法：将药物用高温加热至红透时，迅速投入备好的淬液中，使其骤然冷却。煅淬使药物酥脆的原理是：热药投入淬液后迅速冷却，使表面晶格迅速缩小，但内部晶格仍处在膨胀状态，从而产生裂隙，淬液浸入裂隙后还可继续冷却，再产生新的裂隙，如此反复，晶格间完全裂解，从而使质地坚硬的矿物药达到质地酥脆之目的。淬液为液体辅料，常用的有米醋、黄酒、水、黄连汤、三黄汤等。淬液不同，对药物性能可产生不同影响，如自然铜用醋淬，可增强散瘀止痛功效；阳起石用酒淬，可增强壮阳作用。淬液的应用应根据药物的性质和煅淬目的，确定淬液的种类和用量。药物煅淬时一般需要反复进行几次，以淬液吸尽、药物全部酥脆为度，避免生熟不均。适用于质地坚硬、经过高温仍不能酥脆疏松的矿物药，还可用于临床上因特殊需要而必须煅淬的药物。

(李　飞)

**huǒduàn cùcuì**

**火煅醋淬** (quenching with vinegar)　将药物加热至红透，立即投入米醋中的炮制方法。为煅淬之一。目的主要是使质地坚实的药物变为酥脆，易于粉碎及煎出有效成分。同时，还能改变原药物的理化性质，减少副作用，增强疗效。如自然铜具有散瘀止痛、续筋接骨的功效，因自然铜煅淬后，质地酥脆，便于粉碎，利于煎出有效成分，可增强散瘀止痛的作用，故临床多煅用。研究表明，自然铜经火煅后药物质地松脆易碎，二硫化铁分解成硫化铁，经醋淬后表面部分生成醋酸铁，使药物中铁离子溶出量增加，有利于发挥铁离子的作用。赭石具有平肝潜阳、降逆、止血的功效，生品用于眩晕耳鸣、呕吐、噫气、呃逆、喘息以及血热所致的吐血、衄血，赭石煅淬后，质地松脆，易于粉碎和煎出有效成分，降低了苦寒之性，缓和重镇降逆之功，增强了平肝止血的作用。研究证实，赭石煅制后有效成分易于溶出，煅赭石比生赭石锰（Mn）、铁（Fe）、钙（Ca）、镁（Mg）、硅（Si）等成分溶出量都有较大增加，尤其是 Ca 的溶出量增加 30 倍，而对人体有害成分砷（As）的溶出量大大减少。操作方法：将药物高温加热煅烧至红透时，取出，立即投入适量米醋中浸泡，使之酥脆。可反复进行 2～3 次，直至药物酥脆。一般每 100kg 药物用醋 20～30kg。适用于赭石、自然铜、石燕、禹余粮、紫石英、磁石、皂矾、礞石等高温煅烧仍不能酥脆的矿物药。

(李　飞)

**huǒduàn shuǐcuì**

**火煅水淬** (quenching with water)　将药物加热至红透，趁热浸

入清水中的炮制方法。为煅淬之一。适用于炉甘石。炉甘石主含碳酸锌，一般不生用，经煅烧后变成氧化锌，再经水淬使药物质地酥脆、纯净，易于制备细粉，外用有消炎、止血、生肌的作用。操作方法：将药物放在一种传热稳定，又不起化学反应的容器内，于700～800℃加热至红透时，迅速投入备好的清水中，使其骤然冷却，反复操作，研细。

（李　飞）

## huǒduàn jiǔcuì

### 火煅酒淬（quenching with wine）

将药物加热至红透，趁热浸入定量的黄酒中，骤然冷却的炮制方法。为煅淬之一。唐·昝殷《经效产宝》中首次出现"鹿角烧令赤，酒中淬之，冷有烧之，更淬，以角碎为度"的记载。其目的是使药物质地酥脆，易于粉碎，便于煎出有效成分。此外，药物经火煅酒淬还可增强壮阳作用。一般药物每100kg用黄酒20kg。煅淬操作可反复数次。此法现仅用于阳起石。

（李　飞）

## zhēngfǎ

### 蒸法（steaming）

将净选或切制后的药物装入蒸制容器内隔水加热至一定程度的炮制方法。又称蒸制。属于水火共制法。特点是药物与水不直接接触，利用水蒸气加热药物，故又称隔水蒸。现存最早的医学方书《五十二病方》中有陈藁"蒸而取其汁"的记载。汉·张仲景《伤寒论》提出加辅料蒸制的方法："乌梅以苦酒渍一宿，去核，蒸之，五升米下，饭熟取捣成泥。"唐·苏敬《新修本草》出现九蒸九曝法。南北朝刘宋·雷敩《雷公炮炙论》出现酒酒蒸法。历代文献记载有蒸汁、单蒸、复蒸、蒸熟、蒸捣、蒸熔、蒸切、蒸去皮、醋拌蒸、酒拌蒸、蜜拌蒸、拌汁蒸、拌药蒸等多种蒸法。蒸法是中药传统炮制中常用方法之一，其中，药物直接接触流通蒸气蒸制的称为直接蒸法，药物在密闭条件下隔水蒸制的称间接蒸法，也叫炖法；依据是否加压分为常压蒸和加压蒸；根据是否加辅料分为清蒸和加辅料蒸等。药物蒸制时对蒸制时间要求各异，应结合蒸制次数、颜色、气味来辨别药物的炮制程度。蒸制时一般先用武火，待圆气后改为文火，保持锅内有足够的蒸汽即可。圆气即蒸锅内的水烧开后，水蒸气在锅盖四周逸出，容器壁有水蒸气凝结成的水珠滴下的现象，多以此为标准，开始计算药物蒸制的时间。蒸制时间一般视药物性质而定，短者1～2小时，长者数十小时，须长时间蒸制的药物，应注意及时添加开水，以免蒸干。有的药物要求反复蒸制，如九蒸九晒制熟地黄，即取生地黄加水浸后，入锅内蒸制一定时间，取出晒干，拌入流出的汁液再蒸，再晒干，如此反复九次，最后一次晒干后切片。若是辅料制，则在最后一次或倒数第二次时倒入药汁或药末。九蒸九曝与九蒸九晒操作方法基本相同，只是蒸制后晾晒的温度不同，曝较晒的温度高，即蒸制后将药物放在烈日下暴晒。形容熟地黄蒸制程度的质量标准为色黑如漆，味甘如饴。其原因是生地黄经长时间加热蒸制，部分多糖和低聚糖可分解为双糖和单糖，环烯醚萜苷类成分分解成苷元和糖，其苷元既是生理活性成分又使药物颜色加深，同时地黄中氨基酸和糖结合成类黑素，故熟地黄蒸制达到要求后，其颜色像黑漆一样黑亮油润，味道似饴糖一样甘甜。

（李　飞）

## qīngzhēng

### 清蒸（steaming without any adjuvant）

将药物净制后装入蒸制容器中，不加任何炮制辅料，利用水蒸气将其加热到一定程度的炮制方法。唐·孙思邈《千金翼方》有桑螵蛸"蒸之，当火炙，不尔食之令人泻"的记载。宋·唐慎微《重修政和经史证类备用本草》认为地黄"生干则平宜，蒸干即温补"。药物清蒸后可杀死虫卵，便于贮存，消除副作用。能使药物质地变软易于切制，还可以避免苷类有效成分被酶分解破坏。鲜花类及含黏液质、糖分较多的药物，清蒸后可以破坏酶并加速其干燥；可以改变药性，扩大用药范围。质地坚硬的药物，可以缩短软化时间，减少有效成分流失，并能保证饮片外形美观。有毒中药清蒸后可以降低毒性。操作方法主要有两种：①将净制后的药物置蒸制容器内用水蒸气加热，蒸透或蒸软后取出，干燥或切片后干燥。由于多使用笼屉蒸制，也称为笼蒸。②将药物加水浸泡至内无干心，捞出，置蒸锅内，用武火加热，水烧开后调小火力，维持沸腾，蒸制6～8小时，至个大实心者切开内无白心，微有麻舌感时，取出，晾至六成干，切片，干燥，多用于川乌等有毒中药炮制。操作时需注意：待蒸的药物漂洗干净，并大小分开，质地坚硬者可适当先用水浸润1～2小时以缩短蒸制时间，确保蒸制效果；蒸制过程中应保证有持续的水蒸气，及时向蒸制容器中补充开水，防止蒸干锅。此法适用于桑螵蛸、人参、木瓜、黄芩、地黄、黄精、天麻、川乌等药物。

（李　飞）

jiāfǔliàozhēng

## 加辅料蒸 （steaming with adjuvant）

将净制或切制后的药物加辅料装入蒸制容器内用蒸汽或隔水加热至一定程度的炮制方法。汉·张仲景《金匮玉函经》最早提出加辅料蒸制的方法，至南北朝、唐代蒸制药物品种达70余种，而且采用了拌酒、浆水、腊水、蜂蜜、生羊血、甘草、生姜、黄精、水蓼等各种辅料同蒸的炮制方法。现代分为酒蒸、醋蒸、黑豆汁蒸和豆腐蒸等。酒、醋、黑豆汁等辅料均具有一定的药效，蒸制时可利用辅料的作用对药物的药性产生影响，增强疗效或改变药物性味，产生新的功能，扩大临床适用范围。豆腐蒸可降低药物毒性，洁净药物。液体辅料蒸的操作方法：先制备液体辅料，再将定量的液体辅料加入净制后的药物中拌匀，润透，置蒸制容器内，隔水加热至规定程度，取出。用黄酒、米醋或黑豆汁拌蒸的药物，宜采用炖法，不宜笼蒸，因为笼蒸药材直接接触蒸汽，辅料随蒸汽挥发，药效也随蒸汽消耗。蒸制完毕后，若容器内有剩余的液体辅料，应拌入药物待辅料吸尽后再进行干燥。适宜加液体辅料蒸制的药物有山茱萸、黄精、女贞子、大黄、熟地黄、五味子、肉苁蓉、巴戟天、何首乌等。固体辅料蒸常用豆腐蒸。

（李 飞）

jiǔzhēng

## 酒蒸 （steaming with rice wine）

将净制或切制后的药物加入定量黄酒拌匀，以水蒸气加热的炮制方法。最早见于南北朝刘宋·雷敩《雷公炮炙论》。中药经酒蒸可改变药性，扩大药用范围。如地黄，生用寒凉，具有清热凉血之效，多用于清热剂，酒蒸制成熟地黄后，性转甘温，具有滋阴补血之功效，多入补益剂。酒蒸还能减少副作用。如大黄酒蒸后，泻下作用缓和，腹痛的副作用随之消除。具补益作用的药物，经酒蒸后，可增强疗效。操作方法：净制或切制后的药物，加入定量的黄酒，拌匀，闷润至酒被吸尽，置适宜容器内，用蒸汽或隔水加热至规定程度。酒蒸时一般先用武火，蒸至圆气后改用文火，保持锅内有足够蒸汽即可。在非密闭容器中酒蒸时，要用文火，以防酒气挥发，达不到酒蒸的目的。若蒸制时间长，应不断添加开水，防止蒸干。密闭蒸者，见酒炖。净药材酒蒸后需晾至八成干再进行饮片切制，干燥。适宜酒蒸的药物有山茱萸、肉苁蓉、地黄、黄精、大黄、五味子等。

（李 飞）

cùzhēng

## 醋蒸 （steaming with rice vinegar）

将净制或切制后的药物加入定量的米醋拌匀，用蒸汽或隔水加热的炮制方法。又称醋蒸制。可以增强药物的补益作用。操作方法：药物加入定量米醋，拌匀，闷润，使醋液渗入药物组织内部，再置适宜容器内，密闭，隔水加热或用蒸汽加热至醋被吸尽，药物表面显紫黑色。适用于五味子。

（李 飞）

hēidòuzhīzhēng

## 黑豆汁蒸 （steaming with water decoction of black soybean）

将净制或切制后的药物与定量的黑豆汁拌匀、闷润至黑豆汁被药物完全吸尽后，置蒸制容器内加热蒸制的炮制方法。适用于何首乌。具体操作方法见何首乌。

（李 飞）

dòufuzhēng

## 豆腐蒸 （steaming with bean curd）

将净制后的药物放置在豆腐内或两块豆腐之间，隔水加热至规定程度的炮制方法。主要适用于藤黄的炮制，操作方法见豆腐煮。

（李 飞）

zhǔfǎ

## 煮法 （cooking；boiling；decocting）

药物净制后加或不加辅料，与适量清水同煮的炮制方法。又称煮制。属于水火共制法之一。汉·张仲景《金匮要略方论》有"以蜜二升，煎取一升，即出乌头"的叙述。唐·蔺道人《仙授理伤续断秘方》有草乌"醋煮、姜汁煮"的记载。宋·王怀隐《太平圣惠方》认为乌头"用黑豆三升，水二斗，煮以黑豆烂为度"，许叔微《普济本事方》载有远志"甘草煮"。可见历代煮法用辅料炮制有毒中药居多。还有"水煮三沸，百毒俱消"之说。如川乌生品有毒，经煮制后毒性显著降低。此外，煮法还有改变药性，增强疗效及清洁药物的目的。操作方法因各药的性质、辅料种类及炮制要求不同分为清水煮、药汁煮、醋煮、豆腐煮等。煮制时应将药物大小分档，分别炮制，适当掌握加水量，特别是加液体辅料煮制时，应以药透汁尽为原则，以免加水过多，有损药效；适当掌握火力，先用武火煮至沸腾，再改用文火，保持微沸，否则水迅速蒸发，不易向药物组织内部渗透。煮制中途需加水时，应加沸水。煮好后出锅，即时晒干或烘干，如需切片，则可闷润至内外湿度一致，先切成饮片，再进行干燥，如黄芩。

（李 飞）

qīngshuǐzhǔ

## 清水煮 （boiling with clean water）

将净制或切制后的药物用清

水煮制的炮制方法。又称水煮。根据目的不同其操作方法和炮制程度各异。有些药物用清水煮是为了使药物软化，便于切制饮片，煮制时间较短，如黄芩。有的药物如川乌、草乌水煮主要目的是降低毒副作用，煮制时间长，以煮至内无白心，微有麻舌感为标准，以达到降毒的效果。水量多少需视要求而定，煮的时间长者加水量宜多，时间短者加水量宜少；需煮熟、煮透或弃汁、留汁的加水量宜多。如毒剧药川乌水煮时加水量宜大，要求药透汁不尽，煮后将药捞出，晒至六成干，切片，干燥。适用于黄芩、川乌、草乌等药物。

（李　飞）

cùzhǔ

**醋煮**（boiling with rice vinegar）将净制后的药材加定量醋拌匀，置锅内煮至药透汁尽的炮制方法。药物经醋煮后可以引药入肝经，增强活血止痛作用；降低毒性，缓和药性；矫臭矫味。操作方法：取净制后的药材，加入定量米醋，加适量清水至淹没药物，武火加热至沸腾后，改用文火煮至药物透心，醋液被吸尽时取出，晾至内外湿度一致时，切片，干燥。每100kg药物用米醋20～30kg。适用于延胡索、大戟、莪术等药物。

（李　飞）

dòufuzhǔ

**豆腐煮**（boiling with bean curd）将净制或切制后的药物与豆腐一同加适量清水，加热至规定程度的炮制方法。又称豆腐煮法。明·李梴《医学入门》出现豆腐煮，明·李时珍《本草纲目》提出马钱子"能毒狗至死……以豆腐制过用之良"。豆腐煮可以去除杂质，洁净药物，并且能够降低药物毒性、减少副作用，扩大使用范围。操作方法：将药物置两块豆腐中间（如珍珠），亦可将豆腐挖一长方形槽，将药物置于其中，再盖上豆腐（如藤黄），置适宜容器内，加水没过豆腐，煮至规定程度（珍珠煮2小时，至豆腐呈蜂窝状；藤黄煮至被熔化等），取出晾凉，除去豆腐。操作时应注意加水量不宜过少，先用武火将水烧开，调小火力维持微微沸腾，防止煮干。适用于藤黄、珍珠、硫黄、甘遂等药物。

（李　飞）

yàozhīzhǔ

**药汁煮**（boiling with drug decoction）以一种或多种药物的汁液为辅料与药物共同煮制的炮制方法。常用的药汁辅料有甘草汁、吴茱萸汁、黑豆汁、生姜汁、白矾汁等，以药汁的药性影响所炮制的中药，达到减毒增效的目的。操作方法：将净制后的药材或处理过的净药材与药汁拌匀，置适宜容器内，加水没过药面，用武火加热煮沸后改用文火，保持微沸，煮至药透汁尽或规定程度，取出直接晒干或切片后晒干。药透汁尽是药汁辅料的用量标准，即用于煮制药物的药汁辅料用量应在药物煮至透心时被完全吸进药物而无残留。多用于炮制含有毒性或有较强副作用的药物，如厚朴、半夏、天南星、远志、吴茱萸、黄连、附子等。

（李　飞）

wúzhūyúzhīzhǔ

**吴茱萸汁煮**（boiling with decoction of Fructus Evodiae）以吴茱萸汁为辅料与药物同煮的炮制方法。吴茱萸性味辛、苦，热，有小毒，具有温中下气，散寒止痛，降逆止呕，温中止泻的功效，与性味苦寒的药物共制，可缓和药性。清·张仲岩《修事指南》中总结为"吴茱萸汁制抑苦寒而扶胃气"。操作方法：将一定比例的吴茱萸，加水煎煮两次，合并煎液适当浓缩，与药物拌匀，闷润至一定程度，用武火加热煮沸药汁，调小火力维持微沸，煮至药透汁尽，取出，干燥。适用于黄连等药物。

（李　飞）

gāncǎozhīzhǔ

**甘草汁煮**（boiling with decoction of Radix Glycyrrhiza）以甘草汁为辅料与药物同煮的炮制方法。又称甘草水煮。甘草汁煮是在认识到甘草有解毒作用的基础上发展起来的。历代用甘草汁煮主要是为了解毒。一般认为药物经甘草汁煮后能缓和药性，降低毒性，并能增强疗效。操作方法：将一定比例的甘草饮片或粗末，加水煎煮两次，合并煎液适当浓缩，与药物拌匀，闷润至一定程度，用武火加热煮沸药汁，调小火力维持微沸，煮至药透汁尽，取出，干燥。操作时需注意控制加水量及甘草汁用量。常用于远志、半夏、巴戟天、附子、吴茱萸等药物。

（李　飞）

kuāntāngzhǔ

**宽汤煮**（boiling in a large volume of water）净制后的药物加入多量的清水，用武火加热煮沸，改用文火加热至所需程度的煮法。此法的特点是，用水量大，煮制的时间较长，故需在加热过程中注意观察，及时添加开水防止干锅。含淀粉或黏液质较多的药物用宽汤煮可以避免淀粉糊化导致药物粘锅，影响饮片炮制质量。毒性和副作用较大的药物用宽汤煮，可以促使毒性成分在有水加热的条件下发生反应，生成毒性较小的成分以降低毒性。适用于川乌、草乌、半夏等药物。

（李　飞）

## dùnfǎ

**炖法**（stewing） 药物在密闭条件下隔水蒸制的方法。又称炖制。操作方法：净制或切制后的药物，加入定量的液体辅料（酒、醋、药汁等）拌匀，置适宜的容器内，密闭，隔水加热或用蒸汽加热至所需程度。明·缪希雍《炮炙大法》中记载将药物"置瓷瓮内包固，重汤煮一昼夜"，此法与现代罐蒸法基本相同。因药未与水蒸气直接接触，而是利用水蒸气加热已装入药物的密闭容器从而达到蒸制目的，故又称间接蒸法或罐蒸。此法将药物与液体辅料置于密闭容器中防止了辅料的逸散和流失，利于液体辅料渗入药物组织内部。炖制所需时间较长，药材炖制后，需晾晒至八成干，切片，干燥。为保证炮制品质量，需注意以下几点：①药物按大小分档，分别炖制，以便于掌握炖制时间。②武火加热至水沸，调小火力维持沸腾。③中间不停火，水少应及时添加开水。④炖制完成后，需放凉后取出，防止辅料逸散，如罐内仍有液体辅料未被吸尽，应在药物干燥至一定程度后加回药物中，待其吸收后继续干燥。炖法适用于加液体辅料蒸制的药物，如何首乌、大黄、五味子等。

（李 飞）

## jiǔdùn

**酒炖**（stewing with rice wine） 净制或切制后的药物加入定量黄酒，拌匀闷润，置适宜容器内密闭，隔水加热或用蒸汽加热至规定程度的炮制方法。主要目的是增强药物补益作用。酒炖时间一般在 48～72 小时，中途不宜停火，果实类药物炖 8 小时左右，炖时应及时向锅内添加开水，防止干锅。炖制完成后，须等蒸制容器放凉后再打开，以免酒气逸散，如仍有酒未吸尽，在干燥时应将剩余的酒逐次加入制品中至药物将剩余的酒液全部吸尽再晒干。炖制是将酒与药物在密闭状态下加热，可以防止酒的挥发逸散，还能使药物气味清香，药性纯正，提高药物质量。酒蒸炮制的药物也同样适用于酒炖，其黄酒用量、炮制目的与酒蒸相同。适用于大黄、地黄、黄精、山茱萸、肉苁蓉、五味子等药物。

（李 飞）

## cùdùn

**醋炖**（stewing with rice vinegar） 净制或切制后的药物与定量米醋拌匀闷润，置适宜容器中密闭，隔水加热或用蒸汽加热至规定程度的炮制方法。药物经醋炖后可以增强收敛作用。如五味子生品敛肺止咳为主，用于自汗、盗汗、口干作渴；醋制后增强酸涩收敛之性，用于咳嗽、遗精、泄泻。操作方法：加入定量米醋，拌匀，闷润，使醋液渗入药物组织内部，再置适宜容器内，密闭，隔水加热或用蒸汽加热至醋被吸尽，药物表面显紫黑色时，取出。中途不宜停火，炖时应及时添加开水，防止干锅，炖制完成后，须凉后打开炖药罐，以免醋气逸散，如罐内仍有醋未吸尽，在干燥时应逐次加入制品中晒干。炖制可使醋与药物在密闭状态下加热，防止醋的挥发逸散，故非常适宜于用醋蒸炮制的药物。其醋用量、炮制目的相同。适宜于醋炖的药物有五味子。

（李 飞）

## chǎnfǎ

**燀法**（scalding） 将药物置沸水中短暂浸煮后分离种皮的炮制方法。又称燀、燀制。药物经燀制后可在保存有效成分的前提下，分离不同的药用部位，除去非药用部分。操作方法：先将多量清水加热至沸，再把药物连同具孔盛装器具（如笊篱、漏勺等）一起放入沸水中，翻烫 5～10 分钟，至种皮由皱缩到膨胀，易于挤脱时，立即取出，浸漂于冷水中，捞起，搓开种皮种仁，晒干，簸去或筛去种皮。燀制时水量要大，以保证药物受热均匀一致。一般为药量的 10 倍以上。若水量少，投入杏仁后，水温迅速降低，酶不能很快被灭活，反而使苷被酶解，影响药效。待水沸后投药，加热时间不宜过长，以免造成有效成分损失。药物燀去皮后，宜当天晒干或低温烘干，否则易泛油，颜色变黄，影响成品质量。适用于苦杏仁、扁豆、桃仁等药物。

（李 飞）

## fùzhìfǎ

**复制法**（complex processing method） 将净选后的药物加入一种或数种辅料，按规定操作程序反复炮制的方法。又称复制。此法是用多种辅料同时处理一种药物，实际上已有复方配伍的内涵，如明·兰茂《滇南本草》有用酒、醋、盐、茴香、益智仁、萝卜汤等复制香附。清·赵学敏《本草纲目拾遗》中的"仙半夏"是用石灰、矾、硝、甘草、薄荷、丁香、白豆蔻、沉香、枳实、川芎、肉桂等多种药物制成。药物复制能改变药性，增强疗效，矫臭矫味。选用不同的辅料复制，可对药物性能产生不同的影响。有毒中药采用复制法炮制能降低或消除药物毒性。此法操作工艺较复杂，一般是经过水处理和水火共制或数法并用，炮制至规定程度。特点是炮制时间长，工序多，加入辅料品种多。具体方法和辅料的选择可视药物而定。一般将净选后的药物置一定容器内，加入一种或数种辅料，按工艺程序，或浸、泡、漂，或蒸、煮，或数法共用，反复炮制达规定的质量要求为度。复制药物一般选择春、秋季，在阴凉处加工，避免曝晒，以免腐烂、发酵变质。如需加热处理，火力要均匀，水量要多，以免糊汤，并可加入适量明矾防腐。适用于半夏、天南星、白附子、紫河车、松香等药物。

（李 飞）

## fājiàofǎ

**发酵法**（fermentation） 经净制或处理后的药物，在一定温度和湿度条件下，由于霉菌和酶的催化分解作用而发泡、生衣的炮制方法。其成品称为"曲"。春秋战国时期《左传》中，申叔展问还无社："有麦曲乎？"曰："无。""河鱼腹疾，奈何？"这是用发酵制品治病的最早记载。发酵指微生物分解有机物质的过程。药物经发酵可改变原有性能，增强疗效，产生新的治疗作用，扩大用药品种。操作方法：根据不同药物，采用不同的方法进行加工处理后，再置温度、湿度适宜的环境中进行发酵。常用方法有药料与面粉混合发酵和直接用药料进行发酵。用前法炮制的如六神曲、建曲、半夏曲、沉香曲等，后者如淡豆豉、百药煎等。发酵过程主要是微生物新陈代谢的过程，此过程要保证其生长繁殖的条件。菌种主要是利用空气中微生物自然发酵，培养基主要为水、含氮物质、含碳物质、无机盐类等。此外，发酵需在 pH 值 4～7，有充足氧或二氧化碳的条件下进行。发酵制品以曲块表面霉衣黄白色，内部有斑点为佳，同时应有酵香气味，不应出现黑色、霉味及酸败味。故应注意：原料在发酵前需进行杀菌、杀虫处理，以免杂

菌感染，影响发酵质量。发酵过程须一次完成，不中断，不停顿。温度和湿度对发酵的速度影响很大，一般发酵的最佳温度为30～37℃，湿度过低或过分干燥，发酵速度慢甚至不能发酵，而温度过高则能杀死霉菌，不能发酵。适用于淡豆豉、六神曲、建曲、半夏曲、沉香曲等药物。

（李 飞）

## fāyáfǎ

**发芽法**（germination） 将净选后的新鲜成熟果实或种子，在一定温度或湿度条件下，促使其萌发幼芽的炮制方法。又称蘖法。汉·张仲景《金匮玉函经》中有赤小豆"水浸令芽生焙干"的记载。主要目的是通过发芽，使淀粉被分解为糊精、葡萄糖及果糖，蛋白质被分解成氨基酸，脂肪被分解成甘油和脂肪酸，并产生各种消化酶、维生素，使其具有新的功效，扩大用药品种。操作方法：选择新鲜成熟、粒大、饱满、无病虫害、色泽鲜艳的麦、稻、谷或大豆，用清水浸泡适度，捞出，置于能透气漏水的容器中或已垫好竹席的地面上，用湿物盖严，每日喷淋清水 2～3 次，保持湿润，一般经 2～3 天即可萌发幼芽，待幼芽长出 0.5cm 左右时，取出干燥。操作时需注意：发芽前应先测定发芽率，要求发芽率在 85% 以上；发芽温度一般以 18～25℃ 为宜，浸渍后含水量控制在 42%～45% 为宜；种子的浸泡时间应依气候、环境而定，一般春、秋季宜浸泡 4～6 小时，夏季 4 小时，冬季 8 小时；适当避光并选择有充足氧气、通风良好的场地或容器进行发芽；发芽时先长须根而后生芽，不能把须根误认为是芽，芽长以 0.2～1cm 为标准，发芽过长则影响药效；发

芽过程中，要勤加检查、淋水，以保持所需湿度，并防止发热霉烂。适用于麦芽、谷芽、大豆黄卷等药物。

（李 飞）

## zhìshuāngfǎ

**制霜法**（making frost-like powder） 药物除去多余油脂、胶质制成松散粉末或以升华等方式析出结晶的炮制方法。又称制霜。其特点是，药物都要通过不同的加工处理方法制成粉末或细小结晶，其形状与寒霜接近，故名"霜"。唐·孙思邈《备急千金要方》有鹿角"熬制取末"的记载。明·李时珍《本草纲目》明确"炼霜熬膏"。宋《太平圣惠方》巴豆"去皮心，研，纸裹压去油"。清·顾世澄《疡医大全》创立了制西瓜霜的方法。根据操作方法不同，制霜法分为去油制霜、渗析制霜、升华制霜和煎煮制霜。含油脂较多的种子类药材去皮取仁，经过压榨去油制霜后，可除去大部分油脂，降低毒性、缓和泻下作用，如巴豆霜、千金子霜；可消除呕吐和滑肠的副作用，如柏子仁霜、瓜蒌子霜。瓜类药物制霜可改变药性、增强疗效，如西瓜霜、苦瓜霜。利用某些化合物的升华特性，以高温处理制取结晶或粉末状升华物，可纯净药物，如砒霜。某些药物经过多次长时间煎熬，去除胶质后的粉渣另作药用，可综合利用药物副产品，扩大药源，如鹿角霜。

（李 飞）

## qùyóu zhìshuāng

**去油制霜**（removing seed-oil by pressing to make the residue as a frost-like powder） 药物经过适当加热、压榨除去油脂制成松散粉末的炮制方法。又称压榨去油法。

宋·王怀隐《太平圣惠方》出现千金子"去壳研，以纸裹，用物压去油，重研末"的记载。某些种子类药物富含脂肪油，易导致剧烈腹泻，经压榨去油后，可除去部分油脂，以降低毒性、缓和泻下作用，消除副作用，保证临床用药安全有效。操作方法：取原药材，除去外壳取仁，碾成细末或捣烂如泥，用多层吸油纸包裹，蒸热，或置炉边烘烤，或放置于烈日下暴晒后，压榨，如此反复换纸吸去油，至松散成粉，不再粘结为度。操作时需注意：药物加热后所含油质易于渗出，故去油制霜时多加热或放置温度较高处；有毒药物去油制霜用过的布或纸等材料要及时烧毁，以免误用；操作时要戴口罩及手套进行防护，事后以清水清洗裸露部分，以免引起皮炎而出现局部红斑或红肿。适用于巴豆、千金子、瓜蒌子、柏子仁、木鳖子、大风子等。

（李　飞）

## shènxī zhìshuāng

### 渗析制霜（making frost-like powder through recrystallization）

药物与物料经过加工析出细小结晶的炮制方法。清·顾世澄《疡医大全》提出"制西瓜霜"的炮制方法。目的是利用重结晶的方法制造新药，扩大用药品种，增强疗效。操作方法见西瓜霜。

（李　飞）

## shēnghuá zhìshuāng

### 升华制霜（making frost-like powder through sublimation）

药物经过高温加工处理，升华成结晶或细粉的炮制方法。又称伏砒霜法。南北朝刘宋·雷敩《雷公炮炙论》有"砒霜"的记载，宋·苏颂《本草图经》认为："砒石炼成霜，其毒尤烈，人服之七八分即死。"

操作方法：取净药材，置煅锅内，上置一口径较小的锅或土釉砂钵，两锅或钵与锅接合处用盐泥封固，上压重物，盖锅底上贴一白纸条或放几粒大米，用文武火加热煅至白纸或大米成老黄色，离火待凉后，收集盖锅上或钵内的结晶即可。药物经升华制霜后产品纯度更高，毒性增加，需按卫生部国家医药管理总局《关于医疗用毒药、限剧药管理规定》管理。适用于升华制霜的药物为信石，其成品为砒霜。

（李　飞）

## jiānzhǔ zhìshuāng

### 煎煮制霜（making frost-like powder by decoction）

药物经过多次长时间煎熬处理后制得药物粉渣的炮制方法。唐·孙思邈《备急千金要方》中鹿角"熬制取末"是最早记载。目的是缓和药性，综合利用，扩大药源。操作方法：将鹿角锯成小段，置水中泡漂，每日搅动并换水 1～2 次，漂至水清，取出，置锅中加6～8 倍水煮，煮后澄清过滤，残渣再加水煮，反复多次，将滤液合并制鹿角胶，至胶尽为止。把剩下的粉渣取出，干燥，研细，即得鹿角霜。胶液经处理后做其他药物。由于鹿角霜是鹿角熬制胶后的角块，其所含成分多为不溶于水的磷酸钙和碳酸钙，因此具有收敛固涩的作用。

（李　飞）

## hōngbèifǎ

### 烘焙法（drying on an oven; bake）

将净选或切制后的药物用文火直接或间接加热，使之充分干燥的炮制方法。又称烘焙。烘是指药物置于近火处或利用烘箱、烘房或干燥室等设备，使药物中所含水分缓缓蒸发。焙是将药物置于金属网、锅内或瓦器内，用文火经较短时间加热，不断翻动至药物颜色加深、质地酥脆为度。烘、焙操作方法基本相同，目的是为了使药物干燥、易于粉碎和贮存。近年来多利用电烘箱、远红外干燥箱等设备来烘制药材，以利于控制温度、保证成品质量。由于烘制设备可调节温度，利用该设备炮制中药，减少了传统炒炙法中的翻炒，减轻了劳动强度，又避免了烟熏火燎，还可使药物受热均匀，便于控制炮制程度，提高饮片质量。烘焙法不同于炒法，一定要用文火，并要勤加翻动，以免药物焦化。传统炮制法用烘法代替，对于规范生产工艺、统一质量标准具有积极意义。适用于虻虫、蜈蚣、壁钱、菊花、玫瑰花等药物。

（李　飞）

## wēifǎ

### 煨法（roasting; roasting in ashes）

将净制或切制后的药物以吸油辅料包裹后共同加热处理以除去药物中部分油脂的炮制方法。又称煨制。在历代广泛应用，唐·孙思邈《备急千金要方》有"塘火灰中炮"的记载，蔺道人《仙授理伤续断秘方》出现面煨法和纸煨法，系将药材用湿面或湿纸包裹，置于热火灰中、炭火或柴火的余烬中煨之使熟，相当于初期的炮法。现代常将药物用湿面或湿纸包裹，置于加热的固体辅料河砂或滑石粉中，或将药物直接置于加热的麦麸或滑石粉中，或将药物铺摊吸油纸上层层隔纸缓慢加热至所需程度。根据包裹物、所用辅料及操作方法不同，分为面裹煨、纸煨、麦麸煨和滑石粉煨等。不论采用哪种煨制方法，均能降低油脂含量，从而增强止泻作用。煨法还可除去药物中部分挥发性及刺激性成分，从而降低副作用，如肉豆蔻。但药物不同，炮制目的亦有差别。如诃子生用清金敛肺、利咽，煨后增加收涩之性，使涩肠止泻作用增强；木香生用行气力强，煨后增强实肠止泻作用；生葛根长于解肌退热，生津止渴，透疹，煨后止泻作用增强。煨制的效果与辅料的选择及用量、火力大小、受热时间等有关。药物煨制与炒制不同，主要区别是煨法辅料用量大，受热程度低而受热时间长。煨制时火力不宜过大，以便使药物中的油脂在加热过程中缓缓地渗入辅料中，以达到炮制要求。

（李　飞）

## zhǐwēi

**纸煨**（roasting medicinals wrapped in wet paper）　将刚切制后的药物与吸油纸分层隔放加热或用湿纸包裹药物后加热的煨制方法。目的是除去部分油脂，增强止泻作用。操作方法：①隔纸煨：取刚经过切制尚未干燥的中药饮片趁湿平铺于吸油纸上，一层药物一层纸，如此间隔平铺数层或多层。上下用平坦木板夹住，以绳捆扎结实，使药物与吸油纸紧密接触，置烘干室或温度较高处，使药物所含油脂渗到纸上，取出，更换新的吸油纸，反复操作，至吸油纸上无油迹渗出为止，取出药物，放凉。②湿纸煨：将净制或切制后的药物用数层湿纸包裹，埋于无烟热火灰中，煨至纸呈焦黑色，药物表面呈微黄色时取出，去纸放凉，即得。适用于木香、葛根等药物。

（李　飞）

## huáshífěnwēi

**滑石粉煨**（roasting medicinals surrounded with powdered talcum）　用多量的滑石粉与药物缓慢加

热拌炒的炮制方法。主要目的是除去油脂，增强收涩止泻的作用。操作方法：将滑石粉置于适宜容器内，文火加热炒至灵活状态，投入净制后的药物，缓缓翻动至肉豆蔻呈棕黄色并有特异香气逸出时，取出，筛去滑石粉，放凉。与滑石粉烫炒法（见滑石粉炒）不同，此法辅料用量多，一般每100kg药物用滑石粉50kg，用文火加热且翻动缓慢，使油脂能逐渐渗入到辅料内部，达到煨制的目的。适用于肉豆蔻。

（李　飞）

## miànguǒwēi

**面裹煨**（roasting medicinals wrapped in flour paste）　药物用湿面包裹后加热的炮制方法。又称面煨。目的是除去药物中的部分挥发性和刺激性成分，缓和药性，减少刺激性，增强止泻作用。操作方法：取面粉加适量水做成团块，再压成薄片，将药物逐个包裹；或将药物表面用水湿润，滚上面粉，再如水泛丸法操作包裹3~4层面粉，包好后取出，晒至半干，投入已炒热的滑石粉或热砂中，适当翻动，文火煨至面皮呈焦黄色或焦褐色时取出，筛去辅料，放凉，剥去面皮，筛去碎屑，即得。每100kg药物用面粉50kg。煨制时火力不宜过大，以便使油脂缓缓渗入到辅料内。适用于肉豆蔻、诃子等药物。

（李　飞）

## màifūwēi

**麦麸煨**（roasting medicinals surrounded with bran）　药物与定量麦麸同置于锅内，用文火加热至规定程度的炮制方法。又称麸煨。目的是通过麦麸吸收部分油脂，增强止泻作用。操作方法：将药物与定量麦麸同置于锅内，用文火加热，缓缓翻动至麦麸呈焦黄

色，药物达到规定程度，取出，筛去麦麸。操作中应注意此法与麸炒在加辅料方式、辅料用量、受热程度和时间等方面的差别。此法多是将麦麸和药物同时置于锅内，而麸炒是先将麦麸撒入热锅内，冒烟后投入药物拌炒。煨制时辅料用量较大，以便使药物受热均匀，并充分吸附油脂。煨制时火力不宜过大，一般用文火缓缓加热，并适当翻动，受热程度低而受热时间长。适用于诃子、肉豆蔻、葛根等药物。

（李　飞）

## tíjìngfǎ

**提净法**（purification by recrystallization）　可溶性无机盐类矿物药经过溶解、过滤，除去杂质后，再重结晶以纯化药物的炮制方法。现存最早的本草专著《神农本草经》中记载有炼朴硝，到唐·苏敬《新修本草》中已被水溶后重结晶精制法取代。清·刘若金《本草述》又在水溶后，增加萝卜煮。主要目的是利用药物与杂质在水中的溶解性差异，除去杂质，使药物纯净，提高疗效。此外，在提净过程中所加入的辅料可以影响药物性能，如芒硝加入萝卜可缓和药性，硇砂加入米醋可降低毒性。根据药物性质不同，常用的提净法有两种：①降温结晶，也称冷结晶。将药物与辅料加水共煮后，滤去杂质，将滤液置阴凉处，使之冷却重新结晶。②蒸发结晶，也称热结晶。将药物适当粉碎，加适量水加热溶解，滤去杂质，将滤液置于搪瓷盆中，加入定量米醋，再将容器隔水加热，使液面析出结晶物，随析随捞取，至不再析出结晶为止；或将药物与醋共煮后，滤去杂质，将滤液加热蒸发至一定体积后再使之自然干燥。操作时需要注意，

加水量不宜过多，以使结晶易于析出。适用于芒硝和硇砂等药物。

(李 飞)

## shuǐfēifǎ

### 水飞法 ( levigating; grinding in water )

将不溶于水的矿物及贝壳类中药加水反复研磨，利用粗细粉末在水中悬浮性不同，分离非药用部位和水溶性杂质并制备极细腻粉末的炮制方法。唐·孙思邈《备急千金要方》始见水飞的记载。主要目的是使药物质地细腻，便于内服和外用。其次，通过水的混悬、漂选作用，可将一些可溶或微溶于水的毒性成分除去，以降低毒性，如雄黄中的三氧化二砷 ( $As_2O_3$ )。其不能混悬的部分，多为夹杂的其他矿石、泥砂或铁、铅等重金属，弃去可洁净药物。此外，还可防止药物在研磨过程中粉尘飞扬，污染环境。操作方法：药物除去杂质，适当破碎，置乳钵或研磨机械中加入适量清水，研磨成糊状，再加多量水搅拌，细粉混悬于水中，及时倾出，粗粉即下沉部分再行研磨，反复操作数次，弃去不能混悬的杂质，合并混悬液，静置后，分取沉淀，晾干，研成极细粉末。操作过程中需注意：研磨时加水量宜少；搅拌混悬时加水量宜大，以除去水溶性的有毒物质或杂质；朱砂和雄黄粉碎不仅要忌铁器，还要忌火煅，注意干燥温度，以免毒性增强。适用于雄黄、朱砂、滑石、珍珠、玛瑙等药物。

(李 飞)

## gānliúfǎ

### 干馏法 ( dry distillation )

将药物置于容器内以火烤灼，使产生汁液的炮制方法。又称干馏。目的是制备有别于原药材的干馏物以适合临床需要。如嫩竹干馏制得的竹沥具有清热化痰、镇惊利窍的作用；黑大豆干馏制得的黑豆馏油具有消炎、抗菌、收敛的作用；鸡蛋黄干馏制得的蛋黄油具有清热解毒的作用。竹沥在汉《神农本草经》中称为"竹汁"，梁·陶弘景《本草经集注》始称竹沥。唐·孙思邈《备急千金要方》出现竹沥及蛋黄油制备方法的记载。操作方法有三种：①将原药材用砂浴加热，在干馏器上部收集冷凝的液状物，如黑豆馏油。②将原药材放入适宜容器后倒置，在容器周围用武火加热，下口收集液状物，如竹沥。③将原药材放入炒制容器内，以文火除去水分后用武火炒至油出尽，过滤后收集，如蛋黄油。干馏须在温度较高的条件下进行，由于原药材不同，各干馏物裂解温度也不一样，如蛋黄油在 280℃ 左右，竹沥油在 350～400℃，豆类的干馏物一般在 400～450℃ 制成。原药材由于高热处理，发生了复杂的质变，产生了新的化合物，而具有新的功效。适用于竹沥、蛋黄油和黑豆馏油等药物的制备。

(李 飞)

## páozhì shèbèi

### 炮制设备 ( equipment for processing medicinals )

用于中药材净选、洗、润、切、干燥、炒、炙、蒸煮、粉碎等制备中药饮片的器具或机械。炮制设备的发展经历了传统炮制工具和现代炮制设备两个阶段，前者主要是利用日常生活或生产用具，如风车、剪子、刀斧、筛子、铁碾船、乳钵、炒锅等对中药进行小规模加工炮制，主要以手工操作为主；后者主要指现代化工业化生产饮片时专用的炮制机械，可供中药大规模加工炮制使用。中华人民共和国成立后，中药炮制的生产方式逐渐由机械化代替了手工操作，提高了生产效率，降低了劳动强度，减少了药材损失，并为中药饮片质量的标准化、规格化迈出重要的一步。20 世纪 70 年代以来，中药炮制机械行业快速发展，已成立专门的协会，在参考国内外相关制药设备特点及功效的基础上，制造适合饮片生产的机械，确保现代炮制机械制药能够传承传统的中药饮片加工技术。目前，中药炮制机械主要以单机为主，成套程序化、信息化控制设备正在研发中。现有炮制设备 60 多种。当前炮制设备包括：①净制设备，风选机、筛药机、色选机、磁选机、循环水洗药机或不锈钢水池等。②浸润设备（软化设备），旋转式全浸润机、真空润药机等。③切制设备，剁刀式切药机、旋转式切药机、旋料式切药机、多功能切药机等。④干燥设备，翻板式干燥机、热风式干燥机、红外线干燥机、循环式烘箱、隧道式蒸汽干燥箱、真空干燥箱、微波干燥机等。⑤蒸煮设备，不锈钢蒸锅、回转式蒸药机、可倾式蒸煮锅、夹套加热罐等。⑥炒制设备，能够自动控温采用燃油、燃气或电作为加热源的滚筒式炒药机、平锅式炒药机等。⑦制霜设备，热挤压去油制霜机等。⑧发酵、发芽设备，恒温培养箱、发酵罐等。⑨煅制设备，中温煅药炉、反射式高温煅药炉、闷煅炉等。⑩灭菌设备，微波、干湿热、臭氧、环氧乙烷、放射等灭菌方式。⑪粉碎、筛分设备，锤式粉碎机、球磨机、万能粉碎机、气流粉碎机、超低温粉碎机、振动筛分机、旋转筛分机等。

(江 云 黄勤挽)

chuántǒng páozhì gōngjù

## 传统炮制工具 (traditional equipment)

以传统手工方式炮制加工饮片所使用的工具。又称传统器具。传统工具随着生产力的发展而逐渐进步，在原始社会没有炮制工具，人类只能采取"咀"法，将药材体积变小，便于服用。随着青铜、铁等金属制品的问世，始有了切药刀。传统工具可分为早期炮制器具和近代炮制机具，前者主要使用日常生活或生产用具，对药物进行简单、少量的加工，一般不改变药物外形，多是除去药物灰屑，如簸箕、箩筛等；后者为可进行小批量加工生产的炮制专用设备，如手工切药刀、碾船等。传统工具主要有：①净制工具：剪子、簸箕、刷子、筛子（菊花筛、延胡索筛、中眼筛、紧眼筛等）、风车、箩等。②浸润工具：瓷缸、瓦盆等。③切制工具：镑刀、斧子、切药刀、刨刀等。④粉碎工具：铁锉、捣筒、碾船、乳钵、擂钵等。⑤炮炙工具：炒锅、煅锅、蒸笼、木甑、平炒锅、斜炒锅、炖罐、铜盆等。⑥干燥工具：竹匾、竹席、炕床等。⑦煅制工具：阳城罐、密闭扣锅等。传统炮制工具具有操作简便灵活、成本较低、药材损耗较低等特点，适用于小规模加工。但对操作者的熟练程度要求较高，同时在生产过程中也存在费时费工，无法适应中药饮片现代化、规范化和规模化生产的需要等不足之处，这主要受制于当时社会生产力的发展水平。随着科学技术的进步，大部分中药炮制传统工具已废弃不用，少数工具在精品饮片的加工或药店、药房调剂中仍在发挥作用。

（江云 黄勤挽）

chuántǒng qiēyàodāo

## 传统切药刀 (traditional medicinal-cutting knife)

用人工操作中药材切制的刀具。又称铡刀。为中药炮制传统用具之一。由刀片、刀床（又称刀桥）、刀鼻（又称象鼻或刀脑）、压板、控药棍等部件组成（图）。刀口有两种，一为平面口，一为单楔型口。平面口刀宜切薄片及体质疏松的厚片；单楔型口刀宜切坚实药厚片、薄片及茎类小段。操作时，人坐在刀凳上，左手握住药材向刀口推送，同时右手握住刀柄向下按压进行切制即可。传统切药刀操作简单，方便灵活，不受药材形状限制，切制的饮片均匀、美观，损耗率低，类型和规格齐全。但手工切制劳动强度大，切片速度慢，效率低，片型的规整度与操作者的熟练程度密切相关。使用时需注意：①注意磨刀：磨刀要着力，使刀口贴实磨面，直到磨出青锋口为止，俗称"见青"。刀磨得锋利，饮片才能切制整齐。②保养刀具：在切药过程中，质地坚硬的药材，不宜强切，以免刀口崩裂。每次药材切完后，需要用植物油搽涂刀面，以防生锈。③切药时左手紧握铁钳或竹把子夹紧药物，徐徐平推向前送药，右手紧握刀柄用力适当，下刀敏捷、起落均匀，才能切制出厚薄均匀的合格饮片。传统切药刀已成为具有地域特色炮制技术流派的代表性标志，如江西建昌帮的切药刀有"见刀认帮"的说法，具有"体重（刀面约1.5kg）、把长（约26cm）、刀面阔大、刀口线直、刃深锋利、吃硬省力、一刀多用"等特点，从而使得其切制的饮片片型具有"斜、薄、大"的特征。

（江云 黄勤挽）

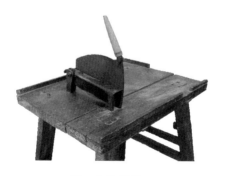

图 传统切药刀

xièzhǎoqián

## 蟹爪钳 (crab-claw-like pliers)

用于夹住类圆形不规则团块或颗粒状原药材便于后续切制加工的传统炮制工具。是江西樟帮炮制特色工具之一。蟹爪钳由薄弹簧钢制成，形如蟹爪或镊子，有弹性，上背为弧形，下背平直，有多种规格，不同规格的钳口上下有数目、疏密不同的齿，可互相嵌合（图）。操作时，用于夹住药材，切制时将单个药材夹紧后向前平稳推进送药。切制时应根据药材的大小，选择合适钳口规格的蟹爪钳；同时避免长时间夹住药材不松开造成薄弹簧钢失去弹性；在切制药材中避免刀刃切在蟹爪钳上造成卷口。在延胡索、郁金、半夏、槟榔等药材手工切制中，即可使用蟹爪钳夹紧药材。

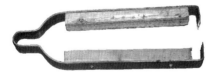

图 蟹爪钳

（江云 黄勤挽）

zhúshāi

## 竹筛 (bamboo sieve)

以竹子编

织的网状筛分工具。主要用途有三种：筛去药物中的砂石、杂质，使其纯净；筛去药物炮制中使用的固体辅料；对药物大小和粉末的粗细进行筛分，使其规格趋于一致。竹筛一般为圆形浅边，底平多孔，直径 50~70cm，四周边高 3~4cm，底部筛孔一般是正方形，大小不一（图）。根据筛孔的直径分为：①菊花筛，筛孔内径为 15~20mm。②大中眼筛，筛孔内径为 6.6mm。③小中眼，筛孔内径为 4.5mm。④大紧眼筛，筛孔内径为 2mm。⑤小紧眼筛，筛孔内径为 1.33mm。另有大眼圆孔或六角形孔眼的竹筛，式样相同。使用竹筛时，双手握紧边沿，采用簸或颠的方法振动竹筛，达到筛分药物的目的。应根据药物和杂质体积大小的不同，选用不同规格或孔径的竹筛。如麸炒白术后，选择合适孔径大小的竹筛，通过筛分，使得辅料麦麸和白术分离；蛤粉烫（见蛤粉炒）阿胶后，通过竹筛筛分，使得辅料蛤粉和阿胶珠分离等。

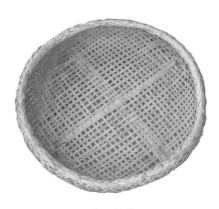

图　竹筛

（江　云　黄勤挽）

yángchéngguàn

**阳城罐**（special cauldron for calcining medicinals）　以耐火陶土烧制成的用于炼硫、炼丹或煅烧矿物药的圆筒状罐子。其中部膨大，口部与底部略小，又名嘟噜罐。阳城罐实则是两个罐子，一大一小（图），俗称"一公一母"，能够耐高温炉火的直接煅烧而不损坏，古代因山西阳城（现山西省晋城市阳城县）生产的质量最佳而得名。使用阳城罐时，如用于炼硫或炼丹，一般是大小两个罐子配套使用，小罐在上，大罐在下，中间接缝处用桑皮纸和盐泥密封严实，起到密闭隔绝空气的作用，小罐装入炼丹原料加热成熔融状态贴于罐内壁，大罐空置，在小罐顶部周围用炭火加热，使得液态硫或生成的丹药滴入下部的大罐；如用于煅烧矿物药，大罐和小罐可单一使用，根据矿物药质地选择，质轻用大罐，质重用小罐，装入八成满，放入烈火中煅烧至矿物药红透为止。使用后，需等阳城罐冷却后才能揭开密封处，避免灼热药物在空气中灰化。如传统降丹药渴龙逤江丹的制备即使用阳城罐。

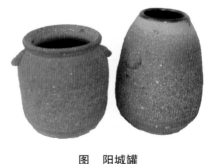

图　阳城罐

（江　云　黄勤挽）

niǎnchuán

**碾船**（ship-shaped crusher）　用于碾制药物的船形器具。俗称药碾子。碾船一般由生铁铸造，中部阔大，两端渐窄，里面凹进，形似船（图），故又称铁碾船，亦有由黄铜、陶瓷、石料等制作而成。由船形槽与具有中心轴柄的碾轮两部分组成，大小不一，一般以长 1m，中部阔大处宽 20cm 为佳，体积过小则容量有限需多次碾制，过大则操作困难。操作时，人可站立或取坐式，双足踩踏或双手握住碾轮的轴柄，使其在船形槽中前后往复运动，利用碾轮与碾槽的摩擦达到粉碎药物的目的。操作时需注意，人采用站立操作时，推动碾轮在船槽中前后往复运动，更多利用腰部力量，避免过早疲劳。适用于碾制质地酥软、不吸潮、不与铁器起作用的药物，如传统碾制粉碎麻黄、藿香、薄荷等药材。

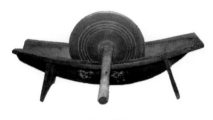

图　碾船

（江　云　黄勤挽）

léibō

**擂钵**（motar and pestle）　以熟铜或熟铁制成利用锤击冲力粉碎少量药物的工具。形如倒锥体，由擂棒（又称杆锤）与擂钵筒组成（图），有的配有盖子，盖顶中央有圆孔，供擂棒穿过，便于上下捣动。内侧有大量由钵底向钵口呈发射状的纹路，用以增加摩擦力。操作时，用手紧握住擂棒，上下锤击粉碎药物，药物粉碎的粒径可通过锤击次数和力量控制，注意避免药物四处飞溅。适用于少量块茎、果实、种子、矿物类药物的粉碎。某些矿物、动物、植物类药物，质地特殊或体型较小，不便于切制，则需碾碎或捣碎，以便调配和制剂，如药房调剂果实种子类药材配方时，有逢子必捣的说法，如益智、砂仁、白豆蔻等调剂时均需要用擂钵适当粉碎，是药房调剂必备的工具之一。

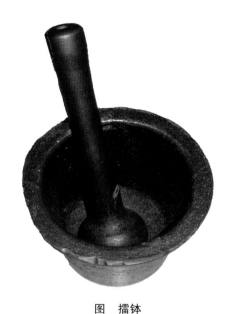

图　擂钵

（江　云　黄勤挽）

zhuànglóng

**撞笼**（cage in which medicine are dashed and stroked to remove non-medicinal parts）　以竹篾编制而成通过来回撞击除去药材残留须根的圆锥形笼状工具。又称槽笼。呈中间大、两端细小的纺锤形，中间有一小门用于装填药物（图）。常用于须根较多的根及根茎类药材产地粗加工，以除去大量残存的须根。可一人或两人操作，一人操作时，将撞笼的一端用绳子挂起，双手握住另一端，来回用力猛撞，通过与笼壁的撞击和摩擦，去除药材表面的须根、粗皮等，出笼后筛去灰渣，即可；两人操作时，分别紧握撞笼细小的两端，进行来回撞击。使用时，特别是两人操作时，来回撞击撞笼的节奏应该协调一致，才能提高生产

效率。如产地加工药材黄连（味连）时，先将黄连干燥，趁热及时撞击能够有效去除残存须根。

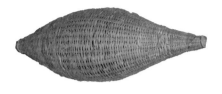

图　撞笼

（江　云　黄勤挽）

xiàndài páozhì shèbèi

**现代炮制设备**（modern equipment）　在中药炮制原理指导下，结合具体炮制工艺和饮片生产特点，运用现代科技手段制造而成的中药饮片生产专用机械设备。又称炮制机械。新中国成立后，中药炮制传统工具的产能已远远不能适应急剧增加的饮片需求，客观上促进了炮制设备的研制和生产，对中药饮片工业的技术提升和产业化起着重要作用。随着科学技术的进步，炮制设备也由单一设备向多元化成套联用设备单元发展。主要包括：①净制机械：主要有 FLBL 型变频立式风选机、FWBL 型变频卧式风选机、XSG 系列（鼓式）循环水洗药机、XSR 系列柔性筛选机、XSZ 系列振动式筛选机、XZS 型高效筛粉机等。②软化机械：主要有 QRY 型（真空）气相置换式润药机、移动式浸泡槽等。在软化方法上进行了有效的改进，如定量润药法、空压快速引润法及真空喷气快速引润法，大大缩短了润药时间，减少有效成分的流失。③切药机械：主要有 QWZL 型直线往复式切药机、QYJ1 型剁刀式切药机、YJ2 型转盘式切药机、QXP-480 型斜切式切片机、刨片

机、DQG 型多功能切片机等。④粉碎设备：主要有以撞击为主的 FQ 型球磨机、柴用粉碎机及锤击式粉碎机，以研磨为主的双杆、三杆电动乳钵，以碾压为主的电动轮碾机，以综合作用为主的 WF 型万能吸尘粉碎机组等，以破轧为主的 PSJ 型颚式破碎机、ZYJ 型轧扁机、CSJ 型粗碎机等。⑤炮制设备：炒制设备主要有滚筒式炒药机和平锅式炒药机两种，如 HY-64 滚筒式炒药机、CGY-700 滚筒式燃油炒药机、自控温鼓式燃油炒药机、电热鼓式炙药机等。煅制设备有中低温煅药锅、反射式高温煅药炉，如 DY-600 型温控式煅药锅等。蒸煮设备有可倾式蒸煮锅、夹套加热罐等。⑥干燥机械：主要包括封闭式烘干箱、敞开式烘干箱、滚筒式烘焙机、网带式烘干机、转筒式烘干机等，如 DW 型带式干燥机、CT-C 型热风循环烘箱等。现代设备具有大大降低劳动强度、提高生产效率、保证工艺及产品质量的稳定均一等优点。在中药饮片生产管理规范广泛应用，实现中药饮片规模化的生产。但由于药物种类较多，性状各异，一些设备还存在着净制或切制效果欠佳、对药材损耗较大等不足之处。炮制设备正处于由半机械化向机械化、自动化和智能化逐步过渡的阶段，对饮片加工的质量和生产效率还有待进一步提高。

（江　云　黄勤挽）

jìngzhì jīxiè

**净制机械**（machine for cleaning medicinals）　选取中药材规定的药用部分，除去非药用部位、杂质及霉变品、虫蛀品、灰屑等，使其达到净度标准的炮制设备。适用于不同类型药材净选加工，与传统手工净制比较，具有降低

劳动强度、生产效率高等特点，广泛应用于现代化中药饮片的生产。中药饮片净制机械种类较多，根据净制原理不同主要分为：①风选机械。利用药材与非药物杂质（如石子、泥沙、铁屑、棉纱、毛发等）的不同质量与形状的差异，在适当风力作用下产生不同位移而加以分离的机械。主要有卧式和立式风选机，风选能力可达200～1000kg/h。②筛选机械。根据药材和杂质体积大小的不同，利用不同孔径的筛目，以筛除药材中沙石、杂质的机械。主要有往复式振动筛选机、柔性支撑斜面筛选机等。③磁选机械。利用强磁性材料吸附混合在药材中的磁性杂物（如铁钉、铁丝、铁屑等），将药材与磁性杂质进行分离的机械。主要有带式磁选机、棒式磁选机等。④干洗机械：利用药物在带网格的滚筒里滚动而发生相互摩擦除去表面尘土、灰屑等杂质的机械。⑤水洗机械：通过用水浸泡、喷淋等方法，清洗药材表面杂质的机械。主要有滚筒式循环洗药机等。⑥脱皮机械：一种依靠两个作用面对药材施加一定压力的同时进行搓擦运行实现脱皮目的的炮制设备。

（江　云　黄勤挽）

### fēngxuǎnjī

## 风选机 （machine for winnowing medicinals）

利用药物与杂质比重不同而在气流中飞行速度的差异，借助风力将药物与杂质分离的炮制设备。主要用于药物的净制。根据外形主要分两类：立式风选机和卧式风选机。其结构一般均由输送机、振动送料器、变频风机、风选箱、出料口等部件组成。操作时，卧式风选机产生的气流匀速进入风选箱，物料经输送机、振动送料器在风选箱的一端落下，随风漂移，按重量分级后在各出料口排出；立式风选机产生的气流匀速进入风管，物料经输送机、振动送料器在风管中部落下，重物在风管底部排出，轻物被气流带至风选箱，经分级后排出。不同药物利用风选机进行净化筛选时，需要根据药物的自身性质确定适宜的气流速度，若气流速度大于物料的悬浮速度，则物料被气流带走；当气流速度小于物料的悬浮速度时，则物料在气流中沉降。饮片生产中，通过风选机可快速地将干瘪者及果柄等非药用部位除去，多适用于果实种子类药材的净制，如紫苏子、车前子、吴茱萸等。

（江　云　黄勤挽）

### xǐyàojī

## 洗药机 （machine for washing medicinals）

通过向滚筒中药物喷淋清水以洗去附着在药物表面杂质的炮制设备。由不锈钢筒体、喷淋管、贮水槽、水泵、电机等组成。洗药机有多种规格，生产中常用的是循环水洗药机（图）。其主体部分是壁面开有许多小孔的鼓式转筒，转筒内部安装有螺旋挡板，由电机通过皮带直接驱动转筒旋转，药材在螺旋挡板推进下前进。转筒下部是水箱，水箱的水经过泥沙过滤器由水泵将其增压，通过喷淋管、喷嘴喷向转筒内的药材。由于转筒部分浸入水箱，药材被充分浸泡，再通过喷淋水冲刷、转筒旋转使药材相互摩擦等作用，使附着在药材表面的杂物易于脱落并残留在水中，达到清洗药材的目的。操作时，药材由进料斗送入，启动高压水泵、转动筒体，物料在被筒体内螺旋板推进的同时进行漂洗、喷淋洗或高压水冲洗，冲洗水经沉淀、滤过后由水泵抽取喷入做第二次冲洗，如此循环几次直至药材洗净。洗净后，打开滚筒尾部挡板，取出药材。具有节约用水、减少污染、洗净效果好等优点。使用时需要特别注意：有效成分易溶于水的药材清洗时间不宜过长，俗称"抢水洗"。饮片生产中，主要用于根及根茎类药材的清洗，如川芎、当归、独活、续断等，可以快速有效地洗去附着的泥土等杂质。

（江　云　黄勤挽）

### tuōpíjī

## 脱皮机 （plane vibration sieve）

依靠两个作用面对药材施加一定压力的同时进行搓擦运行实现脱皮目的的炮制设备。主要由电动机、电机带轮、主动脱皮辊、从动脱皮辊、皮带、齿轮等部分组成。操作时，将预处理好的药材适量均匀地喂入进料口，药材通过两个脱皮辊的相对转动被带入

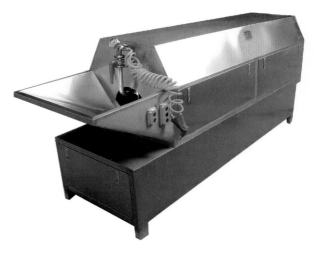

图　鼓式循环水洗药机

两辊之间，同时由于两个辊间的转速不同产生摩擦作用，将皮脱下。主要用于苦杏仁、桃仁的去皮。因脱皮机的两辊直接挤压药材，为保证搓擦作用所需摩擦力大小，应根据药材的大小及预处理状态适当调整两个脱皮辊间隙大小及两个辊转数，减少种仁破碎，提高脱皮率。

（江 云 黄勤挽）

**shāiyàojī**

## 筛药机（screening machine）

利用药物和杂质的体积差异将药物与杂质进行分离，或根据药物本身的体积差异进行药物分等的炮制设备。此设备可通过安装不同规格的筛网，实现对不同杂质的分离以及对不同药物分等的需要。根据筛药机的工作原理，可分为振动筛药机和旋转筛药机。振动筛药机主要由筛斗、筛网、传动机构、机架、电动机等机械部件组成。运行时，通过振动电机的上下激振力使其做三次元运动，迫使物料成螺旋跳跃前进，最终由出料口排出。一定范围内可筛选任何颗粒、粉末、黏液。旋转筛药机是由直立式电机作激振源，电机上、下两端安装有偏心重锤，将电机的旋转运动转变为水平、垂直、倾斜的三次元运动，再把这个运动传递给筛面。调节上、下两端的相位角，可以改变物料在筛面上的运动轨迹，药物经筛面向出口移动，达到分级、分档、净制的目的。具有结构合理、使用方便、运转平稳、噪音小、耗电低、适用广、效率高等特点，亦可根据需求随意调整各种规格、孔径的筛网。筛网孔径的选择，一般圆形筛孔为所过物料尺寸的 1.2～1.3 倍；方形筛孔为所过物料尺寸的 1.3～1.4 倍。广泛适用于颗粒状、片状、块状等各类形状的药物的筛选、分档，并常与除尘装置配合使用。操作时上料应均匀、适度，避免因药物堆积而导致筛分效果不佳的情况。操作完毕应等筛网面上的药物全部落入料箱后再关闭电源。清理筛网时严禁敲打筛面，避免筛面破损。

（江 云 黄勤挽）

**zhēnkōng rùnyàojī**

## 真空润药机（vacuum herbal medicine infiltrating machine）

利用气体的强穿透性将低压水蒸气通入处于高真空下的药材，使药材在低含水量情况下，快速、均匀软化的炮制设备。又称真空气相置换式润药机。其结构主要由润药筒、转动装置、真空泵、蒸汽部分等组成。操作时，将干净的药物投入圆柱形筒内，打开真空泵抽取真空，使药材内部微孔呈真空状态通入流通蒸汽，待温度逐步上升到规定的范围，保温 15～20 分钟后（时间可根据药物性能掌握）再关闭蒸汽，使水蒸气充满药材内部的微孔，完成"汽-气"置换的过程而使药材软化，一般软化时间 30 分钟，最长不超过 90 分钟。真空润药机软化药材具有吸水迅速均匀、浸润时间短、水溶性成分流失少的特点，并且减轻劳动强度，其中阀门的开闭、容器的密封、抽真空、真空度控制、充蒸汽、关机等过程均可自动化完成。主要适用于常压下需要长时间浸润或常压浸润易霉烂变质的药物，如忍冬藤、木通、甘草等长条状或整捆药材的软化处理。

（江 云 黄勤挽）

**qiēyào jīxiè**

## 切药机械（machine for slicing medicinals）

将中药材按不同饮片规格要求，切制成饮片的炮制设备。适用于切制不同类型药物且能连续进料，具有节省劳动力、减轻劳动强度、生产速度快、产量大、效率高等特点，被广泛应用于现代化中药饮片的生产中。中药饮片切制机械种类较多，根据其切制原理的不同，主要分为：剁刀式切药机、旋转式切药机、多功能切药机、刨片机、镑片机等。剁刀式切药机切刀做上下往复运动直接在输送带上切割物料，适用于切制全草类、根及根茎类、皮叶类药材。旋转式切药机分为转盘式切药机和旋料式切药机，转盘式切药机为动刀与定刀之间的剪切，适用于切制全草、根茎及果实类药材；旋料式切药机物料进入转盘做圆周运动，经过切向的刀片时被切成片状，适用于切块状药材。多功能切药机为小型中药切片机，用于切制少量或贵重药材。刨片机系将物料放置在投料口中，用安装在转盘上匀速旋转的刀片不断切削成厚度 0.5mm 以下的极薄片。镑片机系将润软后药材置装药盒中，由加压力轮将药材向下挤压，利用镑刀来回运动将药材镑成极薄片，适用于切制动物角类药材。

（江 云 黄勤挽）

**duòdāoshì qiēyàojī**

## 剁刀式切药机（mincing knife machine）

由挤压式输送链输送药物，依靠往复式刀架的上下往复运动来切制中药饮片的炮制设备。主要由切刀机构、电动机、输送链、传动机构、机架等部分组成。操作时，将软化好的药材整齐均匀地码放在输送链上，由输送链送到切口处，同时通过电动机使刀片在切口处做上下往复运动，将药材切断；其中饮片的厚薄由偏心调节部分进行调节，并常与振荡筛配合使用，使切制后的饮片及时筛选分等。此设备结构简单、适应性强、产量高，主要适合切制长条形或扁块状的根及根茎类、皮叶类及全草类药材，可将药材切成 0.7～60mm 范围内的片、段、节、咀、丝等形状。不适用于球形、颗粒状药材的切制。如白芍、党参、黄柏、益母草等的切制。

（江　云　黄勤挽）

xuánzhuǎnshì qiēyàojī

**旋转式切药机**（rotary machine for slicing medicinals）　利用刀片旋转或药物旋转进行饮片切制的炮制设备。根据刀具和药材的运动方式分为两类，即转盘式切药机和旋料式切药机。适宜根茎、果实、种子等团块状或类球形药材的切制，不适合全草类、叶类、根类药材切制。①转盘式切药机：由切刀结构、送料装置、变速箱、机架、料盘等部件组成。使用时，药材经上、下输送链被压送进入刀门（相当于定刀口），被输送链推出顶着刀盘压板，通过转盘刀的旋转而截切得到所需规格的饮片，如川芎、泽泻、茯苓等药材切制。操作时需注意：由于输送链是连续送料，而切刀是每转 2 次的断续性切药，故易产生一些不规则片或碎屑。②旋料式切药机：由机架、电机、刀片、料斗、转盘、外圈和片厚调节机构等组成。使用时，物料从高速旋转的转盘中心孔投入，在离心力的作用下滑向外圈内壁做匀速圆周运动，当药材经过装在切向的固定刀片时，被切成片状，如附子、延胡索、浙贝母等药材切制。

（江　云　黄勤挽）

duōgōngnéng qiēyàojī

**多功能切药机**（multifunctional

machine for slicing medicinals）由多种不同形状进料口和旋转刀片组成，能够切制不同片型规格饮片的炮制设备。属于小型中药切片机，切制原理与转盘式切药机（见旋转式切药机）相同，又名多功能转盘切药机。两者区别在于将转盘及切刀轴线由卧式改为立式，取消传送带采用手工输送切片，由于设置了多种形式的进料口，如圆管状进料口、竖直进料口、方管状或不同倾斜角度进料口等，可以切制圆片、直片、斜片等不同饮片规格。具有体积小、重量轻、结构简单、使用方便的特点，可根据药物形状、直径选择不同的进料口，但由于其送料无机械传送，完全依靠手工逐个进行，因此多用于中药房或药店的小量加工。适合于根、根茎、果实类中药材的切制。切药时需注意将药材充满加药管，并调节合适的转刀频率，切制饮片断面才能整齐。

（江　云　黄勤挽）

bàngpiànjī

**镑片机**（tablet machine）　以全液压系统为动力，通过导向机构推动完成横向或纵向往复运动而切削质地坚韧的动植物药材的炮制设备。中药镑片机设有自动进刀调刀机构，包括进刀油缸座、进刀油缸、可供调节的刻度盘、紧固在进刀油缸底部的齿条和三个齿轮。进刀油缸座上装配进刀手柄，传动油缸底部的齿轮、齿条，达到调节镑片厚薄度的不同规格，一次调节后能使所镑片的规格一致。压紧油缸分别由减压阀控制成为同步连续和断续的自动输送方式。移动滑道运载几组料盒，能向不同方向推移，接受镑削或进料。机器工作时，通过调整药盒上加压力轮将药物向下

挤压，两组刀具斜向对称凸出刀板，利用镑刀往返运动，将中药材镑成极薄片。适用于动物角类饮片如水牛角的炮制加工。特别注意预防进刀调刀机构在使用中发生故障而停机，应及时使用备用的手动轮调节工作台而排除故障。

（江　云　黄勤挽）

èshì pòsuìjī

**颚式破碎机**（jaw crusher）　以曲动挤压方式将中药材压碎或劈碎的炮制设备。主要由电动机、机架、偏心轴、大皮带轮、飞轮、动颚、侧护板、肘板、肘板后座、调隙螺杆、复位弹簧、固定颚板与活动颚板等组成。运行时，电动机驱动皮带和皮带轮，通过偏心轴使动颚上下运动，当动颚上升时肘板和动颚间夹角变大，从而推动动颚板向定颚板接近，与此同时药材被挤压、搓、碾等多重破碎；当动颚下行时，肘板和动颚间夹角变小，动颚板在拉杆、弹簧的作用下离开定颚板，此时已破碎药材从破碎腔下口排出，随着电动机连续转动破碎机动颚作周期性的压碎和排料，实现批量生产。常与筛选装置组合使用，主要适合矿石类、贝壳类的破碎。其生产能力，除取决于规格外，还取决于偏心轮的转速。具有破碎比大、产品粒度均匀、结构简单、运营费用经济等特点。操作时应注意适量均匀喂料，大块径药材应先预处理至适合大小，避免卡料卡机。

（江　云　黄勤挽）

jiāotǐmó

**胶体磨**（colloid mill）　通过相对连动的定齿与动齿之间高速旋转以达到对药物粉碎或乳化的离心式炮制设备。是湿式超微粒加工的新型设备。主要部件由磨头、

底座传动、电动机三部分组成，动静磨片是关键部件，由高强度不锈钢制成。工作原理是由电动机通过皮带传动带动转齿（或称为转子）与相配的定齿（或称为定子）作相对的高速旋转，其中一个高速旋转，另一个静止，被加工物料通过本身的重量或外部压力（可由泵产生）加压产生向下的螺旋冲击力，透过定、转齿之间的间隙（间隙可调）时受到强大的剪切力、摩擦力、高频振动、高速旋涡等物理作用，使物料被有效地乳化、分散、均质和粉碎，达到物料超细粉碎及乳化的效果。具有操作简单，运转平衡，噪音小，耐腐蚀等优点，适用于高黏度和颗粒较大物料的粉碎，但粉碎过程中转定子与物料摩擦产生较大的热量，因此不适用于热不稳定的药物粉碎。

（江 云 黄勤挽）

**qiúmójī**

**球磨机**（ball mill） 将圆筒体内装入钢球作为研磨介质，通过机械振动使得内部球体的反复摩擦和撞击粉碎药物的一类机械。由水平的筒体，进出料空心轴及磨头等部分组成。筒体为钢板制造的长的圆筒，有钢制衬板与筒体固定。筒内装有研磨体，研磨体一般为钢制圆球，并按不同直径和一定比例装入筒中，研磨体也可用钢段，根据研磨物料的粒度加以选择。物料由球磨机进料端空心轴装入筒体内，当球磨机筒体转动时，研磨体由于惯性和离心力、摩擦力的作用，使它附在筒体衬板上被筒体带走，当被带到一定的高度时，由于其本身的重力作用而被抛落，下落的研磨体像抛射体一样将筒体内的物料给击碎。适用于结晶性药物或脆性药物的粉碎，其结构简单，可

密闭操作，减少操作时粉尘飞扬，劳动条件好，生产雄黄、朱砂等矿物类饮片时常用到此类机器。使用时需注意转筒转速对研磨效果的影响，转速过低时，研磨介质上升到较低高度即会沿筒壁下滑，研磨效果差；转速过高时，研磨介质在筒体内会沿抛物线轨迹抛落，易造成研磨介质破碎和加重筒体的磨损。

（江 云 黄勤挽）

**gānzào jīxiè**

**干燥机械**（machine for drying medicinals） 利用热能除去药物中多余水分的炮制设备。饮片切制前均需要进行软化处理，因此在切制成饮片后仍含有多余的水分，必须选择适宜的干燥设备除去多余的水分，以避免饮片发霉、变色、变质而影响其质量。古代习惯用天然热源或自然通风来干燥药物，即晒干、晾干等方式，但受自然条件约束，生产效率很低；进一步改进为使用燃料的干燥装置，如炕床等，但传热效率仍然较低，只能适应小规模饮片生产；随着科技进步，出现了多种形式的干燥机械，适应饮片现代化生产的需要。干燥机械的工作原理主要分为两类：第一类是热能传递到药物使得表面湿分蒸发，然后内部湿分传递到表面继续蒸发至达到规定的水分限度；第二类是通过能量转化在药材内部产生热量再扩散至表面。中药饮片常用的干燥机械主要分类有：①按操作压力分类：有常压干燥器（常规的烘箱、烘房）和减压干燥器，减压干燥器更适合含热敏性成分的中药材干燥。②按加热方式分类：有对流式、传导式、辐射式、介电式等。对流式干燥介质与药物直接接触，将热能传递给药物的同时带走药物表面的

水分而达到干燥目的；传导式干燥通过传热壁面加热药物使药物中多余水分挥发而达到干燥目的，干燥介质与药物不直接接触；辐射式干燥利用电磁波、红外线等照射中药材表面而转化为热能，使药物表面水分汽化；介电式干燥利用微波、超声波等高频电场作用使药物内部发生热效应，水分汽化而进行干燥。③按照结构类型分类：有厢式干燥器、翻板式干燥机、卧式干燥箱、风筒式干燥机、网带式干燥机、振动流化型干燥机等。实际生产中，需要根据药物中所含成分的性质、药物干燥特性（如干燥曲线、临界含水率、平衡含水率等）、设备的干燥产量、收得率、可利用的热源等诸多因素选择适宜的干燥设备。

（江 云 黄勤挽）

**fānbǎnshì gānzàojī**

**翻板式干燥机**（kickflip-like drying machine） 在多层翻板组成的输送带中往复传动湿药材，使其均匀受热达到干燥目的的干燥机械。由上料输送带、翻板烘干室（室内有多层由链轮和链板组成的输送带）、热风鼓风装置、排潮气口等部分组成。工作原理：切制后的饮片经上料输送带送入干燥室内，由若干翻板构成的帘式输送带往复传动，热风炉或蒸汽换热器产生的干净热空气经送风器分配给烘箱内的多层翻板，自上而下运动，经热空气对中药材的对流传导和辐射传导，达到干燥目的，干燥后中药材沿出料口经振动输送带进入立式送料器的出料漏斗出料。此设备干燥饮片属于连续干燥，受热均匀，干燥效果好，适宜大量生产的需要，如附片、黄连片等干燥。使用时需注意：上料前应充分预热烘箱，

待到达规定温度后方可上料；物料上料应均匀，不宜铺放过厚；干燥过程中若传送带故障停机，应及时通风降温避免物料焦化；干燥温度、干燥时间、物料流量等参数应该通过预实验摸索得到，确保干燥药材质量。

（江 云 黄勤挽）

## rèfēngshì gānzàojī
### 热风式干燥机（heated air drier）

利用热源产生热风对流输送到密闭环境内均匀干燥药材的干燥机械。主要结构由燃烧室、热风管、鼓风机等组成，根据大小材质不同，可分为热风循环烘箱和热风循环烘房。工作原理是其燃烧室内以煤、柴油、天然气、电等作为热源，热风从热风管内输入室内，在鼓风机作用下，使热风对流，达到室内温度均匀，热空气将药材烘干，变成湿热空气，由出口排出，由于湿热空气不断排出，干热空气不断补充，保证药材水分小不断蒸发而使之烘干。此干燥设备结构简单，易于安装，适宜大批量生产。使用特点：干燥烘盘可配不用孔径大小的筛网，适合于多种不同大小药材的选择；适用于干燥带湿润水的物料；热量的利用率较低，连续干燥时可改善热量利用率。操作时，用筛、匾、干燥烘盘盛装待干燥的中药材或饮片，分层放入推车的铁架中，由轨道送入。物料干燥后，停止鼓风，收集干燥物料。操作时应注意：干燥温度和干燥时间应视药材质地和性质而定，常规中药材温度一般约80℃，含挥发性成分的中药材应控制在50℃以下。

（江 云 黄勤挽）

## hóngwàixiàn gānzàojī
### 红外线干燥机（infrared drier）

利用红外线辐射能作为热源快速干燥药材的干燥机械。由红外辐射能发生器、干燥室、机械传动系统等组成。红外线是波长在0.72～1000μm之间的电磁波，一般0.72～3μm为近红外线，3～5.6μm为中红外线，5.6～1000μm为远红外线，大部分物质分子运动的固有振动频率在远红外线的频率范围之内，故常用远红外干燥机。原理是在干燥机内，药物由输送带载送，经过红外线热源，一部分被干燥物体表面反射，另一部分吸收进入物体内部，当红外线反射频率与物料中分子运动频率相匹配时，会引起分子运动加剧，发生彼此激烈碰撞和摩擦而使内部发热，温度升高后使水分汽化而实现高效干燥。使用特点：干燥时间由输送带的移动速度来调节，干燥速度快，药物质量好；具有杀菌、杀虫及灭卵能力；节省能源，造价低，便于自动化生产；能较好地保留中药挥发性成分，特别适用于芳香类中药材的干燥灭菌。

（江 云 黄勤挽）

## wēibō gānzàojī
### 微波干燥机（microwave drier）

利用微波作为加热源快速干燥药材的干燥机械。由微波发生器、波导装置、微波干燥器、冷却系统、排湿系统等组成。根据结构常分为间歇式箱式微波干燥器（包括微波真空干燥器）和连续式隧道式微波干燥器。适用于中药原药材、炮制品及中成药之水丸、浓缩丸、散剂、小颗粒等的干燥灭菌。设备原理：微波干燥属于介电干燥，以微波（常用频率2450MHz的电磁波）为加热源，中药材及饮片含有的极性水分子能不同程度地在高频交变电场中吸收微波能量，因电场时间的变化，使极性分子发生旋转振动、互相碰撞、摩擦而产热，使辐射能转变为热能，温度升高，水分汽化而干燥。设备特点：微波的穿透能力比远红外线强得多，速度快，时间短，热效率高，加热均匀，为常规热空气加热时间的1/100～1/10，适用于含挥发性成分中药材干燥；不受燃料废气污染的影响，且能杀灭微生物，具有消毒作用；产品质量好，如用微波工艺杀青干燥制备的济银花，颜色翠绿鲜艳，极大地增加了产品的外观卖相，并防止有效成分的过多损失。

（江 云 黄勤挽）

## chǎozhì jīxiè
### 炒制机械（machine for stir-frying and roasting medicinals）

用于中药饮片炒制生产的机械设备。是中药饮片生产中必不可少的主要生产机械，可以满足中药饮片炒制的规范化和规模化生产。根据构造特点可以分平锅式炒药机和滚筒式炒药机。平锅式炒药机结构简单，易于操作，但适用范围相对较小，多用于种子类中药的炒制，如王不留行，已较少应用；滚筒式炒药机是中药饮片生产企业普遍应用的炒制机械，在炒制温度、炒制时间、炒筒转速等方面均有较好的可控性，并能实现炒制过程中液体辅料的添加，适用于所有炒制操作。此外，为了满足不同生产条件的需要，炒制机械所采用的热源也不断发展，从最初采用燃煤加热逐渐发展为油、电、燃气等多种方式。煤成本低，但存在污染环境的问题，已经较少应用；油加热采用设于侧面或者底部柴油燃烧器作为热源，其产生的火焰直接加热锅体，升温迅速，调温控温灵敏，但产热不均匀，运行成本较高；电加热是采用包裹在锅底的电热丝或者电热管加热空气辐射加热锅体，属于非接触式加热，无废气产生，便于调温控温，运行成本低，温度能达到1000℃以上；燃气是在锅体底部通入可燃性气体对锅体加热，升温迅速，调温控温灵敏，结构设计较为简洁，几乎不产生污染性废气，锅体受热均匀，综合性能较好。多种热源的应用既满足了不同生产条件的需求，也提高了炒制生产的环保标准。操作时需注意根据药物种类和炮制方法的不同设定适宜的炒制参数，特别是加辅料炒制的药物应注意温度的控制和对炒制机械炒筒内的及时清理，避免糊锅。

（江云 黄勤挽）

gǔntǒngshì chǎoyàojī

## 滚筒式炒药机（drum-type machine for stir-frying and roasting medicinals）

将药物置于滚动的转筒内均匀受热翻炒的炒制机械。又称自动控温炒药机。通常由炒药转筒、加热炉膛、温度控制系统、动力传动装置、烟尘排放装置等组成（图），部分带有液体辅料喷淋装置，是目前中药饮片厂进行炒药、炙药的主要机械。工作原理：滚筒为一圆柱形金属筒体，一端封闭，另一端敞开，内壁有金属挡板，滚筒外侧是炉膛，可使用燃油、天然气等加热。药物炒制是动态过程，滚筒顺时针转动时炒药，使筒内物料均匀受热，逆时针转动时出药。能设置炒药工艺参数，具有加温、恒温、自动控制搅拌转速等功能，从而满足传统炒制中对火力、火候的要求，同时保证了饮片炒制程度的均匀性。使用注意：①选料：投料前饮片应大小分档，避免受热不均匀。②投料：根据药物质地、密度和炒药机容量，投料量适当，不可过多、过少。③炮制火力火候：炒、炙药过程的火力火候控制很重要，需根据炮制方法、药材质地、投料量、炮制经验、设备容量、设备加热方式、滚筒转速等不同，通过试验预试后确定具体的工艺操作参数。例如，清炒芥子、葶苈子等时，装量不宜过多，宜用文火；炒制焦山楂、焦麦芽时，宜用中火；炒制槐米炭、荆芥炭时，宜用中火或武火。④出锅后药物处理：出锅后药物马上放在平台上摊晾，不宜过厚，适当搅拌，使温度很快降下来，防止温度升高改变药物质量或起火燃烧。

（江云 黄勤挽）

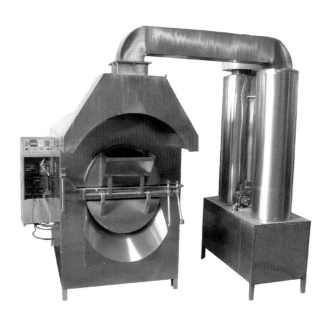

图 滚筒式炒药机

píngguōshì chǎoyàojī

## 平锅式炒药机（pan-shaped machine for stir-frying and roasting medicinals）

类似传统炒药锅外形，采用搅拌炒药的机械设备。由平底炒锅、加热装置、活动炒板、电动装置、吸风罩等部件组成（图）。设备特点：炒锅为一圆柱体平底炒锅，侧面有卸料活门，便于成品出料；锅底为炉膛内置加热装置，可用煤、电或燃气加热；平底锅内装有2~4个可旋转叶片的活动炒板，通过电机装置带动活动炒板旋转；机架上方的方形吸风罩，可吸除炒药过程中产生的油烟废气。此设备结构简单，制造及维修方便，出料方便快捷；可根据中药物理性状、大小、规格的不同，选择安装不同类型的炒板；设备为敞口操作，炒制过程中的油烟气很难由吸风罩吸收排净，会对车间环境造成一定程度的污染。操作时点燃炉火或接通电源预先加热，启动炒板电动装置后，投入药物，炒板连续旋转，兜底翻炒药材，使锅内药材受热均匀且不存在死角。待药物炒好后，打开卸料活门迅速出料。适用于清炒、烫、加辅

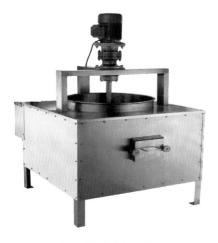

图 平锅式炒药机

料炒和炙等炮制操作，但不适合蜜炙，因为蜜炙药物表面黏稠，特别易于黏附在锅壁而致焦化。生产上主要用于王不留行等种子类中药的炒制。

(江 云 黄勤挽)

zhēng-zhǔguō

**蒸煮锅**（cooking pot） 将药材置于不锈钢锅内，利用蒸汽进行蒸制或煮制的设备。通常由锅体、揭盖杠杆机构、出料电控箱、蒸汽进汽阀门、放液阀、疏水阀等组成，是目前中药饮片厂进行饮片蒸煮的主要机械。工作原理：蒸药时，蒸汽直接从底部中心气管输入锅体内均匀加热蒸制药物；煮药时，锅内放水，中心气管从锅体夹层输入蒸汽煮烧。使用注意：①严禁不打开锅盖启动出料按钮；②操作过程中，防止泄漏的热气伤人；③锅体倾斜时，操作人员尽量远离锅体的旋转方向，防止锅体内的热水伤人。此设备一机多用，蒸煮的药物均匀一致，能耗低，蒸煮时间短，另外还配有揭盖杠杆机构及电控出料装置，操作时省力简便，劳动强度低。适用于蒸煮各种药材，如熟地黄、制何首乌、酒女贞子、制川乌及各种辅料液的熬制等。

(江 云 黄勤挽)

duànyàolú

**煅药炉**（furnace for calcining medicinals） 主要适用于矿石类和贝类药物煅制的高温煅烧设备。由炉壳、炉芯、炉衬、料筐、电热元件、炉盖、升降装置、电器箱等组成（图），适用于明煅或暗煅的工业化生产。由于药物性质与炮制要求不同，煅药温度范围一般在200～1000℃，根据煅药温度将煅药设备分为中温煅药炉和高温煅药炉两种。中温煅药炉的工作温度为600℃以下，高温煅药炉的工作温度为600～1200℃。利用煅炉内加热产生高温，使矿物类中药、质地坚实的药物受热，红透或质地酥脆，达到粉碎及炮制目的。老式煅炉多采用煤燃烧加热，污染较大，现饮片厂多用燃油、液化气和电作为加热源，利于环保。液化气式煅药炉主要操作要点：①点试煅炉，无阻碍时再重新开启；②打开煅炉的液化气管道阀门，打开点火开关，调到武火；③煅炉烧热后，打开进药炉门，投入药物（约占煅筒体积2/3），关好炉门；④约煅4小时后，倒转煅药筒，打开出药炉门，放出适量药材观察煅烧火候，如没有煅透，把放出的药材投入锅内继续煅，每隔15分钟放出来看一次，直到煅透为止。煅制过程特别注意需要连续煅制到药物煅透，中途不能停火。

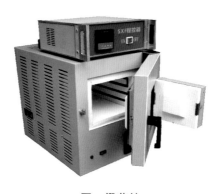

图 煅药炉

(江 云 黄勤挽)

zhōngyào yǐnpiàn shēngchǎn guǎnlǐ guīfàn

**中药饮片生产管理规范**（good manufacturing practice［GMP］for decoction pieces） 中药饮片企业对中药炮制生产经营活动进行计划、指挥、协调和控制等一系列管理活动的总称。主要包括目标管理、人才管理、工艺管理、质量管理、设备管理等。

**产生背景** 中国提出"中药现代化"战略目标和"中药现代化发展纲要"，将中药材、中药饮片和中成药确定为中药产业的三大支柱，三大支柱的现代化缺一不可。目前中药产业的现代化基础仍有待加强，除已实施的《中药材生产质量管理规范》（Good Agricultural Practice for Chinese Crude Drugs，GAP）和《药品生产质量管理规范》（Good Manufacturing Practice for Drugs，GMP）技术含量较高外，中药饮片生产水平相对落后。目前拥有GMP中药饮片认证范围的企业共有2200余家，中药饮片药品生产企业共1300余家，但全国范围内从事中药饮片生产经营的企业远不只此，而且大部分生产规模小、品种凌乱分散无特色。为扶植中药饮片产业，中国曾制定了一系列减免税收等优惠政策，但仍不能挽救正规饮片厂的销售颓势。没有完整系统的中药饮片炮制规范指导，也没有符合中药饮片特色的质量控制标准，以致饮片的生产加工五花八门，质量参差不齐。鉴于以上的混乱状态，为实现中药饮片规范化生产，整顿饮片市场被确立为国家食品药品监督管理局（China Food and Drug Administration，CFDA）三大治理重点之一。此前国家制定了一系列相关法规，如饮片批准文号、包装、销售许可等都作了新规定，CFDA于2003年1月30日正式印发了《中药饮片GMP补充规定》36条，作为国家GMP规范（1998年版）第八个附录，2003年4月专家组在北京编写了《药品GMP检查指南——中药饮片分册》。2003年7月四川成都出现了中国第一家通过GMP认证的中药饮片生产企业。2004 年 10 月 26 日颁布《关于推进中药饮片等类别药品监督实施 GMP 工作的通知》，要求自 2005 年 1 月 1 日起，各省、自治区、直辖市食品药品监督管理局负责辖区内的中药饮片生产企业的 GMP 认证工作；同时规定了中药饮片 GMP 认证检查项目共 111 项，其中关键项目 18 项，关键项目不符合要求则需限期整改或不能通过 GMP 认证；自 2008 年 1 月 1 日起，所有中药饮片生产企业必须在符合 GMP 的条件下生产。最新的《药品生产质量管理规范（2010 年修订）》已于 2011 年 3 月 1 日起施行，其中附录 5 "中药制剂"中对中药饮片生产质量管理规范进行了基本介绍和说明。

**机构与人员**　企业的质量管理部门应当有专人负责中药饮片的质量管理。专职负责中药饮片质量管理的人员应当至少具备以下条件：①具有中药学、生药学或相关专业大专以上学历，并至少有三年从事中药生产、质量管理的实际工作经验；或具有专职从事中药饮片鉴别工作八年以上的实际工作经验。②具备鉴别中药饮片真伪优劣的能力。③具备中药饮片质量控制的实际能力。④根据所生产品种的需要，熟悉相关毒性中药饮片的管理与处理要求。专职负责中药饮片质量管理的人员主要从事以下工作：①中药饮片的取样。②中药饮片的鉴别、质量评价与放行。③负责中药饮片（包括毒性中药饮片）专业知识的培训。④中药饮片标本的收集、制作和管理。

**厂房设施**　中药饮片的取样、筛选、称重、粉碎、混合等操作易产生粉尘的，应当采取有效措施，以控制粉尘扩散，避免污染和交叉污染，如安装捕尘设备、排风设施或设置专用厂房（操作间）等。中药标本室应当与生产区分开。

**物料**　对每次接收的中药材均应当按产地、采收时间、采集部位、药材等级、药材外形（如全株或切断）、包装形式等进行分类，分别编制批号并管理。中药饮片外包装上至少应当标明品名、规格、产地、产品批号、生产日期、生产企业名称、质量合格标志。中药饮片应当贮存在单独设置的库房中，毒性和易串味的中药饮片应当分别设置专库（柜）存放。仓库内应当配备适当的设施，并采取有效措施，保证中药饮片按照法定标准的规定贮存，符合其温度、湿度或照度的特殊要求，并进行监控和定期养护管理，防止昆虫、鸟类或啮齿类动物等进入，防止任何动物随中药饮片带入仓储区而造成污染和交叉污染。在运输过程中，应当采取有效可靠的措施，防止中药饮片发生变质。

**生产管理**　中药材应当按照规定进行拣选、整理、剪切、洗涤、浸润或其他炮制加工。毒性中药饮片的操作应当有防止污染和交叉污染的措施。

**质量管理**　中药饮片的质量应当符合国家药品标准及省（自治区、直辖市）中药炮制规范。中药饮片的质量控制项目应当至少包括：①鉴别。②所含有关成分的定性或定量指标。③国家药品标准及省（自治区、直辖市）中药炮制规范中包含的其他检验项目。应当建立生产所用中药饮片的标本，如原植（动、矿）物、中药材使用部位、经批准的替代品、伪品等标本。中药饮片贮存期间各种养护操作应当有记录。

中药饮片企业 GMP 认证检查中的关键项目有：①中药饮片生产企业是否建立与质量保证体系相适应的组织机构，明确各级机构和人员的职责。生产管理和质量管理部门负责人是否互相兼任。②毒性药材（含按麻醉药品管理的药材）等有特殊要求的饮片生产是否符合国家有关规定；是否按规定验收、储存、保管，是否设置专库或专柜；外包装上是否有明显的规定标志。毒性药材生产应有专用设备及生产线。③物料是否符合药品标准、包装材料标准和其他有关标准，不得对中药饮片质量产生不良影响。进口药材是否有国家药品监督管理部门批准的证明文件。不合格的物料是否专区存放，是否有易于识别的明显标志，并按有关规定及时处理。④生产过程中关键工序是否进行设备验证和工艺验证。是否有生产工艺规程、岗位操作法或标准操作规程，是否任意更改，如需更改是否按规定程序执行。中药饮片是否按照国家药品标准炮制。国家药品标准没有规定的，是否按照省、自治区、直辖市人民政府药品监督管理部门制定的炮制规范炮制。中药饮片批号是否以同一批中药材在同一连续生产周期生产一定数量的相对均质的中药饮片为一批。生产用水的质量标准是否低于饮用水标准。⑤质量文件中是否有中药材、辅料、包装材料、中间产品、中药饮片的质量标准及其检验操作规程。质量管理部门是否履行决定物料和中间产品使用的职责。中药饮片放行前是否由质量管理部门对有关记录进行审核，并由审核人员签字。审核内容是否包括：配重、称重过程中的复核情况；各生产工序检查记录；清场记录；中间产品质量检验结果；偏差处理；成品检验结果等。质量管理部门是否履行审核不合格品处理程序的职责。质量管理部门是否履行对物料、中间产品和成品进行取样、检验、留样，并出具检验报告的职责。

**意义与重要性** 《药品管理法》明确了中药饮片炮制的法律规定。这一规定充分体现了国家对中药饮片管理的重视。原法的第六条第二款规定："中药饮片的炮制，必须符合《中华人民共和国药典》或者省、自治区、直辖市卫生行政部门制定的《炮制规范》的规定。"首先，从对标准的规定本身来看，原法规定的内容较为笼统，法定标准的层次不清晰，给企业执行标准和监督管理部门监督执法带来了一定的困难。按照原法的规定，生产中药材、中药饮片一律不需要经审批并取得批准文号。对生产中药材、中药饮片完全放开，导致了中药材、中药饮片质量不合格率长期普遍居高不下，远远超过其他药品。这在一定程度上，损害了人民健康，并直接影响中医药事业的发展。中药饮片作为药品中的一类，应加强科学管理，不断提高，不能再停留在仅凭感官和经验鉴别的水平。应参照其他药品的监督管理方式，逐步与时代接轨，统一质量标准、核发批准文号；中药饮片作为药品中极其特殊的一类，也是最具中国传统中医药学特色的代表，应该尊重历史与现实地域差异等情况，必须本着实事求是的原则分品种、分阶段逐步实施GMP。具体由国务院药品监督管理部门会同国务院中医药管理部门确定公布实施批准文号管理品种目录。对受理批准发给批准文号的品种将同时公布其国家药品标准。对国家标准中没有规定的中药饮片品种，由省、自治区、直辖市人民政府药品监督管理部门制定、修订其炮制规范。省、自治区、直辖市人民政府药品监督管理部门制定、修订的炮制规范应当报国务院药品监督管理部门备案，以便使国务院药品监督管理部门全面掌握全国的中药饮片炮制及其规范的情况。推进中药材、中药饮片标准化的工作与推进中药饮片GMP紧密相连。要大力促进中药产业的发展，而多数传统的中药饮片"小作坊式加工"的形式，与确保药品质量和加强药品管理不相适应，严重制约中药饮片产业化的发展进程。实施中药饮片GMP，就是要扶植一批规范化、标准化和规模化的中药饮片生产企业，淘汰一批"小作坊"式的中药饮片加工企业，并且要充分运用抽验等监管手段，防止有质量问题的中药饮片流向市场，危害群众。实施中药饮片企业GMP认证管理对于实施食品药品放心工程、净化中药材专业市场、推动中药材种植基地实施GMP，实现中药产业的现代化有着重大的作用。

（江 云 黄勤挽）

zhōngyào yǐnpiàn shēngchǎn liúchéng

**中药饮片生产流程**（production steps of decoction pieces） 中药饮片生产过程按照操作顺序，主要包括10个步骤。

**原料中药材选择** 中药材是中药饮片的原料，直接影响饮片的质量，而中药材质量又受品种、产地、生长年限、采收时间、产地初加工等因素影响。如黄连来源于黄连、三角叶黄连和云连三个种，分别对应的商品药材为味连、雅连和云连，一般认为云连质量逊于味连和雅连。医家自古以来即认识到中药材质量与产地环境密切相关，形成了道地药材的概念，如江油附子、石柱黄连、宁夏枸杞、西宁大黄、关防风、怀地黄等；药用动、植物体内有效成分的积累具有一定的时间规律，药材采收时应明确年限、月份等因素；产地初加工中如厚朴、丹参的发汗，黄柏的去粗皮等均对药材质量有明显影响。因此，对于制备中药饮片的原料中药材，应该选择符合现行《中华人民共和国药典》标准的优质道地药材，并应明确生长年限、采收期、产地初加工方法等因素。

**净制** 中药饮片的第一道生产工序。通过净制，可选取规定的药用部位，除去非药用部位、杂质、灰屑或发霉、虫蛀等，从而提高药物的纯净程度，确保饮片质量；并能进行药材的大小分档，以利于后续加工和饮片的分档。根据除去杂质方法的不同，可分为挑选、筛选、风选、水选等。挑选时通常将药材摊开放于竹匾或桌面上，手工选出非药用部位、变质药材等，如金银花中挑选出碎叶片。筛选时选用大小粗细不同规格的药筛，筛去药材中混杂的砂石、灰屑，并可进行药材大小、粗细分档，如延胡索、川贝母等。风选系利用簸箕或鼓风机将药材扬起，借助药材与杂质密度不同而分离，达到纯净目的，如紫苏子、莱菔子等。水选是将药材通过水洗或浸漂，将其附着的泥沙、盐分等杂质清除，如海藻、乌梅等，水洗中特别需要注意有效成分易溶于水的药材应该尽量缩短药材与水的接触时间。分离和清除非药用部位，包括去根、去茎、去皮壳、去毛、去心、去芦、去核、去瓤、去枝梗、去头尾足翅、去残肉等。

**软化**　为了方便切制，需对干燥的原药材进行水处理软化。根据药材的质地不同，常用的水处理方法有淋法、洗法、泡法、漂法、润法等。淋法即用清水喷淋或浇淋药材，喷淋次数根据药材质地而异，一般为2~3次，适用于气味芳香、质地疏松的全草类、叶类、果皮类或有效成分易随水流失的药材，如荆芥、薄荷等。洗法是用清水淘洗或快速洗涤药物，适用于质地松软、水分易渗入、有效成分易溶于水的药材，如五加皮、瓜蒌皮等。泡法是将药材用清水泡一定时间，使其吸入适量水分的方法，适用于质地坚硬、水分较难渗入的药材或动物类药材，如泽泻、龟甲等。漂法是将药材用较多量水多次漂洗的方法，适用于毒性药材、用盐腌制过的药物及具腥臭异常气味的药材，如川乌、紫河车等。润法是把泡、洗、淋过的药材，用适当器具盛装，或堆积于润药台上，以湿物遮盖，或继续喷洒适量清水，保持湿润状态，使药材外部的水分徐徐渗透到药物组织内部，达到内外湿度一致，也可采用蒸汽喷润，适用于质地较坚硬药材，如槟榔、黄连等。

**切制**　选用适宜的切药设备，如剁刀式切药机、旋转式切药机等，将软化后的净药材切制成一定规格的片、段、丝、块等。不同的药材、不同的药用部位和不同的质地，切制时饮片类型选择不同，如水牛角切极薄片、白芍切薄片、山药切厚片、大黄切马蹄片、黄芪切柳叶片、附子切顺片、黄柏切细丝、荷叶切宽丝、薄荷切段、阿胶切丁等。

**干燥**　药物切制后，必须及时干燥，是保证药物质量的关键。主要分为自然干燥和人工干燥两类。自然干燥是把饮片置日光下晒干或置阴凉通风处阴干，由于容易受到气候条件的限制而且卫生较差，现已少用。人工干燥是利用一定的干燥设备，如烘箱、烘房、翻板式干燥机、微波干燥机、远红外辐射干燥机等，对饮片及时进行干燥，干燥后的饮片含水量控制在7%~13%较佳。

**炮炙**　根据临床用药需要，将净选、切制后的饮片进一步加工，包括炒、炙、煅、蒸、煮、焯、复制、发酵、发芽、制霜、煨、水飞等方法。其中炒法包括清炒法和加辅料炒法，清炒法又可分为炒黄、炒焦、炒炭。炒黄多为果实、种子类药材，将药物炒至表面呈黄色或较原色加深，或发泡鼓起，或爆裂，透出固有气味，如炒王不留行等；炒焦是将药物炒到表面呈焦褐色，内部焦黄色或焦褐色或颜色加深，质地酥脆，并具有焦香气味，如焦山楂等；炒炭是将药物炒至表面焦黑色或焦褐色，内部呈棕褐色或棕黄色，要求"炒炭存性"，如荆芥炭等。加辅料炒根据固体辅料的种类不同，可分为麸炒、米炒、土炒、砂炒（砂烫）、蛤粉炒和滑石粉炒，如麸炒白术、米炒党参、土炒山药、砂炒马钱子、蛤粉炒阿胶、滑石粉炒水蛭等。炙法是将药物加入一定量的液体辅料拌炒，使辅料逐渐渗入药物内部，根据所用辅料不同，可分为酒炙、醋炙、盐炙、姜炙、蜜炙、油炙等方法，如酒川芎、醋柴胡、盐黄柏、姜厚朴、蜜麻黄、油炙淫羊藿等。煅法是将药物放入无烟炉火中或置适当的耐火容器内煅烧的方法，根据煅制方式不同，分为明煅、煅淬及暗煅。明煅是药物煅制时不隔绝空气，如煅白矾等；煅淬是将药物在有氧条件下煅烧至红透后，立即投入规定的水或液体辅料中骤然冷却，如煅自然铜等；暗煅是药物在高温缺氧条件下煅烧成炭，如血余炭等。蒸法是利用水蒸气加热药物，一般应蒸透或蒸至内无干心，如酒蒸地黄。煮法是利用水或药汁浸泡加热药物，一般需煮至药透汤尽，如制川乌。焯法在沸水中短时间浸煮，如焯杏仁。复制法是将药物加入一种或几种辅料，按规定操作程序反复炮制的方法，如半夏、天南星的炮制。发酵法是将药物置一定的温度和湿度下，在霉菌和酶的催化分解作用下，使药物发泡、生衣，如六神曲等。发芽法是将新鲜成熟的果实或种子，在一定的温度或湿度条件下，促使萌发幼芽，如麦芽、谷芽等。制霜法是药物经过加工处理，成为松散粉末或细小结晶或煎熬成粉渣，又可分为去油制霜、渗析制霜、升华制霜等，如巴豆霜、西瓜霜、砒霜等。煨法是将药物用湿面或湿纸包裹，置于加热的滑石粉或热砂中，或将药物直接置于加热的麦麸中，或将药物铺摊吸油纸上，层层隔纸加热，以除去部分油质，如煨肉豆蔻等。水飞法是利用粗细粉末在水中悬浮性不同，将某些不溶于水的矿物、贝壳类药物，经反复研磨而分离制备极细腻粉末，如水飞朱砂等。此外还有提净、干馏等方法，如芒硝、竹沥等。

**灭菌**　选用合适的灭菌方法，如微波灭菌、钴-60辐照灭菌法等，对干燥或炮炙后的饮片进行灭菌处理，使其微生物限度达到相应规定，利于贮存。

**包装**　中药饮片的包装大多采用塑料膜袋分装，一般分为1kg、2kg、5kg不等，包装袋上印有品名、装量、生产日期、批号、厂名、商标、生产许可证号及用药注意等事项。中国国家中医药管理局于2007年8月在全国开展了中药小包装饮片的试点推广工作，中药小包装饮片即将中药饮片定量装入透明聚乙烯包装袋中，根据不同饮片临床常用量的特点，定量分装成1g、3g、5g、10g等多种装量规格，具有容易贮存、调剂方便、利于复核等诸多优点，部分企业在小包装饮片上还可实行电子码监管。

**质量检验**　按照现行版《中华人民共和国药典》和饮片生产厂制定的企业标准进行检验，包括水分、性状、薄层鉴别、浸出物、含量测定、装量、包装、封口、加印是否齐全、准确等，各项指标均应合格，填写合格证。

**外包装**　用适宜的包装材料如纸箱等进行装箱、打包操作，箱内放置合格证，利于流通运输。

（江　云　黄勤挽）

zhōngyào yǐnpiàn zhùcáng yǎnghù

## 中药饮片贮藏养护（storage and maintenance of decoction pieces）

中药饮片在加工、炮制、运输、销售及临床应用过程中所采用的储藏方式和为保证饮片质量所采取的养护技术。历代医药学家对此十分重视，明·陈嘉谟在其所著的《本草蒙筌》中指出："凡药藏贮，宜常提防。倘阴干、曝干、烘干未尽去湿，则蛀蚀、霉垢、朽烂不免为殃……见雨久着火频烘，遇晴明向日旋曝。粗糙悬架上，细腻贮坛中"。现代医药学家更加认识到其重要性，认为："中药质量七分在制，三分在贮藏与养护。"如果贮藏养护不当，会使中药饮片出现发霉、虫蛀、变色、泛油、气味散失、潮解、风化、腐烂等变异现象，导致药材性状、化学成分与性味发生变化

而变质，甚至完全失去疗效。贮藏与养护工作要遵从"安全储存，科学养护，保证质量，降低消耗，收发速度，避免事故"的原则，根据产地的药材品种、地理和气候特点，制定相适应的养护措施。中药饮片的贮藏养护与中药的质量和疗效密切相关，特别是针对部分性质不稳定的中药饮片，必须给予充分重视，在充分掌握药物性质和质变因素的基础上，将传统贮藏养护经验与现代养护技术相结合，才能保证药材的质量和安全。

（黄勤挽）

bìànyì xiànxiàng

## 变异现象（variation phenomenon）

中药饮片在运输、贮藏过程中，由于周期过长或管理不当而出现的发霉、虫蛀、变色、变味、风化、潮解、粘连、挥发、腐烂、冲烧、泛油等变化的现象。中药化学成分复杂，有水分、脂肪、淀粉、糖类、蛋白质、挥发油、盐类化合物、小分子化合物等，经过加工炮制后，因切成片、段、块或粉碎成粗粉等，表面积增大，易吸收空气中的水分，及其炮制辅料的加入，容易受自然因素的影响而发生变化，出现了虫蛀、发霉、泛油等变异现象。如中药蕲蛇、泽泻、党参、芡实、莲子等易被虫蛀；中药柏子仁、杏仁、桃仁、郁李仁、天冬、枸杞、肉桂等易泛油；槐米久贮有效成分分解损失；石菖蒲贮存1年以上，则挥发油大多散失。贮藏中的这些变异现象，往往导致饮片变质或失去疗效。引起中药饮片质量变异现象的因素主要分为内在因素和外在因素。内在因素包括：中药饮片的含水量超过安全水分，就易发生霉变、腐烂现象；中药饮片所含的成分，与变异现象密切

相关，如含淀粉、蛋白质的中药饮片易虫蛀、发霉，含有油脂、糖类、挥发油的中药饮片易泛油，含有挥发油的中药饮片易香气散失，含有结晶水的中药饮片易风化，含有树脂的中药饮片易粘连，含有色素的中药饮片易变色，某些盐类中药饮片易吸取空气中的水分而潮解。外在因素包括环境因素（温度、湿度、空气、日光等）和生物因素（微生物、仓虫、仓鼠、蚁、蟑螂以及鸟类、蛇类等）。

（江　云　黄勤挽）

fāméi

## 发霉（mildewing）

药物受潮后，在适宜的温度下造成霉菌的滋生和繁殖，在药物表面布满菌丝的现象。又称霉变。是中药贮藏过程中两大难题之一。在夏季炎热、潮湿的环境下，再加之药物本身的水分及脂肪、蛋白质、糖类等营养物质，更易发霉。凡是生长在营养基质上而长成绒毛状、棉絮状或蜘蛛网状菌丝体的真菌，统称为霉菌。霉菌分为腐生和寄生。腐生菌中的根霉、木霉、青霉、镰刀霉、曲霉、交链孢霉等分解有机物能力强，木霉对难降解的纤维素和木质素分解能力强。致使中药发霉的霉菌大多是根霉和毛霉，其生长和繁殖对周围环境的要求不高，在适宜的条件下便能迅速生长、大量繁殖。造成中药发霉的主要原因有：①温度：大多霉菌的适宜温度一般在20~35℃。②湿度：霉菌孢子发芽时所需的湿度较低，由于菌种不同所需的最低湿度不一致，一般为75%~95%。③养料：霉菌所寄生的中药含有大量的淀粉、蛋白质、糖类等营养成分，如淡豆豉、瓜蒌、肉苁蓉等，是霉菌生长繁殖所需营养的良好基地。④光线：

霉菌在日光或光线较强的地方不易生长，而在阴暗、潮湿的地方霉菌生长繁殖较快。⑤虫蛀：遭受虫蛀后的药物易发霉。霉变中药易产生黄曲霉毒素等真菌毒素，具有极强的毒性和致癌性，需要特别引起注意。

(江 云 黄勤挽)

## chóngzhù

**虫蛀**（bitten by insect；rotten due to insect bites） 药物贮藏过程中出现的仓虫啮蚀现象。是中药贮藏过程中危害最严重的变异现象。仓虫指以储存环境为匿居场所，能够危害商品或仓库建筑物、包装器材、仓库运输工具的昆虫和螨虫。虫蛀现象：①一般在夏季炎热、潮湿时易发生，害虫将中药材或中药饮片蛀蚀成洞孔，严重时可将其蛀空而成粉末，必定会造成有效成分损失殆尽，降低药物疗效甚至导致不能药用。②虫蛀的药材或饮片，由于其内部组织结构破坏及微生物腐蚀，更易加剧药材饮片的其他质变，如腐烂、粘连、泛油等，致使药材或饮片进一步遭受损耗。③害虫在蛀食药材或饮片过程中会残留的排泄物、分泌物及其发育阶段的残体和死亡体，为病原微生物的生长繁殖提供了良好条件，容易滋生病菌、霉菌、病毒等以致危害人类健康。④药材或饮片被虫蛀以后，给中药炮制加工造成困难，如切制易成碎屑。虫蛀原因：主要有两方面，一是外界环境：①原料药材采收时已受到害虫的卵或幼虫污染或清洗时未彻底清除；未能彻底杀灭运输工具、贮存容器和包装材料的害虫或卵；贮存仓库未彻底灭虫。②仓库的适宜环境条件（温度在20～35℃，相对湿度在70%以上）。二是药物本身的因素：①某

些中药材或饮片含有大量脂肪、蛋白质、淀粉，如山药、泽泻、川贝母、人参、党参、黄芪、鹿茸、蛤蚧等，均为害虫提供丰富营养，极易受害虫蛀蚀。②饮片炮制加工过程中产生碎屑太多。

(江 云 黄勤挽)

## biànsè

**变色**（color changing） 中药在其采收加工、贮存流通、炮制加工过程中受外界环境因素影响而发生颜色改变的现象。药材颜色变化既可造成外观的混乱，也可造成药品质量下降。现代研究表明，中药变色主要是由于化学及物理作用所引起的化学反应。变色原因主要有：①酶反应：某些中药（如大黄、黄芩、牡丹皮等）含有黄酮类、羟基蒽醌类及鞣质类等成分，由于其结构中含有生色基团如酚羟基，再在酶的作用下发生氧化、聚合等化学变化，从而形成大分子的有色化合物，促使药物的颜色加深。②干燥加工：中药在火烤或暴晒使其干燥过程中，由于温度升高破坏成分而变色。如叶类中药大青叶、荷叶中的叶绿素受到破坏后，二者颜色变得晦暗。③空气：部分中药在贮存时由于在空气中氧气作用下发生反应而变色，如青矾中的 $Fe^{2+}$ 由于氧气氧化变为 $Fe^{3+}$，使得其失去原有的青绿色。④光照：某些中药，尤其是具有鲜艳颜色的花类中药（如红花、金银花、菊花）在受到过多日光照射的情况下，所含的不稳定色素发生转化而颜色变浅；但某些汞制剂（如轻粉、红升丹）在过久光照后颜色反而加深。⑤温度、湿度：高温高湿的条件会促进药物中的酶反应，同时使得药物自身吸潮变软而影响颜色，如半夏受潮后变成粉红色、灰色甚至黑色。

⑥发霉：药物受微生物污染后，由于微生物生长繁殖过程中长出菌丝、分泌色素并腐蚀药材，使得药物失去原有的色泽和整洁。

(江 云 黄勤挽)

## biànwèi

**变味**（smell changing） 中药饮片在运输、贮藏或使用过程中，受贮藏时间增加和条件的影响而产生的气味和味道的改变。味，分为口味和气味，口味通过品尝由味觉得来，气味通过嗅觉辨别而来。主要指口味的变浓、变淡或者失去，或变为其他味，如变苦、变涩、变酸、哈喇等，还包括气味的散失或者改变。中药固有气味发生变化，是其内在成分变化的必然结果。药物气味的逐步淡化或消失，标志着药物有效成分减少，疗效在降低，严重影响着中药的品质。变味原因：①中药在贮存过程中会有泛油、泛糖、发霉、虫蛀等变质情况，这些变异现象会造成中药气味的改变。②化学变化和微生物寄生所产生的分泌物仍然会导致气味的改变，在温度高湿度大并且持续时间较长的情况下，更易发生酸败现象，多发生在夏季。③长期贮存的中药由于周围环境因素影响，逐渐发生生理、化学、物理等变化，使得溶解度降低，口味变淡，以至失去原来的气味，如薄荷的清凉味、花椒的麻味等。④当一种中药的挥发性成分被另外一种中药吸收而发生气味变化的现象称串味，在传统的贮藏方法中用于对抗同贮，这种人为的中药储藏质变，也会影响到中药的气味。⑤有些中药如黄连含有苦味质成分，其具有水溶性，所以当空气的温湿度变化时会引起中药的气味发生变化。这些现象都会引起中药成分含量的变化，

从而影响它们的气味。

(江 云 黄勤挽)

## fēnghuà

**风化**（efflorescence） 某些含有结晶水的无机盐矿物类中药，经风吹日晒或过分干燥而逐渐失去结晶水成为粉末的现象。中药风化后是否改变化学性质、影响药效还要视风化产物而定，如形状规则的芒硝风化后称为玄明粉药性不变；胆矾、硼砂等若未完全风化，仅仅会在表面形成粉末，仍可入药；但绿矾风化产物则为碱式硫酸铁，不可药用。易风化变异的中药主要是矿物药，如极易风化的有芒硝、绿矾，易发生风化的有胆矾、硼砂、白矾、玄精石等。发生风化的原因与矿物药自身的结构和性质密不可分。矿物主要是由不同分子的晶体和一定数量的水分子按一定的形式排列而成，在矿物晶格里中性水分子占有确定的位置，称为结晶水。在不同矿物的晶格中，结晶水结合的紧密程度不同，所以结晶水脱离晶格所处的外部条件也不尽相同。一旦结晶水逸出，原矿物的晶格便被破坏，由晶体变为非晶形结构的粉末。易风化的矿物类中药在高温干燥空气中容易失去一部分或全部结晶水。如密封在包装内，包装内部的矿物结晶表面水气压与包装外部的水气压保持着动态平衡，结晶水不易风化；当包装破坏，动态平衡被打破，结晶表面水气压若小于空气水气压时，晶格中水分子便会逸出，晶体变为非结晶的粉末状。

(江 云 黄勤挽)

## cháojiě

**潮解**（deliquescence） 某些含有无机盐类或可溶性糖类的固体药物在一定温度下，药物容易吸收潮湿环境中的水分，使其表面慢慢融化成液体状态的现象。又称吸潮。潮解原理：主要发生在空气湿度大的环境中，当温度一定时，湿度越大，则空间中的水气压远远大于易潮解中药表面水气压，含有无机盐类或可溶性糖类的中药则易吸附空气中的水分子，在药材晶体表面形成水膜，使中药表面慢慢湿润；随着水分子的不断吸收、扩散，药物晶体便开始均匀地溶解在吸附水中，此时糖分子和无机盐类也从固体转化成不饱和的液体状态；随着水分子进一步吸收，便产生潮解，进一步发展成为融化。潮解原因不仅与空气的相对湿度有关，而且与物质的溶解度相关。溶解度越大，则越易发生潮解，如易潮解的物质有氯化钙（$CaCl_2$）、氯化镁（$MgCl_2$）、氯化铁（$FeCl_3$）、氯化铝（$AlCl_3$）、氢氧化钠（$NaOH$）、不饱和的氯化钠（$NaCl$）溶液等，而盐秋石（主含 $NaCl$）、大青盐（主含 $NaCl$）、硇砂（主含 $NH_4Cl$）、芒硝（$Na_2SO_4 \cdot 10H_2O$）、胆矾（$CuSO_4 \cdot 5H_2O$）、硼砂（$Na_2B_4O_7 \cdot 10H_2O$）等均属于含易潮解物质的中药。盐制品全蝎、盐附子及糖制品白糖参、矾制天冬及处于高盐环境生长的昆布、海藻等，都含有糖类和无机盐类，具有较强亲水性，容易吸收空气中的水分子发生潮解。中成饮片粉碎后，由于颗粒表面积大，增加了与水分子的接触概率，也容易吸收水分，发生潮解、粘连等现象。

(江 云 黄勤挽)

## zhānlián

**粘连**（attaching together） 某些熔点较低的固体树脂类或动物胶类药物，受潮、受热后容易黏结成块的现象。药物发生粘连结块后，一般不会影响其药效，但是对制剂调剂造成不便，但若是软化现象严重也会改变药物质量，并引发其他变异。粘连原理：部分软化点低、熔点低的中药，当环境中温度升高时药物受热会逐渐软化失去原有的形态，达到一定温度时会发生粘连甚至融化现象。易发生粘连的药物其软化点和熔点高低并不相同。粘连原因：①温度的影响：温度过高会使树脂类和动物胶类中药发生粘连形成团块。儿茶、阿魏、蜂蜡、安息香、芦荟、枫香脂等软化点较低，在夏季高温条件下容易软化发生粘连，在冬季温度过低时又易干硬；同时日光照晒时间过长也会引起粘连。乳香、没药的软化点较高，在常温下一般不会发生粘连，但是长时间暴晒在日光中也会软化变形。②湿度的影响：阿胶、鹿胶除了温度升高使其发生粘连外，若是湿度过大也会由于其吸湿而变软，这是因为动物胶类中药含有亲水基团，容易大量吸收空气中的水分。

(江 云 黄勤挽)

## huīfā

**挥发**（volatilization） 某些富含挥发油的药物在贮藏或使用过程中，受贮藏环境（温度、湿度）及时间的影响，药物所含挥发性成分散失，失去油润，产生干枯或破裂的现象。中药气味挥发是比较普遍的现象。某些药物含有挥发油，使得其具有浓郁的芳香气味，如乳香、没药、党参、当归、藿香、薄荷、麝香、冰片、樟脑、苏合香、阿魏、龙涎香等。其中某些挥发油还是药物发挥疗效的主要有效成分，因此闻气味也是鉴别中药真伪，评判其质量优劣的重要特征性指标之一。产生挥发的原因主要有：①贮存环境的高温高湿条件促使挥发油分子运动加速，致使分子脱离药材散入空气中。②日光照射，如当归、川芎、薄荷等含挥发油成分的中药，在长时间的日照条件下，不仅会变色而且也会使挥发油散失，降低质量。③中药经过切制等炮制加工后，表面积增大，加速了挥发油散失的速度，若包装不当，其挥发性成分会由于自然挥发而含量降低。

（江 云 黄勤挽）

fǔlàn

**腐烂**（rottenness） 某些鲜活药物，受温度、空气及微生物的影响，引起微生物的繁殖和活动增加，导致药物酸败、臭腐的现象。如鲜生姜、鲜石斛、鲜地黄、鲜茅根、鲜佩兰等。药物发生腐烂，是药物内部组织由于微生物的生长繁殖而被分解，转化为低级化合物的过程，为药物自身、环境因素和微生物作用三者相互影响的结果。药物腐烂的原因：①药物中含有酶，在一定时间内一定条件下，由于酶的活动使药材成分分解、组织结构变化而腐烂。②药物中的水分、营养物质是微生物和酶类繁殖和作用的必要条件，所以水分充足、营养成分多的药材更易腐烂。③某些药物质地疏松，有利于微生物的繁殖。微生物广泛存在于自然界中，大多数微生物的适宜生长温度在20~30℃，当水分较多时主要是细菌繁殖，而当水分较少时则有利于霉菌和酵母菌的繁殖。④主要含有蛋白质、脂肪、糖类的药物，蛋白质分解后主要产生碱性含氮化合物质胺类，如胺、伯胺、仲胺或叔胺，它们具有挥发性和特异的臭味，这是药物腐烂过程中有臭味的主要原因；含高脂肪的药物，脂肪被分解后产生酸和刺激的气味，人们常将脂肪发生的腐烂变质称为酸败；含糖类较

多的药物经过微生物的分解后，常常表现为酸度升高、产气（二氧化碳）、散发带有甜味或醇味的气味等。由于微生物的生长繁殖过程使药物中的各种成分分解变化，使药物的成分含量降低或性质改变，甚至产生对人体有害的物质。同时使得药物的感官性状发生变化，使人对其产生厌恶感。所以药物一经腐烂，不得再入药使用。

（江 云 黄勤挽）

chōngshāo

**冲烧**（burning naturally） 质地轻薄松散的中药由于干燥程度不合格或在包装码垛前吸潮，在紧实状态中细胞代谢产生的热量不能散发而导致的自燃现象。产生冲烧的原因：①中药在贮存过程中，会与空气接触，那些质地疏松的易燃药物在长期贮存时缓慢进行氧化、分解、聚合等化学反应，放出热量。②中药的内部表面都有微生物，微生物在储存时进行发酵、细菌腐败等生物作用时也会产生热量。③药物在通风条件良好的情况下，热量会逐渐散失，无法达到着火点。但是如果环境密闭，不通风，加之温度升高，会促使药物的生物化学反应加快，析出更多热量，不能散失的热量逐渐累积，当热量累积达到着火点时，便会使药物自行燃烧，损毁药物，严重时更引发安全事故。

（江 云 黄勤挽）

fànyóu

**泛油**（extensive diffusion of oil） 富含有油脂、黏液质、糖质较多的中药，在一定温度、湿度的情况下，产生油脂外溢，质地返软、发黏、颜色变浑，并发出油败气味的现象。又称走油。中药出现泛油，说明其内部组织已被

破坏，成分发生了变化，使药物疗效降低或消失，或产生对人体有害的物质以致发生不良反应。容易发生泛油现象的药物主要有：①含脂肪油较多的子仁类中药，如火麻仁、柏子仁、郁李仁、杏仁、桃仁、炒苏子、炒莱菔子、炒酸枣仁等。常因为在水分多、温度高环境中放置，同时在空气和阳光及酶的催化作用下，使油脂被水解为游离脂肪酸，从而透过细胞和组织，溢出表面，再进一步分解，出现色泽加深、油质渗透外表、具有哈喇气味的变质现象。②含黏液质、糖质较多的根及根茎类、子仁类中药，如枸杞子、党参、天冬、麦冬、玉竹、牛膝、黄精、熟地黄等。在氧化作用促使下，药物中的糖及糖酸类物质被分解，产生了糖醛和它的类似化合物，因此常出现药物质地软化，外表发黏，色泽加深的现象，但无哈喇气味。③含脂肪油、蛋白质较多的动物类中药，如九香虫、乌梢蛇、狗肾、鸡内金、蕲蛇、蛤蚧等。脂肪、蛋白质被氧化后产生的氧化物再分解成为具有哈喇气味的醛酮类物质，因此药物一般出现色泽加深，外表油状明显，躯体易残，具有哈喇气味。对泛油中药的认定，一般还是以传统经验认定为主。常用方法有：①眼观：通过目测来发现药物内外色泽的细微变化，表面是否有油质物溢出、粘连等现象。如枸杞子，表面色泽发暗、发黑，互相粘连，糖分溢出，即是泛油的特征。②手摸：用手来直接检查药物表面有无油腻感及发黏等现象。如党参，表皮内外色泽暗淡，断面有油溢且手感软而发黏，即为泛油现象；如乌梢蛇，蛇体呈灰暗色或者色泽暗淡，折之不易断开，即已经泛油。

③鼻闻：如果闻到药物发出哈喇味或者其他异常的刺激性气味时，可以此判断此药物已经泛油。如刺猬皮，发出的气味应是特有的腥香味，如果产生其他异常气味，就可能已经发生泛油。④对于表面有壳的药物如使君子、巴豆，或直接观察有困难的药物如胡黄连、木香等，可采用折断、剖开、去壳等机械手段暴露药物的断面，采用一看、二摸、三闻的方法，均可判断药物是否已经泛油。

(江 云 黄勤挽)

## zhùcáng yǎnghù

## 贮藏养护 （methods for storage and maintenance）

中药饮片在贮存过程中为保证饮片质量，确保临床疗效和用药安全而采取的适宜的保护措施。由于中药饮片来源广泛，成分复杂，品种繁多，性质各异，有的怕热，有的怕光，有的怕冻，有的易潮解，有的易粘连，为保证中药饮片质量，必须熟悉各种饮片的性能，摸清饮片贮藏养护规律，并采取合理的养护措施。如养护不当将会发生虫蛀、发霉、变色、泛油、腐烂等变异现象。贮藏养护方法分为传统贮藏养护方法和现代贮藏养护方法。传统贮藏养护方法运用历史悠久，主要有通风、晾晒、吸湿、密封、对抗等，具有生产成本低、简单方便等特点。现代贮藏养护方法有气调养护、气幕防潮、低温冷藏、机械吸湿、蒸汽加热、化学养护、无菌包装等，具有存贮效果稳定等特点。应根据具体药物的性质、生产场地条件等选择适宜的贮藏养护方法。

(江 云 黄勤挽)

## chuántǒng zhùcáng yǎnghù fāngfǎ

## 传统贮藏养护方法 （traditional methods for drug storage and maintenance）

在中药饮片生产、流通和使用过程中，采用的不依赖于化学方法和机械设备的饮片质量保障措施。是中国医学的重要组成部分，在保证中药的疗效与数量方面起着举足轻重的作用。传统贮藏方法历史悠久，唐·孙思邈在《备急千金要方》中记载："凡药皆不欲数数晒曝，多见风日，气力即薄歇，宜熟知之。诸药未即用者，候天大晴时，于烈日中曝之，令大干，以新瓦器贮之，泥头密封，须用开取……凡贮药法，皆须去地三四尺，则土湿之气不中也"。明·陈嘉谟在《本草蒙筌》中提出了"人参须和细辛，冰片必同灯草。麝香宜蛇皮裹，硼砂共绿豆收。生姜择老砂藏，山药候干灰窖。沉香、真檀香甚烈，包纸须重；茧水、腊雪水至灵，埋窖宜久"这些宝贵的贮藏养护技术沿袭至今。主要有通风、晾晒、吸湿、密封、对抗等。通风保证了仓库与库房的空气清新；晾晒既可以减少水分，又可利用紫外线除去霉菌和害虫；吸湿是利用生石灰、木炭、竹炭或草木灰等吸湿剂，吸收空气和中药中的水分；密封可以减少湿气、害虫、霉菌的侵入及日光的照射，起到防霉、防虫、避光的作用；对抗法是中药的特色，利用一些中药的特殊气味来抑制另一种中药的虫蛀、发霉。传统贮存养护方法，能解决一定的问题，但由于中药品种繁多，性质各异，同时，由于包装材料简易，特别容易发霉、虫蛀；中药饮片常因加工炮制的方法不一，制成饮片后，性状各异，有些饮片还加入不同辅料共同炮制，这就增加其复杂性，所以传统贮存养护具有较大的局限性。中药贮藏保管的传统方法，具有经济、有效、简单、实用等优点，仍是目前应用广泛、最基本的贮藏方法。

(江 云 黄勤挽)

## tōngfēng

## 通风 （ventilation）

中药饮片贮藏过程中，在保证库房及其周围环境清洁卫生、避免污染的前提下使库房空气自然流动的养护方法。原理主要是库房内外空气压力大的地方流向空气压力小的地方，传统贮藏所用的通风方法主要有翻垛通风法、自然通风法、机械通风法。①翻垛通风法：将垛底的药物翻至面上，或者堆砌成通风垛，使水分和热气及时散发。②自然通风法：通过在适当的时候打开门窗，利用自然风力的流通以降低库房内的温度和湿度，使库房内保持适宜的温度和湿度。此法优点是降温降湿迅速，简单经济方便。一般春秋季节安排在上午8~11时、夏季安排在上午7~10时进行。③机械通风法：利用通风机械设备（如换气扇、空调等）来进行库房内外空气更换的方法，一般与自然通风配合使用。

(江 云 黄勤挽)

## liàngshài

## 晾晒 （dry in the air；dry in the sun）

防止药物在储存过程中受潮的养护方法。当库房湿度过大，药物有受潮现象时，应及时晾晒，正所谓"遇晴明向日旋曝"，但是也应根据药材性质而定。晾晒的方式包括曝晒和摊晾。曝晒又称阳干法，是将光照不影响质量的药物整件或拆件曝晒于日光下，利用日光所产生的热量将药物水分蒸发而降低其含水量，同时利用日光中的紫外线杀死藏匿于药物中的虫卵及微生物，防止药物发霉和虫蛀的晾晒方法，适用于曝晒后质量无变化的中药如白术、党参、麦冬等。摊晾又称阴干法，是将药物摊开摆放于室内或阴凉处，利用空气的流动吹去药物的水分使其干燥，主要适用于芳香性花类、叶类、果皮类药物，防止由于日光曝晒造成变色、泛油及挥发油损失等，如红花、薄荷。

（江 云 黄勤挽）

**xīshī**

**吸湿**（moisture absorption） 中药饮片在贮藏过程中，在库房或贮存容器中存放吸湿剂吸收空气和饮片中的水分以保持饮片干燥的方法。常用的吸湿剂有生石灰、木炭、草木灰、无水氯化钙、硅胶等。使用吸湿剂时，最好密封库房或容器，隔绝空气以达到更好的干燥效果。适用于容易变色、价值贵重、质量娇嫩、容易泛油、溢糖的药物，如人参、鹿茸、枸杞等。生石灰又称氧化钙，吸水率为20%～30%，吸水后变为熟石灰，吸收空气中二氧化碳后变为碳酸钙而又会放出水分，所以应该经常检查更换；木炭是一种惰性物质，不与药物发生反应，在吸水同时也不会散发臭味，可重复使用；草木灰是植物燃烧后的残余物，主要成分为碳酸钾，每100kg草木灰可吸水5～10kg；1kg无水氯化钙可吸水1～1.2kg；1kg硅胶可吸水1～1.2kg。使用时将吸湿剂放入缸或木箱底部，上放一块带孔的托板，衬以白纸，将药物平铺于上，密封，置干燥处。注意检查，每隔几天将药物上、下翻动一次，以求吸湿均匀，免得过度或不足。

（江 云 黄勤挽）

**mìfēng**

**密封**（sealing） 采用导热性差、隔潮性能佳或不透性材料贮藏中药饮片的方法。密封储存，可采用罐、坛、瓶、桶、箱、柜、缸或塑料袋等，使中药的特定空间与外界环境中的空气、光照、温度、水分、害虫、微生物等隔绝，尽量减少外界因素对药物的损害，保证药物质量。密封容器内还可以加入吸湿剂，其防霉、防蛀效果更好。真空密封是现代密封技术，保存药物更有保障。密封法是中药贮藏养护的基本方法，多数的养护方法都在密封或密闭的基础上进行。基本原则："一严二活"，即尽量保证严密不透气，但能关能开，关闭后又确不透气。中药的密封贮存视药物的品种、数量多少选择特定的密封方法。①整库密封：将库房全部密封起来，全部门窗边沿嵌入布夹棉条或绒条、胶皮等，将门板隙用防潮纸裱糊严密，使关闭时能达到严密不透湿气为标准。适用于储存量大，进出不频繁的整进整出的大宗中药商品。②货架（橱、柜）密封：对于数量不大、比较贵重、怕潮易霉或易溶化、易生虫、收发频繁的零星药物，可以贮存于密封货架中。应根据中药不同品种的性能在货架内放置石灰包、硅胶等吸湿剂以保持干燥。③堆垛密封：用防潮隔热材料，将上下周围整垛的中药密封起来。④对细料、贵重药物，如人参、牛黄、鹿茸、熊胆、冰片、猴枣等，除可用容器外，还可用塑料袋单独密封贮存。值得注意的是，在密封贮存药物前，要保证药物的含水量不能超过安全标准，并确认无虫蛀、发霉等迹象。

（江 云 黄勤挽）

**duìkàng**

**对抗**（antagonism） 将两种或两种以上的药物或有特殊气味的物品和中药放在一起，以防止虫蛀或发霉等变异现象的贮存方法。又称对抗同贮。如丹皮与泽泻、山药、白术、天花粉同贮，既可防止丹皮变色，又可防止其他药物生虫；花椒与动物类药物如蕲蛇、乌梢蛇、蛇蜕、蛤蚧、全蝎、海马、刺猬皮等同贮，动物类药物不易受虫害；明矾有一定防腐作用，与富含油脂的种子类或花类药物如柏子仁、桃仁、杏仁、菊花、金银花、红花等同贮可防止药物被虫蛀、变色、泛油或变质；大蒜不仅可保存含丰富淀粉的芡实和薏苡仁，还可与土鳖虫同贮使其不被虫蛀；荜澄茄芳香油可驱除中药中的黄曲霉素及其他真菌，也可熏蒸杀虫；胶类（鹿角胶、阿胶等）与滑石粉或米糠同贮可防止粘连；生姜与蜂蜜同贮可防止蜂蜜于夏季发酵上涌；桂圆肉在夏季极易发霉生虫、变色，贮存时置阴凉干燥处，加适量的蜂蜜拌匀会使贮藏较好；当归与麝香同贮可使麝香既不变色也不走香气；鹿茸为贵重中药，易生虫难保管，用适当方法与细辛、花椒同贮可使鹿茸不生虫、不变色；藏红花与冬虫夏草同贮于低温干燥的地方，可使冬虫夏草久贮不坏等。具有特殊气味的物品主要是指白酒和药用乙醇，装于广口瓶内，用双层纱布封口，置于密闭容器内，周围放置易生虫、发霉的药物，称为醇闷养护法，是一种最好的贮存方法。此法的关键是密封不透气，适用于多数药物。

（江 云 黄勤挽）

**xiàndài zhùcáng yǎnghù fāngfǎ**

**现代贮藏养护方法**（modern methods for drug storage and maintenance） 采用现代科学技术进行贮藏养护的方法。主要有化学熏蒸法和机械方法。化学熏蒸法，即以具有挥发性的化学杀虫剂熏蒸杀虫的方法，在 20 世纪 50 年代后广泛使用。常用的化学熏蒸剂主要有：硫黄、三氯硝基甲烷（氯化苦）、磷化铝等。硫黄在燃烧过程中与氧结合产生二氧化硫，二氧化硫与药物中水分子结合形成亚硫酸，可直接杀死成虫、卵、蛹等，抑制真菌滋生，抑制氧化酶等活性，起到防虫、防霉、保色、增色等作用；三氯硝基甲烷，为无色油状液体，有特殊臭气，当室温在 20℃ 以上时能逐渐挥发，有效杀虫，一般每 1m³ 堆垛中药用三氯硝基甲烷 30g；磷化铝片剂在空气中吸湿分解，释放出磷化氢气体，具有大蒜样气味，有较强的扩散性和渗透性，对各种中药害虫具有强烈的杀虫效能。上述化学熏蒸剂由于毒性大，污染环境，试剂残留等缺点。中国国家食品药品监督管理局于 2011 年 6 月组织制订了中药材及其饮片二氧化硫残留限量标准，初步遴选出山药、牛膝、粉葛、甘遂、天冬、天麻、天花粉、白及、白芍、白术、党参等 11 种传统习用硫黄熏蒸的药材品种，规定二氧化硫残留量不得超过 400mg/kg；其他中药材及其饮片的二氧化硫残留量不得超过 150mg/kg。国家 A 级绿色食品已禁止使用化学熏蒸剂。20 世纪 80 年代以后，一些物理、化学方法不断在中药及炮制品贮藏保管上得到应用，使贮藏手段进一步科学、合理。环氧乙烷防霉主要是阻止细菌代谢而产生不可逆的杀灭作用，具有较强的扩散性和穿透力；钴-60（$^{60}Co$）放射出具有很强的穿透力和杀菌能力的 γ 射线，把霉菌等微生物杀死，但是成本太大。机械方法中气调养护技术其原理就是降氧充氮，或降氧充二氧化碳，其特点是费用低，

不污染环境和药物，劳动强度小，养护效果好；气幕防潮方法是通过防止库内冷空气排出库外，库外潮热空气侵入库内的装置，从而达到防潮的目的；低温冷藏是利用机器制冷设备降温，抑制微生物和仓虫的滋生和繁殖，以防蛀防霉；机械吸湿是利用空气除湿机吸收空气中的水分，降低其湿度达到防蛀防霉；蒸汽加热是利用蒸汽杀灭中药饮片中的霉菌、杂菌和害虫；无菌包装避免了中药饮片的再次污染。

（黄勤挽）

**qìtiáo yǎnghù**

**气调养护**（gas-regulating storage and maintenance）　通过控制影响中药变异的空气中的氧浓度来进行中药贮存的方法。又称气调贮藏。是 20 世纪 80 年代初中国推行使用的中药养护新技术。基本原理：氧气是微生物及害虫生长繁殖的必需条件；而氮气是惰性气体，无臭，无毒；二氧化碳浓度的增高，不利于霉菌及害虫的生长。将药物置于密闭的容器内，对影响中药变异的空气中氧浓度进行有效的控制，人为地造成低氧或高浓度二氧化碳状态。中药在此环境中，新的害虫不能产生和侵入，原有的害虫窒息或中毒死亡，微生物的繁殖及中药自身呼吸都受到抑制，延缓药物的陈化速度，并能隔离湿气，防止其他变异现象。中药采用的气调方法主要有充氮降氧法、充二氧化碳降氧法、真空降氧法、除氧剂降氧法和自然降氧法等。应用特点是：能灵活调节库内气体成分，充氮降氧，使库房内充满 98% 的氮气，而氧留存不到 2%。一般情况下，氧浓度在 8% 以下可防虫，2% 以下能使害虫脱氧窒息死亡，1% 以下能加快害虫死亡速

度，0.5% 以下可杀螨和抑菌，使害虫缺氧窒息而死。气调法贮存药物，不仅可以杀虫、防霉，而且能保持药物原有的色、味，减少损耗，较之使用化学药剂经济方便。

（江云　黄勤挽）

**qìmù fángcháo**

**气幕防潮**（repeling moisture using gas curtain）　通过在库房门上安装气幕，配合自动门以防止库内冷空气排出库外、库外热空气侵入库内而达到防潮目的的养护方法。因为库内外空气不能对流，减少了湿热空气对库内较冷的墙、柱等处形成"水淞"（即结露）现象的发生。气幕装置分为气幕和自动门两大部分，用机械鼓动的气流，通过风箱结构集中后，从一条狭长缝隙中吹出形成帘幕，即为气幕，又称气帘或气闸。主要部件有电动机、风叶及风箱等；电动门以电动机转动蜗杆，带动链轮、链条与门的滑轮装置一起移动，并与气幕联接。门开启时气幕开始工作，门关闭时气幕即停止工作。试验表明，即使在潮湿的梅雨季节，库内相对湿度也相当稳定，这表明气幕可以阻止库外潮湿空气对库内的影响，从而起到防潮作用。

（江云　黄勤挽）

**dīwēn lěngcáng**

**低温冷藏**（storage at low temperature）　利用机械制冷设备产生冷气，将易生虫中药贮存在低温状态下以抑制害虫、霉菌，保证中药饮片质量的方法。一般分为阴凉及冷贮两种范围，阴凉 2～20℃（一般是 10～20℃），冷贮 0～10℃（一般是 2～10℃）。部分受热易变质的中药，在 0～10℃ 冷贮则不易产生泛油、变色、发霉、虫蛀、气味散失等现象。因

为低温养护需要冷藏库或冰箱等设备，同时电能消耗比较大，存贮成本较高，主要用于珍稀贵重和性质脆弱以及无其他办法保管的中药，如人参、蛤蟆油、枸杞等。易生虫药物在无冷库设备条件下，也可在温度较低、湿度不大的地窖内贮存。若地窖内的湿度较大可采用生石灰吸潮，但要经常检验。使用注意：中药贮存于冷库（或冰箱）中，一般只能抑制害虫的发育繁殖，而不能完全致死害虫。6~15℃是中药害虫生命活动的最低界限。4~6℃时害虫的生理代谢极其缓慢，处于蛰伏休眠的冷麻痹状态，但仍保持生命力，在一定时期内，如环境温度回升，害虫即能复苏恢复活动。如上述温度再降低或延续时间长，即能致死害虫。

（江 云 黄勤挽）

jīxiè xīshī

## 机械吸湿（mechanical moisture absorption）

采用空气去湿机、电热去湿干燥器、垛底通风驱潮机等机械来吸收空气中水分以保持饮片干燥的养护方法。工作原理：用压缩泵将制冷剂通过一组吸热管循环吸热，使空气中水蒸气达到露点，凝结成水，集中排出。一般温度是30℃，相对湿度在70%以上时，每小时可由空气中吸水5~6kg。其优点是体积小、自重轻，运行简便，可供库房轮流使用。

（江 云 黄勤挽）

zhēngqì jiārè

## 蒸汽加热（steam heating）

利用蒸汽杀灭中药材及中药饮片中所含的霉菌、杂菌及害虫的方法。是简单、价廉和可靠的灭菌方法。蒸汽灭菌按灭菌温度分低高温长时灭菌、亚高温短时灭菌和超高温瞬间灭菌三种。灭菌过程包括升温、维持和冷却3个阶段。通常100℃以下的温度对灭菌没有太多贡献，在实际过程中是忽略的，升温是指从100℃升到121℃的情况，而冷却是指121℃冷却到100℃时的情况，在这两个温度段，加热升温和冷却对灭菌是有贡献的。低高温长时灭菌通常是常压下使用100℃流通蒸汽加热杀灭微生物，通常灭菌时间为1~2小时；亚高温短时灭菌是加压下使用121℃蒸汽加热20分钟灭菌；超高温瞬间灭菌是将需灭菌的药物迅速加热到150℃经2~4秒钟的瞬间完成灭菌。由于灭菌温度高，灭菌时间短，这样加热杀灭微生物的速度比药物成分发生分解反应的速度更快，具有节约能源，利于保存药效的优点。

（江 云 黄勤挽）

huàxué yǎnghù

## 化学养护（chemical method for drug maintenance）

利用化学药剂散发的气体杀死中药饮片中的害虫、霉菌或用其他化学技术而达到抑菌和灭菌的方法。常用的方法有：①二氧化硫熏蒸：一般用燃烧硫黄产生二氧化硫来熏蒸药物，如麦冬、白芷、半夏等，硫磺熏蒸中药能使中药外观鲜艳并且有增白作用，即使含水量严重超标也不易发霉，同时还可以起到杀虫作用。②三氯硝基甲烷熏蒸：三氯硝基甲烷（氯化苦）化学性质稳定，不燃烧，不爆炸，不与酸碱起作用，具有较强杀伤虫力，对常见的中药害虫都可致死。但三氯硝基甲烷挥发性、扩散性和渗透性都较差，易被所熏的药物吸附，影响药材质量和治疗效果。所以在中药养护中，对于此化学药剂应参照国家颁布的相关规定中的要求使用。③磷化铝熏蒸：磷化铝（AlP）是一种新型杀虫剂，遇水分解产生磷化氢气体，磷化氢气体毒性极高，每1g磷化铝能产生大约1g磷化氢气体，当每1L空气中含0.01mg磷化氢气体时对虫害有致死作用，还能抑制和杀灭微生物以及抑制药物的呼吸。磷化氢气体有较强的扩散性和渗透性，不易被药物吸附，故散气快，是当前主要的化学防治药剂。④环氧乙烷防霉：环氧乙烷作为一种气体灭菌杀虫剂，其作用机制主要是它能与细菌蛋白分子中氨基、羟基、酚基或巯基上的活泼氢原子起加成反应生成羟乙基衍生物，使细菌代谢受阻而产生不可逆的杀灭作用。有较强的扩散性和穿透力，对各种细菌、霉菌及昆虫、虫卵均有十分理想的杀灭作用，缺点是残留量大，易燃。⑤钴-60射线辐射：钴-60（$^{60}$Co）射线辐射是近年来发展较为迅速的灭菌方法，$^{60}$Co放射出的γ射线或加速产生的β射线有很强的穿透力和杀菌能力，具有时间短、见效快、效果显著等优点，同时不会破坏药材外形，不影响药效，也不会残留放射性和感生放射性，但是成本过高。

（江 云 黄勤挽）

wújūn bāozhuāng

## 无菌包装（aseptic package）

在药物、包装材料、包装装备均无菌的情况下，于无菌环境中进行充填和封合的包装技术。一般多用经环氧乙烷混合气体灭菌的聚乙烯膜袋作为包装材料。在中药饮片无菌包装时，需要将中药饮片、包装材料、包装场所等先行灭菌处理，达到无菌要求。经过无菌包装的中药饮片，一般不需要添加任何防腐剂，在常温条件下贮存即可，在一定时间内亦不会发生发霉、虫蛀现象，是中药饮片养护和包装的发展趋势。但生产成本较高，目前仅在供直接口服使用的中药饮片中应用。

(江 云 黄勤挽)

zhōngyào yǐnpiàn zhìliàng biāozhǔn

## 中药饮片质量标准（quality standard of decoction pieces）

对中药饮片的外观和内涵要求所制定的准则。其制定经历了由外观标准到内涵标准的发展过程。起初对饮片的质量要求仅包括饮片片形、色泽、气味、味道等经验标准。2000 年第 7 版《中华人民共和国药典·一部》开始收载了 20 种炮制品质量标准内容，而且只是附于相应的药材标准之后。2004 年中国国家食品药品监督管理局发布《中药饮片注册管理办法（试行）》，中药饮片质量标准的制定开始启动。2005 年第 8 版《中华人民共和国药典》首次将中药饮片标准单列，收载 33 种中药饮片质量标准。2010 年第 9 版《中华人民共和国药典》首次明确了饮片作为临床和制剂生产的处方药品的属性，并收载 439 种中药饮片经验和内涵质量标准控制指标。2015 年第 10 版《中华人民共和国药典》完善了药典标准体系的建设，整体提升质量控制的要求，扩大了先进、成熟检测技术的应用，在保留常规检测方法的基础上，进一步扩大了对新技术、新方法的应用，以提高检测的灵敏度、专属性和稳定性。采用液相色谱法-串联质谱法、分子生物学检测技术、高效液相色谱-电感耦合等离子体质谱法等用于中药的质量控制。在丹参等 30 多个标准中建立了特征图谱。中药饮片质量标准一般包括原料药材基源、炮制方法、饮片鉴别（性状鉴别、显微鉴别、理化鉴别、光谱鉴别、色谱鉴别等）；饮片检查（水分、总灰分、酸不溶灰分、重金属、农药残留物、有毒物质检查、卫生学检查）；饮片含量测定（浸出物、辅料、化学成分）等。

(许腊英)

yǐnpiàn jiànbié

## 饮片鉴别（identification of decoction pieces）

利用传统经验和现代科学方法对中药饮片的真伪优劣进行鉴定的分析方法。是中药饮片质量标准的重要内容之一。

**发展简史** 中药饮片的鉴别是在中药材鉴别的基础上发展起来的。《诗经》记载了 50 多种药用植物的采集、性状、产地等内容，已现性状鉴别之雏形。《神农本草经》中所记载的药名推求，已经具备了较为完整的性状鉴别方法，关于"丹砂能化为汞"的记载，属于早期的理化鉴别方法之一。南北朝刘宋·雷敩《雷公炮炙论》对中药质量鉴别方面的内容记载颇多。清本草著作中鉴别的知识已比较普及，经验鉴别内容主要包括形、色、气、味等。20 世纪 50 年代，理化鉴别的系统方法逐渐形成并趋于完善。20 世纪 90 年代，生物技术的应用，使中药鉴别达到细胞和分子水平，显微鉴别及色谱、光谱技术相继用于中药材及饮片的鉴别之中。2005 年版《中华人民共和国药典》共收载显微鉴别 620 项，薄层色谱鉴别 1507 项。2010 年版新增显微鉴别 633 项，所有的药材和饮片都增加了专属性很强的横切面或粉末显微鉴别；新增薄层色谱鉴别 2494 项，除矿物药外均有专属性强的薄层鉴别方法。

**研究内容** 常用的饮品鉴别方法包括性状鉴别、显微鉴别、理化鉴别、光谱鉴别、色谱鉴别等。①性状鉴别：又称经验鉴别。主要是采用看、摸、闻、尝及水试、火试等直观的方法进行鉴定。②显微鉴别：包括组织鉴别和粉末鉴别。此鉴别方法不仅可以鉴别饮片的真伪、优劣，也可以鉴别饮片的生熟及炮制程度等。③理化鉴别：通过物理或化学方法来鉴别饮片真伪、优劣和纯度，通常只做定性试验，少数可做限量试验。④光谱鉴别：利用中药饮片中化学成分的光谱特征而进行鉴别的方法，包括分光光度法（紫外、红外、核磁共振）和比色法等。⑤色谱鉴别：利用药物在一定色谱条件下产生特征色谱行为（比移值或保留时间）进行鉴别的方法。常用的有纸色谱、薄层色谱、柱色谱、气相色谱、高效液相色谱。⑥辅料鉴别：根据中药饮片炮制过程中所用的辅料不同选用显微、理化、色谱、光谱、指纹图谱鉴别等方法。⑦指纹图谱鉴别：在色谱和光谱鉴别的基础上发展起来的一种科学的鉴别方法。主要包括光谱指纹图谱（如红外光谱），色谱指纹图谱（气相色谱、高效液相色谱等），DNA 指纹图谱等。各种鉴别方法均有它的特点和适应对象。

(许腊英)

yǐnpiàn jiǎnchá

## 饮片检查（inspection of decoction pieces）

采用传统经验或现代检定技术检测中药饮片外观以及杂质、水分、灰分和有害物质含量的饮片质量评价方法。

**发展简史** 自 1963 年第 2 版《中华人民共和国药典·一部》开始收载中药材及炮制品至 2015 年版，正文中已规定了中药饮片常规检查项目（如水分、总灰分、酸不溶性灰分等）。1994 年国家中医药管理局颁发了《中药饮片质量标准通则（试行）》，规定了饮片色泽、净度、片型、水分标准。2005 年第 8 版和 2010 年的第 9 版《中华人民共和国药典》加强了药品安全性的要求，增加了对有害物质的检测要求，附录中强化了安全性检查总体要求，而且在品种正文标准中也大幅度增加或完善了安全性检查项目，进一步加强对重金属或有害元素、农药残留物、残留溶剂等的控制。中药饮片的安全性问题越来越受到各方面的重视，二氧化硫残留量、黄曲霉毒素测定等有毒物质检查将成为必检项目。2015 年的第 10 版《中华人民共和国药典》针对中药材及其饮片中有害残留物限量提出了中药有害残留物限量制定指导原则。一部制定了中药材及饮片中二氧化硫残留量限度标准，建立了珍珠、海藻等海洋类药物标准中有害元素限度标准，制定了人参、西洋参标准中有机氯等 16 种农药残留的检查，对柏子仁等 14 味易受黄曲霉毒素感染药材及饮片增加了"黄曲霉毒素"检查项目和限度标准。

**研究内容**　饮片检查主要进行外观和内含物质检查。

**外观检查**　从形、色、气、味等方面对饮片外观进行的传统经验检测。形，即片型或粉碎粒度。片型是对饮片的外观形状、长短、厚薄等规格的系列描述。切制饮片成品中未成形的碎片应符合限量规定；粉碎成一定粒度的粉末，粉末符合粒度规定。色，即颜色、光泽。药材经不同方法炮制为不同饮片后应具有该饮片特有的表面颜色、光泽和断面颜色。气味指饮片具有的特定气味和味道。饮片经过炮制后不应带有异味，加辅料炮制的饮片除具有生品饮片的气、味外，还应带有辅料的气和味。净度指中药炮制品的洁净程度，用炮制品含杂质及非药用部位的限度表示。一般要求饮片中不应含有泥沙、灰屑、霉烂品、虫蛀品、杂质及非药用部位等。

**内含物质检查**　主要是对饮片的水分、灰分及有害物质等进行测定。①水分指在饮片中存在的不影响其质量及贮藏安全的允许含水数值。②灰分指饮片在高温下灼烧、灰化，所剩残留物的重量。同种饮片灰分量应相近，如超过正常值说明炮制品净度不合要求，低于正常值应考虑饮片中是否有伪品或劣质品。③重金属指在实验条件下中药饮片中能与硫代乙酰胺或硫化钠作用显色的金属杂质。中药饮片中砷、汞、铅、镉、铜及有害元素的含量限度和测定方法执行《中华人民共和国药典》标准。④农药残留物测定包括有机氯、有机磷及拟除虫菊酯农药残留检查，中药饮片中农药残留量的检测主要采用气相色谱法。2015 年版《中华人民共和国药典》增加了气相色谱-串联质谱法（三重四级杆）检测 74 种农药残留，液相色谱-串联质谱法（三重四级杆）检测 153 种农药残留。⑤二氧化硫残留量指中药饮片经硫黄熏蒸处理后饮片中二氧化硫的残留限量，采用蒸馏法测定。2015 年版《中华人民共和国药典》规定采用酸碱滴定法、气相色谱法、离子色谱法测定经硫黄熏蒸处理过的药材或饮片中二氧化硫的残留量，可根据具体品种情况选择适宜方法测定。⑥黄曲霉毒素主要有 8 种毒素（$B_1$、$B_2$、$B_{2a}$、$G_1$、$G_2$、$G_{2a}$、$M_1$、$M_2$），2010 年版《中华人民共和国药典》规定采用高效液相色谱法测定，黄曲霉毒素总量以 $B_1$、$B_2$、$G_1$、$G_2$ 计算。2015 年版《中华人民共和国药典》增加了采用高效液相色谱-串联质谱法测定药材、饮片中的黄曲霉毒素（以黄曲霉毒素 $B_1$、黄曲霉毒素 $B_2$、黄曲霉毒素 $G_1$ 和黄曲霉毒素 $G_2$ 总量计）的含量。中药饮片中有些药物易发霉，如桃仁、杏仁等必须进行黄曲霉毒素检测。⑦卫生学检查主要是对饮片中可能含有的致病菌、大肠杆菌、细菌总数、霉菌总数及活螨等进行的检查。

（许腊英）

yǐnpiàn hánliàng cèdìng

**饮片含量测定**（content determination for decoction pieces）　用化学、物理或生物的方法，对中药饮片中所含有的基础物质进行含量检测的分析方法。

**发展简史**　饮片含量测定的发展与分析方法和饮片化学成分的研究进展直接相关。测定指标经历了由浸出物到单一指标性成分、活性成分、多成分测定的过程；在测定方法上，经历了由经典的分析方法向现代仪器分析法的转变。1995 年第 6 版《中华人民共和国药典》规定进行化学成分含量测定的中药达 102 种，并增加了对酒黄连、姜黄连、吴茱萸连、盐知母、薄荷段等饮片的含量测定。2005 年第 8 版《中华人民共和国药典》收载以薄层色谱法（thin layer chromatography，TLC）进行含量测定的药材 45 种，以高效液相色谱法（high performance liquid chromatography，HPLC）进行含量测定的药材 479 种，以气相色谱法（gas chromatography，GC）进行含量测定的药材有 47 种，但规定进行含量测定的饮片只有 11 种。2010 年第 9 版《中华人民共和国药典》在单一指标性成分定量测定的基础上，对有效研究基础较好的中药进行了有效成分及生物测定的检测，并提高了检测方法的专属性，建立了科学合理的控制指标，收载饮片达822种，有含量测定项的饮片数量增加至417种，其中329种有1个测定指标，80种有2个测定指标，2种有3个测定指标，6种有4个测定指标，共使用了9种含量测定方法。

**含量测定方法** 常用的中药饮片含量测定方法有容量分析法、光谱分析法、色谱分析法等。①容量分析：根据待测中药饮片试样与所加一定试剂发生有确定计量关系的化学反应来测定组分含量的方法。主要有重量分析和滴定分析。此类方法已较少应用，仅有少数品种收载此方法。②光谱分析：利用被测溶液浓度在可见光区、紫外光区（200～800nm）和中红外区（2.5～50μm）及无线电波波长范围内，与其吸光度成正比的原理来计算被测物含量。常用可见-紫外分光光度法测定饮片中含直链共轭体系、环状共轭体系及芳环结构物质的含量，用比色法测定供试品溶液加入适量显色剂后在可见光区吸收物质的含量。光谱分析中还有原子吸收和原子发射光谱，常用来分析测定元素的种类和含量。③色谱分析：常用的色谱分析法有气相色谱法和高效液相色谱法等，薄层色谱扫描法已少用。随着色谱技术和相关仪器设备的不断发展，尤其是计算机技术的迅猛发展，使色谱分析在中药饮片含量测定中占据了主导地位。④其他含量测定法：饮片中所含基础物质的不同还会用到挥发油测定法、鞣质含量测定法、氮测定法等。饮片的含量测定，一般要比药材更加复杂。这是因为饮片在炮制过程中其化学成分发生变化而增加了其含量测定的干扰因素。

**含量测定内容** 中药饮片中化学成分、浸出物或挥发油的含量是评价其品质优良的主要依据。①浸出物测定：化学成分不清楚或尚无精确定量方法的饮片多规定进行浸出物测定。浸出物指将饮片粉末加入一定的溶媒，经过浸润渗透—解吸溶解—扩散置换等作用，提取出某类成分（总体）并干燥至恒重的物质。根据饮片中主要成分的性质和特点选用浸出溶媒的不同，浸出物的测定主要包括水溶性和醇溶性浸出物；以挥发性成分为主要药效成分的饮片一般还规定须进行挥发油的含量测定。②化学成分含量测定：对化学成分明确的中药饮片，《中华人民共和国药典》一般均规定了测定方法和含量限量要求。

（许腊英）

bājiǎohuíxiāng

**八角茴香**（Anisi Stellati Fructus） 木兰科植物八角茴香 *Illicium verum* Hook. f. 的干燥成熟果实。别名大茴香、大料、八角、八月珠等。秋、冬二季果实由绿变黄时采摘，置沸水中略烫后干燥或直接干燥。

**炮制沿革** 宋代有炒法（《博济方》）和酒浸炒（《医学入门》）。明代有炒黄（《普济方》）、盐炒（《奇效良方》）、盐酒炒（《本草蒙筌》）和盐汤浸炒（《万病回春》）等炮制方法。清代亦用炒法（《串雅内编》）。现代常用盐炙。

**炮制方法** ①八角茴香：原药材，除去杂质，筛去灰屑。用时捣碎。②盐八角茴香：取净八角茴香，加盐水拌匀，闷润，待盐水被吸尽后，置预热适度的炒制容器内，用文火加热，炒至颜色加深时，取出晾凉。用时捣碎。每100kg八角茴香用食盐2kg。

**饮片性状** 八角茴香为车轮形的蓇葖果，由8瓣聚合而成，各瓣均向上开口或不开口，呈小艇形，外表红棕色，顶端呈鸟喙状，质坚脆，种子胚乳白色，富油性，味辛甜。盐八角茴香颜色加深，略带咸味。

**质量要求** 八角茴香含挥发油不得少于4.0%（ml/g）；含反式茴香脑（$C_{10}H_{12}O$）不得少于4.0%。

**炮制作用** 八角茴香味辛、性温。归肝、肾、脾、胃经。温阳散寒，理气止痛。生品温阳散寒，理气止痛。用于胃寒呕吐，脘腹冷痛，寒疝腹痛。盐八角茴香可引药下行，长于温暖肝肾，理气止痛。用于肾虚腰痛，疝气疼痛，寒湿脚气。

（李伟东）

rénshēn

**人参**（Ginseng Radix et Rhizoma） 五加科植物人参 *Panax ginseng* C. A. Mey. 的干燥根和根茎。别名人衔、鬼盖、黄参、玉精、雪参、土精、地精、金井玉阑、孩儿参、棒槌。多于秋季采挖，洗净经晒干或烘干。栽培的俗称"园参"；播种在山林野生状态下自然生长的称"林下山参"，习称"籽海"。

**炮制沿革** 人参炮制首次记载于汉代《华氏中藏经》："去芦"。南北朝有去四边芦头并黑者（《雷公炮炙论》）。唐代有细锉、切法（《外台秘要方》）。宋代制炭（《重修政和经史证类备用本草》），焙、微炒（《小儿卫生总微方论》），去芦、蒸（《疮疡经验全书》），黄泥裹煨（《类编朱氏集验医方》）等法。元代有蜜炙（《世医得效方》）法。明代有盐炒（《普济方》）、酒浸（《寿世保元》）等方法。现代常用蒸切、润切等炮制方法。

**炮制方法**　①生晒参：取原药材，润透，切薄片，干燥。②红参：取原药材，洗净，经蒸制干燥后即为红参。用时蒸软或稍浸后烤软，切薄片，干燥；或直接捣碎、碾粉。

**饮片性状**　生晒参为圆形或类圆形薄片，表面灰白色，显菊花纹，粉性，体轻，质脆，有特异香气，味微苦、甘。红参为圆形或类圆形薄片，表面红棕色或深红色，质硬而脆，角质样，气微香，味甘，微苦。

**质量要求**　人参水分不得过12.0%；总灰分不得过5.0%；含人参皂苷 $Rg_1$（$C_{42}H_{72}O_{14}$）和人参皂苷 Re（$C_{48}H_{82}O_{18}$）的总量不得少于 0.27%，人参皂苷 $Rb_1$（$C_{54}H_{92}O_{23}$）不得少于0.18%。

**炮制作用**　人参味甘、微苦，性平。归脾、肺、心经。大补元气、复脉固脱、补脾益气、生津、安神。生晒参偏于补气生津，复脉固脱，补脾益肺，多用于体虚欲脱，脾虚食少，口渴，消渴等症。红参味甘、微苦、性温，具有大补元气、复脉固脱、益气摄血的功能，多用于体虚欲脱，肢冷脉微，气不摄血，崩漏下血者。

（孙秀梅）

sānqī

# 三七（Notoginseng Radix et Rhizoma）

五加科植物三七 *Panax notoginseng*（Burk.）F. H. Chen 的干燥根和根茎。别名山漆、金不换、血参、人参三七、佛手山漆、田三七、田七、滇三七。秋季花开前采挖，洗净，分开主根、支根及根茎，干燥。支根习称"筋条"，根茎习称"剪口"。

**炮制沿革**　三七的炮制方法历代文献收载极少，明代始见"为末"（《本草纲目》《万氏女科》）的炮制方法。清代有研（《本草求真》）、焙（《外科大成》）的炮制方法。现代常用研粉、油炸、蒸制等炮制方法。

**炮制方法**　①三七：取原药材，除去杂质。用时捣碎。②三七粉：取三七，洗净，干燥，研细粉。③熟三七：取净三七，打碎，分开大小块，用食油炸至表面棕黄色，取出，沥去油，研细粉。或取三七，洗净，蒸透，取出，及时切片，干燥。

**饮片性状**　三七呈不规则块状或颗粒状，表面灰黄色或灰褐色，有瘤状突起，体重，质坚实，切面灰白色、灰绿色或黄绿色，类角质，具光泽，中间有菊花心或裂纹，气微，味苦回甜。三七粉为灰白色粉末，气微，味微苦回甜。熟三七为浅黄色粉末，略有油气，味微苦。熟三七片为类圆形薄片，表面棕黄色，角质样，有光泽，质坚硬，易折断，气微，味苦回甜。

**质量要求**　水分不得过14.0%；酸不溶性灰分不得过3.0%；总灰分不得过6.0%；醇溶性浸出物不得少于16.0%；含人参皂苷 $Rg_1$（$C_{42}H_{72}O_{14}$）、人参皂苷 $Rb_1$（$C_{54}H_{92}O_{23}$）及三七皂苷 $R_1$（$C_{47}H_{80}O_{18}$）的总量不得少于5.0%。

**炮制作用**　三七味甘、微苦，性温。归肝、胃经。散瘀止血，消肿定痛。生品以止血化瘀、消肿定痛之力偏胜，止血而不留瘀，化瘀而不会导致出血，常用于各种出血症及跌打损伤，瘀滞肿痛。三七粉与三七同，一般入汤剂可用生三七打碎与其他药物共煎，多吞服或外敷用于创伤出血。熟三七止血化瘀作用较弱，以滋补力胜，可用于身体虚弱，气血不足。

（孙秀梅）

sānléng

# 三棱（Sparganii Rhizoma）

黑三棱科植物黑三棱 *Sparganium stoloniferum* Buch. -Ham. 的干燥块茎。别名京三棱、红蒲根、光三棱。冬季至次年春采挖，洗净，削去外皮，晒干。

**炮制沿革**　三棱炮制首次记载于汉代《华氏中藏经》："湿纸裹煨热剉"。唐代有炮法（《产宝杂录》）。宋代有煨制、醋炙制（《太平圣惠方》），纸煨制（《洪氏集验方》），制炭（《类编朱氏集验医方》），醋煮（《太平惠民和剂局方》），醋浸、米煮制（《三因极一病证方论》），煮制（《女科百问》）。元代有酒炒制（《丹溪心法》）、酒浸制（《世医得效方》）、巴豆制（《卫生宝鉴》）。明、清时期增加了蒸制（《本草汇》），面煨制、乌头制（《普济方》），干漆制（《奇效良方》）等炮制方法，并有"入药须炮熟，消积须用醋浸一日，炒或煮熟焙干，入药乃良"（《本草纲目》）及"赤眼、毒眼，磨汁擦，蛇虎伤，为末掺，欲其入气，火泡（炮），欲其入血，醋炒"（《得配本草》）的记载。现代常用醋炙、醋蒸、醋煮等炮制方法。

**炮制方法**　①三棱：取药材，除去杂质，大小分档，浸泡至六七成透时，捞出，闷润至透，切薄片，干燥。②醋三棱：取三棱片，加入定量的米醋拌匀，闷润至醋被吸尽，置炒制容器内，用文火加热，炒干，取出晾凉。每100kg 三棱片用米醋20kg。

**饮片性状**　三棱为类圆形或类三角形薄片，表面灰黄色或黄白色，粗糙，有多数明显的细筋脉点，周边外皮灰棕色或灰棕褐色，可见残留须根或疣状突起的须根痕，质坚实。无臭，味淡，嚼之微有麻辣感。醋三棱表面灰黄色或淡棕黄色，偶见焦斑，微有醋气。

**质量要求** 三棱饮片含水分不得过 15.0%，总灰分不得过 6.0%；醋三棱饮片含水分不得过 13.0%，总灰分不得过 5.0%。两者醇溶性浸出物均不得少于 7.5%。

**炮制作用** 三棱味辛、苦，性平。归肝、脾经。破血行气、消积止痛。生品为血中气药，破血行气之力较强（体质虚弱者不宜使用），用于血滞经闭，产后瘀滞腹痛，癥瘕积聚，食积痰滞，脘腹胀痛，慢性肝炎或迁延性肝炎等。醋炙品主入血分，破瘀散结、止痛的作用增强，用于瘀滞经闭腹痛，癥瘕积聚，心腹疼痛，胁下胀痛等症。

(孙秀梅)

**gānjiāng**

**干姜**（Zingiberis Rhizoma） 姜科植物姜 Zingiber Officinale Rosc. 的干燥根茎。别名白姜、均姜、干生姜。冬季采挖，除去须根及泥沙，晒干或低温干燥。

**炮制沿革** 姜炮制首次记载于汉·张仲景《金匮要略方论》："炮"。宋代有甘草水制、烧存性（《太平圣惠方》），炒令黑（《重修政和经史证类备用本草》），盐炒（《圣济总录》），煅存性（《疮疡经验全书》），爁制、巴豆制（《太平惠民和剂局方》），黄泥裹、地黄汁炒（《校注妇人良方》），土炒（《类编朱氏集验医方》）等多种炮制方法。元代仍用"慢火炮裂"（《卫生宝鉴》）。明代有硇砂炒（《奇效良方》），水浸火煨、慢火煨至黑（《寿世保元》）等法，并认为"若治产后血虚发热及止血俱炒黑，温中炮用，散寒邪、理肺气、止呕生用"（《炮炙大法》）。清代尚有姜炭（《外科大成》）、炮姜炭（《外科证治全生集》）、酒蒸炮姜（《幼幼集成》）等炮制品种。现代常用砂烫（见砂炒）、炒炭等炮制方法。

**炮制方法** ①干姜：取原药材，除去杂质，略泡，洗净，润透，切厚片或块，干燥，筛去碎屑。②炮姜：先将净河砂置炒制容器内，用武火炒热，再加入干姜片或块，不断翻动，炒至鼓起，表面棕褐色，取出，筛去砂，晾凉。③姜炭：取干姜块，置炒制容器内，用武火加热，炒至表面焦黑色，内部棕褐色，喷淋少许清水，灭尽火星，略炒，取出晾干，筛去碎屑。

**饮片性状** 干姜为不规则的厚片或丁块。表面灰棕色或淡黄棕色。切面黄白色，有明显的筋脉小点，显粉性，有特异香气，味辛辣。炮姜为不规则的厚片或块，表面鼓起，棕黄色，内部深黄色，质地疏松，气香，味辛辣。姜炭为不规则的厚片或块，表面焦黑色，内部棕褐色，体轻，质松脆。味苦微辣。

**质量要求** 干姜饮片水分不得过 19.0%；总灰分不得过 6.0%；水溶性浸出物不得少于 22.0%；挥发油不得少于 0.8%；含 6-姜辣素（$C_{17}H_{26}O_4$）不得少于 0.60%。炮姜饮片水分不得过 12.0%；总灰分不得过 7.0%；水溶性浸出物不得少于 26.0%；含 6-姜辣素不得少于 0.30%。姜炭饮片水溶性浸出物不得过 26.0%；含 6-姜辣素不得少于 0.050%。

**炮制作用** 干姜味辛，性热。温中散寒，回阳通脉，燥湿消痰。干姜能守能走，故对中焦寒邪偏胜而兼湿者以及寒饮伏肺的喘咳颇为相宜。又因其力速而作用较强，故用于回阳救逆，其效甚佳。常用于脘腹冷痛，呕吐泄泻，肢冷脉微，痰饮喘咳。炮姜味苦、辛，性温。温中散寒，温经止血。其辛燥之性较干姜弱，温里之力不如干姜迅猛，但作用缓和持久，且长于温中止痛、止泻和温经止血。可用于中气虚寒的腹痛、腹泻和虚寒性出血。姜炭味苦、涩，性温。归脾、肝经。其辛味消失，守而不走，长于止血温经。其温经作用弱于炮姜，固涩止血作用强于炮姜，可用于各种虚寒性出血，且出血较急、出血量较多者。

(胡昌江)

**gānqī**

**干漆**（Toxicodendri Resina） 漆树科植物漆树 Toxicodendron vernicifluum（Stokes）F. A. Barkl. 的干燥树脂。别名山漆、大木漆。夏季割破漆树皮后，使树脂从伤口流出，收集渗出物表面的干燥部分或收集盛漆器具底部留下的漆渣，干燥。

**炮制沿革** 晋代有"熬烟绝"（《肘后备急方》）的记载。唐代有"烧灰"（《颅囟经》）的方法，同时有"入药须捣碎炒熟，不尔，损人肠胃"（《日华子本草》）的记叙。宋代除沿用前法外，还增加了"重汤煮一半日，令香"（《苏沈良方》），"酒炒令烟出""捣末点醋炒烟尽为度"（《圣济总录》）等炮制方法。明代对炮制作用有进一步阐述："用新瓦上下合定，火煅黑烟尽方可用。以其性气大悍，服之大伤血气，若去烟而用之，止破瘀血而不伤元血"（《医宗粹言》）。现代常用炒制、扣锅煅等炮制方法。

**炮制方法** ①干漆：取原药

材，除去杂质，打成小块。②煅干漆：取净干漆块置锅内，上扣一口径较小的锅，两锅接合处用盐泥封固，上压重物，扣锅底部贴一白纸条或放几粒大米，用文武火加热，煅至白纸或大米呈老黄色为度。离火，待凉后取出，剁成小块或碾碎。③炒干漆：取净干漆砸成小块，置锅中炒至焦枯，黑烟尽，取出，放凉。

**饮片性状** 干漆为不规则块状。黑褐色或棕褐色，表面粗糙，有蜂窝状细小孔洞。质坚硬，不易折断，断面不平坦。具特殊臭气。煅干漆呈黑色或棕褐色，为大小不一的块状或粒状，有光泽。质松脆，断面多孔隙。气微，味淡，嚼之有砂粒感。炒干漆呈大小不一的颗粒状，焦黑色。质坚硬，具孔隙。无臭，味淡。

**炮制作用** 干漆味辛，性温；有毒。归肝、脾经。破瘀通经，消积杀虫。生品辛温有毒，伤营血，损脾胃，不宜生用。炒、煅后其毒性和刺激性降低。用于瘀血经闭，癥瘕积聚，虫积腹痛。如治胞衣不出，恶血不行的干漆散。

（王秋红）

dàzǎo

**大枣**（Jujubae Fructus） 鼠李科植物枣 *Ziziphus jujuba* Mill. 的干燥成熟果实。别名枣树、红枣、刺枣、小枣。秋季果实成熟时采收，晒干。

**炮制沿革** 汉代掰去核（《金匮玉函经》）。唐代烧灰（《备急千金要方》）、去核蒸之去皮（《千金翼方》）。宋代捣为块，用纸紧裹，大火烧令赤，候冷取出（《太平圣惠方》）。明代煮熟，去皮核，研、去核，温水酒拌匀，焙干（《普济方》）。清代有炒研法（《幼幼集成》）。现代常净制后生用。

**炮制方法** 除去杂质，洗净，晒干。用时破开或去核。

**饮片性状** 呈椭圆形或球形，长 2～3.5cm，直径 1.5～2.5cm。表面暗红色，略带光泽，有不规则皱纹。基部凹陷，有短果梗。外果皮薄，中果皮棕黄色或淡褐色，肉质，柔软，富糖性而油润。果核纺锤形，两端锐尖，质坚硬。气微香，味甜。

**质量要求** 含总灰分不得过 2.0%。每 1000g 含黄曲霉毒素 $B_1$ 不得过 5μg，黄曲霉毒素 $G_2$、黄曲霉毒素 $G_1$、黄曲霉毒素 $B_2$ 和黄曲霉毒素 $B_1$ 的总量不得过 10μg。

**炮制作用** 大枣味甘、性温。归脾、胃、心经。补中益气，养血安神。用于脾虚食少，乏力便溏，妇人脏躁。净制后可除去非药用部位，提高药物调剂或制剂的准确性。

（李伟东）

dàhuáng

**大黄**（Rhei Radix et Rhizoma） 蓼科植物掌叶大黄 *Rheum palmatum* L.、唐古特大黄 *Rheum tanguticum* Maxim. ex Balf. 或药用大黄 *Rheum officinale* Baill. 的干燥根和根茎。别名将军、黄良、火参、肤如、蜀大黄、锦纹大黄、牛舌大黄、锦纹、川军、香大黄、马蹄黄、生军。秋末茎叶枯萎或次春发芽前采挖，除去细根，刮去外皮，切瓣或段，绳穿成串干燥或直接干燥。

**炮制沿革** 大黄炮制首次记载于汉代《金匮玉函经》："或炮或生，皆去黑皮"。汉代还有炮熟、酒洗、酒浸、蒸制（《金匮要略方论》）。南北朝始载蜜蒸（《雷公炮炙论》）。唐代有炒制、制炭、米蒸（《备急千金要方》）、醋煎（《食疗本草》）。宋代炮炙方法众多，出现了九蒸九曝干、酒浸炒、醋炒、姜制（《圣济总录》），酒蒸（《小儿药证直诀》），醋蒸（《博济方》），米泔水制（《经史证类备急本草》）等方法。自明代以后有酒煮（《普济方》）、黄连吴萸制（《寿世保元》）、酒蜜蒸炒（《炮炙大法》）等炮制方法。现代常用酒炙、酒蒸、制炭、醋炙等炮制方法。

**炮制方法** ①大黄：取原药材，除去杂质，大小分开，洗净，捞出，淋润至软后，切厚片或小方块，晾干或低温干燥，筛去碎屑。②酒大黄：取大黄片或块，用黄酒拌匀，稍闷润，待酒被吸尽后，置炒制容器内，用文火炒干，色泽加深，取出晾凉，筛去碎屑。每 100kg 大黄片或块用黄酒 10kg。③熟大黄：大黄片或块，用黄酒拌匀，闷润至酒被吸尽，装入蒸制或炖制容器内，密闭，隔水加热 24～32 小时，或不加酒清蒸，至大黄内外均呈黑色时，取出，干燥。每 100kg 大黄片或块用黄酒 30kg。④大黄炭：取大黄片或块，置炒制容器内，用武火加热，炒至外表呈焦黑色，取出晾凉。⑤醋大黄：取大黄片或块，用米醋拌匀稍闷润，待醋被吸尽后，置炒制容器内，用文火炒干，取出，晾凉，筛去碎屑。每 100kg 大黄片或块用米醋 15kg。

**饮片性状** 大黄为不规则厚片或块，黄棕色或黄褐色，中心有纹理，微显朱砂点，习称"锦纹"。质轻，气清香，味苦而微涩。酒大黄深棕色或棕褐色，偶有焦斑，内部呈浅棕色，质坚实，略具酒香气。熟大黄黑褐色，质坚实，有特异芳香气，味微苦。大黄炭表面焦黑色，内部焦褐色，质轻而脆，有焦香气，味微苦。

醋大黄表面深棕色或棕褐色，断面浅棕色，略有醋香气。

**质量要求** 饮片水浸出物不得少于 25.0%；总灰分不得过 10.0%；干燥失重不得过 15.0%；含游离蒽醌以芦荟大黄素（$C_{15}H_{10}O_5$）、大黄酸（$C_{15}H_8O_6$）、大黄素（$C_{15}H_{10}O_5$）、大黄酚（$C_{15}H_{10}O_4$）和大黄素甲醚（$C_{16}H_{12}O_5$）的总量计不得少于 0.35%；酒大黄和熟大黄不得少于 0.5%；大黄炭含总蒽醌不得少于 0.90%，含游离蒽醌不得少于 0.50%。

**炮制作用** 大黄味苦，性寒。归脾、胃、大肠、肝、心经。生品苦寒沉降，气味重浊，走而不守，直达下焦，泻下作用峻烈。攻积导滞，泻火解毒。用于实热便秘，积滞腹痛，泻痢不爽，湿热黄疸，血热吐衄，目赤咽肿，痈肿疔疮，瘀血经闭，跌仆损伤，上消化道出血；外治水火烫伤。酒炙使其苦寒泻下作用稍缓，并借酒升提之性，引药上行，善清上焦血分热毒。用于目赤咽肿，齿龈肿痛。熟大黄泻下力缓，减轻大黄引起腹痛之副作用，具有泻火解毒并增强活血祛瘀作用。用于火毒疮疡，瘀血内停、腹部肿块、月经停闭等证。大黄炭泻下作用极微，凉血止血化瘀。用于血热有瘀出血者。醋大黄泻下作用减弱，以消积化瘀为主。用于食积痞满，产后瘀停，癥瘕积聚。

**附 清宁片**

**炮制方法** 取大黄片或块加水煮烂后，加入黄酒（100∶30）搅拌，再煮成泥状，取出晒干后粉碎，过 100 目筛后再与黄酒、炼蜜混合成团块状，置笼屉内蒸透，取出揉搓成直径约为 14mm 的圆条，于 50~55℃低温烘至七成干时，闷约 10 天至内外湿度一致，手摸有挺劲，切厚片，晒干，筛去碎屑。

**饮片性状** 圆形厚片，乌黑色，有香气，味微苦甘。

**炮制作用** 清宁片泻下作用缓和，缓泻而不伤气，逐瘀而不败正。用于饮食停滞，口燥舌干；大便秘结之年老、体弱、久病患者，可单用。

（孙秀梅）

**dàjì**

**大蓟**（Cirsii Japonici Herba） 菊科植物蓟 *Cirsium japonicum* Fisch. ex DC. 的干燥地上部分。别名将军草、牛戳嘴、牛口刺、六月霜、马刺草、刺青菜、刺萝卜、扎扎嘴。夏、秋二季花开时采摘地上部分，除去杂质，晒干。

**炮制沿革** 唐代有切制（《千金翼方》）、捣取自然汁（《食疗本草》）、酒渍（《外台秘要方》）的方法。宋代有焙法（《圣济总录》）。元代有烧灰存性（《十药神书》）。明代有碎（《本草品汇精要》）法，并有"消肿捣汁，止血烧灰存性"（《炮炙大法》）的记述。现代常用炒炭等炮制方法。

**炮制方法** ①大蓟：取原药材，除去杂质，抢水洗净，润软，切段（全草）或切薄片（根部），干燥，筛去碎屑。②大蓟炭：取大蓟段或片，置炒制容器内，用武火加热，炒至表面焦黑色，内部棕褐色，喷洒少许清水，熄灭火星，取出晾干。

**饮片性状** 大蓟为不规则的小段和少量圆形薄片，茎、叶、花及根的混合物。茎圆柱形，表面绿褐色或棕褐色，断面髓部疏松或中空。叶皱缩，多破碎，边缘有针刺。头状花序，总苞黄褐色，羽状冠毛灰白色。茎、叶均被有丝状毛。气微，味淡。大蓟根片呈类圆形薄片，表面灰白色，周边暗棕色，质硬而脆，气微，味甘。大蓟炭形如大蓟段或片，表面焦黑色。质松脆，具焦香气，味苦。

**质量要求** 大蓟饮片水分不得过 13.0%；酸不溶性灰分不得过 3.0%；醇溶性浸出物不得少于 15.0%；含柳穿鱼叶苷（$C_{28}H_{34}O_{15}$）不得少于 0.20%。大蓟炭饮片醇溶性浸出物不得少于 13.0%。

**炮制作用** 大蓟味甘、苦，性凉。归心、肝经。凉血止血，祛瘀消肿。生品凉血消肿力胜。用于热淋，痈肿疮毒及热邪偏胜的出血证。炒炭后凉血性减弱，收敛止血作用增强。用于吐血、呕血、咯血等出血较急剧者。

（孙秀梅）

**dàdòuhuángjuǎn**

**大豆黄卷**（Sojae Semen Germinatum） 豆科植物大豆 *Glycine max*（L.）Merr. 的成熟种子经发芽干燥的炮制加工品。别名大豆卷。取净大豆，用水浸泡至膨胀，放去水，用湿布覆盖，每日淋水二次，待芽长至 0.5~1cm 时，取出，干燥。

**炮制沿革** 汉代始见大豆黄卷（《神农本草经》）。唐代有炒制（《备急千金要方》）、熬制（《食医心境》），并对发芽法有所阐述（《新修本草》）。宋代增加了焙制（《经效产宝》）。金、元时代又增加了煮制（《儒门事亲》）。明、清时代在继承前法的同时又增加了醋制法（《本草述》）。现代常用淡竹叶与灯心草制、炒制等炮制方法。

**炮制方法** ①大豆黄卷：取净大豆，用清水浸泡至表面起皱，捞出，置能排水的容器内，上盖湿布，每日淋水 2~3 次，保持湿润，待芽长至 0.5~1cm 时，取出，干燥。②制大豆黄卷：取灯心草、淡竹叶置锅内，加入适量清水煎煮两次，制得煎汁。药汁与净大豆黄卷共置锅内用文火加热，煮至药汁被吸尽，取出干燥。每 100kg 大豆黄卷用淡竹叶 2kg、灯心草 1kg。③炒大豆黄卷：取净大豆黄卷，置预热适度的炒制容器内，用文火加热，微炒至较原色稍深，取出放凉。

**饮片性状** 大豆黄卷为带芽的黄豆或黑豆，表面微皱缩，芽黄色而卷曲，外皮质脆易裂开，断面黄色或绿色，无臭，嚼之有豆腥味。制大豆黄卷粒坚韧，豆腥气较轻而微清香。炒大豆黄卷质坚韧，颜色加深，偶见焦斑，略有香气。

**质量要求** 含大豆苷（$C_{21}H_{20}O_9$）和染料木苷（$C_{21}H_{20}O_{10}$）的总量不得少于 0.080%。

**炮制作用** 大豆黄卷味甘，性平。归脾、胃经。清利湿热，清解表邪。用于夏月感冒、暑湿、湿温；亦用于湿痹，水肿胀满。制大豆黄卷宣发作用减弱，清热利湿作用增强。炒大豆黄卷清解表邪作用极弱，长于利湿舒筋，兼益脾胃。适用于湿痹，水肿胀满。

（李伟东）

dàqīngyè

**大青叶**（Isatidis Folium） 十字花科植物菘蓝 *Isatis indigotica* Fort. 的干燥叶。别名蓝靛叶、靛青叶。夏、秋二季分 2~3 次采收，除去杂质，晒干。

**炮制沿革** 宋代有去根、去茎（《伤寒总病论》）。明代有捣汁（《本草正》）。清代有阴干用（《握灵本草》）。现代常净制、切制后生用。

**炮制方法** 取原药材，除去枝梗、枯枝及杂质，抢水洗净，稍晾，及时切丝，干燥。

**饮片性状** 为不规则的破碎叶丝，多皱缩卷曲，叶片表面暗灰绿色，叶上表面有的可见色较深稍突起的小点；叶柄碎片淡棕黄色，叶脉明显。质脆。气微，味微酸、苦、涩。

**质量要求** 水分不得过 10.0%；醇溶性浸出物，以乙醇作溶剂不得少于 16.0%；含靛玉红（$C_{16}H_{10}N_2O_2$）不得少于 0.020%。

**炮制作用** 大青叶味苦、性寒。归心、胃经。清热解毒，凉血消斑。多生用，用于温邪入营，高热神昏，发斑发疹，黄疸，热痢，痄腮，喉痹，丹毒，痈肿。炮制后使药材洁净，便于调配和成分的溶出。

（陆兔林）

dàfùpí

**大腹皮**（Arecae Pericarpium） 棕榈科植物槟榔 *Areca catechu* L. 的干燥果皮。别名大腹毛、槟榔皮。冬季至次春采收未成熟的果实，煮后干燥，纵剖两瓣，剥取果皮，习称"大腹皮"；春末至秋初采收成熟果实，煮后干燥，剥取果皮，打松，晒干，习称"大腹毛"。

**炮制沿革** 宋代有煨法（《博济方》）、炙法（《苏沈良方》）、酒黑豆汁洗（《太平惠民和剂局方》）、炒法（《全生指迷方》）、黑豆水浸洗（《妇人大全良方》）、黑豆汁煮后炒干（《疮疡经验全书》）等炮制方法。元代炙焦黄（《世医得效方》）。明代有黑豆汁洗（《女科撮要》）、火焙（《医学入门》）、入灰火烧煨（《本草纲目》）、制（《证治准绳》）、甘草汤洗（《寿世保元》）、酒洗后炒制、姜汁洗

（《济阴纲目》）等炮制方法。清代则沿用酒黑豆汁洗（《本草述》）、黑豆汁洗（《温热暑疫全书》）、煨制（《增广验方新编》）等方法。现代常净制、切制后生用。

**炮制方法** 取原药材，除去杂质，洗净，切段，干燥。

**饮片性状** 大腹皮略呈椭圆形或长卵形瓢状，长 4~7cm，宽 2~3.5cm，厚 0.2~0.5cm。外果皮深棕色至近黑色，具不规则的纵皱纹及隆起的横纹，顶端有花柱残痕，基部有果梗及残存萼片。内果皮凹陷，褐色或深棕色，光滑呈硬壳状。体轻，质硬，纵向撕裂后可见中果皮纤维。气微，味微涩。大腹毛略呈椭圆形或瓢状。外果皮多已脱落或残存。中果皮棕毛状，黄白色或淡棕色，疏松质柔。内果皮硬壳状，黄棕色或棕色，内表面光滑，有时纵向破裂。气微，味淡。

**质量要求** 饮片水分不得过 12.0%。

**炮制作用** 大腹皮味辛，性微温。归脾、胃、大肠、小肠经。下气宽中，行水消肿。多用于湿阻气滞之脘腹胀满，水肿尿少。炮制后使药物洁净，便于调剂和制剂。

（李伟东）

xiǎojì

**小蓟**（Cirsii Herba） 菊科植物刺儿菜 *Cirsium setosum*（Willd.）MB. 的干燥地上部分。别名野红花、牛戳刺、小刺盖、青青菜等。夏、秋二季花开时采割，除去杂质，晒干。

**炮制沿革** 唐代有捣汁（《备急千金要方》）、酒渍（《外台秘要方》）、细切（《千金翼方》）。宋代有切研（《全生指迷方》）。元代有"炒存性，为灰"（《十药

《神书》）的方法。清代有"消肿捣汁用，止血炒炭存性用"（《本草述钩元》）的论述。现代常用的炮制方法有炒炭等。

**炮制方法** ①小蓟：取原药材，除去杂质，稍润，切段，干燥，筛去碎屑。②小蓟炭：取小蓟段，置炒制容器内，用武火加热，炒至表面黑褐色，内部黄褐色，喷淋少许清水，熄灭火星，取出晾干。

**饮片性状** 小蓟为不规则小段，叶、茎、花混合。茎圆柱形，表面绿褐色或带紫色。叶多皱缩或破碎，具针刺。花球形或椭圆形，总苞钟状，黄绿色，花紫色。气微，味微苦。小蓟炭形如小蓟段，外表黑褐色，内黄褐色。质松脆。具焦香气，味苦。

**质量要求** 小蓟饮片含水分不得过 12.0%；酸不溶性灰分不得过 5.0%；醇溶性浸出物不得少于 14.0%；含蒙花苷（$C_{28}H_{32}O_{14}$）不得少于 0.70%。

**炮制作用** 小蓟味甘、苦，性凉。归心、肝经。凉血，止血，祛瘀消痈。小蓟生品和炒炭品各自的擅长、用法与大蓟相似，二者常配伍应用。

(孙秀梅)

**xiǎohuíxiāng**

**小茴香**（Foeniculi Fructus） 伞形科植物茴香 Foeniculum vulgare Mill. 的干燥成熟果实。别名小香、谷茴香、谷茴等。秋季果实初熟时采割植株，晒干，打下果实，除去杂质。

**炮制沿革** 宋代有酒炒（《医学入门》），炒法（《博济方》），焙、盐炒、青盐拌、黑牵牛制等炮制方法（《类编朱氏集验方》）。明代基本同前。清代增加了炒炭（《温热暑疫全书》）和麸炒（《食物本草会纂》）等法。现代常用盐炙。

**炮制方法** ①小茴香：取原药材，除去杂质及残梗，筛去灰屑。②盐茴香：取净茴香，加盐水拌匀，略闷，待盐水被吸尽后，置预热适度的炒制容器内，用文火加热，炒至微黄色，有香气逸出时，取出晾凉。每 100kg 小茴香用食盐 2kg。

**饮片性状** 小茴香为双悬果，呈圆柱形，有的弯曲，背部隆起，并有 5 条纵棱的小果实，表面黄绿色或淡黄色，易分离成半瓣，有特殊香气，味辛微甜。盐茴香颜色加深，偶有焦斑，香气浓，略具咸味。

**质量要求** 小茴香含杂质不得过 4%；总灰分不得过 12.0%；挥发油不得少于 1.5%（ml/g）；反式茴香脑（$C_{10}H_{12}O$）不得少于 1.4%。盐小茴香总灰分不得过 12.0%，含反式茴香脑（$C_{10}H_{12}O$）不得少于 1.3%。

**炮制作用** 小茴香味辛，性温。归肝、肾、脾、胃经。散寒止痛，理气和胃。生品长于理气和胃。用于胃寒呕吐，少腹冷痛，脘腹胀痛。盐小茴香辛散作用稍缓，专行下焦，长于暖肾散寒止痛。用于寒疝腹痛，睾丸偏坠，经寒腹痛。

(李伟东)

**xiǎotōngcǎo**

**小通草**（Stachyuri Medulla Helwingiae Medulla） 旌节花科植物喜马山旌节花 Stachyurus himalai-cus Hook. f. et Thoms.、中国旌节花 Stachyurus chinensis Franch. 或山茱萸科植物青荚叶 Helwingia japonica（Thunb.）Dietr. 的干燥茎髓。别名小通花。秋季割取茎，截成段，趁鲜取出髓部，理直，晒干。

**炮制方法** 取原药材，除去杂质，切段。

**饮片性状** 为长短不一的细圆柱形小段，表面白色或淡黄色。旌节花断面平坦，无空心，显银白色光泽。体轻，质松软，捏之能变形，有弹性，易折断。水浸后有黏滑感，无臭，无味。青荚叶表面有浅纵条纹。质较硬，捏之不易变形。水浸后无黏滑感。

**炮制作用** 小通草味甘、淡，性寒。归肺、胃经。清热，利尿，下乳。多生用，用于小便不利，淋证，乳汁不下。炮制后使药材洁净，便于调剂和成分的溶出。

(窦志英)

**shānyao**

**山药**（Dioscoreae Rhizoma） 薯蓣科植物薯蓣 Dioscorea opposita Thunb. 的干燥根茎。别名薯蓣、薯预、薯薅、山芋、诸署、薯豫、玉延、修脆、薯、土薯、王芋、薯药、怀山药、蛇芋、白苕、九黄姜、野白薯、山板薯、扇子薯、佛掌薯。冬季茎叶枯萎后采挖，切去根头，洗净，除去外皮和须根，干燥，或趁鲜切厚片，干燥；也有选择肥大顺直的干燥山药，置清水中，浸至无干心，闷透，切齐两端，用木板搓成圆柱状，晒干，打光，习称"光山药"。

**炮制沿革** 山药的炮制始见于南北朝刘宋·雷敩《雷公炮炙论》："若采得，用铜刀削去上赤皮，洗去涎，蒸用"。唐代提出熟者和蜜（《食疗本草》）。宋代增加了姜炙（《普济本事方》），炒黄（《校注妇人良方》），酒浸、酒蒸（《类编朱氏集验方》）等炮制方法。金元时代有白矾水浸焙（《儒门事亲》），酒浸、火炮（《瑞竹堂经验方》）法。明清时代又增加了姜汁浸炒（《普济方》），乳汁浸（《滇南本草》），葱盐炒黄姜汁拌蒸（《寿世保元》）、酒炒（《景岳全书》）、乳汁拌微焙（《外科正宗》）、醋煮（《先醒斋医学广笔记》）、乳汁蒸（《幼幼集成》）、炒焦（《吴鞠通医案》）、土炒、盐水炒（《本草害利》）等炮制方法。同时对炮制目的有较多阐述，如"入药贵生干之，故古方皆用干山药，盖生则性滑，不可入药，熟则滞气，则堪噉耳"（《本草纲目》）；"焙，夏日晒不生虫"（《仁术便览》）；"补益药及脾胃药中熟用，外科生用"（《炮炙大法》）；"入滋阴药中宜生用，入补脾药内宜炒黄用"（《本草求真》）。现代常用土炒、麸炒等炮制方法。

**炮制方法** ①山药：取原药材，除去杂质，大小分开，洗净，润透，切厚片，干燥，筛去碎屑。②土炒山药：先将土粉置锅内，用中火加热至灵活状态，再投入山药片拌炒，至表面均匀挂土粉时，取出，筛去土粉，放凉。每100kg山药片用灶心土30kg。③麸炒山药：将锅烧热，撒入麦麸，待其冒烟时，投入山药片，用中火加热，不断翻动至黄色时，取出，筛去麦麸，晾凉。每100kg山药片用麦麸10kg。

**饮片性状** 类圆形厚片，表面白色或淡黄色，周边显浅黄白色，质地坚硬，粉性。无臭，味淡、微酸。土炒山药，表面土红色，粘有土粉，略有焦香气。麸炒山药，表面黄色，偶有焦斑，略具焦香气。

**质量要求** 山药饮片水分不得过16.0%；总灰分不得过2.0%。麸炒山药水分不得过12.0%；总灰分不得过4.0%。两者水溶性浸出物均不得少于4.0%。二氧化硫残留量不得过400mg/kg。

**炮制作用** 山药味甘，性平。归脾、胃、肾经。补脾益胃，生津益肺，补肾涩精。生品以补肾生精，益肺阴为主。用于肾虚遗精、尿频、肺虚喘咳、阴虚消渴。土炒山药以补脾止泻为主。用于脾虚久泻，或大便泄泻。麸炒山药以补脾健胃为主。用于脾虚食少，泄泻便溏，白带过多。

（孙秀梅）

#### shānzhā

**山楂**（Crataegi Fructus） 蔷薇科植物山里红 *Crataegus pinnatifida* Bge. var. *major* N. E. Br. 或山楂 *Crataegus pinnatifida* Bge. 的干燥成熟果实。别名山里红、酸楂、红果等。秋季果实成熟时采收，切片，干燥。

**炮制沿革** 宋代有炒磨去子（《疮疡经验全书》）的炮制方法。元代有炒法、蒸法（《丹溪心法》）。明代除沿用上述方法外，还提出"核有功力不可去"（《本草通玄》）。清代增加了炒炭（《外科证治全生集》）、姜汁炒（《温热暑疫》）等法。现代常用炒黄、炒焦、炒炭等炮制方法。

**炮制方法** ①山楂：秋季果实成熟时采收，切片，干燥，除去杂质及脱落的核。②炒山楂：取净山楂，置预热适度的炒制容器内，用中火加热，炒至色变深，取出晾凉，筛去碎屑。③焦山楂：取净山楂，置预热适度的炒制容器内，用中火加热，炒至表面焦褐色，内部黄褐色，取出晾凉，筛去碎屑。④山楂炭：取净山楂，置预热适度的炒制容器内，用武火加热，炒至表面焦黑色，内部焦褐色，取出晾凉，筛去碎屑。

**饮片性状** 山楂为圆片状，皱缩不平，外皮红色，断面黄白色，中间有浅黄色果核，多脱落，气微清香，味酸、微甜。炒山楂表面黄褐色，偶见焦斑，气清香，味酸、微甜。焦山楂表面焦褐色，内部黄褐色，气清香，味酸、微涩。山楂炭表面焦黑色，内部焦褐色，味涩。

**质量要求** 净山楂含水分不得过12.0%；总灰分不得过3.0%；铅不得过5mg/kg，镉不得过0.3mg/kg，砷不得过2mg/kg，汞不得过0.2mg/kg，铜不得过20mg/kg；浸出物用乙醇作溶剂，不得少于21.0%；有机酸以枸橼酸（$C_6H_8O_7$）计不得少于5.0%。炒山楂、焦山楂有机酸以枸橼酸计均不得少于4.0%。

**炮制作用** 山楂味酸、甘，性微温。归脾、胃、肝经。消食健胃，行气散瘀。生品长于活血化瘀。用于血瘀经闭，产后瘀阻，心腹刺痛，疝气疼痛，以及高脂血症、高血压、冠心病。炒山楂酸味减弱，可缓和对胃的刺激性，善于消食化积。用于脾虚食滞，食欲不振，神倦乏力。焦山楂不仅酸味减弱，且苦味增加，长于消食止痢。用于食积兼脾虚及痢疾。山楂炭性收涩，止血，止泻。用于胃肠出血，或脾虚腹泻兼食滞者。

（李伟东）

#### shānmàidōng

**山麦冬**（Liriopes Radix） 百合科植物湖北麦冬 *Liriope spicata* (Thunb.) Lour. var. *prolifera* Y. T. Ma 或短葶山麦冬 *Liriope muscari* (Decne.) Baily 的干燥块根。别名大麦冬、土麦冬、鱼子兰。夏初采挖，洗净，反复暴晒、堆置，至近干，除去须根，干燥。

**炮制方法** 取原药材，除去杂质，洗净，干燥。

**饮片性状** 湖北麦冬呈纺锤形，两端略尖，长1.2~3cm，直径0.4~0.7cm。表面淡黄色至棕黄色，具不规则纵皱纹。质柔韧，干后质硬脆，易折断，断面淡黄色至棕黄色，角质样，中柱细小。气微，味甜，嚼之发黏。短葶山麦冬稍扁，长 2～5cm，直径 0.3～0.8cm，具粗纵纹。味甘、微苦。

**质量要求** 饮片总灰分不得过 4.0%；水溶性浸出物不得少于 75.0%。

**炮制作用** 山麦冬味甘、微苦，性微寒。归心、肺、胃经。养阴生津，润肺清心。用于肺燥干咳，阴虚痨嗽，喉痹咽痛，津伤口渴，内热消渴，心烦失眠，肠燥便秘。炮制后使药物洁净，便于调剂和制剂。

(孙秀梅)

shānzhūyú

**山茱萸**（Corni Fructus） 山茱萸科植物山茱萸 *Cornus officinalis* Sieb. et Zucc. 的干燥成熟果肉。别名萸肉、药枣、枣皮。秋末冬初果皮变红时采收果实，用文火烘或置沸水中略烫后，及时除去果核，干燥。

**炮制沿革** 南北朝有去内核、熬法（《雷公炮炙论》）。梁代有打破法。唐代多打碎用（《备急千金要方》）。宋代有酒浸、麸炒（《圣济总录》），微炒（《太平惠民和剂局方》）、炮（《女科百问》）等方法。元代有微烧（《世医得效方》）、酒蒸（《幼幼集成》）等方法。明代有酒制（《审视瑶函》）、蒸制（《证治准绳》）等炮制方法。清代又有羊油炙、盐炒等方法（《本草述》）。现代常用去核、酒蒸或酒炖等炮制方法。

**炮制方法** ①山茱萸：取原药材，除去杂质及残留果核。②酒山茱萸：取山萸肉，用黄酒拌匀，置适宜容器内，密闭，隔水加热，炖至酒被吸尽，色变黑润，取出，干燥；或取山萸肉，用黄酒拌匀，置适宜容器内，隔水加热，蒸至酒被吸尽，色变黑润，取出，干燥。每 100kg 山萸肉用黄酒 20kg。

**饮片性状** 山萸肉为不规则的片状或囊状，表面紫红色至紫黑色，皱缩，有光泽。顶端有的有圆形宿萼痕，基部有果梗痕。质柔软。气微，味酸、涩、微苦。酒山萸肉表面显黑紫色，质滋润柔软，微有酒气。

**质量要求** 山萸肉饮片水分不得过 16.0%；总灰分不得过 6.0%；水溶性浸出物不得少于 50.0%；含莫诺苷（$C_{17}H_{26}O_{11}$）和马钱苷（$C_{17}H_{26}O_{10}$）总量不得少于 1.2%。酒萸肉饮片水分不得过 16.0%；总灰分不得过 6.0%；水溶性浸出物不得少于 50.0%；含莫诺苷和马钱苷总量不得少于 0.7%。

**炮制作用** 山茱萸味酸、涩，性微温。归肝、肾经。补益肝肾、涩精固脱。生品长于敛阴止汗固脱。多用于自汗，盗汗，遗精，遗尿。酒山萸肉以补肾涩精、固精缩尿力胜；酒蒸后借酒力温通，助药势，并降低其酸性，增强滋补作用。多用于头目眩晕，腰部冷痛，阳痿早泄，尿频遗尿，月经过多或崩漏。

(李伟东)

shāncígū

**山慈菇**（Cremastrae Pseudobulbus Pleiones Pseudobulbus） 兰科植物杜鹃兰 *Cremastra appendiculata*（D. Don）Makino、独蒜兰 *Pleione bulbocodioides*（Franch.）Rolfe 或云南独蒜兰 *Pleione yunnanensis* Rolfe 的干燥假鳞茎。前者习称"毛慈菇"，后二者习称"冰球子"。别名金灯花、鹿蹄草、山茨菇、慈姑、山慈姑、毛刺骨、泥冰子、算盘七、人头七、太白

及、水球子、泥宾子、采佩兰。夏、秋二季采挖，除去地上部分及泥沙，分开大小置沸水锅中蒸煮至透心，干燥。

**炮制沿革** 山慈菇炮制首次记载于宋代《校注妇人良方》："去皮净"。宋代还有去心（《疮疡经验全书》）等炮制方法。明代有剥去毛絮法（《本草品汇精要》）、去毛去壳法（《本草乘雅半偈》）、生捣法（《本草蒙筌》）、焙干法（《普济方》）、醋拌法（《医宗必读》）。清代有打碎（《外科大成》），研末（《本草纲目拾遗》）。现代常净制、切制后生用。

**炮制方法** 取原药材，除去杂质，水浸约 1 小时，润透，切薄片，干燥或洗净干燥，用时捣碎。

**饮片性状** 毛慈菇呈类圆形片状或不规则颗粒状碎块。外表面黄棕色或棕褐色。切面灰白色或黄白色，略呈角质。质坚硬。气微，味淡，带黏性。冰球子撞去外皮者外表黄白色，带外皮者浅棕色。切面浅黄色，角质半透明。

**炮制作用** 山慈菇味甘、微辛，性凉。归肝、脾经。清热解毒，化痰散结。用于痈肿疔毒，瘰疬痰核，蛇虫咬伤，癥瘕痞块。炮制后使药物洁净，便于调剂和制剂。

(孙秀梅)

qiānniánjiàn

**千年健**（Homalomenae Rhizoma） 天南星科植物千年健 *Homalomena occulta*（Lour.）Schott 的干燥根茎。别名一包针、千年见、千颗针、丝棱线。春、秋二季采挖，洗净，除去外皮，晒干。

**炮制方法** 除去杂质，洗净，润透，切片，干燥。

**饮片性状** 呈类圆形或不规

则形的片。外表皮黄棕色至红棕色，粗糙，有的可见圆形根痕。切面红褐色，具有众多黄色纤维束，有的呈针刺状。气香，味辛、微苦。

**质量要求** 饮片水分不得过13.0%；总灰分不得过6.0%；醇溶性浸出物不得少于15.0%；含芳樟醇（$C_{10}H_{18}O$）不得少于0.20%。

**炮制作用** 千年健味苦、辛，性温。归肝、肾经。祛风湿，壮筋骨。净制切制后使药物纯净，利于药效成分的溶出，便于调剂和制剂。本品生用，用于风寒湿痹，腰膝冷痛，拘挛麻木，筋骨痿软。

（孙秀梅）

qiānjīnzǐ
## 千金子（Euphorbiae Semen）
大戟科植物续随子 *Euphorbia lathyris* L. 的干燥成熟种子。夏、秋二季果实成熟时采收，除去杂质，干燥。

**炮制沿革** 宋代有去皮、去油、去皮煮研（《经史证类备急本草》）等方法。明代增加了酒浸（《医学入门》）、炒法（《普济方》）、去油取霜（《世医得效方》）等方法。清代基本沿用前法。现代常用制霜法。

**炮制方法** ①千金子：取原药材，除去杂质，筛去泥沙，洗净，晒干，用时打碎。②千金子霜：取千金子，去皮取净仁，碾成泥状，用布包严，蒸热，压榨去油，反复操作至药物松散不再粘结成块为度。量少者，可碾碎用吸油纸包裹，加热，反复压榨换纸，以纸上不显油痕为度。

**饮片性状** 生千金子为椭圆形或卵圆形，表面灰棕色或灰褐色，具不规则网状皱纹及褐色斑点；种皮薄脆，内表面灰白色，有光泽；种仁白色或黄白色，富油性；气微，味辛辣。千金子霜为均匀、疏松的淡黄色粉末，微显油性，味辛辣。

**质量要求** 千金子含千金子甾醇（$C_{32}H_{40}O_8$）不得少于0.35%；含脂肪油不得少于35.0%。千金子霜含脂肪油应为18.0%~20.0%。

**炮制作用** 千金子味辛，性温；有毒。归肝、肾、大肠经。逐水消肿，破血消癥。生品毒性较大，作用峻烈，多供外用，用于顽癣、疣赘。去油制霜后，泻下作用缓和，并能降低毒性，用于水肿胀满，积聚癥块，诸疮肿毒。

（李伟东）

chuānwū
## 川乌（Aconiti Radix）
毛茛科植物乌头 *Aconitum carmichaelii* Debx. 的干燥母根。别名乌头、乌喙、奚毒、即子、鸡毒、毒公、耿子。6月下旬至8月上旬采挖，除去子根、须根及泥沙，晒干。

**炮制沿革** 川乌炮制首次记载于汉代《金匮要略方论》：“五枚，以蜜二升兼取一升，即出乌头。”还有熛灰火炮炙的方法（《金匮要略方论》）。自南北朝以后有苦酒渍（《刘涓子鬼遗方》）。唐代主要以熬（《备急千金要方》）、烧作灰（《经效产宝》）、火煨、米炒、醋煮（《仙授理伤续断秘方》）等方法炮制。宋代增加了微炒、黑豆煮、酒浸、酒拌炒（《太平圣惠方》）、盐炒（《博济方》）、酒煮（《苏沈良方》）、黑豆同炒、盐煮炒（《圣济总录》）、蚌粉炒制、乌豆蒸（《太平惠民和剂局方》）、煅存性（《小儿卫生总微方论》）、牡蛎粉炒制、米泔浸后麸炒制（《三因极一病证方论》）、麻油煎令黄（《类编朱氏集验医方》）、姜汁浸（《扁鹊心书》）等方法。元

代出现了土制（《丹溪心法》）、盐姜制、面炒制、蛤粉炒制（《普济方》）等方法。清代以后有盐酒浸（《医学纲目》），酒醋制（《本草纲目》），草果蒸（《串雅外编》），蒸、煮法（1985年版《中华人民共和国药典》）等炮制方法。现代常用蒸法和煮法。

**炮制方法** ①生川乌：取原药材，除去杂质，洗净，干燥。用时捣碎。②制川乌：取净川乌，大小个分档，用水浸泡至内无干心，取出，加水煮沸4~6小时（或蒸6~8小时）至取个大及实心者切开内无白心，口尝微有麻舌感时，取出，晾至六成干，切厚片，干燥。

**饮片性状** 生川乌呈不规则的圆锥形，稍弯曲，顶端常有残茎，中部多向一侧膨大，长2~7.5cm，直径1.2~2.5cm。表面棕褐色或灰棕色，皱缩，有小瘤状侧根及子根脱落后的痕迹。质坚实。断面类白色或浅灰黄色，形成层环纹呈多角形。气微，味辛辣、麻舌。制川乌为不规则或长三角形的厚片，表面黑褐色或黄褐色，有灰棕色形成层环纹。体轻，质脆，断面有光泽。气微，微有麻舌感。

**质量要求** 生川乌饮片水分不得过12.0%；总灰分不得过9.0%；酸不溶性灰分不得过2.0%；含乌头碱（$C_{34}H_{47}NO_{11}$）、次乌头碱（$C_{33}H_{45}NO_{10}$）和新乌头碱（$C_{33}H_{45}NO_{11}$）的总量应为0.050%~0.170%。制川乌饮片水分不得过11.0%；含苯甲酰乌头原碱（$C_{32}H_{45}NO_{10}$）、苯甲酰次乌头原碱（$C_{31}H_{43}NO_9$）和苯甲酰新乌头原碱（$C_{31}H_{43}NO_{10}$）的总量应为0.070%~0.150%；含双酯型生物碱以乌头碱、次乌头碱及新乌头碱的总量计，不得过0.040%。

**炮制作用** 川乌味辛、苦，性热；有大毒。归心、肝、脾、肾经。祛除风湿，温经止痛。生品有大毒，多外用。用于风冷牙痛、疥癣、痈肿。制川乌毒性降低，可供内服。用于风寒湿痹、肢体疼痛、麻木不仁、心腹冷痛、寒疝腹痛、阴疽肿痛。

（张 丽）

chuānxiōng

## 川芎 （Chuanxiong Rhizoma）

伞形科植物川芎 *Ligusticum chuanxiong* Hort. 的干燥根茎。别名山鞠穷、芎䓖、香果、胡䓖、马衔芎䓖、雀脑芎、京芎、贯芎、抚芎、台芎、西芎。夏季当茎上的节盘显著突出，并略带紫色时采挖，除去泥沙，晒后烘干，再去须根。

**炮制沿革** 川芎炮制首次记载于唐·孙思邈《千金翼方》："熬。"唐代还有汤泡法（《仙授理伤续断秘方》）。宋代有微炒、醋炒（《博济方》），米泔水浸（《重修政和经史证类备用本草》），焙制（《普济本事方》），煅制（《传信适用方》），酒炒（《扁鹊心书》）等方法。元代有米水炒、茶水炒（《世医得效方》）法。明、清除沿用元代以前的炮制方法外，增加了清蒸（《医学入门》），盐水煮（《增补万病回春》），盐酒炙（《一草亭目科全书》），煅炭、蜜炙（《济阴纲目》），药汁制（《得配本草》）等炮制方法。现代常用酒炙等炮制方法。

**炮制方法** ①川芎：取原药材，除去杂质，大小分开，洗净，用水泡至指甲能掐入外皮为度，取出，润透，切薄片，干燥，筛去碎屑。②酒川芎：取川芎片，加入定量黄酒拌匀，稍闷润，待酒被吸尽后，置炒制容器内，用文火加热，炒至棕黄色时，取出晾凉，筛去碎屑。每 100kg 川芎片用黄酒 10kg。

**饮片性状** 川芎为不规则的薄片。表面黄白色或灰黄色，片面可见波状环纹或不规则多角的纹理，散有黄棕色的小油点（油室），切面光滑，周边粗糙不整齐。质坚韧。具特异香气，味苦辛，稍有麻舌感，味回甜。酒川芎色泽加深，偶见焦斑，质坚脆，略有酒气。

**质量要求** 川芎饮片水分不得过 12.0%；总灰分不得过 6.0%；醇溶性浸出物不得少于 12.0%；含阿魏酸（$C_{10}H_{10}O_4$）不得少于 0.10%。

**炮制作用** 川芎味辛，性温。归肝、胆、心包经。活血行气，祛风止痛。临床上多生用，用于月经不调、经闭痛经、癥瘕腹痛、胸胁刺痛、跌打肿痛、头痛、风湿痹痛。经酒炙后，能引药上行，增强活血行气止痛作用。用于血瘀头痛、偏头痛、风寒湿痛、产后瘀阻腹痛等。

（胡昌江）

chuānmùxiāng

## 川木香 （Vladimiriae Radix）

菊科植物川木香 *Vladimiria souliei* （Franch.） Ling 或灰毛川木香 *Vladimiria souliei* （Franch.） Ling var. *cinerea* Ling 的干燥根。别名木香。秋季采挖，除去须根、泥沙及根头上黑色发黏的胶状物（习称油头），干燥。

**炮制沿革** 木香炮制方法最早记载于宋代的《太平圣惠方》，为"炙微赤，挫。"《苏沈良方》中首次出现了面裹煨熟，《普济本事方》中还有"纸裹湿水，微煨"的方法。另外，还有火炮（《史载之方》），炒、焙（《太平惠民和剂局方》），黄连制（《类编朱氏集验医方》），吴茱萸制（《圣济总录》）。金元时期有关木香的炮制方法记载较少。明代基本沿用宋代的炮制方法，并增加了酒制（《寿世保元》），茶水炒及酥制（《普济方》），水磨汁（《仁术便览》）等方法。清代增加了姜汁磨、酒汁磨（《医宗说约》），蒸制（《本草备要》）等方法。现代常用净制和煨制的炮制方法。

**炮制方法** ①川木香：除去杂质及油头，洗净，润透，切厚片，干燥。②煨川木香：取净川木香片，在铁丝匾中，用一层草纸，一层川木香片，间隔平铺数层，置炉火旁或烘干室内，烘煨至川木香中所含的挥发油渗至纸上，取出，放凉。

**饮片性状** 类圆形或不规则厚片。外皮黄褐色或棕褐色，具纵皱纹，外皮脱落处可见丝瓜络状细筋脉。切面黄白色或黄色，有深黄色稀疏油点及裂隙，木部宽广，有放射状纹理，有的中心呈枯朽状。体较轻，质硬脆。气微香，味苦，嚼之粘牙。煨川木香形如川木香片，表面深黄色，香气微。

**质量要求** 川木香及煨川木香饮片总灰分均不得过 4.0%。含木香烃内酯（$C_{15}H_{20}O_2$）和去氢木香内酯（$C_{15}H_{18}O_2$）的总量均不得少于 3.2%。

**炮制作用** 川木香味辛、苦，性温。归脾、胃、大肠、胆经。行气止痛。用于胸胁、脘腹胀痛、肠鸣腹泻、里急后重。煨制后实肠止泻作用增强。

（孙秀梅）

chuānmùtōng

## 川木通 （Clematidis Armandii Caulis）

毛茛科植物小木通 *Clematis armandii* Franch. 或绣球

藤 *Clematis montana* Buch. -Ham. 的干燥藤茎。别名花木通、油木通等。春、秋二季采收,除去粗皮,晒干,或趁鲜切薄片,晒干。

**炮制沿革** 明代有去皮《寿世保元》,清代有酒洗方法(《得配本草》)。现代常生用。

**炮制方法** 取原药材,未切片者,略泡,润透,切厚片,干燥。

**饮片性状** 呈类圆形厚片。切面边缘不整齐,残存皮部黄棕色,木部浅黄棕色或浅黄色,有黄白色放射状纹理及裂隙,其间密布细孔状导管,髓部较小,类白色或黄棕色,偶有空腔。气微,味淡。

**质量要求** 饮片水分不得超过12.0%;总灰分不得超过3.0%;醇溶性浸出物不得少于4.0%。

**炮制作用** 川木通味苦,性寒。归心、小肠、膀胱经。利尿通淋,清心除烦,通经下乳。多生用,用于淋证,水肿,心烦尿赤,口舌生疮,经闭乳少,湿热痹痛。炮制后使药材洁净,便于调剂和成分的溶出。

(窦志英)

**chuānbèimǔ**

**川贝母**(Fritillariae Cirrhosae Bulbus) 百合科植物川贝母 *Fritillaria cirrhosa* D. Don、暗紫贝母 *Fritillaria unibracteata* Hsiao et K. C. Hsia、甘肃贝母 *Fritillaria przewalskii* Maxim.、梭砂贝母 *Fritillaria delavayi* Franch.、太白贝母 *Fritillaria taipaiensis* P. Y. Li 或瓦布贝母 *Fritillaria unibracteata* Hsiao et K. C. Hsia var. wabuensis (S. Y. Tang et S. C. Yue) Z. D. Liu, S. Wang et S. C. Chen 的干燥鳞茎。别名茴、贝母、勤母、药实。按性状不同分别习称松贝、青贝、炉贝和“栽培品”。夏、秋二季或积雪融化后采挖,除去须根、粗皮及泥沙,晒干或低温干燥。

**炮制沿革** 川贝母的炮制始见于明·兰茂《滇南本草》中“去心”。还有糯米拌炒,米熟去米用(《医宗必读》)的方法。清代增加了炒制(《痧胀玉衡》《类证治裁》)、药汁制、面炒黄(《增广验方新编》)、蒸制(《笔花医镜》)等炮制方法;还有四制法(《本草纲目拾遗》)。现代常捣碎或研末后生用,或制用(蒸制)。

**炮制方法** 取原药材,除去杂质,用时捣碎,或研末。

**饮片性状** 松贝呈类圆锥形或近球形,高 0.3～0.8cm,直径0.3～0.9cm。表面类白色。外层鳞叶 2 瓣,大小悬殊,大瓣紧抱小瓣,未抱部分呈新月形,习称“怀中抱月”;顶部闭合,内有类圆柱形、顶端稍尖的心芽和小鳞叶 1～2 枚;先端钝圆或稍尖,底部平,微凹入,中心有 1 灰褐色的鳞茎盘,偶有残存须根。质硬而脆,断面白色,富粉性。气微,味微苦。青贝呈类扁球形,高 0.4～1.4cm,直径 0.4～1.6cm。外层鳞叶 2 瓣,大小相近,相对抱合,顶部开裂,内有心芽和小鳞叶 2～3 枚及细圆柱形的残茎。炉贝呈长圆锥形,高0.7～2.5cm,直径 0.5～2.5cm。表面类白色或浅棕黄色,有的具棕色斑点。外层鳞叶 2 瓣,大小相近,顶部开裂而略尖,基部稍尖或较钝。栽培品呈类扁球形或短圆柱形,高 0.5～2cm,直径 1～2.5cm。表面类白色或浅棕黄色,稍粗糙,有的具浅黄色斑点。外层鳞叶 2 瓣,大小相近,顶部多开裂而较平。

**质量要求** 水分不得过15.0%;总灰分不得过 5.0%;醇溶性浸出物,以稀乙醇作溶剂不得少于 9.0%;含总生物碱以西贝母碱($C_{27}H_{43}NO_3$)不得少于0.050%。

**炮制作用** 川贝母味苦、甘,微寒。归肺、心经。清热润肺,化痰止咳,散结消痈。用于肺热燥咳,干咳少痰,阴虚劳嗽,痰中带血,瘰疬,乳痈,肺痈。炮制后可使药物洁净,便于调剂和制剂。

(孙立立)

**chuānniúxī**

**川牛膝**(Cyathulae Radix) 苋科植物川牛膝 *Cyathula officinalis* Kuan 的干燥根。别名牛膝(四川、贵州、云南)、天全牛膝、都牛膝、米心牛膝、家牛膝、肉牛膝、大牛膝、拐牛膝、甜牛膝、甜川牛膝、龙牛膝(四川)。秋、冬二季采挖,除去芦头、须根及泥沙,烘或晒至半干,堆放回润,再烘干或晒干。

**炮制沿革** 川牛膝炮制首次记载于唐·蔺道人《仙授理伤续断秘方》:“去芦,酒浸焙”。宋代有酒浸蒸法(《太平惠民和剂局方》)、酒浸洗法(《类编朱氏集验医方》)。明代有茶水浸(《普济方》)、何首乌、黑豆制(《证治准绳》)、酒炒(《一草亭目科全书》)、黄精汁制(《本草乘雅半偈》)等方法。清代基本上沿用前法。现代常用酒炙、盐炙等炮制方法。

**炮制方法** ①川牛膝:除去杂质及芦头,洗净,润透,切薄片,干燥。②酒川牛膝:取川牛膝片,加黄酒拌匀,闷润至透,置锅内,用文火加热,炒干,取出放凉。每 100kg 川牛膝用黄酒10kg。③盐川牛膝:取川牛膝片,加盐水拌匀,闷润至透,置锅内,用文火加热,炒干,取出放凉。每 100kg 川牛膝用盐 2kg。

**饮片性状** 川牛膝片呈圆形或椭圆形薄片。外表皮黄棕色或灰褐色。切面浅黄色至棕黄色。可见多数排列成数轮同心环的黄色点状维管束。气微，味甜。酒川牛膝形如川牛膝片，表面棕黑色。微有酒香气，味甜。

**质量要求** 饮片川牛膝和酒川牛膝水分均不得过 12.0%；总灰分均不得过 8.0%；水溶性浸出物均不得少于 60.0%；含杯苋甾酮（$C_{29}H_{44}O_8$）均不得少于 0.030%。

**炮制作用** 川牛膝味甘、微苦，性平。归肝、肾经。逐瘀通经，通利关节，利尿通淋。用于经闭癥瘕，胞衣不下，跌仆损伤，风湿痹痛，足痿筋挛，尿血血淋。酒川牛膝用于血瘀腹痛，癥瘕，风寒湿痹。盐炙则利尿通淋作用增强，用于淋病尿血及小便不利等。

(孙秀梅)

chuānliànzǐ

## 川楝子（Toosendan Fructus）

楝科植物川楝 *Melia toosendan* Sieb. et Zucc. 的干燥成熟果实。别名金铃子。冬季果实成熟时采收，除去杂质，干燥。

**炮制沿革** 南北朝有酒拌润、蒸后去皮核（《雷公炮炙论》）等法。唐代有炒去核（《仙授理伤续断秘方》）的方法。宋代增加了火炮（《博济方》），酒浸（《苏沈良方》），面裹煨（《小儿卫生总微论方》），蒸去皮核与面炒、茴香炒、陈皮炒、醋煮（《女科百问》）等方法。元代除沿用炒法外，又有盐炒、酥制（《瑞竹堂经验方》），酒煮（《卫生宝鉴》），牡蛎炒（《丹溪心法》）等法。明代有盐加茴香炒、海金沙同僵蚕炒、酥炙、麸炒（《普济方》）等法。清代除沿用酒蒸、

面裹煨、麸炒的方法外，又增加了火煅（《外科大成》）、火烧存性（《外科证治全生集》）、盐水泡（《医宗金鉴》）等多种炮制方法。现代常用炒黄、炒焦、酒炙、盐炙等。

**炮制方法** ①川楝子：取原药材，除去杂质。用时捣碎。②炒川楝子：取净川楝子，切厚片或碾碎，置预热适度的炒制容器内，用中火加热，炒至表面焦黄色，取出晾凉，筛去灰屑。③酒川楝子：取净川楝子，切厚片或碾碎，加酒拌匀，至罐中蒸 8 小时，至酒尽为度。④盐川楝子：取净川楝子，切厚片或碾碎，用盐水拌匀，润透，置锅中，文火炒至深黄色，取出，晾干。

**饮片性状** 川楝子为类球形。表面金黄色或棕黄色，微有光泽，具深棕色小点。顶端有花柱残痕，基部凹陷。外果皮革质，果肉松软，淡黄色，遇水温润有黏性。果核球形或卵圆形，质坚硬。气特异，味酸、苦。炒川楝子为厚片或不规则碎片，表面焦黄色，发泡，有焦气，味苦、涩。酒川楝子形同炒川楝子，微有酒气。盐川楝子为厚片或不规则碎块，表面深黄色，味微咸。

**质量要求** 川楝子饮片含水分不得过 12.0%；总灰分不得过 5.0%；水溶性浸出物不得少于 32.0%；含川楝素（$C_{30}H_{38}O_{11}$）应为 0.060%～0.20%。炒川楝子含水分不得过 10.0%；总灰分不得过 4.0%；水溶性浸出物不得少于 32.0%；含川楝素应为 0.040%～0.20%。

**炮制作用** 川楝子味苦，性寒；有小毒。归肝、小肠、膀胱经。舒肝行气止痛，驱虫。生品有毒，长于杀虫、疗癣，兼能止痛。用于虫积腹痛，头癣。炒川

楝子苦寒之性缓和，毒性降低，减少滑肠之弊。酒川楝子以疏肝理气止痛力胜。用于胁肋疼痛及胃脘疼痛。盐川楝子能引药下行，作用于下焦，长于疗疝止痛。常用于疝气疼痛，睾丸坠痛。

(李伟东)

guǎngjīnqiáncǎo

## 广金钱草（Desmodii Styracifolii Herba）

豆科植物广金钱草 *Desmodium styracifolium* (Osb.) Merr. 的干燥地上部分。别名铜钱草、落地金钱草、假花生。夏、秋二季采割，除去杂质，晒干。

**炮制方法** 取原药材，除去杂质，切段，晒干。

**饮片性状** 不规则段状，茎叶混合。茎呈圆柱形，密被黄色绒毛，质脆易断。断面淡黄色，中部具白色髓。叶皱缩，上表面灰绿色至暗绿色，无毛，下表面浅绿色，密被白色茸毛。气微香，味微甘。

**质量要求** 饮片水分不得过 12.0%；总灰分不得过 11.0%；酸不溶性灰分不得过 5.0%；水溶性浸出物不得少于 5.0%；含夏佛塔苷（$C_{26}H_{28}O_{14}$）不得少于 0.13%。

**炮制作用** 广金钱草味甘、淡，性凉。利湿退黄，利尿通淋。用于黄疸尿赤，热淋，石淋，小便涩痛，水肿尿少。炮制后可使药物洁净，便于调剂和制剂。

(孙秀梅)

guǎnghuòxiāng

## 广藿香（Pogostemonis Herba）

唇形科植物广藿香 *Pogostemon cablin* (Blanco) Benth. 的干燥地上部分。别名枝香、刺蕊草、藿香。枝叶茂盛时采割，日晒夜闷，反复至干。

**炮制沿革** 唐代有去枝法（《仙授理伤续断秘方》）。宋代有炒法（《太平惠民和剂局

方》）。清代有晒干取叶同梗用（《药品辨义》）和"古惟用叶，今枝梗亦用"（《本草害利》）的记载。现代常净制、切制后生用。

**炮制方法** 取原药材，除去残根和杂质，先抖下叶，筛净另放；茎洗净，润透，切段，晒干，再与叶混匀。

**饮片性状** 呈不规则的段。茎略呈方柱形，表面灰褐色、灰黄色或带红棕色，被柔毛。切面有白色髓。叶破碎或皱缩成团，完整者展平后呈卵形或椭圆形，两面均被灰白色绒毛；基部楔形或钝圆，边缘具大小不规则的钝齿；叶柄细，被柔毛。气香特异，味微苦。

**质量要求** 饮片水分不得过 14.0%；总灰分不得过 11.0%；酸不溶性灰分不得过 4.0%；醇溶性浸出物，以乙醇作溶剂不得少于 2.5%；含百秋李醇（$C_{15}H_{26}O$）不得少于 0.10%。

**炮制作用** 广藿香味辛，性微温。归脾、胃、肺经。芳香化浊，和中止呕，发表解暑。用于湿浊中阻，脘痞呕吐，暑湿表证，湿温初起，发热倦怠，胸闷不舒，寒湿闭暑，腹痛吐泻，鼻渊头痛。炮制后可使药物洁净，便于调剂和制剂。

（孙秀梅）

**nǚzhēnzǐ**

# 女贞子（Ligustri Lucidi Fructus）

木犀科植物女贞 *Ligustrum lucidum* Ait. 的干燥成熟果实。别名冬青子、蜡树、虫树。冬季果实成熟时采收，除去枝叶，稍蒸或置沸水中略烫后，干燥；或直接干燥。

**炮制沿革** 宋代有蒸法（《疮疡经验全书》）。明代有用旱莲草地黄制（《本草蒙筌》）、黑豆蒸（《炮炙大法》）、酒蒸（《先醒斋医学广笔记》）、酒蜜蒸（《审视瑶函》）、焙制等方法。清代增加了白芥子车前水浸（《本草拾遗》）、酒浸（《本草品汇精要》）、盐水炒（《得配本草》）等炮制方法。现代常用酒炖或酒蒸等。

**炮制方法** ①女贞子：除去杂质，洗净，干燥。②酒女贞子：取净女贞子，用适量黄酒拌匀，置适宜容器内，密闭，隔水加热，炖至酒被吸尽，色变黑润，取出，干燥；或取净女贞子，用适量黄酒拌匀，置适宜容器内，隔水加热，蒸至酒被吸尽，色变黑润，取出，干燥。每 100kg 净女贞子用黄酒 20kg。

**饮片性状** 女贞子呈卵形、椭圆形或肾形，表面黑紫色或灰黑色，皱缩不平，体轻，外果皮薄，中果皮松软，内果皮木质，气微，味甘、微苦涩。酒女贞子黑褐色，表面附有白色粉霜，微有酒气。

**质量要求** 女贞子含杂质不得过 3%；水分不得过 8.0%；总灰分不得过 5.5%；醇溶性浸出物，以 30% 乙醇作溶剂不得少于 25.0%；含特女贞苷（$C_{31}H_{42}O_{17}$）不得少于 0.70%。

**炮制作用** 女贞子味甘、苦，性凉。归肝、肾经。滋补肝肾，明目乌发。生品以清肝明目，滋阴润燥为主。用于肝热目眩，阴虚肠燥便秘。酒女贞子滋补肝肾作用增强，且其寒凉之性缓和。用于肝肾阴虚，头晕耳鸣，视物不清，须发早白。

（李伟东）

**mǎqiánzǐ**

# 马钱子（Strychni Semen）

马钱科植物马钱 *Strychnos nux-vomica* L. 的干燥成熟种子。别名番木鳖、方八。冬季采收成熟果实，取出种子，晒干。

**炮制沿革** 明代始载有豆腐制（《本草纲目》）、牛油炸（《鲁府禁方》）、炒黑（《寿世保元》）等炮制方法。清代以后增加了炒焦（《嵩崖尊生全书》）、香油炸、炮去毛（《良朋汇集》）、水浸油炸后土粉反复制（《外科证治全生集》）、土炒、甘草水煮后麻油炸（《串雅补》）等炮制方法。现代常用油炙、砂烫（见砂炒）及制马钱子粉等炮制方法。

**炮制方法** ①马钱子：取原药材，除去杂质。②制马钱子：砂烫，将砂置炒制容器内，用武火加热至灵活状态，容易翻动时，投入马钱子，拌炒至鼓起并显棕褐色或深棕色，内部红褐色，并起小泡时，取出，筛去砂子，放凉。油炸，取麻油适量置锅内，加热至 230℃ 左右，投入马钱子，炸至老黄色时，立即取出，沥去油，放凉。用时研粉。③马钱子粉：取砂烫马钱子，粉碎成细粉，测定士的宁含量后，加适量淀粉，使含量符合规定，混匀，即得。

**饮片性状** 马钱子呈纽扣状圆板形，常一面隆起。表面灰棕色或灰绿色，密生银灰色毛绒，底面中心有圆点状突起的种脐，边缘稍隆起。质坚硬。种仁淡黄白色，角质样。无臭，味极苦。砂烫马钱子中间略鼓，表面棕褐色，断面红褐色，中间有裂隙，质坚脆，无臭，味苦。油炸马钱子中间略鼓，表面老黄色，质坚脆，有油香气，味苦。马钱子粉为黄褐色粉末，气焦香，味极苦。

**质量要求** 生马钱子饮片含水分不得过 13.0%；总灰分不得过 2.0%；含士的宁（$C_{21}H_{22}N_2O_2$）应为 1.20%~2.20%，马钱子碱（$C_{23}H_{26}N_2O_4$）不得少于 0.80%。制马钱子饮片含水分不得过

12.0%；总灰分、士的宁和马钱子碱含量均同生品。马钱子粉含水分不得过 14.0%，含士的宁应为 0.78%~0.82%，马钱子碱不得少于 0.50%。

**炮制作用** 马钱子味苦，性温；有大毒。归肝、脾经。通络止痛，散结消肿。生品毒性剧烈，质地坚硬，仅供外用。常用于局部肿痛或痈疽初起。制马钱子毒性降低，可供内服；且质地酥脆易粉碎，常制成丸散应用。用于风湿顽痹，麻木瘫痪，跌打损伤，骨折瘀痛，痈疽疮毒，痰核。

（李伟东）

mǎdōulíng

**马兜铃**（Aristolochiae Fructus）马兜铃科植物北马兜铃 *Aristolochia contorta* Bge. 或马兜铃 *Aristolochia debilis* Sieb. et Zucc. 的干燥成熟果实。别名臭葫芦、臭铃铛、臭罐罐、三角草、秋木香罐、水马香果。秋季果实由绿变黄时采收，干燥。

**炮制沿革** 南北朝有去隔膜令净法（《雷公炮炙论》）。宋代有炒（《博济方》）、焙（《小儿药证直诀》）、酥炙（《重修政和经史证类备用本草》）等炮制方法。明代亦用酥制法（《本草纲目》）。清代增加了炮法（《医门法律》）。现代常用蜜炙等炮制方法。

**炮制方法** ①马兜铃：取原药材，除去杂质，搓碎，筛去灰屑。②蜜马兜铃：取炼蜜（见蜂蜜），加适量开水稀释，淋入马兜铃碎片中搅匀，闷润，置炒制容器内，用文火加热，炒至不粘手为度，取出晾凉。每 100kg 马兜铃用炼蜜 25kg。

**饮片性状** 马兜铃为不规则的碎片。果皮呈黄绿色。种子扁平而薄，钝三角形或扇形。种仁乳白色，有油性。气特异，味苦。蜜马兜铃表面深黄色，种子多黏附在果皮上，皮脆，略有光泽，味苦而微甜。

**炮制作用** 马兜铃生品味苦，性寒。归肺、大肠经。清肺降气，止咳平喘，清肠消痔。用于肺热咳嗽或喘逆，痔疮肿痛，肝阳上亢之头昏、头痛。生品味劣，易致恶心呕吐，故临床多用蜜炙品。蜜炙能缓和苦寒之性，增强润肺止咳的功效，并可矫味，减少呕吐的副作用。

（王英姿）

wángbùliúxíng

**王不留行**（Vaccariae Semen）石竹科植物麦蓝菜 *Vaccaria segetalis*（Neck.）Garcke 的干燥成熟种子。别名奶米、大麦牛、王母牛。夏季果实成熟、果皮尚未开裂时采割植株，晒干，打下种子，除去杂质，再晒干。

**炮制沿革** 汉代有"烧灰存性，勿令灰过"（《金匮玉函经》）的炮制方法。南北朝刘宋时期有"凡采得，拌浑（湿）蒸，从巳至未，出，却下浆水浸一宿，至明出，焙干用之"（《雷公炮炙论》）的记载。明代有酒蒸（《本草蒙筌》）、炒制（《外科正宗》）、水浸焙（《医宗必读》）等方法。清代有浆水浸，焙干用（《本草汇》）等法。现代常用清炒法等炮制方法。

**炮制方法** ①王不留行：取原药材，去净杂质，洗净，干燥。②炒王不留行：取净王不留行，投入已用中火烧热的锅内，迅速拌炒至大部分爆花即可。

**饮片性状** 生品饮片呈小圆球形，表面乌黑色或红黑色，微有光泽，有一条半圆形的浅沟和一白点。种仁白色，粉性，质坚硬，味淡。炒王不留行大部分呈类球形白花，质脆。

**质量要求** 王不留行饮片水分不得过 12.0%；总灰分不得过 4.0%；醇溶性浸出物不得少于 6.0%；含王不留行黄酮苷（$C_{32}H_{38}O_{19}$）不得少于 0.4%。炒王不留行水分不得过 10.0%；醇溶性浸出物不得少于 6.0%；含王不留行黄酮苷不得少于 0.15%。

**炮制作用** 王不留行味苦，性平。归肝、胃经。活血通经、下乳消肿。生品长于消痈肿。用于乳痈或其他疮痈肿痛。炒后质地松泡，利于有效成分煎出且走散力较强，长于活血通经，下乳，通淋。多用于产后乳汁不下，经闭，痛经，石淋，小便不利。

（王英姿）

tiāndōng

**天冬**（Asparagi Radix）百合科植物天冬 *Asparagus cochinchinensis*（Lour.）Merr. 的干燥块根。别名大当门根、天门冬。秋、冬二季采挖，洗净，除去茎基和须根，置沸水中煮或蒸至透心，趁热除去外皮，洗净，干燥。

**炮制沿革** 天冬始载于汉《神农本草经》，其炮制方法首见于汉·张仲景《伤寒论》："去心"。南北朝刘宋时代有酒蒸（《雷公炮炙论》）法。唐代有捣汁（《备急千金要方》）、蜜煮（《食疗本草》）法。宋代有蒸制（《重修政和经史证类备用本草》）、焙制（《太平惠民和剂局方》）法。元代增加了炒制（《丹溪心法》）法。明清时代又增加了慢火炙、煮制（《普济方》）、酒浸（《医学纲目》），姜汁浸（《仁术便览》）、盐炒（《寿世保元》）、甘草蜜糖共制（《本草新编》）、熬膏（《本草求真》）等炮制方法。现代常用生品切制、蒸制等炮制方法。

**炮制方法** ①天冬：取原药材，除去杂质及泛油色黑者，快速洗净，晒至半干，切薄片，干燥。②炒天冬：取净天冬片置炒制容器内，用文火炒至微焦，取出放凉。③炙天冬：取炼蜜加适量开水稀释后，投入净天冬片拌匀，稍闷，置锅内，用文火炒至深黄色，不粘手为度，取出放凉。每 100kg 天冬片用炼蜜 12kg。④朱天冬：取净天冬片用清水微润湿，撒入朱砂细粉拌匀，晒干或晾干。每 100kg 天冬片用朱砂 0.15kg。

**饮片性状** 天冬为类圆形薄片，周边黄白色或淡棕色，角质样，半透明，微具黏性，中心黄白色。味甘微苦。炒天冬表面淡黄色或棕色，中心淡黄色。炙天冬表面黄色或棕黄色。气微，味甜。朱天冬外被红色朱砂细粉。

**质量要求** 饮片水分不得过 16.0%；总灰分不得过 5.0%；醇溶性浸出物，以稀乙醇作溶剂不得少于 80.0%；二氧化硫残留量不得过 400mg/kg。

**炮制作用** 天冬性寒，味甘、苦。归肺、肾经。养阴润燥，清肺生津。天门冬产地加工时于沸水中煮过或蒸至透心，便于除去外皮，易于干燥，减少黏腻之性。晒至半干，便于切片，利于药效成分溶出，便于调剂和制剂。用于燥咳痰黏，劳嗽咯血，津伤口渴，内热消渴，肠燥便秘等证。天冬炒制后可缓和苦寒之性。炙天冬可增强润肺止咳的作用。朱天冬清心除烦，用于心烦不安，健忘多梦。

（胡昌江）

tiānmá

# 天麻（Gastrodiae Rhizoma） 兰科植物天麻 *Gastrodia elata* Bl. 的干燥块茎。别名赤箭、离母、鬼

督邮、神草、独摇芝、赤箭脂、定风草、合离草、独摇、自动草、水洋芋。立冬后至次年清明前采挖，立即洗净，蒸透，敞开低温干燥。

**炮制沿革** 天麻炮制始见于南北朝刘宋·雷敩《雷公炮炙论》中"修事天麻十两，用蒺（藜）子一镒，缓火（熬）焦熟后，便先安置天麻十两于瓶中，上用火熬过蒺（藜）子盖，内外便用三重纸盖并系，从巳至未时，又出蒺（藜）子，再入熬炒，准前安天麻瓶内，用炒了蒺藜子于中，依前盖，又隔一伏时后出，如此七遍。瓶盛出后，用布拭上气汗，用刀劈，焙之，细判，单捣"。自唐代以后有炒存性（《银海精微》）、酒浸（《颅囟经》）、微炒（《太平圣惠方》）、炙至通黄（《博济方》），酒浸后湿纸裹煨、炮、面裹煨（《史载之方》），酒浸制、浆水煮切片（《圣济总录》），酒浸炒（《类编朱氏集验医方》）等方法。明清时代又增加了麸炒（《普济方》）、焙制（《婴童百问》）、酒洗后焙干（《医学纲目》）、火煅（《增补万病回春》）、火炮（《寿世保元》）、蒸制（《药品辨义》）、姜制（《幼幼集成》）、蒺藜子制（《得配本草》）等炮制方法。现代常用炒制、煨制、姜汁制等炮制方法。

**炮制方法** ①天麻：取原药材，除去杂质及黑色泛油者，大小个分开，浸泡至 3～4 成透时，取出，润软，或蒸软，切薄片，干燥。②炒天麻：先取麦麸撒入热锅内，见冒烟时，投入天麻片，用文火炒至黄色，略见焦斑时，取出，摊凉。或用清炒法，炒至黄色，略见焦斑时，取出，摊凉。每 100kg 天麻用麦麸 10kg。

③煨天麻：将天麻片平铺于喷过水的表芯纸上，置锅内，用文火烧至纸色焦黄，不断将药片翻动至两面老黄色为度。④姜汁炒天麻：取天麻片，入锅中炒热，用姜汁喷洒天麻拌炒均匀，炒至水干为止，不得炒焦。每 100kg 天麻用生姜 10kg。

**饮片性状** 天麻为不规则的薄片。角质样，半透明，有光泽。外表皮淡黄色至淡黄棕色，有时可见点状排成的横环纹。切面黄白色至淡棕色，无纤维点，质脆，气微，味甘，嚼之有粘牙感。炒天麻，表面黄色，略见焦斑，质脆，气香。煨天麻形如天麻，但表面颜色老黄色，有纸的焦糊气。姜汁炒天麻形如天麻，但表面颜色黄色或黄棕色，有姜的气味。

**质量要求** 天麻饮片水分不得过 15.0%；总灰分不得超过 4.5%；二氧化硫残留量不得过 400mg/kg；醇溶性浸出物，以稀乙醇作溶剂不得少于 15.0%；含天麻素（$C_{13}H_{18}O_7$）不得少于 0.25%。

**炮制作用** 天麻味甘，性平。归肝经。平肝，息风定惊。生品息风止痉，平抑肝阳，祛风通络。用于小儿惊风，癫痫抽搐，破伤风，头痛眩晕，手足不遂，肢体麻木，风湿痹痛等症。天麻蒸制，主要是为了便于切片，同时可破坏酶，保存有效成分。炒后可减少黏腻之性，便于服用。煨天麻药性缓和，养阴而息风。

（张丽）

tiānhuāfěn

# 天花粉（Trichosanthis Radix） 葫芦科植物栝楼 *Trichosanthes kirilowii* Maxim. 或双边栝楼 *Trichosanthes rosthornii* Harms 的干燥根。别名栝楼根、白药、瑞雪、天瓜粉、花粉、屎瓜根、栝楼粉、蒌粉

秋、冬二季采挖，洗净，除去外皮，切段或纵剖成瓣，干燥。

**炮制沿革** 天花粉的炮制始见于唐·孙思邈《备急千金要方》中"深掘大栝楼根，厚削皮至白处止，以寸切之，水浸一日一夜，易水经五日，取出烂捣碎研之，以绢袋滤之，如出粉法干之。"唐代还有苦酒制（《食疗本草》）等法。宋代增加了捣碎炒（《圣济总录》）、炒焦（《小儿药证直诀》）、烧灰（《重修政和经史证类备用本草》）、蜜制（《小儿卫生总微方论》）及去油色（《疮疡经验全书》）等法。明代又有了去皮挫碎（《外科精要》）、澄粉（《本草纲目》）、澄粉薄荷蒸（《本草通玄》）、姜汁浸（《仁术便览》）等方法，并发展了炒（《先醒斋医学广笔记》）、酒制（《医学纲目》）、酒浸（《奇效良方》）、酒浸微煎（《本草蒙筌》）等方法。清代基本沿用了捣泥滤汁澄粉的炮制方法（《本草汇》《外科大成》《本草辑要》《本草害利》）。现代多直接切片干燥用。

**炮制方法** 取原药材，除去杂质，略泡，润透，切厚片，干燥。

**饮片性状** 呈类圆形、半圆形或不规则形的厚片。外表皮黄白色或淡棕黄色。切面可见黄色木质部小孔，略呈放射状排列。气微，味微苦。

**质量要求** 饮片水分不得过15.0%；总灰分不得过4.0%；水溶性浸出物不得少于12.0%；二氧化硫残留量不得过400mg/kg。

**炮制作用** 天花粉味甘、微苦，性微寒。归肺、胃经。清热泻火，生津止渴，消肿排脓。用于热病烦渴，肺热燥咳，内热消渴，疮疡肿毒。净制切片后使药

物洁净，利于溶出药效成分，便于调剂和制剂。

（胡昌江）

*tiānnánxīng*

## 天南星 （Arisaematis Rhizoma）

天南星科植物天南星 *Arisaema erubescens*（Wall.）Schott、异叶天南星 *Arisaema heterophyllum* Bl. 或东北天南星 *Arisaema amurense* Maxim. 的干燥块茎。别名半夏精、鬼蒟蒻、南星、虎膏、蛇芋、野芋头、蛇木芋。秋、冬二季茎叶枯萎时采挖，除去须根及外皮，干燥。

**炮制沿革** 天南星的炮制始见于唐·蔺道人《仙授理伤续断秘方》中"姜汁浸一宿，焙。""炮七次"。宋代增加了黄酒炒、生姜拌炒、牛乳拌炒（《太平圣惠方》），牛胆汁制（《小儿药证直诀》），酒煮、姜酒制（《圣济总录》），浆水姜汁煮、羊胆汁制（《普济本事方》），白矾皂荚同煮（《疮疡经验全书》）等炮制方法。金元时代主要有九蒸九晒（《卫生宝鉴》）、皂荚水浸（《丹溪心法》）等方法。明代又有了蜜制、酒制、生姜制、白矾汤泡去毒水（《普济方》）等，并发展了姜汁、矾汤和天南星末作饼造曲（《本草从新》）等炮制方法。清代基本沿用前法，但有些方法已趋完善，如胆南星制法（《幼幼集成》）、南星曲制法（《得配本草》）等。现代常用生姜与白矾制、胆汁制等炮制方法。

**炮制方法** ①生天南星：取原药材，除去杂质，洗净，干燥。②制天南星：取净天南星，按大小分别用清水浸泡，每日换水2~3次，如水面起白沫时，换水后加白矾（每100kg天南星加白矾2kg）泡一日后，再换水漂至切开口尝微有麻舌感时取出。另

取白矾、生姜片置锅内加适量水煮沸后，倒入天南星共煮至无干心时取出，除去姜片，晾至四到六成干，切薄片，干燥，筛去碎屑。每100kg天南星用生姜、白矾各12.5kg。③胆天南星：取制天南星细粉，加入净胆汁（或胆膏粉及适量清水）拌匀，蒸60分钟至透，取出放凉，制成小块，干燥。或取生南星粉，加入净胆汁（或胆膏粉及适量清水）拌匀，放温暖处，发酵5~7天后，再连续蒸或隔水炖9昼夜，每隔2小时搅拌一次，除去腥臭气，至成黑色浸膏状，口尝无麻味为度，取出，晾干。再蒸软，趁热制成小块。每100kg制天南星细粉用牛（或羊、猪）胆汁400kg（胆膏粉400kg）。

**饮片性状** 生天南星呈扁球形，外表类白色或淡棕色，顶端有凹陷的茎痕，周围布散多数麻点。质坚硬，断面白色，粉质，气微辛，味麻辣。制天南星为黄白色或淡棕色薄片，半透明，质脆易碎，味涩微麻。胆天南星呈方块状，表面棕黄色或灰黄色，断面色稍浅，质坚实，有特异的腥气，味苦。

**质量要求** 天南星饮片水分不得过15.0%；总灰分不得过5.0%；醇溶性浸出物以稀乙醇作溶剂不得少于9.0%；含总黄酮以芹菜素（$C_{15}H_{10}O_5$）计，不得少于0.050%。制天南星饮片水分不得过12.0%；总灰分不得过4.0%；含白矾以含水硫酸铝钾[$KAl(SO_4)_2 \cdot 12H_2O$]计，不得过12.0%；含总黄酮以芹菜素计，不得少于0.050%。

**炮制作用** 天南星味苦、辛，性温；有毒。归肺、肝、脾经。生品辛温燥烈，有毒，多外用，也有内服者，以祛风止痉为主，

多用于破伤风。制天南星毒性降低，燥湿化痰的作用增强。多用于顽痰咳嗽。胆天南星毒性降低，其燥烈之性缓和，药性由温转凉，味由辛转苦，功能由温化寒痰转为清化热痰，以清化热痰、息风定惊力强。多用于痰热咳喘，急惊风，癫痫等症。

（胡昌江）

## mùguā

**木瓜**（Chaenomelis Fructus） 蔷薇科植物贴梗海棠 *Chaenomeles speciosa*（Sweet）Nakai 的干燥近成熟果实。别名贴梗木瓜、贴梗海棠、宣木瓜、小木瓜、红木瓜。夏、秋两季果实绿黄色时采摘，置沸水中烫至外皮灰白色，对半纵剖，晒干。

**炮制沿革** 南北朝有黄牛乳蒸（《雷公炮炙论》）法。宋代有蒸制（《太平圣惠方》）、酒浸焙干（《类编朱氏集验医方》）等炮制方法。明代有酒洗（《增补万病回春》）、炒（《外科启玄》）等法。清代有酒炒（《校注医醇賸义》）、姜汁炒（《类证治裁》）等法。现代常用蒸切等炮制方法。

**炮制方法** 取原药材，除去杂质，洗净，略泡，蒸透，趁热切薄片，干燥，筛去碎屑。

**饮片性状** 类月牙形薄片，表面棕红色，有皱纹，周边红色或棕红色，气香，味酸。

**质量要求** 木瓜饮片水分不得过 15.0%；总灰分不得过 5.0%；酸度 pH 值为 3.0～4.0；醇溶性浸出物不得少于 15.0%。

**炮制作用** 木瓜味酸，性温。归肝、脾经。平肝舒筋，和胃化湿。用于湿痹拘挛，腰膝关节酸重疼痛，吐泻转筋，脚气水肿。木瓜质地坚硬，水分不易渗入，软化时久泡则损失有效成分。蒸

制软化后切片较易，其片型美观，容易干燥。

（王英姿）

## mùxiāng

**木香**（Aucklandiae Radix） 菊科植物木香 *Aucklandia lappa* Decne. 的干燥根。别名云木香、广木香。秋、冬二季采挖，除去泥沙及须根，切段，大的再纵剖成瓣，干燥后撞去粗皮。

**炮制沿革** 木香炮制首次记载于宋代《太平圣惠方》："炙微赤，锉"。宋代还有面煨（《苏沈良方》）、纸煨（《普济本事方》）、火炮（《史载之方》），炒、焙（《太平惠民和剂局方》）、黄连制（《类编朱氏集验医方》）、吴茱萸制（《圣济总录》）等炮制方法。明代有酒制（《寿世保元》）、黄连制、茶水炒、炒令黄、酥制、焙制（《普济方》）、水磨汁（《仁术便览》）。清代增加了姜汁磨、酒汁磨（《医宗说约》），蒸制（《本草备要》）等炮制方法。现代常用煨制的炮制方法。

**炮制方法** ①木香：取原药材，除去杂质，洗净，稍泡，闷透，切厚片，晾干。②煨木香：取未干燥的木香片，在铁丝匾中，用一层草纸，一层木香片，间隔平铺数层，置炉火旁或烘干室内，烘煨至木香所含的挥发油渗透到纸上，取出木香，放凉，即得。

**饮片性状** 木香片为类圆形或不规则的厚片，直径0.5～5cm。外表皮黄棕色至灰褐色，有纵皱纹。切面棕黄色至灰褐色，中部有明显菊花心状的放射纹理，形成层环棕色，褐色油点（油室）散布，质坚。有特异香气，味微苦。煨木香形如木香片，气微香，味微苦。

**质量要求** 木香饮片水分不

得过 14.0%；总灰分不得过 4.0%；醇溶性浸出物不得少于 12.0%；含木香烃内酯（$C_{15}H_{20}O_2$）和去氢木香内酯（$C_{15}H_{18}O_2$）的总量不得少于 1.5%。

**炮制作用** 木香味辛、苦，性温。归脾、胃、大肠、三焦、胆经。行气止痛，健脾消食。用于胸胁胀满，脘腹胀痛，呕吐泻泄，痢疾里急后重。生木香气芳香而辛散温通，擅长于调中宣滞，行气止痛。尤对于脘腹气滞胀痛之证为常用之品，用于脾胃气滞所致的食欲不振，食积不化，脘腹胀痛。煨后除去部分油质，增强实肠止泻的作用，多用于脾虚泻泄，肠鸣腹痛等症。

（张 丽）

## mùzéi

**木贼**（Equiseti Hiemalis Herba） 木贼科植物木贼 *Equisetum hiemale* L. 的干燥地上部分。别名锉草、笔头草、节节草、节骨草。夏、秋二季采割，除去杂质，晒干或阴干。

**炮制沿革** 唐代有去节、去根节和炒法（《银海精微》）。宋代有剉法（《太平圣惠方》）和切法（《重修政和经史证类备用本草》），还有略烧存性为末法（《圣济总录》），烧灰存性法（《产育宝庆集》）。明代有焙法（《普济方》）、烘法（《本草发挥》）。清代有炒黑法（《本草便读》）等。现代主要的炮制方法为切制法。

**炮制方法** 取原药材，除去枯茎及残根，喷淋清水，稍润，切段，干燥。

**饮片性状** 呈管状的段。表面灰绿色或黄绿色，有18～30条纵棱，棱上有多数细小光亮的疣状突起；节明显，节上着生筒状鳞叶，叶鞘基部和鞘齿黑棕色，

中部淡棕黄色。切面中空，周边有多数圆形的小空腔。气微，味甘淡、微涩，嚼之有沙粒感。

**质量要求**　饮片水分不得过13.0%；醇溶性浸出物不得少于5.0%；含山柰素（$C_{15}H_{10}O_6$）不得少于0.20%。

**炮制作用**　木贼味甘、苦，性平。归肺、肝经。疏散风热，明目退翳。用于风热目赤，迎风流泪，目生云翳。炮制后可使药物洁净，便于调剂和制剂。

（孙秀梅）

mùtōng

**木通**（Akebiae Caulis）　木通科植物木通 *Akebia quinata*（Thunb.）Decne.、三叶木通 *Akebia trifoliata*（Thunb.）Koidz. 或白木通 *Akebia trifoliata*（Thunb.）Koidz. Var. *australis*（Diels）Rehd. 的干燥藤茎。别名八月炸藤、活血藤、羊开口、野木瓜等。秋季采收，截取茎部，除去细枝，阴干。

**炮制沿革**　木通的炮制方法历代均以净制、切制为主。东汉时期《华氏中藏经》有去皮的记载。宋代多为剉（《太平圣惠方》）；刮去粗皮（《伤寒总病论》）；去根结、细剉（《小儿药证直诀》）；切（《类证活人书》）；细剉，微炒（《圣济总录》）；削去粗皮剉研细（《普济本事方》）；剉去节（《太平惠民和剂局方》）；去节（《校正集验背疽方》《校注妇人良方》《济生方》）；去粗皮（《济生方》）等炮制方法。元代有去皮节（《活幼心书》）；去皮用（《汤液本草》）；去粗皮，（铡）碎剉，桶剉，竹筛齐（《卫生宝鉴》）等方法。明代有剉，炒或炒黄（《普济方》）；去皮剉碎用（《本草品汇精要》）；去节（《婴童百问》《保婴撮要》《证治准绳》）；去

皮（《仁术便览》《增补万病回春》《景岳全书》《济阴纲目》《医宗必读》）；去皮，切片（《寿世保元》）等方法。清代除延续生用净制、切制外，还增加了酒炙、木通节酒洗晒干（《得配本草》），酒炒（《校注医醇賸义》）等方法。现代常用净制、切制等炮制方法。

**炮制方法**　取原药材，除去杂质，用水浸泡，泡透后捞出，切片，干燥。

**饮片性状**　呈圆形、椭圆形或不规则形片。外表皮灰棕色或灰褐色。切面射线呈放射状排列，髓小或有时中空。气微，味微苦而涩。

**质量要求**　饮片水分不得过10%。

**炮制作用**　木通味苦，性寒。归心、小肠、膀胱经。利尿通淋，清心除烦，通经下乳。用于淋证，水肿，心烦尿赤，口舌生疮，经闭乳少，湿热痹痛。炮制后使药材洁净，便于调剂和成分的溶出。

（窦志英）

mùbiēzǐ

**木鳖子**（Momordicae Semen）　葫芦科植物木鳖 *Momordica cochinchinensis*（Lour.）Spreng. 的干燥成熟种子。别名漏苓子。冬季采收成熟果实，剖开，晒至半干，除去果肉，取出种子，干燥。

**炮制沿革**　唐代有去壳、麸炒（《仙授理伤续断秘方》）法。宋代炮制方法有较大的发展，并提出了"制霜"的方法。如炒焦（《太平惠民和剂局方》）、"去壳纸捶出油"（《类编朱氏集验医方》）。明代有去壳麸炒、炒熟、炒黄、烧存性（《普济方》），焙制（《寿世保元》），油制法（《外科正宗》）。清代有土炒（《洞天奥旨》）、制炭（《医宗金

鉴》）等炮制方法。现代常用制霜法等炮制方法。

**炮制方法**　①木鳖子：取原药材，除净杂质，筛去灰屑。②木鳖子霜：取净木鳖子去壳取仁，炒熟，碾末，用吸油纸包裹数层，外加麻布包紧，压榨去油，反复多次，至不再出现油迹，色由黄变灰白色，呈松散粉末时，研细。

**饮片性状**　生木鳖子呈扁平类圆形，表面灰褐色或灰黑色，有网状花纹，周边有纵棱突起，呈锯齿形，外种皮质坚而脆，内种皮灰绿色。种仁黄白色，富油性。有特殊的油腻气，味苦。木鳖子霜，为白色或灰白色的松散粉末。味苦。

**质量要求**　木鳖子仁含丝石竹皂苷元 3-O-β-D-葡萄糖醛酸甲酯（$C_{37}H_{56}O_{10}$）不得少于0.25%。木鳖子霜含丝石竹皂苷元 3-O-β-D-葡萄糖醛酸甲酯不得少于0.40%。

**炮制作用**　木鳖子味苦、微甘，性温；有毒。归肝、脾、胃经。散结消肿，攻毒疗疮，止痛。生品有毒，仅供外用。用于疮疡肿毒，乳痈，瘰疬，痔漏，干癣，秃疮。制霜后除去大部分油质，降低了毒性，可入丸散剂内服，其功用与木鳖子同。

（王英姿）

wǔjiāpí

**五加皮**（Acanthopanacis Cortex）　五加科植物细柱五加 *Acanthopanax gracilistylus* W. W. Smith 的干燥根皮。别名五花、追风使、老虎獠。夏、秋二季采挖根部，洗净，剥取根皮，晒干。

**炮制沿革**　唐代有净洗去骨（《仙授理伤续断秘方》）。宋元有洗（《济生方》）、吴茱萸炙（《圣济总录》）、捣末（《重修政

和经史证类备用本草》）、烧灰（《太平圣惠方》）、姜汁涂炙（《太平惠民和剂局方》）、酒拌炒（《疮疡经验全书》）、焙干和酒浸（《瑞竹堂经验方》）。明清除沿用前代炮制方法外，还有黄连炙（《外科大成》）、炒（《寿世保元》）、酒洗净（《增补万病回春》）的方法。现代常用生品切片。

**炮制方法** 取原药材，除去杂质，洗净，润透，切厚片，干燥。

**饮片性状** 呈不规则卷筒状，长 5~15cm，直径 0.4~1.4cm，厚约 0.2cm。外表面灰褐色，有稍扭曲的纵皱纹及横长皮孔；内表面淡黄色或灰黄色，有细纵纹。体轻，质脆，易折断，断面不整齐，灰白色。气微香，味微辣而苦。

**质量要求** 饮片水分不得过 11.0%；总灰分不得过 11.5%；酸不溶灰分不得过 3.5%；醇溶性浸出物不得少于 10.5%。

**炮制作用** 五加皮味辛、苦，性温。归肝、肾经。祛风湿，补肝肾，强筋骨。用于筋骨痿软、小儿行迟，体虚乏力，水肿，脚气。净制和切制后可以提高药物纯净度，便于调剂和使用。

（吴纯洁）

wǔwèizǐ

**五味子**（Schisandrae Chinensis Fructus） 木兰科植物五味子 *Schisandra chinensis*（Turcz.）Baill. 的干燥成熟果实。习称"北五味子"。别名山花椒、乌梅子、软枣子。秋季果实成熟时采摘，晒干或蒸后晒干，除去果梗和杂质。

**炮制沿革** 汉代有打碎法（《金匮玉函经》）。唐代以后多沿用此法。宋代有去梗（《伤寒总病论》）、炒（《全生指迷方》）、酒浸（《太平惠民和剂局方》）、蜜蒸（《重修政和经史证类备用本草》）等法。明代有焙（《外科理例》）、麸炒（《济阴纲目》）等方法，又有"入补药熟用，入嗽药生用"之说（《本草纲目》）。清代还有蒸（《本草汇纂》）、蜜酒拌蒸（《医家四要》）等法。现代常用醋蒸、酒蒸、蜜炙等炮制方法。

**炮制方法** ①五味子：除去杂质，用时捣碎。②醋五味子：取净五味子，加醋拌匀，稍闷，蒸至醋被吸尽，表面显紫黑色，取出，干燥。每 100kg 净五味子用醋 15kg。③酒五味子：取净五味子，加酒拌匀，稍闷，蒸至酒尽转黑色，取出，晒干。每 100kg 净五味子用黄酒 20kg。④蜜五味子：取炼蜜用适量凉开水稀释后，加入净五味子，拌匀，闷透，置锅内，用文火加热，炒至不粘手时，取出，放凉。每 100kg 净五味子用炼蜜 10kg。

**饮片性状** 北五味子为不规则的球形或扁球形，直径 5~8mm，粒较南五味子大。表面红色、紫红色或暗红色，皱缩，显油润，果肉柔软。种子 1~2 粒，肾形，表面黄棕色，有光泽，种皮薄而脆。果肉气微，味酸，种子破碎后有香气，味辛微苦。醋五味子表面棕黑色或乌黑色，质柔润或稍显油润，微有醋气。酒五味子表面棕黑色或黑褐色，质柔润或稍显油润，微具酒气。蜜五味子色泽加深，略显光泽，味酸，兼有甘味。

**质量要求** 五味子饮片水分不得过 16.0%；总灰分不得过 7.0%；含五味子醇甲（$C_{24}H_{32}O_7$）不得少于 0.40%。醋五味子饮片醇溶性浸出物不得少于 28.0%；水分、总灰分和五味子醇甲的含量，同五味子饮片。

**炮制作用** 五味子味酸、甘，性温。归肺、心、肾经。收敛固涩，益气生津，补肾宁心。生品以敛肺止咳、止汗为主，亦能涩精止泻。用于咳喘，自汗，盗汗，津伤口渴。醋制后酸涩收敛之性增强，涩精止泻作用更强，用于遗精，泄泻。酒制后益肾固精作用增强，用于肾虚遗精。蜜炙后补益肺肾作用增强，用于久咳虚喘。

（陈 红）

chēqiánzǐ

**车前子**（Plantaginis Semen） 车前科植物车前 *Plantago asiatica* L. 或平车前 *Plantago depressa* Willd. 的干燥成熟种子。别名车前实、虾蟆衣子、猪耳朵穗子、凤眼前仁。夏、秋二季种子成熟时采收果穗，晒干，搓出种子，除去杂质。

**炮制沿革** 宋代有酒浸（《圣济总录》）、微炒（《太平惠民和剂局方》）、焙（《卫生家宝产科备要》）、酒蒸（《济生方》）等炮制方法。明代还有米泔水浸蒸（《先醒斋医学广笔记》）的方法。清代又增加了青盐水炒法（《幼幼集成》），并有"酒蒸捣饼，入滋补药；炒研，入利水泄泻药"（《本草备要》）的记载。现代常用炒黄、盐炙等炮制方法。

**炮制方法** ①车前子：取原药材，除去杂质，筛去灰屑。②炒车前子：取净车前子，置炒制容器内，用文火加热，炒至略有爆声，并有香气逸出时，取出晾凉。③盐车前子：取净车前子，置炒制容器内，用文火加热，炒至略有爆鸣声时，喷淋盐水，炒干，取出晾凉。每 100kg 车前子用食盐 2kg。

**饮片性状** 车前子为椭圆形、不规则长圆形或三角状长圆形而扁的细小种子。表面呈黑褐色或黄棕色，遇水有黏滑感。气微，味淡。炒车前子呈黑褐色或黄棕色，有香气。盐车前子黑褐色或黄棕色，气微香，味微咸。

**质量要求** 车前子饮片水分不得过 12.0%；总灰分不得过 6.0%；酸不溶性灰分不得过 2.0%；膨胀度不得低于 4.0；含京尼平苷酸（$C_{16}H_{22}O_{10}$）不得少于 0.50%，毛蕊花糖苷（$C_{29}H_{36}O_{15}$）不得少于 0.40%。盐车前子饮片水分不得过 10.0%；总灰分不得过 9.0%；酸不溶性灰分不得过 3.0%；膨胀度不得低于 3.0；含京尼平苷酸不得少于 0.40%，毛蕊花糖苷不得少于 0.30%。

**炮制作用** 车前子味甘，性微寒。归肝、肾、肺、小肠经。清热利尿，渗湿通淋，清肺化痰，清肝明目。常用于水肿胀满，热淋涩痛，暑湿泄泻，痰热咳嗽，肝火目赤。炒车前子寒性稍减，并能提高煎出效果，作用与生品相似，长于渗湿止泻、祛痰止咳。盐车前子泻热利尿而不伤阴，并引药下行，增强在肾经的作用。用于肾虚脚肿，眼目昏暗，虚劳梦泄。

（王英姿）

chēqiáncǎo

**车前草**（Plantaginis Herba） 车前科植物车前 *Plantago asiatica* L. 或平车前 *Plantago depressa* Willd. 的干燥全草。别名蛤蟆草、生舌草、车轮草、车轱辘菜、猪耳朵棵、驴耳朵菜。夏季采挖，除去泥沙，晒干。

**炮制沿革** 宋代有净制法、锉法（《重修政和经史证类备用本草》）。唐代有切法（《外台秘要方》）。明代有捣汁（《济阴纲目》）、炒法（《普济方》）、焙制法（《本草纲目》）。清代有炒研法（《外科证治全生集》）。现在常用切制的炮制方法。

**炮制方法** 取原药材，除去杂质，洗净，切段，干燥。

**饮片性状** 不规则段，根、叶、花混合。叶片皱缩，多破碎，表面灰绿色或污绿色，脉明显。常见穗状花序。气微，味微苦。

**质量要求** 车前草饮片水分不得过 13.0%；总灰分不得过 15.0%；酸不溶性灰分不得过 5.0%；水溶性浸出物不得少于 14.0%；含大车前苷（$C_{29}H_{36}O_{16}$）不得少于 0.10%。

**炮制作用** 车前草味甘，性寒。归肝、肾、肺、小肠经。清热利尿通淋，祛痰，凉血，解毒。用于热淋涩痛，水肿尿少，暑湿泄泻，痰热咳嗽，吐血衄血，痈肿疮毒。炮制后使药物洁净，便于调剂和制剂。

（孙秀梅）

wǎléngzǐ

**瓦楞子**（Arcae Concha） 蚶科动物毛蚶 *Arca subcrenata* Lischke、泥蚶 *Arca granosa* Linnaeus 或魁蚶 *Arca inflata* Reeve 的贝壳。别名蚶子壳、瓦垄子、瓦屋子。秋、冬至次年春捕捞，洗净，置沸水中略煮，去肉，干燥。

**炮制沿革** 唐代有"醋淬后出火毒"（《日华子诸家本草》）等炮制方法。宋代有"细研"（《太平圣惠方》）、"炙"（《圣济总录》）等炮制方法。元代有"煅，醋煮一昼夜"（《丹溪心法》）的制法。火煅醋淬直至明清基本无大的变化，但醋淬法近代少用。现在常用明煅等方法。

**炮制方法** ①瓦楞子：取原药材，洗净，捞出，干燥，碾碎或研粉。②煅瓦楞子：取净瓦楞子，置耐火容器内，武火加热，煅至酥脆，取出放凉，碾碎或研粉。

**饮片性状** 瓦楞子为不规则碎片或粒状，白色或灰白色，较大碎块仍显瓦楞线，有光泽。质坚硬，研粉后呈白色无定形粉末。煅瓦楞子呈不规则碎片或颗粒，灰白色，光泽消失。质地酥脆，研粉后呈灰白色无定形粉末，无颗粒。

**炮制作用** 瓦楞子味咸，性平。归肺、胃、肝经。消痰化瘀，软坚散结，制酸止痛。生品偏于消痰化瘀，软坚散结。用于瘿瘤，瘰疬，癥瘕痞块。煅瓦楞子制酸止痛力强，用于胃痛泛酸。且煅后质地酥脆，便于粉碎入药。

（王英姿）

shuǐhónghuāzǐ

**水红花子**（Polygoni Orientalis Fructus） 蓼科植物红蓼 *Polygonum orientale* L. 的干燥成熟果实。别名水红子、川蓼子。秋季果实成熟时采割果穗，晒干，打下果实，除去杂质。

**炮制沿革** 唐代有"熬令香"（《备急千金要方》）的炮制方法。宋代有微炒入药（《太平圣惠方》）的方法。明清两代仍沿用炒法。现代常用炒法等炮制方法。

**炮制方法** ①水红花子：取原药材，除去杂质及灰屑。用时捣碎。②炒水红花子：取净水红花子，置炒制容器内，用中火加热，迅速拌炒至爆花，取出晾凉。

**饮片性状** 水红花子呈扁圆球形，两面微凹，顶端有短突尖，基部有果梗痕。表面棕黑色或红棕色，有光泽。质硬。味淡。炒水红花子质疏松，大部分爆裂成白花，具香气。

**质量要求** 水红花子饮片总灰分不得过 5.0%；含花旗松素（$C_{15}H_{12}O_7$）不得少于 0.15%。

**炮制作用** 水红花子味咸，性微寒。归肝、胃经。散瘀消癥，消积止痛，健脾利湿，化痰清热。

生品力较猛，长于消瘀破癥、化痰散结。用于癥瘕痞块，瘰疬。炒水红花子药性缓和，消食止痛和健脾利湿作用较好。用于食积腹痛，慢性肝炎、肝硬化腹水。

（王英姿）

## niúxī

### 牛膝（Achyranthis Bidentatae Radix）

苋科植物牛膝 *Achyranthes bidentata* Bl. 的干燥根。别名百倍、牛茎、脚斯蹬、铁牛膝、杜牛膝、怀牛膝、怀膝、土牛膝、淮牛膝、红牛膝、牛磕膝、牛克膝、牛盖膝、粘草子根、牛胳膝盖、野牛克膝、接骨丹、牛盖膝头。冬季茎叶枯萎时采挖，除去须根及泥沙，捆成小把，晒至干皱后，将顶端切齐，晒干。

**炮制沿革** 牛膝炮制首载于汉代《华氏中藏经》："酒浸焙"。晋代有酒渍服（《肘后备急方》）。南北朝刘宋时有黄精汁制（《雷公炮炙论》）。唐代有酒浸焙（《仙授理伤续断秘方》），入汤酒、取汁（《备急千金要方》）。宋代增加了酒煮、酒熬膏（《博济方》），酒炒（《校注妇人良方》），酒洗、盐水炒（《扁鹊心书》），制炭、炙制（《太平圣惠方》），炒制（《卫生家宝产科备要》），生地作辅料制（《太平圣惠方》）等法。明清又增加了酒浸焙干、酒浸后酒蒸法（《普济方》），酒拌（《外科理例》），酒拌蒸（《景岳全书》），酒浸拌蒸（《本草纲目》），炒炭、酒炒炭（《类证治裁》），盐酒制（《嵩崖尊生全书》）等法。现代常用酒炙、盐炙等炮制方法。

**炮制方法** ①牛膝：取原药材，除去杂质，洗净，润透，除去芦头，切段，晒干或低温干燥。②酒牛膝：取净牛膝段，用黄酒拌匀，稍闷润，待酒被吸尽后，置预热适度的炒制容器内，用文火加热，炒干，色加深，取出晾凉。每100kg牛膝段用黄酒10kg。③盐牛膝：取净牛膝段，用食盐水拌匀，稍闷润，待盐水被吸尽后，置预热适度的炒制容器内，用文火加热，炒干，段面有多个焦斑，取出晾凉。每100kg牛膝段用食盐2kg。

**饮片性状** 牛膝为类圆形小段，表面灰黄色或淡棕色，断面平坦，略呈角质样而油润，中心黄白色，外周散有黄白色点状维管束，断续排列2～4轮。质硬脆，气微，味微甜稍苦涩。酒牛膝色加深，偶见焦斑，略具酒气。盐牛膝多有焦斑，微有咸味。

**质量要求** 牛膝饮片水分不得过 15.0%；总灰分不得过 9.0%；醇溶性浸出物，以水饱和正丁醇作溶剂不得少于 5.0%；二氧化硫残留量不得过 400mg/kg；含 $\beta$-蜕皮甾酮（$C_{27}H_{44}O_7$）不得少于 0.030%。酒牛膝饮片水分不得过 15.0%；总灰分不得过 9.0%；醇溶性浸出物，以水饱和正丁醇作溶剂不得少于 4.0%；二氧化硫残留量不得过 400mg/kg；含 $\beta$-蜕皮甾酮不得少于 0.030%。

**炮制作用** 牛膝味苦、酸，性平。归肝、肾经。补肝肾，强筋骨，逐瘀通经，引血下行。生品可用于胞衣不下，肝阳眩晕，火热上逆。酒炙后增强补肝肾，强筋骨，祛瘀止痛作用。用于腰膝痰痛，筋骨无力，经闭癥瘕。盐炙后引药下行走肾经，增强通淋行瘀的作用。用于小便淋沥涩痛，尿血，小便不利。

（孙立立）

## niúbàngzǐ

### 牛蒡子（Arctii Fructus）

菊科植物牛蒡 *Arctium lappa* L. 的干燥成熟果实。别名大力子、牛子、恶实、老母猪耳朵、鼠粘子、粘苍子、老鼠怕。秋季果实成熟时采收果序，晒干，打下果实，除去杂质，再晒干。

**炮制沿革** 牛蒡子在《神农本草经》中名恶实。其炮制始见于南北朝刘宋·雷敩《雷公炮炙论》："凡使，采之净拣，勿令有杂子，然后用酒拌蒸，待上存薄白霜重出，却用布拭上，然后焙干，别捣如粉用"。唐代开始炒用（《食疗本草》）。宋代增加了爁制、酒拌蒸（《太平惠民和剂局方》）。金元时有烧存性（《儒门事亲》）。明代炮制方法较多，有去油、焙黄（《普济方》），水煮晒干炒香（《证治准绳》），酥炙（《外科启玄》），蒸制（《景岳全书》），酒炒（《医宗必读》）等方法。清代基本同前法。现代常用炒黄等炮制方法。

**炮制方法** ①牛蒡子：取原药材，筛去灰屑及杂质。用时捣碎。②炒牛蒡子：取净牛蒡子，置炒制容器内，用文火加热，炒至鼓起，有爆裂声，断面浅黄色，略有香气逸出时，取出。用时捣碎。

**饮片性状** 长倒卵形，略扁，微弯曲。表面灰褐色，带紫黑色斑点，有数条纵棱。果皮较硬，富油性。味苦微辛而稍麻舌。炒牛蒡子微鼓起，深灰色，微有光泽，略具香气。

**质量要求** 牛蒡子饮片水分不得过9.0%，炒牛蒡子饮片水分不得过7.0%。两者总灰分均不得过7.0%；含牛蒡子苷（$C_{27}H_{34}O_{11}$）均不得少于 5.0%。

**炮制作用** 牛蒡子味辛、苦，性寒。归肺、胃经。疏散风热，宣肺透疹，解毒利咽。生品长于疏散风热，解毒散结。可用于风温初起，痄腮肿痛，痈毒疮疡。

炒后能缓和寒滑之性，以免伤中，并且气香，宣散作用更强，长于解毒透疹，利咽散结，化痰止咳。用于麻疹不透，咽喉肿痛，风热咳喘。

(王英姿)

## shēngmá

### 升麻 (Cimicifugae Rhizoma)

毛茛科植物大三叶升麻 Cimicifuga heracleifolia Kom.、兴安升麻 Cimicifuga dahurica (Turcz.) Maxim. 或升麻 Cimicifuga foetida L. 的干燥根茎。别名周升麻、周麻、鸡骨升麻、鬼脸升麻。秋季采挖，除去泥沙，晒至须根干时，燎去或除去须根，晒干。

**炮制沿革** 升麻的炮制始见于晋·葛洪《肘后备急方》中"炙""蜜煎并数数食。"南北朝刘宋时代有黄精汁制（《雷公炮炙论》）。宋代有"入瓶子内固济留一孔烧令烟绝，取出研细"（《圣济总录》）的方法。明代有焙、炒（《普济方》），蜜炒（《医学入门》），酒炒（《宋氏女科秘书》），盐水炒（《景岳全书》），醋拌炒（《炮炙大法》）等炮炙方法。清代基本沿用明代的方法，以蜜炒法用得最多，并增加了土炒（《医宗金鉴》）、蒸制（《本草求真》）、姜汁拌炒（《类证治裁》）等法。并有"发散生用，补中酒炒，止咳汗者蜜炒"（《医学入门》）；"治带下，用醋拌炒"（《炮炙大法》）；"多用则散，少用则升，蜜炙，使不骤升"（《得配本草》）的论述。现代常用蜜炙、制炭、炒制等炮制方法。

**炮制方法** ①升麻：取原药材，除去杂质，用清水略泡，洗净，闷透，切厚片，干燥，筛去碎屑。②蜜升麻：取炼蜜，用适量开水稀释后，淋入升麻片内拌匀，闷透，置炒制容器内，用文火加热，炒至不粘手时，取出晾凉。每 100kg 升麻片用炼蜜 25kg。

**饮片性状** 升麻片为不规则的厚片，表面黄白色至淡棕黑色，有裂隙，显纤维性，皮部很薄，中心有放射状网状条纹，髓部有空洞。质脆，味苦。蜜升麻表面黄棕色至棕褐色，味甜而微苦。

**质量要求** 升麻饮片水分不得过 13%；总灰分不得过 8.0%；酸不溶性灰分不得过 4.0%；醇溶性浸出物不得少于 17.0%；含异阿魏酸（$C_{10}H_{10}O_4$）不得少于 0.10%。

**炮制作用** 升麻味辛、微甘，性微寒。归肺、脾、胃、大肠经。发表透疹，清热解毒，升举阳气。生品升散作用甚强，以解表透疹、清热解毒之力胜。常用于外感风热头痛，麻疹初起，疹出不畅以及热毒发斑，头痛，牙龈肿痛，疮疡肿毒等多种病症。蜜升麻辛散作用减弱，升阳作用缓和而较持久，并减少了对胃的刺激性。常用于中气虚弱的短气乏力、倦怠，以及气虚下陷的久泻脱肛、子宫脱垂，或气虚不能摄血的崩漏等病症。

(胡昌江)

## dānshēn

### 丹参 (Salviae Miltiorrhizae Radix et Rhizoma)

唇形科植物丹参 Salvia miltiorrhiza Bge. 的干燥根及根茎。别名亦参、木羊乳、逐马、山参、紫丹参、红根、紫党参、山红萝卜、活血根、靠山红、红参、烧酒壶根、野苏子根、山苏子根、大红袍、蜜罐头、血参根、朵朵花根、蜂糖罐。春、秋二季采挖，除去泥沙，干燥。

**炮制沿革** 丹参炮制首次记载于唐·孙思邈《备急千金要方》："熬令紫色"。宋代有炒制、

炙制（《圣济总录》），焙制（《卫生家宝产科本草备要》）等方法。明、清有酒洗（《医学入门》）、酒浸（《本草原始》）、酒炒（《药品辨义》）、酒蒸（《笔花医镜》）、猪心拌炒（《本草害利》）等炮制方法。现代常用酒炙等炮制方法。

**炮制方法** ①丹参：取原药，除去杂质及残茎，洗净，润透，切厚片，干燥。筛去碎屑。②酒丹参：取丹参片，加入定量黄酒拌匀，稍闷润，待酒被吸尽后，置炒制容器内，用文火加热，炒干，取出晾凉。筛去碎屑。每 100kg 丹参片用黄酒 10kg。

**饮片性状** 丹参为类圆形厚片，外表皮棕红色或暗棕红色，粗糙，有纵皱纹。切面有裂隙或略平整而致密，皮部棕红色，木部红黄色或黄棕色，有散在的黄白色筋脉点，呈放射状排列。气微，味微苦涩。酒丹参表面黄褐色，略具酒香气。

**质量要求** 丹参饮片水分不得过 13.0%；总灰分不得过 10.0%；酸不溶性灰分不得过 2.0%；铅不得过 5mg/kg，镉不得过 0.3mg/kg，砷不得过 2mg/kg，汞不得过 0.2mg/kg，铜不得过 20mg/kg；水溶性浸出物不得少于 35%；醇溶性浸出物不得少于 11.0%；含丹参酮ⅡA（$C_{19}H_{18}O_3$）、隐丹参酮（$C_{19}H_{20}O_3$）和丹参酮Ⅰ（$C_{18}H_{12}O_3$）的总量不得少于 0.25%，含丹酚酸 B（$C_{36}H_{30}O_{16}$）不得少于 3.0%。酒丹参饮片水分不得过 10.0%；总灰分不得过 10.0%；水溶性浸出物不得少于 35%；醇溶性浸出物不得少于 11.0%。

**炮制作用** 丹参味苦，性微寒。归心、肝经。祛斑止痛，清心除烦，通血脉，善调妇女经脉

不调。临床多生用。其性偏寒凉，故多用于血热瘀滞所致的疮痈，产后瘀滞疼痛，经闭腹痛，心腹疼痛及肢体疼痛。酒炙后，寒凉之性缓和，活血祛瘀、调经止痛之功增强。多用于月经不调，血滞经闭，恶露不下，心胸疼痛，癥瘕积聚，风湿痹痛。

（胡昌江）

## wūyào
## 乌药（Linderae Radix）

樟科植物乌药 Lindera aggregata（Sims）Kosterm. 的干燥块根。别名旁其、矮樟根、天台乌药、矮樟、铜钱柴、土木香、鲫鱼姜、鸡骨香、白叶柴。全年均可采挖，除去细根，洗净，趁鲜切片，晒干，或直接晒干。

**炮制沿革** 乌药的炮制始见于唐·蔺道人《仙授理伤续断秘方》中"乌豆酒煮后焙干。"宋代有炒令黄色（《博济方》）、炒令黑烟起（《重修政和经史证类备用本草·斗门方》）、炭火烧存性（《圣济总录》）、醋炒（《卫生家宝产科本草备要》）、焙制（《集验背疽方》）等法。元代有炙法（《瑞竹堂经验方》）。明代增加了酒浸（《普济方》）、酒浸微炒（《奇效良方》）、醋浸炙（《本草蒙筌》）、煨制（《鲁府禁方》）、药汁制（《证治准绳》）等方法。清代又增加了醋磨（《外科大成》）、米泔水浸（《药品辨义》）、煅制（《本草备要》）等炮制方法。现代乌药以生用为主，另有醋炙和制炭等炮制方法。

**炮制方法** ①乌药：取原药材，除去杂质，大小个分开，浸泡至六七成透时，取出，润透，切薄片，干燥，筛去碎屑。②醋乌药：取乌药片，加醋拌匀略闷，置锅内用文火加热，炒至微干，取出放凉。乌药每 100kg 用醋 10kg。③乌药炭：取乌药片，置锅内，用武火炒至表面焦黑色，内部焦褐色，喷洒清水灭尽火星，取出，晾干，凉透。

**饮片性状** 乌药片呈类圆形薄片，表面黄白色或淡黄棕色，有光泽，可见放射状纹理及环纹，中心颜色较深。质脆，气香，味微苦、辛，有清凉感。醋乌药形如乌药片，色黄，偶有焦斑，略具醋香气。乌药炭表面焦黑色，内部焦褐色。

**质量要求** 饮片水分不得过 11.0%；总灰分不得过 4.0%；酸不溶性灰分不得过 2.0%；醇溶性浸出物，以 70% 乙醇作溶剂不得少于 12.0%；含乌药醚内酯（$C_{15}H_{16}O_4$）不得少于 0.030%，含去甲异波尔定（$C_{18}H_{19}NO_4$）不得少于 0.40%。

**炮制作用** 乌药味辛，性温。归肺、脾、肾、膀胱经。顺气止痛，温肾散寒。临床多生用，刮净外皮，切薄片，使有效成分易煎出。用于胸腹胀痛，气逆喘息，膀胱虚冷，遗尿尿频，寒疝疼痛，痛经。醋乌药增强了温通血脉，行经止痛的作用，用于寒凝气滞引起的经行腹痛及产后腹痛。乌药炒炭后增强止血作用，用于便血、血痢。

（胡昌江）

## wūméi
## 乌梅（Mume Fructus）

蔷薇科植物梅 Prunus mume（Sieb.）Sieb. et Zucc. 的干燥近成熟果实。别名酸梅、黄仔、合汉梅。夏季果实近成熟时采收，低温烘干后闷至色变黑。

**炮制沿革** 汉代有"醋浸一宿，去核再蒸熟捣如泥"（《金匮玉函经》）的方法。晋代有炙制、熬制（《肘后备急方》）法。唐代除沿用汉代方法外，还有蜜醋渍蒸、单蒸、熬制（《备急千金要方》）等法。宋代有制炭（《重修政和经史证类备用本草》）、焙（《洪氏集验方》）、炒焦（《类编朱氏集验医方》）等炮制方法。元代有煮法（《世医得效方》）。明代有醋煮（《普济方》）、酒浸（《保婴撮要》）、蜜拌蒸（《寿世保元》）等法。清代有麸炒（《食物本草会纂》）、盐水浸（《本草便读》）的方法。现代常用去核取乌梅肉、炒炭、醋蒸等炮制方法。

**炮制方法** ①乌梅：取原药材，除去杂质，洗净，干燥。②乌梅肉：取净乌梅，用清水润软或蒸软后，剥去净肉，干燥，筛去碎屑。③乌梅炭：取净乌梅或乌梅肉，置炒制容器内，用武火加热，炒至皮肉发泡，表面呈焦黑色，取出晾凉，筛去碎屑。④醋乌梅：取净乌梅或乌梅肉，用米醋拌匀，闷润至醋被吸尽，置适宜容器内，密闭，隔水加热 2~4 小时，取出干燥。每 100kg 净乌梅或乌梅肉用米醋 10kg。

**饮片性状** 乌梅为不规则的球形或扁圆形，表面乌黑色，皱缩不平。果肉柔软，果核坚硬，椭圆形，棕黄色，内含淡黄色种子 1 粒。味极酸。乌梅肉为去核果肉，呈乌黑色或棕黑色，气特异，味极酸。乌梅炭皮肉鼓起发泡，质较脆，表面呈焦黑色，味酸兼苦。醋乌梅，形如乌梅或乌梅肉，质较柔润，略有醋气。

**质量要求** 乌梅饮片水分不得过 16.0%；总灰分不得过 5.0%；水溶性浸出物不得少于 24.0%；含枸橼酸（$C_6H_8O_7$）不得少于 12.0%。乌梅炭饮片水溶性浸出物不得少于 18.0%；含枸橼酸不得少于 6.0%。

**炮制作用** 乌梅味酸、涩，

性平。归肝、脾、大肠经。敛肺、涩肠，生津安蛔。生品长于生津止渴，敛肺止咳，安蛔。多用于虚热消渴，肺虚久咳，蛔厥腹痛。乌梅肉的功效和适用范围与乌梅同，因去核用肉，故作用更强。乌梅炭长于涩肠止泻，止血。常用于久泻、久痢及便血，崩漏下血等。醋乌梅功用与生乌梅相似，但收敛固涩作用更强，尤其适用于肺气耗散之久咳不止和蛔厥腹痛。

(王英姿)

## huǒmárén

## 火麻仁（Cannabis Semen）

桑科植物大麻 *Cannabis sativa* L. 的果实。别名大麻仁、麻仁、麻子、线麻子、黄麻。秋季果实成熟时采收，除去杂质，晒干。

**炮制沿革** 唐代有"净拣择，以水淘洗，曝干""研如脂"，另有"蒸麻子使熟，更暴令干，贮于净器中，欲服，取麻子熬令黄香，惟须缓火，勿令焦"，还有"熬令香，熟捣，取酒三升熟研，滤取汁"（《备急千金要方》）的记载。宋代有炒令香熟（《重修政和经史证类备用本草》）的炮制方法。明清多沿用唐宋之法，仍以炒法为主流炮制方法。现代常用清炒法等炮制方法。

**炮制方法** ①火麻仁：取原药材，除去杂质，筛去灰屑。用时捣碎。②炒火麻仁：取净火麻仁，置炒制容器内，用文火加热，炒至有香气，呈微黄色，取出，放凉。用时捣碎。

**饮片性状** 火麻仁呈卵圆形或椭圆形，表面灰绿色或灰黄色，有网纹，两侧有棱线，顶端钝尖。果皮薄而脆，内有白色种仁。富油性，气微，味淡。炒火麻仁表面淡黄色，微具焦香气，味淡。

**炮制作用** 火麻仁味甘，性平。归脾、胃、大肠经。润肠通

便。用于血虚津亏，肠燥便秘。生品、制品功用一致。炒后可提高煎出效果。

(王英姿)

## bādòu

## 巴豆（Crotonis Fructus）

大戟科植物巴豆 *Croton tiglium* L. 的干燥成熟果实。别名大叶双眼龙、巴仁、猛子仁、江子、八百力、毒鱼子、巴果、銮豆、红子仁。秋季果实成熟时采收，堆置 2~3 天，摊开，干燥。

**炮制沿革** 汉代有"去皮心，复熬变色"及"别捣令如膏"（《金匮玉函经》）的炮制方法。唐代有"去皮心膜，熬令紫色"（《备急千金要方》）的方法。宋代有纸煨（《太平圣惠方》）、面煨（《洪氏集验方》）、"去皮以纸裹出油尽为度"（《博济方》）等法。明代对巴豆的用法和炮制方法更趋多样，如"巴豆有用仁者，用壳者，用油者，有生用者，麸炒者，醋煮者，烧存性者，有研烂以纸包去油者，谓之巴豆霜"（《本草纲目》）。清代基本沿用前法，并增加了沉香制（《握灵本草》）、雄黄制（《本草问答》）、隔纸炒令油出（《串雅内编》）。现代常用制霜法等炮制方法。

**炮制方法** ①生巴豆：取原药材，除去杂质，浸湿后用稠米汤或稠面汤拌匀，置日光下暴晒或烘干后去外壳，取仁。②巴豆霜：取净巴豆仁，碾如泥状，里层用纸，外层用布包严，蒸热，用压榨器榨去油，如此反复数次，至药物松散成粉，不再粘结成饼为度。少量者，可将巴豆仁碾后用数层粗纸包裹，放热炉台上，受热后，反复压榨换纸，达到上述要求为度。

**饮片性状** 生巴豆种子呈椭圆形，略扁。表面棕色或灰棕色，

有隆起的种脊，外种皮薄而脆，内种皮有白色薄膜，种仁黄白色，富油性。无臭，味辛辣。巴豆霜为淡黄色松散粉末，性滞腻，微显油性。味辛辣。

**质量要求** 巴豆霜饮片水分不得过 12.0%；总灰分不得过 7.0%；含巴豆苷（$C_{10}H_{13}N_5O_5$）不得少于 0.80%，含脂肪油为 18.0%~22.0%。

**炮制作用** 巴豆味辛，性热；有大毒。归胃、大肠经。峻下积滞，逐水消肿，豁痰利咽，蚀疮。生巴豆毒性强烈，仅供外用蚀疮。多用于恶疮，疥癣，疣痣。炒后毒性稍减，可用于疮痈肿毒，腹水膨胀，泻痢。去油制霜后，能降低毒性，缓和其泻下作用，多用于寒积便秘，乳食停滞，腹水，二便不通，喉风，喉痹。

(王英姿)

## bājǐtiān

## 巴戟天（Morindae officinalis radix）

茜草科植物巴戟天 *Morinda officialis* How 的干燥根。别名巴戟、巴吉天、戟天、巴戟肉、鸡肠风、猫肠筋、兔儿肠。全年均可采挖，洗净，除去须根，晒至六七成干，轻轻捶扁，晒干。

**炮制沿革** 巴戟天炮制首次记载于汉代《华氏中藏经》："去心"。晋代有去心法（《肘后备急方》）。南北朝刘宋时期用枸杞、酒和菊花分步炮制（《雷公炮炙论》）。宋代有酒煮（《博济方》）、糯米炒（《本草衍义》）、酒浸焙（《圣济总录》）、面炒、盐汤浸（《太平惠民和剂局方》）等炮制方法。元代有酒炒（《瑞竹堂经验方》）法。明代有酒浸、油制、火炮（《普济方》）、炒制（《医学纲目》）、盐水煮（《医学入门》）、甘草汤浸、枸杞汤浸（《仁术便览》）、盐水泡（《寿世

保元》）、甘草汤炒（《景岳全书》）、甘草汁煮（《先醒斋医学广笔记》）等法。清代有酒洗（《医宗说约》）、酒浸蒸（《玉楸药解》）及"助阳杞子汁浸蒸，去风湿好酒拌炒，摄精金樱子汁拌炒，理肾气菊花同煮"（《得配本草》）等炮制方法。现代常用去心、盐蒸、盐炙、甘草汁制等炮制方法。

**炮制方法** ①巴戟天：取原药材，除去杂质。②巴戟肉：取原药材，除去杂质，洗净，置蒸器内蒸透，趁热除去木心或用水润透后除去木心，切段，干燥，筛去碎屑。③盐巴戟天：取净巴戟天段，用盐水拌匀，待盐水被吸尽后，置预热适度的炒制容器内，用文火加热，炒干。或取净巴戟天，用盐水拌匀，蒸软，除去木心，切段，干燥。筛去碎屑。每100kg巴戟天段用食盐2kg。④制巴戟天：取净甘草捣碎，加水（约1：5量）煎汤两次，去渣。取甘草汤与净巴戟天拌匀，置锅内用文火煮透（甘草基本煮干），取出，趁热抽去木心，切段，干燥。筛去碎屑。每100kg巴戟天段用甘草6kg，煎汤约50kg。

**饮片性状** 巴戟天为扁圆柱形，略弯曲，长短不等，直径0.5~2cm。表面灰黄色或暗灰色，具纵纹和横裂纹，有的皮部横向断离露出木部；质韧，断面皮部厚，紫色或淡紫色，易与木部剥离；木部坚硬，黄棕色或黄白色，直径1~5mm。气微，味甘而微涩。巴戟肉呈扁圆柱形短段或不规则块。表面灰黄色或暗灰色，具纵纹和横裂纹。切面皮部厚，紫色或淡紫色，中空。气微，味甘而微涩。盐巴戟天呈扁圆柱形短段或不规则块。表面灰黄色或

暗灰色，具纵纹和横裂纹。切面皮部厚，紫色或淡紫色，中空。气微，味甘、咸而微涩。制巴戟天呈扁圆柱形短段或不规则块。表面灰黄色或暗灰色，具纵纹和横裂纹。切面皮部厚，紫色或淡紫色，中空。气微，味甘而微涩。

**质量要求** 巴戟天、巴戟肉、盐巴戟天及制巴戟天饮片水分均不得过15.0%；水浸出物均不得少于50.0%；含耐斯糖（$C_{24}H_{42}O_{21}$）均不得少于2.0%；巴戟天、巴戟肉、制巴戟天总灰分均不得过6.0%。

**炮制作用** 巴戟天味甘、辛，性微温。归肾、肝经。补肾阳，强筋骨，祛风湿。生品长于祛风除湿。用于阳痿遗精，宫冷不孕，风湿痹痛，筋骨痿软等肾虚而兼风湿之证。盐巴戟天可引药入肾，温而不燥，补肾助阳作用缓和，多服久服无伤阴之弊。用于阳痿早泄，尿频或失禁，宫冷不孕，月经不调。制巴戟天增加甘温补益作用，偏于补肾助阳，强筋骨。用于肾气虚损，胸中短气，腰脚疼痛，筋骨无力。

（孙立立）

yùzhú

**玉竹**（Polygonati Odorati Rhizoma） 百合科植物玉竹 *Polygonatum odoratum*（Mill.）Druce 的干燥根茎。别名荧、委萎、女萎、萎蕤、葳蕤、王马、节地、虫蝉、乌萎、青粘、地节、马熏、萎蕤、葳参、玉术、萎香、山玉竹、竹七根、竹节黄、黄脚鸡、百解药、山姜、黄蔓菁、尾参、连竹、西竹等。秋季采挖，除去须根，洗净，晒至柔软后，反复揉搓、晾晒至无硬心，晒干；或蒸透后，揉至半透明，晒干。

**炮制沿革** 玉竹炮制始见于南北朝刘宋·雷敩《雷公炮炙论》

中"采得，先用竹刀刮上节皮了，洗净，却以蜜水浸一宿，蒸了，焙干用。"宋代有刮皮蒸（《太平圣惠方》）、焙制（《圣济总录》）等法。明代增加了蜜浸（《本草蒙筌》）法，同时还存在蒸露（《滇南本草》）和饭上蒸（《本草通玄》）等法。清代又增加了蜜水或酒浸蒸（《本草备要》）、炒香（《吴鞠通医案》）等炮制方法。现代以生用为主，常用的炮制方法为切厚片或段，此外还有制用。

**炮制方法** 除去杂质，洗净，润透，切厚片或段，干燥。

**饮片性状** 呈不规则厚片或段。外表皮黄白色至淡黄棕色，半透明，有时可见环节。切面角质样或显颗粒性。气微，味甘，嚼之发黏。

**质量要求** 水分不得过16.0%；总灰分不得过3.0%；醇溶性浸出物不得少于50.0%；含玉竹多糖以葡萄糖（$C_6H_{12}O_6$）计，不得少于6.0%。

**炮制作用** 玉竹味甘，微寒。归肺、胃经。养阴润燥，生津止渴。用于肺胃阴伤，燥热咳嗽，咽干口渴，内热消渴。炮制后使药物洁净，便于调剂和制剂。

（孙立立）

gāncǎo

**甘草**（Glycyrrhizae Radix et Rhizoma） 豆科植物甘草 *Glycyrrhiza uralensis* Fisch.、胀果甘草 *Glycyrrhiza inflata* Bat. 或光果甘草 *Glycyrrhiza glabra* L. 的干燥根及根茎。别名美草、蜜甘、蜜草、蕗草、国老、灵通、粉草、甜草、甜根子、棒草。春、秋二季采挖，除去须根，晒干。

**炮制沿革** 甘草炮制始见于汉·张仲景《金匮要略方论》中"炙"和"炒"，《金匮玉函经》

中有"炙焦为末，蜜丸"。南北朝有"火炮令内外赤黄"及酒酥制（《雷公炮炙论》）的方法。唐代有蜜制法（《千金翼方》）。宋代多用炙法、炒法（《太平圣惠方》《圣济总录》《博济方》），醋制（《苏沈良方》《普济方》），猪胆汁制、盐制、油制（《圣济总录》），蜜炒（《太平惠民和剂局方》），煨（《苏沈良方》）等炮制方法，并有"入药须微炙，不尔亦微凉，生则味不佳"的记载（《经史证类备急本草》）。元、明时期基本沿用前代的方法，并增加了酥制（《本草纲目》），姜汁炒、酒炒（《医宗必读》）等方法。清代多沿用前代的主要炮制方法，另有粳米拌炒（《得配本草》）和乌药汁炒（《医学从众录》）等法。现代常用炒、蜜炙等炮制方法。

**炮制方法** ①甘草：取原药材，除去杂质，洗净，润透，切厚片，筛去碎屑。②炙甘草：取炼蜜，加适量开水稀释后，淋入净甘草片中拌匀，闷润，置预热适度的炒制容器内，用文火加热，炒至老黄色、不粘手时，取出晾凉。每100kg甘草片用炼蜜25kg。

**饮片性状** 甘草为类圆形或椭圆形厚片，表面黄白色，中间有明显的棕色形成层环纹及射线，传统称为"菊花心"，纤维粉性。周边棕红色、棕色或灰棕色，粗糙，具纵皱纹，气微，味甜微苦。炙甘草表面老黄色，微有黏性，略有光泽，气焦香，味甜。

**质量要求** 甘草饮片水分不得过 12.0%；总灰分不得过 5.0%；酸不溶性灰分不得过 2.0%；铅不得过 5mg/kg，镉不得过 0.3mg/kg，砷不得过 2mg/kg，汞不得过 0.2mg/kg，铜不得过 20mg/kg；含总六六六（α-BHC、β-BHC、γ-BHC、δ-BHC 之和）不得过 0.2mg/kg，总滴滴涕（$pp'$-DDE、$pp'$-DDD、$op'$-DDT、$pp'$-DDT 之和）不得过 0.2mg/kg，五氯硝基苯不得过 0.1mg/kg；含甘草苷（$C_{21}H_{22}O_9$）不得少于 0.45%，甘草酸（$C_{42}H_{62}O_{16}$）不得少于 1.8%。炙甘草水分不得过 10.0%；总灰分不得过 5.0%；含甘草苷不得少于 0.50%，甘草酸不得少于 1.0%。

**炮制作用** 甘草味甘，偏凉。归心、肺、脾、胃经。补脾益气，清热解毒，祛痰止咳，缓急止痛，调和诸药。用于痰热咳嗽，咽喉肿痛，痈疽疮毒，食物中毒及药物中毒。炙甘草甘温，以补脾和胃，益气复脉力胜。用于脾胃虚弱，心气不足，脘腹疼痛，筋脉挛急，脉结代。

(孙立立)

gānsuì

**甘遂**（Kansui Radix） 大戟科植物甘遂 *Euphorbia kansui* T. N. Liou ex T. P. Wang 的干燥块根。别名主田、重泽、甘藁、陵藁、甘泽、苦泽、白泽、鬼丑、陵泽、肿手花根、化骨丹、肿手花、萱根子、头痛花、九头狮子草。春季开花前或秋季茎叶枯萎后采挖，撞去外皮，晒干。

**炮制沿革** 甘遂炮制始见于南北朝刘宋·雷敩《雷公炮炙论》中"凡采得后，去茎，于槐砧上细剉，荠苨用生甘草汤、小荠苨自然汁二味，搅浸三日，其水如墨汁，更漉出，用东流水淘六、七次，令水清为度，漉出，于土器中熬令脆用之"。宋代新增了煨法，并分为面裹、慢火"煨令微黄"（《太平圣惠方》）和"湿纸裹煨"（《注解伤寒论》）；改熬法为炒法，并要求"炒令黄色"（《博济方》），有胡麻炒法（《太平圣惠方》）、醋炒法、酥炒法、麸炒法及炮法（《圣济总录》）。金元时期有面裹煮制、改猪肾制中的火炙为"荷叶包煨"（《儒门事亲》），面裹浸制、水浸法、水煮法（《丹溪心法》）。明代增加了大麦炒法（《普济方》），且将雷敩制工艺改为"面包煨熟"（《证治准绳》）。清代有"甘草煎汤浸、面裹、糠火煨"（《外科证治全书》），淘制（《本草汇》），猪心制（《本草述》），鲤鱼煨（《本草求原》）等方法。此时，其炮制方法已达 20 余种。现代以醋炙为主要炮制方法。

**炮制方法** ①甘遂：取原药材，除去杂质，洗净，晒干。②醋甘遂：取净甘遂，加入定量食醋拌匀，稍闷润，待醋被吸尽后，置预热适度的炒制容器内，文火炒至微干，表面棕黄色，取出晾干。用时捣碎。每100kg甘遂用食醋30kg。

**饮片性状** 甘遂椭圆形或连珠状，表面类白色或黄白色，有棕色斑纹，凹陷处有棕色外皮残留。质脆，易折断，断面白色，显粉性。气微，味微甘而辣。醋甘遂，表面棕黄色，偶有焦斑，略有醋酸气。

**质量要求** 甘遂及醋甘遂饮片水分不得过 12.0%；总灰分不得过 3.0%；醇溶性浸出物不得少于 15.0%；含大戟二烯醇（$C_{30}H_{50}O$）不得少于 0.12%。

**炮制作用** 甘遂苦、寒；有毒。归肺、肾、大肠经。泻水逐饮。生甘遂药力峻烈，以泻水逐饮，消肿散结为主。可用于痈疽疮毒，胸腹积水，二便不通。醋甘遂可降低毒性，缓和峻泻作用。用于腹水胀满，痰饮积聚，气逆喘咳，风痰癫痫，二便不利。

(孙立立)

### àiyè

## 艾叶（Folium Artemisiae Argyi）

菊科植物艾 *Artemisia argyi* Lévl. et Vant. 的干燥叶。别名蕲艾、祁艾、大叶艾、杜艾叶。5～7月花尚未开、叶正茂盛时，采叶，阴干。

**炮制沿革** 唐代有烧灰（《备急千金要方》），熬（《千金翼方》），炙（《外台秘要方》）等法。宋代有微炒（《太平圣惠方》），醋炒（《太平惠民和剂局方》），醋煮、醋焙（《圣济总录》），醋蒸（《朱氏集验方》），炒焦（《女科百问》）等炮制方法。元代增加了盐炒（《卫生宝鉴》）。明、清以后又增加了酒醋炒（《普济方》），酒炒（《奇效良方》），米泔制（《宋氏女科秘书》），香附及酒醋制（《济阴纲目》），枣泥制（《证治准绳》）等法。现代常用醋炙、醋蒸、酒炙、炒焦、炒炭等炮制方法。

**炮制方法** ①艾叶：取原药材，除去杂质及梗，筛去灰屑。②艾绒：取净艾叶，置适当容器内，捣成绒，筛去粉末，拣去叶脉、粗梗，备用。③醋艾叶：取净艾叶，加入定量的米醋拌匀，闷润至醋被吸尽，置预热适度的炒制容器内，用文火加热，炒干，取出晾凉。每100kg艾叶用米醋15kg。④艾叶炭：取净艾叶，置预热适度的炒制容器内，用中火加热，炒至表面焦黑色，喷淋清水少许，灭尽火星，炒至微干，取出，及时摊晾。⑤醋艾炭：取净艾叶，置预热适度的炒制容器内，用中火加热，炒至表面焦黑色，喷入定量米醋，灭尽火星，炒至微干，取出，及时摊晾。每100kg艾叶用米醋15kg。

**饮片性状** 生艾叶多皱缩、破碎。完整叶片呈卵状椭圆形，羽状深裂，裂片椭圆状披针形，边缘有不规则的粗锯齿，上表面灰绿色或深黄绿色，有稀疏的柔毛及白色腺点，下表面密生灰白色绒毛，质柔软。气清香，味苦。艾绒呈绒状，表面灰绿色，质柔软。气清香，味苦。醋艾叶形如艾叶，表面微黑色，清香气淡，略有醋气。艾叶炭表面焦黑色，多卷曲，破碎。醋艾炭，形如艾叶炭，呈焦黑色，略有醋气。

**质量要求** 艾叶饮片水分不得过 15.0%；总灰分不得过 12.0%；酸不溶性灰分不得过 3.0%；含桉油精（$C_{10}H_8O$）不得少于 0.050%。

**炮制作用** 艾叶辛、苦，温，有小毒。归肝、脾、肾经。散寒止痛，温经止血。生品性燥，祛寒燥湿力强，但对胃有刺激性，故多外用。艾叶制绒便于制剂和应用。艾绒为制备艾条、艾炷的原料。功用与艾叶相似，药力较优。因其质地绵软，性温走窜，气味芳香，可装入布袋中，以袋兜腹，治老人丹田气弱，脐腹畏寒，小儿受寒，腹痛作泻。醋艾叶温而不燥，并能缓和对胃的刺激性，增强逐寒止痛的作用。艾叶炭，辛散之性大减，对胃的刺激性缓和，温经止血的作用增强。可用于崩漏下血，月经过多，或妊娠下血。醋艾叶炭，温经止血的作用增强。用于虚寒性出血。

（陆兔林）

### shíwéi

## 石韦（Pyrrosiae Folium）

水龙骨科植物庐山石韦 *Pyrrosia sheareri*（Bak.）Ching、石韦 *Pyrrosia lingua*（Thunb.）Farwell 或有柄石韦 *Pyrrosia petiolosa*（Christ）Ching的干燥叶。别名大叶石韦、小叶石韦、石茶、独叶草、石剑箸等。全年均可采收，除去根茎和根，晒干或阴干。

**炮制沿革** 唐代有炙制（《经效产宝》）。宋代又增加了焙制（《普济本事方》）、羊脂制（《太平惠民和剂局方》）。

**炮制方法** 除去杂质，洗净，切段，干燥，筛去细屑。

**饮片性状** 呈丝条状。上表面黄绿色或灰褐色，下表面密生红棕色星状毛。孢子囊群着生侧脉间或下表面布满孢子囊群。叶全缘。叶片革质。气微，味微涩苦。

**质量要求** 饮片含水分不得过13.0%；总灰分不得过7.0%；醇溶性浸出物，以稀乙醇作溶剂不得少于18.0%；含绿原酸（$C_{16}H_{18}O_9$）不得少于0.20%。

**炮制作用** 石韦甘、苦，微寒。归肺、膀胱经。利尿通淋，清肺止咳，凉血止血。用于热淋，血淋，石淋，小便不通，淋沥涩痛，肺热喘咳，吐血，衄血，尿血，崩漏。炮制后使药物洁净，便于调剂和制剂。

（陆兔林）

### shíhú

## 石斛（Dendrobii Caulis）

兰科植物金钗石斛 *Dendrobium nobile* Lindl.、鼓槌石斛 *Dendrobium chrysotoxum* Lindl. 或流苏石斛 *Dendrobium fimbriatum* Hook. 的栽培品及其同属植物近似种的新鲜或干燥茎。别名吊兰花、扁黄草、大黄草、旱马鞭等。全年均可采收，鲜用者除去根和泥沙；干用者采收后，除去杂质，用开水略烫或烘软，再边搓边烘晒，至叶鞘搓净，干燥。

**炮制沿革** 南北朝有酒浸、酥伴蒸之（《雷公炮炙论》）。宋代有酒酥制、桑制、酒蒸（《重修政和经史证类备用本草》），酒炙及酒浸（《圣济总录》）。元代出现炙制（《世医得效方》）。明清以后出现酒洗、酥制、蜜制、盐制等炮制方法。现代常用干品或鲜品直接切制使用。

**炮制方法**　①干石斛：取原药材，除去残根及杂质，洗净，润透，切段，干燥。②鲜石斛：鲜品除去须根，洗净，除去表皮上的薄膜，切段。

**饮片性状**　干石斛呈扁圆形或圆柱形的段。表面金黄色、绿黄色或棕黄色，有光泽，有深纵沟或纵棱，有的可见棕褐色的节。切面黄白色至黄褐色，有多数散在的筋脉点。气微，味淡或微苦，嚼之有黏性。鲜石斛呈圆柱形或扁圆形的段。表面黄绿色，光滑或有纵纹，肉质多汁。气微，味微苦而回甜，嚼之有黏性。

**质量要求**　金钗石斛含石斛碱（$C_{16}H_{25}NO_2$）不得少于0.40%。鼓槌石斛含毛兰素（$C_{18}H_{22}O_5$）不得少于0.030%。干石斛水分不得过12.0%；总灰分不得过5.0%。

**炮制作用**　石斛味甘，微寒。归胃、肾经。益胃生津，滋阴清热。用于热病津伤，口干烦渴，胃阴不足，食少干呕，病后虚热不退，阴虚火旺，骨蒸劳伤，目暗不明，筋骨痿软。鲜品清热生津之功较佳，多用于热病肺胃火炽，津液已耗，舌绛干燥或舌苔变黑，口渴思饮者。

（胡昌江）

shíchāngpú

**石菖蒲**（Acori Tatarinowii Rhizoma）　天南星科植物石菖蒲 *Acorus tatarinowii* Schott 的干燥根茎。别名昌本、菖蒲、昌阳、昌草、尧时薤、尧韭、木蜡、阳春雪、望见消、水剑草、苦菖蒲等。秋、冬二季采挖，除去须根和泥沙，晒干。

**炮制沿革**　石菖蒲炮制的记载首见于南北朝刘宋·雷敩《雷公炮炙论》"采得后，用铜刀刮上黄黑硬节皮一重了"。元代有盐炒制（《世医得效方》）。宋代有炒制、焙制（《太平惠民和剂局方》），酒制（《疮疡经验全书》）。明代增加了去心炙制（《普济方》）、蜜制（《保婴撮要》）、胆汁制（《增补万病回春》）。现代常用润切的炮制方法。

**炮制方法**　除去杂质，洗净，润透，切厚片，晒干。

**饮片性状**　扁圆形或长条形的厚片。外表皮棕褐色或灰棕色，有的可见环节及根痕。切面纤维性，类白色或微红色，有明显环纹及油点。气芳香，味苦、微辛。

**质量要求**　饮片水分不得过13.0%；总灰分不得过10.0%；醇溶性浸出物不得少于10.0%；含挥发油不得少于0.7%（ml/g）。

**炮制作用**　石菖蒲味辛、苦，性温。归心、胃经。开窍豁痰，醒神益智，化湿开胃。用于神昏癫痫，健忘失眠，耳鸣耳聋，脘痞不饥，噤口下痢。

（陆兔林）

shíliupí

**石榴皮**（Granati Pericarpium）　石榴科植物石榴 *Punica granatum* L. 的干燥果皮。别名石榴壳、酸石榴皮、安石榴酸实壳等。秋季果实成熟后收集果皮，晒干。

**炮制沿革**　南北朝用浆水浸制法（《雷公炮炙论》）。唐代有烧灰（《备急千金要方》）和炙黄（《食疗本草》）等法。宋代有微炒、炒焦、蒸制（《太平圣惠方》），烧制（《重修政和经史证类备用本草》），酒制（《圣济总录》），醋制（《女科百问》）等方法。明代有醋炒、醋焙（《普济方》），醋浸炙黄（《秘传证治要诀及类方》）和醋煮焙干（《证治准绳》）等炮制方法。清代有煅末（《本草从新》），烧灰存性、焙制、煎制（《得配本草》）等方法。现代常用炒炭等炮制方法。

**炮制方法**　①石榴皮：取原药材，除去杂质，洗净，切块，干燥。筛去碎屑。②石榴皮炭：取净石榴皮块，置炒制容器内，用武火加热，炒至表面黑黄色，内部棕褐色，喷淋少许清水灭尽火星，取出晾干。筛去碎屑。

**饮片性状**　石榴皮呈不规则的长条或不规则的块状。外表面红棕色、棕黄色或暗棕色，略有光泽，有多数疣状突起，有时可见筒状宿萼及果柄痕。内表面黄色或红棕色，有种子脱落后的小凹坑及隔瓤残迹。切面黄色或鲜黄色，略显颗粒状。气微，味苦涩。石榴皮炭如石榴皮丝或块，表面黑黄色，内部棕褐色。

**质量要求**　石榴皮饮片水分不得过15.0%；总灰分不得过7.0%；醇溶性浸出物不得少于15.0%；含鞣质不得少于10.0%。

**炮制作用**　石榴皮味酸、涩，性温。归胃、大肠经。涩肠止泻、止血、驱虫。生石榴皮长于驱虫、涩精、止带。多用于虫积腹痛，滑精，白带，脱肛，疥癣。炒炭后收涩力增强，多用于久泻、久痢、崩漏。

（陈　红）

lóngdǎn

**龙胆**（Gentianae Radix et Rhizoma）　龙胆科植物条叶龙胆 *Gentiana manshurica* Kitag.、龙胆 *Gentiana scabra* Bge.、三花龙胆 *Gentiana triflora* Pall. 或滇龙胆 *Gentiana rigescens* Franch. 的干燥根及根茎。前三种习称"龙胆"，后一种习称"坚龙胆"。别名陵游、草龙胆、

龙胆草、苦龙胆草、地胆草、胆草、山龙胆、四叶胆、水龙胆。春、秋二季采挖，洗净，干燥。

**炮制沿革** 龙胆炮制的记载首见于南北朝刘宋·雷敩《雷公炮炙论》："采得后，阴干。欲使时，用铜刀切去髭土头了，锉，于甘草汤中浸一宿，至明漉出暴干用。"晋代有酒煮服（《肘后备急方》）。宋代有炒法（《校注妇人良方》）。明代有酒浸炒黄（《外科理例》）和去芦土、酒浸晒（《仁术便览》）。清代蜜炒（《得配本草》）。2015年版《中华人民共和国药典》收载方法为"除去杂质，洗净，润透，切段，干燥"。现代常用润切和酒炙等炮制方法。

**炮制方法** ①龙胆：取原药材，除去杂质及残茎，洗净，闷润至透，切厚片或段，干燥。筛去碎屑。②酒龙胆：取龙胆片或段，喷淋定量黄酒拌匀，稍闷润，待酒被吸尽后，置炒制容器内，用文火加热，炒干，取出放凉。每100kg龙胆片或段用黄酒10kg。③龙胆炭：取龙胆段，置热锅内，不断翻动，用武火炒至外表面焦黑色，内呈黑褐色，喷洒清水少许，灭净火星，取出晾凉，晒干。

**饮片性状** 龙胆为不规则的圆形厚片或段。表面黄白色或淡黄棕色，切面中心有隐现的筋膜点，有裂隙。周边灰棕色至淡黄棕色。质脆，易折断。气微，味甚苦。坚龙胆形如龙胆，与其不同点为根茎及根的周边黄棕色或红棕色，半透明，根切面木部呈完整的黄白色圆心，无髓，周边有细纵皱纹，外皮膜质，易脱落。质坚硬，易折断。龙胆炭形如龙胆或坚龙胆，表面黑色，断面黑褐色。酒龙胆形如龙胆或坚龙胆，色泽加深，微有酒气。

**质量要求** 水分不得过9.0%；总灰分不得过7.0%；酸不溶性灰分不得过3.0%；水溶性浸出物不得少于36.0%；龙胆饮片含龙胆苦苷（$C_{16}H_{20}O_9$）不得少于2.0%，坚龙胆饮片含龙胆苦苷不得少于1.0%。

**炮制作用** 龙胆味苦，性寒。归肝、胆经。清热燥湿，泻肝胆火。用于湿疹黄疸，阴肿阴痒，带下，湿疹瘙痒，目赤，耳聋，胁痛，口苦，惊风抽搐等证。生用善于清热泻火，燥湿。用于湿热黄疸，阴肿阴痒，白带，湿疹瘙痒等证。酒炙后，能缓和过于苦寒之性，并引药上行。用于肝胆实火所致的头胀、头痛、耳聋耳鸣，以风热目赤肿痛等证。炒炭后增强了清肝凉血的功效。

（王成永）

**běishāshēn**

北沙参（Glehniae Radix） 伞形科植物 *Glehnia littoralis* Fr. Schmidt ex Miq. 的干燥根。别名真北沙参、海沙参、银条参、莱阳参、辽沙参、野香菜根。夏、秋二季采挖，除去须根，洗净，稍晾，置沸水中烫后，除去外皮，干燥。

**炮制沿革** 北沙参炮制始于近代，1963年卫生部中医研究院中药研究所，卫生部药品生物制品检定所编写的《中药炮炙经验集成》收载有切制、炒黄、蜜炙、米炒等炮制方法。现代以切段生用为主要炮制方法。

**炮制方法** ①北沙参：取原药材除去残茎及杂质，略润，切段，晒干。②炒北沙参：取净沙参段置热锅内，文火炒至黄色或焦黄色为度，取出放凉。③蜜北沙参：取北沙参段，加炼蜜拌匀置锅内，用文火炒至黄色，不粘手为度，取出，晾凉。每100kg北沙参段用炼蜜15kg。④米炒北

沙参：先将米置锅内，加热至冒烟时，倒入净北沙参段，拌炒至米焦黄色，取出，去米，晾凉。每100kg北沙参段用米10kg。

**饮片性状** 为类圆形或圆柱形短段。外表皮淡黄白色，略粗糙，有纵皱纹及棕黄色点状细根痕。切面皮部黄白色，木部黄色。质脆。气特异，味微甘。

**炮制作用** 北沙参性味甘、微苦，微寒。归肺、胃经。养阴清肺，益胃生津。生品偏于养肺阴，润肺燥，生津液，用于肺热燥咳，劳嗽痰血，津伤口干。炒北沙参缓和药性，适用于脾胃虚弱的患者。米炒后增强补脾益胃作用，偏于和胃止泻。蜜炙增强了补脾润肺，止咳化痰的作用，用于肺虚咳嗽。

（胡昌江）

**shēngjiāng**

生姜（Zingiberis Rhizoma Recens） 姜科植物姜 *Zingiber officinale* Rosc. 的新鲜根茎。别名姜根、百辣云、勾装指、因地辛、炎凉小子、鲜生姜、蜜炙姜、姜。秋、冬二季采挖，除去须根和泥沙。

**炮制沿革** 生姜的炮制始见于汉·张仲景《金匮要略方论》中"切，汁"法。宋代有烧存性、甘草水煮（《太平圣惠方》），炒令黑（《重修政和经史证类备用本草》），盐炒（《圣济总录》），燀制、巴豆制（《太平惠民和剂局方》），黄泥裹煨、地黄汁炒（《校注妇人良方》），灶心土炒（《类编朱氏集验医方》）等多种炮制方法。明代增加了硇砂炒（《奇效良方》），水浸火煨、慢火煨至极黑，亦有生用者（《寿世保元》）等法。清代又增加了姜炭（《外科大成》）、炮姜炭（《外科证治全生集》）、酒蒸炮

姜（《幼幼集成》）等炮制方法。现代常用切制、煨制等炮制方法。

**炮制方法** 除去杂质，洗净。用时切厚片。

**饮片性状** 呈不规则的厚片，可见指状分枝。切面浅黄色，内皮层环纹明显，维管束散在。气香特异，味辛辣。

**质量要求** 饮片总灰分不得过 2.0%；含6-姜辣素（$C_{17}H_{26}O_4$）不得少于 0.050%。

**炮制作用** 生姜辛、微温。归肺、脾、胃经。解表散寒、温中止呕，化痰止咳，解鱼蟹毒。用于风寒感冒，胃寒呕吐，寒痰咳嗽，鱼蟹中毒。炮制后使药物洁净，便于调剂和制剂。

（孙立立）

## xiānmáo

**仙茅**（Curculiginis Rhizoma） 石蒜科植物仙茅 *Curculigo orchioides* Gaertn. 的干燥根茎。别名独茅根、茅爪子、婆罗门参、独脚仙茅、蟠龙草、风苔草、冷饭草、小地棕根、地棕根、黄茅参、独脚黄茅、独足绿茅根、独脚丝茅、天棕、山棕、土白芍、平肝薯、盘棕、山兰花、仙茅参、千年棕、山棕皮、尖刀草。秋、冬二季采挖，除去根头和须根，洗净，干燥。

**炮制沿革** 仙茅炮制记载始见于南北朝刘宋·雷敩《雷公炮炙论》中"凡采得后，用清水洗令净，刮上皮，与槐砧上用铜刀切豆许大，却用生稀布袋盛，于乌豆水中浸一宿，取出，用酒湿拌了蒸，从巳至亥，取出，暴干。勿犯铁，斑人须鬓"。宋代有米泔水浸（《圣济总录》）、酒浸（《济生方》）等方法。明清时期增加米泔水浸后用酒拌蒸（《景岳全书》）、蒸制（《外科正宗》）、酒浸焙干（《本经逢原》）等炮

制方法。现代常用切制、酒炙、酒蒸等炮制方法。

**炮制方法** ①仙茅：取原药材，除去杂质，洗净，稍润，切段，干燥，筛去碎屑。②酒仙茅：取净仙茅段，用黄酒拌匀，稍闷润，待酒被吸尽后，置炒制容器内，用文火加热，炒干。取出晾凉，筛去碎屑。每 100kg 仙茅段用黄酒 10kg。

**饮片性状** 仙茅段呈类圆形或不规则形的厚片或段，外表皮棕色至褐色，粗糙，有的可见纵横皱纹和细孔状的须根痕。切面灰白色至棕褐色，有多数棕色小点，中间有深色环纹。质硬而脆，易折断，断面不平坦。气微香，味微苦、辛。酒仙茅形如仙茅，色泽加深，略具酒气。

**质量要求** 仙茅饮片水分不得过 13.0%；总灰分不得过 10.0%；酸不溶性灰分不得过 2.0%；醇溶性浸出物不得少于 7.0%；含仙茅苷（$C_{22}H_{26}O_{11}$）不得少于 0.080%。

**炮制作用** 仙茅味辛，性热；有毒。归肾、肝、脾经。补肾阳，强筋骨，祛寒湿，消散痈肿。用于阳痿精冷，筋骨痿软，腰膝冷痹，阳虚冷泻，痈疽肿痛，毒蛇咬伤。可单味煎服或鲜品捣烂外敷。仙茅生品有毒，性燥热，以散寒祛湿，消痈肿为主。用于寒湿痹痛，腰膝冷痛，筋骨痿软，痈疽肿毒等。酒炙后毒性降低，补肾阳、强筋骨、祛寒湿作用增强。用于阳痿精冷，筋骨痿软，腰膝冷痹，阳虚冷泻。

（张　丽）

## xiānhècǎo

**仙鹤草**（Agrimoniae Herba） 蔷薇科植物龙芽草 *Agrimonia pilosa* Ledeb. 的干燥地上部分。别名脱力草、黄牛尾、瓜香草、老牛筋、

狼牙草。夏、秋二季茎叶茂盛时采割，除去杂质，干燥。

**炮制沿革** 宋代有洗净，拣择去芦头，焙干，捣罗为末法（《履巉岩本草》）。明、清均沿用此法。现代常净制、切制后生用。

**炮制方法** 取原药材，除去残根和杂质，洗净，稍润，切段，干燥。

**饮片性状** 不规则的段，茎多数方柱形，有纵沟和棱线，有节。切面中空。叶多破碎，暗绿色，边缘有锯齿；托叶抱茎。有时可见黄色花或带钩刺的果实。气微，味微苦。

**质量要求** 饮片水分不得过 12.0%；总灰分不得过 10.0%。

**炮制作用** 仙鹤草味苦、涩，性平。归心、肝经。收敛止血，截疟，止痢，解毒，补虚。用于咯血，吐血，崩漏下血，疟疾，血痢，痈肿疮毒，阴痒带下，脱力劳伤。炮制后使药物洁净，便于调剂和制剂。

（孙秀梅）

## báijí

**白及**（Bletillae Rhizoma） 兰科植物白及 *Bletilla striata*（Thunb.）Reichb. F. 的干燥块茎。别名甘根、连及草、白给、冰球子、地螺丝、羊角七、千年棕、君求子、一兜棕、白鸡儿、皲口药、利知子。夏、秋二季采挖，除去须根，洗净，置沸水中煮或蒸至无白心，晒至半干，除去外皮，晒干。

**炮制沿革** 白及炮制首见于唐·蔺道人《仙授理伤续断秘方》"煨"法的记载。宋代有烧炭存性（《小儿卫生总微方论》）。明代多为切制、焙干、研粉（《寿世保元》）。清代有炒制（《本草纲目拾遗》）。现代常用蒸切、润切炮制方法。

**炮制方法** ①白及：取原药

材，拣净杂质，用清水洗净泥土，晒干或烘干，轧为细粉，过 100 目筛，入库即得。②蒸白及：取白及，用热水浸泡 2～4 小时，取出，装入水甑内，蒸至上大气，趁热取出，切成薄片，烘干。

**饮片性状** 白及饮片呈不规则的薄片，切面类白色，角质样，半透明，微显筋脉点。质脆，气微，味淡微苦，嚼之有黏性。

**质量要求** 饮片水分不得过 15.0%；总灰分不得过 5.0%；二氧化硫残留量不得过 400mg/kg。

**炮制作用** 白及味苦、甘、涩，性微寒。归肺、肝、胃经。收敛止血，消肿生肌。用于咯血吐血，外伤出血，疮疡肿毒，皮肤皲裂；肺结核咯血，溃疡病出血。炮制后使药物洁净，便于调剂和制剂。

（陆兔林）

*báizhú*

# 白术 （Atractylodis Macrocephalae Rhizoma）

菊科植物白术 *Atractylodes macrocephala* Koidz. 的干燥根茎。别名山蓟、杨抱蓟、术、山芥、天蓟、山姜、乞力伽、山精、山连、冬白术。冬季下部叶枯黄、上部叶变脆时采挖，除去泥沙，烘干或晒干，再除去须根。

**炮制沿革** 白术炮制首见于唐·孙思邈《备急千金要方》中"切"法的记载，王焘《外台秘要方》还载有土炒的炮制方法。宋代有炮、炒黄、米泔浸（《博济方》），米泔水浸后麸炒（《苏沈良方》），醋浸炒（《圣济总录》），煨制、焙制（《太平惠民和剂局方》）等方法。元代有用黄芪、石斛、牡蛎、麸皮各微炒黄色，去余药，只用白术的方法（《丹溪心法》）。明代增加了蜜炒、水煮、绿豆炒（《普济方》），附子、生姜、醋共煮

（《奇效良方》），酒制（《外科理例》），乳汁制（《本草蒙筌》），米泔浸后黄土拌九蒸九晒（《证治准绳》），盐水炒（《寿世保元》），面炒（《景岳全书》），炒焦（《医宗必读》），姜汁炒（《本草通玄》）等多种辅料炮制的方法。清代增加了枳实煎水渍炒（《握灵本草》）；香附煎水渍炒，紫苏、薄荷、黄芩、肉桂汤煮（《本草述钩元》）；酒浸九蒸九晒（《本草拾遗》）；烧存性（《本经逢原》）；陈皮汁制（《医学从众录》）等方法。2015 年版《中华人民共和国药典》载有白术、麸炒白术。现代常用土炒、麸炒等炮制方法。

**炮制方法** ①白术：取原药材，除去杂质，用水洗净、润透，切厚片，干燥，筛去碎屑。②麸炒白术：先将炒制容器用中火烧热，撒入麦麸（或蜜炙麦麸），待冒烟时，投入白术片，不断翻炒，至白术呈焦黄色，逸出焦香气，取出，筛去麦麸，放凉。每 100kg 白术片用麦麸 10kg。

**饮片性状** 白术饮片为不规则厚片。表面黄白色或淡黄棕色，粗糙不平；中间色较深，有放射状纹理和棕黄色的点状油室散在；周边灰棕色或灰黄色，有皱纹和瘤状突起。质坚实。气清香，味甘、微辛，嚼之略带黏性。土炒白术表面杏黄土色，附有细土末，有土香气。麸炒白术表面焦黄色或黄棕色，偶见焦斑，有焦香气。

**质量要求** 白术饮片水分不得过 15.0%；总灰分不得过 5.0%；二氧化硫残留量不得过 400mg/kg；色度照溶液颜色检查法试验，与黄色 9 号标准比色液比较，不得更深；醇溶性浸出物，以 60% 乙醇作溶剂不得少于 35.0%。麸炒白术水分不得过

15.0%；总灰分不得过 5.0%；二氧化硫残留量不得过 400mg/kg；色度照溶液颜色检查法试验，与黄色 10 号标准比色液比较，不得更深；醇溶性浸出物，以 60% 乙醇作溶剂不得少于 35.0%。

**炮制作用** 白术味苦、甘，性温。归脾、胃经。健脾益气，燥湿利水，止汗，安胎。生品以健脾燥湿，利水消肿为主。用于痰饮，水肿，以及风湿痹痛。麸炒白术能缓和燥性，增强健脾、消胀作用。用于脾胃不和，运化失常，食少胀满，倦怠乏力，表虚自汗。

（陆兔林）

*báisháo*

# 白芍 （Paeoniae Radix Alba）

毛茛科植物芍药 *Paeonia lactiflora* Pall. 的干燥根。别名白芍药、金芍药。夏、秋二季采挖，洗净，除去头尾和细根，置沸水中煮后除去外皮或去皮后再煮，晒干。

**炮制沿革** 芍药炮制首见于汉·张仲景《注解伤寒论》"切"法的记载。南北朝时期有蜜水拌蒸（《雷公炮炙论》）。唐代有熬令黄（《备急千金要方》）。宋代有微炒、炒焦（《校注妇人良方》），焙制（《普济本事方》），煮制（《小儿卫生总微方论》），酒炒（《扁鹊心书》）等法。元代有酒浸（《汤液本草》），酒制、炒炭（《丹溪心法》），米水浸炒（《世医得效方》）等法。明、清增加了酒蒸（《炮炙大法》）、米炒（《宋氏女科秘书》）、土炒（《时病论》）、煨制（《奇效良方》）、煅炭（《医学纲目》）、醋炒等法，并有"今人多生用，惟避中寒者以酒炒用，入女人血药以醋炒耳"（《本草纲目》）及"伐肝生用，补肝、行经酒炒，入脾肺炒用"

（《药品化义》）的记载。2015年版《中华人民共和国药典》载有白芍、炒白芍、酒白芍。现代常用炒黄、炒炭、土炒、酒炙、醋炙等炮制方法。

**炮制方法** ①白芍：取原药材，除去杂质，大小条分开，洗净，润透，切薄片，干燥。筛去碎屑。②炒白芍：取净白芍片，置预热适度的炒制容器内，用文火加热，炒至微黄色，取出晾凉。筛去碎屑。③酒白芍：取净白芍片，用黄酒拌匀，稍闷润，待酒被吸尽后，置预热适度的炒制容器内，用文火加热，炒干，片面呈微黄色时，取出晾凉。筛去碎屑。每100kg白芍片用黄酒10kg。④醋白芍：取净白芍片，加入定量米醋拌匀，稍闷润，待醋被吸尽后，置炒制容器内，用文火加热，炒干，取出晾凉。筛去碎屑。每100kg白芍片用米醋15kg。⑤土炒白芍：取定量灶心土（伏龙肝）细粉，置炒制容器内，用中火加热，炒至土呈灵活状态，加入白芍片，炒至表面挂土色，微显焦黄色时，取出，筛去土粉，摊开放凉。每100kg白芍片用灶心土粉20kg。

**饮片性状** 白芍为近圆形或椭圆形薄片，表面类白色或淡棕红色，片面平滑，角质样；中间类白色，有明显的环纹和放射状纹理；周边淡棕红色或类白色，有皱纹。质坚脆。气微，味微苦酸。炒白芍微黄色，偶见焦斑。酒白芍微黄色，略具酒气。醋白芍微黄色，微有醋气。土炒白芍呈土黄色，微有焦土气。

**质量要求** 白芍、酒白芍水分不得过14.0%，炒白芍水分不得过10.0%；白芍、炒白芍、酒白芍总灰分均不得过4.0%；白芍、炒白芍水溶性浸出物不得少于22.0%，酒白芍水溶性浸出物不得少于20.5%。三种饮片二氧化硫残留量均不得过400mg/kg；含芍药苷（$C_{23}H_{28}O_{11}$）均不得少于1.2%。

**炮制作用** 白芍味苦、酸，性微寒。归肝、脾经。平肝止痛，养血调经，敛阴止汗。生品味酸能收，多用于头痛眩晕，胁痛腹痛，四肢挛痛，血虚萎黄，月经不调，自汗，盗汗。炒白芍寒性缓和，以养血和营，敛阴止汗为主。用于血虚萎黄，腹痛泄泻，自汗，盗汗。酒炙后降低酸寒伐肝之性，入血分，善于调经止血，柔肝止痛。用于肝郁血虚，胁痛腹痛，月经不调，四肢挛痛。产后腹痛尤须酒炙。土炒可土气入脾，增强养血和脾、止泻作用。适用于肝旺脾虚，腹痛腹泻。

（陆兔林）

*báizhǐ*

**白芷**（Angelicae Dahuricae Radix）伞形科植物白芷 *Angelica dahurica*（Fisch. ex Hoffm.）Benth. et Hook. f. 或杭白芷 *Angelica dahurica*（Fisch. ex Hoffm.）Benth. et Hook. f. var. *formosana*（Boiss.）Shan et Yuan 的干燥根。别名薜、茝、芳香、苻蓠、泽芬、白茝、香白芷。夏、秋间叶黄时采挖，除去须根及泥沙，晒干或低温干燥。

**炮制沿革** 白芷炮制首见于南北朝刘宋·雷敩《雷公炮炙论》："采得后，刮削上皮，细到，用黄精亦细到，以竹刀切二味等分，两度蒸一伏时后出，于日中（晒）干，去黄精用之"。唐代有去皮法（《千金翼方》）。宋代有洗净、焙制（《类证活人书》），锉碎（《太平惠民和剂局方》），去苗、去芦（《卫生家宝产科备要》），炒黄、湿纸裹煨、焙制（《博济方》），醋浸焙干（《圣济总录》），米泔浸（《急救仙方》），斑毛、酒制（《疮疡经验全书》）等方法。元代有盐水炒、醋炒的方法。明代增加了酒炒（《滇南本草》）、炒黑用（《本草蒙筌》）、烧存性（《医学纲目》）等方法。清代又增加了蒸制、煅制（《成方切用》），萝卜汁浸（《类证治裁》）等多种炮制方法。现代常用润切的炮制方法。

**炮制方法** 取原药材，除去杂质，大小分开，浸润8~12小时，约七成透时，取出，闷润12~24小时，至内外一致，切厚片，晒干或低温干燥。

**饮片性状** 饮片呈类圆形的厚片。外表皮灰棕色或黄棕色。切面白色或灰白色，具粉性，形成层环棕色，近方形或近圆形，皮部散有多数棕色油点。气芳香，味辛、微苦。

**质量要求** 饮片水分不得过14.0%；总灰分不得过5.0%；醇溶性浸出物，以稀乙醇作溶剂不得少于15.0%；含欧前胡素（$C_{16}H_{14}O_4$）不得少于0.080%。

**炮制作用** 白芷味辛，性温。归肺、胃、大肠经。芳香升散。祛风解表，散寒止痛，除湿通窍，消肿排脓。主治风寒感冒，头痛，眉棱骨痛，齿痛，目痒泪出，鼻塞，鼻渊，湿盛久泻，肠风痔漏，赤白带下，痈疽疮疡，瘙痒疥癣，毒蛇咬伤。临床多用生品，软化切片，便于调剂和制剂，便于有效成分煎出。

（陆兔林）

*báiguǒ*

**白果**（Ginkgo Semen）银杏科植物银杏 *Ginkgo biloba* L. 的干燥成熟种子。别名银杏核、公孙树子、鸭脚树子。秋季种子成熟时采收，除去肉质外种皮，洗净，稍蒸或略煮后，烘干。

**炮制沿革**　白果古代炮制方法不多，明代有去壳切碎、炒制（《增补万病回春》），同糯米蒸（《滇南本草》），火煨去壳用（《本草品汇精要》）等方法。现代常用炒黄等炮制方法。

**炮制方法**　①白果仁：取原药材，除去杂质，去壳取仁。用时捣碎。②炒白果仁：取净白果仁，置炒制容器内，用文火加热，炒至深黄色，有香气，取出，晾凉。用时捣碎。

**饮片性状**　白果仁为扁椭圆形，一端淡棕色，另一端金黄色，断面外层黄色，胶质样，内层淡黄色或淡绿色，粉性，中间有空隙。无臭，味甘，微苦。炒白果仁表面黄色，有火色斑点，气香。

**炮制作用**　白果味甘、苦、涩，性平；有毒。归肺经。敛肺定喘，止带，缩尿。生品有小毒，内服用量宜小，能降浊痰、杀虫。用于疥癣，酒皶，阴虱。炒后毒性降低，收涩之性增强，长于温肺定喘、缩尿、止带。用于气逆喘咳或久嗽，带下，白浊，肾虚尿频，小儿腹泻。

（陈 红）

báiqián

## 白前（Cynanchi Stauntonii Rhizoma et Radix）

萝摩科植物柳叶白前 *Cynanchum Stauntonii*（Decne.）Schltr. ex Levl. 或芫花叶白前 *Cynanchum glaucescens*（Decne.）Hand. -Mazz. 的干燥根茎及根。别名石蓝、嗽药、鹅管白前、竹叶白前、草白前、毛白前、红前、鹅白前、土白前。秋季采挖，洗净，晒干。

**炮制沿革**　白前炮制的记载首见于南北朝刘宋·雷敩《雷公炮炙论》："甘草汁浸后焙干"。清代又增加了饭上蒸后再炒（《增广验方新编》）的方法。2015年版《中华人民共和国药典》载有白前、蜜白前。现代常用蜜炙等炮制方法。

**炮制方法**　①白前：取原药材，除去杂质，洗净，润透，切段，干燥。②蜜白前：取炼蜜，加适量开水稀释，淋于净白前段内拌匀，闷润，置预热适度的炒制容器内，用文火加热，炒至表面深黄色、不粘手时，取出晾凉。每100kg白前段用炼蜜25kg。

**饮片性状**　白前为圆柱形小段，表面黄棕色、淡黄色或灰绿色，断面灰黄色或灰白色，中空，质韧，气微，味微甜。蜜白前表面深黄色，微有光泽，略有黏性，味甜。

**炮制作用**　白前辛、苦，微温。归肺经。降气，消痰，止咳。生品长于解表理肺，降气化痰。用于外感咳嗽或痰湿咳喘。蜜白前能缓和对胃的刺激性，偏于润肺降气，增强止咳作用。用于肺虚咳嗽或肺燥咳嗽。

（陆兔林）

báiwēi

## 白薇（Cynanchi Atrati Radix et Rhizoma）

萝摩科植物白薇 *Cynanchum atratum* Bge. 或蔓生白薇 *Cynanchum versicolor* Bge. 的干燥根及根茎。别名葞、春草、芒草、白幕、薇草、骨美、白微、白龙须、龙胆白薇、山烟根子、拉瓜瓢、白马薇、巴子根、金金甲根、老君须、老虎瓢根、婆婆针线包、东白微。春、秋二季采挖，洗净，干燥。

**炮制沿革**　白薇炮制的记载首见于南北朝刘宋·雷敩《雷公炮炙论》"糯米泔浸一宿再蒸"。宋代有炒法（《圣济总录》）和焙法（《卫生家宝产科备要》）。明代有去芦（《本草原始》）。清代有"酒洗，糯米泔浸，蒸晒用"（《本草汇》）和酒洗（《医宗说约》）。现代常用蜜炙的炮制方法。

**炮制方法**　①白薇：取原药材，除去杂质，洗净，润透，切段，干燥，筛去碎屑。②蜜白薇：取炼蜜，加适量沸水稀释，淋入白薇段内拌匀，闷润，置预热适度的炒制容器内，用文火加热，炒至不粘手时，取出晾凉。每100kg白薇段用炼蜜25kg。

**饮片性状**　白薇饮片为不规则的小段。表面棕黄色，断面皮部黄白色，木部黄色，质脆，气微，味微苦。蜜白薇表面深黄色，微有光泽，略带黏性，味微甜。

**炮制作用**　白薇味苦、咸，性寒。归胃、肝、肾经。生品长于凉血，通淋，解毒疗疮。用于温邪伤营发热，阴虚发热，骨蒸劳热，产后血虚发热，热淋，血淋，痈疽肿毒。蜜白薇性偏润，以退虚热力胜。用于阴虚内热，产后虚热。

（吴纯洁）

báifùzǐ

## 白附子（Typhonii Rhizoma）

天南星科植物独角莲 *Typhonium giganteum* Engl. 的干燥块茎。别名禹白附、牛奶白附、野半夏、野慈菇、鸡心白附、麻芋子。秋季采挖，除去须根和外皮，晒干。

**炮制沿革**　其炮制记载首见于宋代太医局编著的《太平惠民和剂局方》："干热灰中炮裂，方可入药"。宋代还有生姜汁拌炒（《太平圣惠方》），米泔浸焙、酒浸炒、酒煮炒、醋拌炒（《圣济总录》），炮裂捣碎炙微黄（《普济本事方》），炒制、姜汁泡后甘草浸焙（《类编朱氏集验医方》），面包煨（《扁鹊心书》）等炮制方法。明代增加水浸后炒黄、湿纸裹煨（《普济方》），面裹或湿纸包火煨炮用（《本草品汇精要》），煨裂（《医学纲目》）等法。清代增加了姜汁蒸（《增广验方新编》）等炮制方法。2015年版《中华人民共和国药典》载有生白附子、制白附子。现代常用复制法炮制。

**炮制方法** ①生白附子：取原药材，除去杂质。②制白附子：取净白附子，大小分开，用清水浸泡，每日换水2~3次，数日后，如起黏沫，换水后加白矾（每100kg白附子用白矾2kg），泡1日后再进行换水，至口尝微有麻舌感为度，取出。另取白矾及生姜片加适量水，煮沸后，倒入白附子共煮至内无白心为度，捞出，除去生姜片，晾至6~7成干，切厚片，干燥。筛去碎屑。每100kg白附子用生姜、白矾各12.5kg。

**饮片性状** 生白附子为椭圆形或卵圆形。表面白色至黄白色，略粗糙，有环纹及须根痕，顶端有茎痕或芽痕。质坚硬，断面白色，富粉性。气微，味淡、麻辣刺舌。制白附子，表面黄白色至淡棕色，呈半透明状；周边淡棕色。气微，味微涩，无麻舌感或微有麻舌感。

**质量要求** 生白附子水分不得过15.0%；总灰分不得过4.0%；醇溶性浸出物不得少于7.0%。制白附子水分不得过13.0%；总灰分均不得过4.0%；醇溶性浸出物用稀乙醇作溶剂不得少于15.0%。

**炮制作用** 白附子微辛，温；有毒。归胃、肝经。燥湿化痰，祛风止痉，解毒散结。生品一般外用，祛风痰，定惊搐，解毒止痛。用于口眼㖞斜、破伤风，外治瘰疬痰核、毒蛇咬伤。制白附子可降低毒性，消除麻辣味，增强祛风痰的作用。多用于偏头痛，痰湿头痛，咳嗽痰多。

（陆兔林）

## 白茅根 （Imperatae Rhizoma）

禾本科植物白茅 *Imperata cylindrica* Beauv. var. *major* （Nees） C. E. Hubb. 的干燥根茎。别名茅根、兰根、茹根、地菅、地筋、兼杜、白茅菅、白花茅根、丝茅、万根草、茅草根、地节根、坚草根、甜草根、丝毛草根、寒草根。春、秋二季采挖，洗净，晒干，除去须根和膜质叶鞘，捆成小把。

**炮制沿革** 其炮制记载首见于唐·昝殷《经效产宝》："去黑皮"。元代有蜜炒（《卫生宝鉴》）、烧灰存性（《十药神书》）的方法。明代有炒黄、枣制（《普济方》），蜜炙炒（《鲁府禁方》），捣汁（《外科正宗》）等法。清代有炒黑（《医宗金鉴》）的方法。2015年版《中华人民共和国药典》载有白茅根、茅根炭。现代常用炒炭、煅炭（见暗煅）、炒焦等炮制方法。

**炮制方法** ①白茅根：取原药材，洗净，微润，切段，干燥，筛去碎屑。②茅根炭：取净茅根段，置预热适度的炒制容器内，用中火加热，炒至焦褐色，喷淋清水少许，熄灭火星，取出晾干，筛去碎屑。

**饮片性状** 白茅根饮片为圆柱状的段，表面黄白色或淡黄色，微有光泽，具纵皱纹，节明显，呈浅黄棕色，切断面中心黄色并有小孔，体轻，质略脆，味微甜。茅根炭表面焦褐色，质地脆，味微涩。

**质量要求** 白茅根饮片水分不得过12.0%；总灰分不得过5.0%；水溶性浸出物不得少于28.0%。茅根炭饮片水溶性浸出物不得少于7.0%。

**炮制作用** 白茅根甘、寒。归肺、胃、膀胱经。凉血止血，清热利尿。生品长于凉血，清热利尿。常用于血热妄行的多种出血证，热淋，小便不利，水肿，湿热黄疸，热盛烦渴，胃热呕秽及肺热咳嗽。治血热偏盛的出血证使用大剂量煎服，尤其对尿血可起到利尿与止血二者兼顾的作用。茅根炭，味涩，寒性减弱。清热凉血作用弱，止血作用增强。专用于出血证，并偏于收敛止血，常用于出血证较急者。

（陆兔林）

## 白扁豆 （Lablab Semen Album）

豆科植物扁豆 *Dolichos lablab* L. 的干燥成熟种子。别名峨眉豆、藤豆、羊眼豆。秋、冬二季采收成熟果实，晒干，取出种子，再晒干。

**炮制沿革** 宋代有炒（《博济方》）、焙（《苏沈良方》）、蒸（《普济本事方》）、炮（《小儿卫生总微方论》）、姜汁炒法（《太平惠民和剂局方》）等炮制方法。元代出现煮、去皮（《世医得效方》）的方法。明代有连皮炒熟、水浸去皮（《本草纲目》）法。清代增加了炒黑（《本经逢原》），同陈皮炒、醋制（《得配本草》）的方法。现代常用燀法、炒法等炮制方法。

**炮制方法** ①白扁豆：取原药材，除去杂质，用时捣碎。②扁豆衣：取净扁豆置沸水中，稍煮至皮软后，取出放凉水中稍泡，取出，搓开种皮与种仁，干燥，筛取种皮（其仁亦药用）。③炒扁豆：取净扁豆或仁，置热锅内，用文火炒至表面微黄，略有焦斑时，取出放凉。

**饮片性状** 白扁豆为扁椭圆

形，表面黄白色，平滑而具光泽。质坚硬。种皮薄，种仁黄白色，嚼之有豆腥气。扁豆衣呈不规则的卷缩状种皮，乳白色，质脆易碎。炒扁豆表面微黄，略具焦斑，有香气。

**炮制作用** 白扁豆味甘，性微温。归脾、胃经。健脾化湿，和中消暑。生品清暑、化湿力强。用于暑湿和消渴。炒扁豆性微温，偏于健脾止泻。用于脾虚泄泻，白带过多。燀制是为了分离不同的药用部位，增加药用品种。扁豆衣气味俱弱，健脾作用较弱，偏于去暑化湿。

（陈 红）

báixiānpí

**白鲜皮**（Dictamni Cortex） 芸香科植物白鲜 *Dictamnus dasycarpus* Turcz. 的干燥根皮。别名羊癣草、山牡丹、八股牛、千斤拔、白奶秧根、臭根皮。春、秋二季采挖根部，除去泥沙和粗皮，剥取根皮，干燥。

**炮制沿革** 宋代始有去心的记载（《伤寒总病论》），并有"去心洗焙"的方法（《普济本事方》）。以后多以净制、切制居多，至清代尚有酒拌炒（《得配本草》）。现代常用生品切片。

**炮制方法** 除去杂质，洗净，稍润，切厚片，干燥。

**饮片性状** 卷曲的类圆形厚片，外表面灰白色或淡灰黄色，切面类白色，有细纵纹。质脆，折断时有粉尘飞扬，断面不平坦，略呈层片状，剥去外层，迎光可见闪烁的小亮点。有羊膻气，味微苦。

**质量要求** 饮片水分不得过14.0%；水溶性浸出物不得少于20.0%；含梣酮（$C_{14}H_{16}O_3$）不得少于0.050%，黄柏酮（$C_{26}H_{34}O_7$）不得少于0.15%。

**炮制作用** 白鲜皮味苦，性寒。归脾、胃、膀胱经。清热燥湿，祛风解毒。用于湿热疮毒，黄水淋漓，湿疹，风疹，疥癣疮癞，风湿热痹，黄疸尿赤。净制和切制后使药物洁净，便于调剂与制剂。

（吴纯洁）

guālóu

**瓜蒌**（Trichosanthis Fructus） 葫芦科植物栝楼 *Trichosanthes kirilowii* Maxim. 或双边栝楼 *Trichosanthes rosthornii* Harms 的干燥成熟果实。别名苦瓜、鸭蛋瓜、天瓜、药瓜皮等。秋季果实成熟时，连果梗剪下，置通风处阴干。

**炮制沿革** 宋代有炒（《太平圣惠方》），焙（《伤寒总病论》），烧存性、蛤粉炒、蒸（《圣济总录》）等炮制方法。明代增加了以白面同作饼焙干捣末（《普济方》）、同蛤粉或明矾捣和干燥研制成霜（《本草蒙筌》）、加煅蛤蜊蚬壳捣和制饼（《医宗粹言》）、纸包煨（《寿世保元》）等方法。清代有煅炭存性（《握灵本草》），焙（《医宗金鉴》），明矾制、炒、蛤粉炒（《得配本草》）等炮制方法。现代常用蜜炙等炮制方法。

**炮制方法** ①瓜蒌：取原药材，除去杂质及果柄，洗净，压扁，切丝或块，干燥。②蜜瓜蒌：取炼蜜，加适量开水稀释，淋入净瓜蒌丝或块中拌匀，闷润，置炒制容器内，用文火加热，炒至不粘手为度，取出晾凉。每100kg瓜蒌丝或块用炼蜜15kg。

**饮片性状** 瓜蒌呈不规则的丝或块状。外表面橙红色或橙黄色，皱缩或较光滑；内表面黄白色，有红黄色丝络，果瓤橙黄色，与多数种子粘结成团。具焦糖气，味微酸、甜。蜜瓜蒌呈棕黄色，带黏性，味甜。

**质量要求** 饮片水分不得过16.0%；总灰分不得过7.0%；水溶性浸出物不得少于31.0%。

**炮制作用** 瓜蒌味甘、微苦，性寒。归肺、胃、大肠经。清热涤痰，宽胸散结，润燥滑肠。多生用。清热涤痰、宽胸散结作用均较瓜蒌皮强，并有滑肠通便作用（通便作用弱于瓜蒌仁）。一般病情较轻，而脾胃虚弱者可用瓜蒌皮，病情较重而兼便秘者多用全瓜蒌。常用于肺热咳嗽，痰稠难出，胸痹心痛，结胸痞满，乳痈，肺痈等病。蜜瓜蒌润燥作用增强，尤适于肺燥咳嗽而又大便干结者。

（陈 红）

dōngguāpí

**冬瓜皮**（Benincasae Exocarpium） 葫芦科植物冬瓜 *Benincasa hispida*（Thunb.）Cogn. 的干燥外层果皮。别名白瓜皮、白冬瓜皮。食用冬瓜时，洗净，削取外层果皮，晒干。

**炮制方法** 除去杂质，洗净，切块或宽丝，干燥。

**饮片性状** 不规则的碎片，常向内卷曲，大小不一。外表面灰绿色或黄白色，被有白霜，有的较光滑不被白霜；内表面较粗糙，有的可见经脉状维管束。体轻，质脆。气微，味淡。

**炮制作用** 冬瓜皮味甘，性凉。归脾、小肠经。利尿消肿。用于水肿胀满，小便不利，暑热口渴，小便短赤。净制和切制后可以提高药物纯净度，便于调剂和服用。

（吴纯洁）

xuánshēn

**玄参**（Scrophulariae Radix） 玄参科植物玄参 *Scrophularia ningpoensis* Hemsl. 的干燥根。别名重

台、正马、玄台、鹿肠、鬼藏、端、咸、逐马、馥草、黑参、野脂麻、元参、山当归、水萝卜。秋末茎叶枯萎时采挖，除去根茎、幼芽、须根及泥沙，晒或烘至半干，堆放 3~6 天，反复数次至干燥。

**炮制沿革**　玄参的炮制方法始见于南北朝刘宋·雷敩《雷公炮炙论》中"凡采得后，须用蒲草重重相隔，入甑蒸两伏时后出，干（晒）。使用时勿令犯铜，饵之后噎人喉，丧人目。拣去蒲草尽了用之。"宋代有焙制（《圣济总录》）、炒制（《扁鹊心书》）等法。明代沿用了焙法（《普济方》《医学纲目》），又增加了酒蒸（《医学入门》）、酒洗（《医宗粹言》）、微炒（《审视瑶函》）等方法。清代又增加了酒浸（《女科要旨》）、酒炒（《增广验方新编》）等炮制方法。现代常用炮制方法为切制和制用（蒸制）。

**炮制方法**　除去残留根茎和杂质，洗净，润透，切薄片，干燥；或微泡，蒸透，稍凉，切薄片，干燥。

**饮片性状**　呈类圆形或椭圆形的薄片。外表皮灰黄色或灰褐色。切面黑色，微有光泽，有的具裂隙。气特异似焦糖，味甘、微苦。

**质量要求**　玄参饮片水分不得过 16.0%；总灰分不得过 5.0%；酸不溶性灰分不得过 2.0%；水溶性浸出物不得少于 60.0%；含哈巴苷（$C_{15}H_{24}O_{10}$）和哈巴俄苷（$C_{24}H_{30}O_{11}$）的总量不得少于 0.45%。

**炮制作用**　玄参味甘、苦、咸，微寒。归肺、胃、肾经。清热凉血，滋阴降火，解毒散结。用于热入营血，温毒发斑，热病伤阴，舌绛烦渴，津伤便秘，骨蒸劳嗽，目赤，咽痛，白喉，瘰疬，痈肿疮毒。炮制后使药物洁净，便于调剂和制剂。

（孙立立）

bànxià

**半夏**（Pinelliae Rhizoma）　天南星科植物半夏 *Pinellia ternata* (Thunb.) Breit. 的干燥块茎。别名水玉、地文、和姑、守田、示姑、羊眼半夏、地珠半夏、麻芋果、三步跳、泛石子、老和尚头、老鸹头、地巴豆、无心菜根、老鸹眼、地雷公、狗芋头。夏、秋二季采挖，洗净，除去外皮及须根，晒干。

**炮制沿革**　半夏炮制始见于汉·张仲景《金匮玉函经》中"不㕮咀，以汤洗十数度，令水清滑尽，洗不熟有毒也。"晋代有姜制（《肘后备急方》）、梁有水煮制（《本草经集注》）法。宋代始有麸炒，炮制程度要求"微黄"（《太平圣惠方》），还有姜汁浸炒、制曲（《小儿药证直诀》）等法。明代增加了吴茱萸制（《普济方》）、姜、竹沥制（《本草纲目》），甘草制、制炭（《证治准绳》）等法。清代炮制辅料又出现多样化，如增加了姜与桑叶及盐制（《本草新编》）、皂荚白矾煮制（《本经逢原》）、姜汁青盐制（《本草便读》）等炮制方法。现代常用复制法炮制半夏饮片。

**炮制方法**　①生半夏：取原药材，除去杂质，洗净，干燥。用时捣碎。②清半夏：取净半夏，大小分开，用 8% 白矾溶液浸泡至内无干心，口尝微有麻舌感，取出，洗净，切厚片，干燥。每 100kg 半夏用白矾 20kg。③姜半夏：取净半夏，大小分开，用水浸泡至内无干心，另取生姜切片煎汤，加白矾与半夏共煮至透心，取出，晾至半干，切薄片，干燥。每 100kg 半夏用生姜 25kg、白矾 12.5kg。④法半夏：取净半夏，大小分开，用水浸透至内无干心，取出；另取甘草适量，加水煎煮两次，合并煎液，倒入用适量石灰水配制的石灰液中，搅匀，加入上述已浸透的半夏，浸泡，每日搅拌 1~2 次，并保持浸液 pH 值 12 以上，至剖面黄色均匀，口尝微有麻舌感时，取出，洗净，阴干或烘干。每 100kg 半夏用甘草 15kg、生石灰 10kg。

**饮片性状**　生半夏呈扁圆形、类圆形或偏斜形，大小不一。表面类白色或浅黄色，顶端有凹陷的茎痕，周围密布麻点状根痕，下面钝圆，较光滑。质坚实，断面洁白，富粉性。无臭，味辛辣，麻舌而刺喉。清半夏扁圆形、类圆形或不规则片状，切面淡灰色至淡白色，质脆，易折断。气微，味微咸、涩，微有麻舌感。姜半夏为淡黄棕色片状，质硬脆，具角质样光泽。气微香，味辛辣，微有麻舌感，嚼之有粘牙感。法半夏为黄色或淡黄色较为均匀的颗粒，质较松脆，气微，味淡略甘，微有麻舌感。

**质量要求**　半夏饮片水分不得过 14.0%；总灰分不得过 4.0%；水溶性浸出物不得少于 9.0%；含总酸以琥珀酸（$C_4H_6O_4$）计，不得少于 0.25%。法半夏饮片水分不得过 13.0%；总灰分不得过 9.0%；水溶性浸出物不得少于 5.0%。姜半夏饮片水分不得过 13.0%；总灰分不得过 7.5%；水溶性浸出物不得少于 10.0%；含白矾以含水硫酸铝钾[$KAl(SO_4)_2·12H_2O$]计，不得过 8.5%。清半夏饮片水分不得过 13.0%；总灰分不得过 4.0%；水溶性浸出物不得少于 7.0%；含白矾以含水硫酸铝钾[$KAl(SO_4)_2·12H_2O$]计，不得过 10.0%；含总酸以琥珀酸计，不得少于 0.30%。

**炮制作用** 半夏味辛，性温；有毒。归脾、胃、肺经。化痰止咳，消肿散结。生半夏有毒，使人呕吐，咽喉肿痛，失音，一般不作内服，多作外用。用于疮痈肿毒，湿痰咳嗽。炮制能降低毒性，缓和药性，消除副作用。清半夏长于化痰，以燥湿化痰为主。用于湿痰咳嗽，痰热内结，风痰吐逆，痰涎凝聚，咳吐不出。姜半夏增强了降逆止呕作用，以温中化痰，降逆止呕为主。用于痰饮呕吐，胃脘痞满。法半夏偏于祛寒痰，同时具有调和脾胃的作用。用于痰多咳嗽，痰饮眩悸。

（胡昌江）

### bànbiānlián

## 半边莲（Lobeliae Chinensis Herba） 桔梗科植物半边莲 *Lobelia chinensis* Lour. 的干燥全草。别名半边花、急解索、细米草等。夏季采收，除去泥沙，洗净，晒干。

**炮制沿革** 半边莲的炮制方法记载较少见，仅见在清·张璐《本经逢原》中有"捣汁饮，以渣围"的记载。现代常用净制、切制的炮制方法。

**炮制方法** 除去杂质，抢水洗净，切段，干燥。

**饮片性状** 呈不规则的段。根及根茎细小，表面淡棕黄色或黄色。茎细，灰绿色，节明显。叶无柄，叶片多皱缩，绿褐色，狭披针形，边缘具疏而浅的齿或全缘。气味特异，味微甘而辛。

**质量要求** 水分不得过 10%；醇溶性浸出物不得少于 12.0%。

**炮制作用** 半边莲味甘，性平。归心、肺、膀胱经。清热解毒，利尿消肿。用于痈肿疔疮，蛇虫咬伤，臌胀水肿，湿热黄疸，湿疹湿疮。通过炮制切段，

可以去除杂质，使药物洁净，易于有效成分煎出，便于调剂和制剂。

（胡昌江）

### bànzhīlián

## 半枝莲（Scutellariae Barbatae Herba） 唇形科植物半枝莲 *Scutellaria barbata* D. Don 的干燥全草。别名并头草、狭叶韩信草、牙刷草等。夏、秋二季茎叶茂盛时采挖，洗净，晒干。

**炮制沿革** 半枝莲最早见于明·陈实功《外科正宗》，后收载于《中药大辞典》及各地药物志。现代与古代皆净制，切段使用。

**炮制方法** 除去杂质，抢水洗净，切段，干燥。

**饮片性状** 呈不规则的段。茎方柱形，中空，表面暗紫色或棕绿色。叶对生，多破碎，上表面暗绿色，下表面灰绿色。花萼下唇裂片钝或较圆；花冠唇形，棕黄色或浅蓝紫色，被毛。果实扁球形，浅棕色。气微，味微苦。

**质量要求** 饮片含野黄芩苷（$C_{21}H_{18}O_{12}$）不得少于 0.20%；含总黄酮以野黄芩苷计，不得少于 1.5%。

**炮制作用** 半枝莲味辛、苦，性寒。归肺、肝、肾经。清热解毒，化瘀利尿。用于疔疮肿毒，咽喉肿痛，跌仆伤痛，水肿，黄疸，蛇虫咬伤。抢水洗可减少有效成分的损失，切制有利于有效成分的煎出，便于调剂和制剂。

（胡昌江）

### sīguāluò

## 丝瓜络（Luffae Fructus Retinervus） 葫芦科植物丝瓜 *Luffa cylindrica*（L.）Roem. 的干燥成熟果实的维管束。别名丝瓜筋、丝瓜布。夏、秋二季果实成熟、果皮变黄、内部干枯时采摘，除去

外皮和果肉，洗净，晒干，除去种子。

**炮制沿革** 宋代有煅法（《疮疡经验全书》）。明代有"连子烧灰存性"（《证治准绳》）等法。清代有焙为末（《外科大成》）、烧酒洗（《霍乱论》）等方法。现代常用炒黄、炒炭、扣锅煅等炮制方法。

**炮制方法** ①丝瓜络：取原药材，除去杂质及残留种子，打扁，切成小块。筛去碎屑。②炒丝瓜络：取净丝瓜络小块，置锅内，用文火加热，炒至表面深黄色，取出放凉。③丝瓜络炭：炒炭，取丝瓜络块，置锅内，用武火加热，炒至表面焦黑色，内部焦褐色时，喷淋清水，取出，晾干；煅炭，取净丝瓜络块，置耐火容器内，加盖，接口处用盐泥封固，用中火煅至透，停火，冷却后取出。

**饮片性状** 丝瓜络为筋络（维管束）交织而成的网状小块。表面黄白色。体轻，质韧，有弹性。气微，味淡。炒丝瓜络表面褐黄色，微焦。丝瓜络炭表面焦黑色，内部焦褐色。煅丝瓜络炭程炭黑色，有光泽。

**质量标准** 丝瓜络饮片水分不得过 9.5%，总灰分不得过 2.5%。

**炮制作用** 丝瓜络味甘，性平。归肺、胃、肝经。通络，活血，祛风。生品长于祛风化痰，通络除痹。制炭后能止血，治疗便血、血崩、肠风下血。古代多煅炭用。老者烧灰存性服，用于祛风痰、凉血、解毒、发痘疮。治痈疽疮肿多用鲜品捣汁外涂。

（陈 红）

### lǎoguàncǎo

## 老鹳草（Erodii Herba；Geranii Herba） 牻牛儿苗科植物牻牛儿

苗 Erodium stephanianum Willd.、老鹳草 Geranium wilfordii Maxim. 或野老鹳草 Geranium carolinianum L. 的干燥地上部分。前者习称"长嘴老鹳草"，后两者习称"短嘴老鹳草"。别名老鸭嘴、狼巴巴草、太阳花、五叶草等。夏、秋二季果实近成熟时采割，捆成把，晒干。

**炮制沿革** 清代有入药用嘴茎（《本草纲目拾遗》）的要求。现代常全草入药，以生品为多。

**炮制方法** 除去残根及杂质，用水洗净，捞出，切段，晒干。

**饮片性状** 呈不规则的段。茎表面灰绿色或带紫色，节膨大，切面黄白色，有时中空。叶对生，卷曲皱缩，灰褐色，具细长叶柄。果实长圆形或球形，宿存花柱形似鹳喙。气微，味淡。

**质量要求** 饮片水分不得过 12.0%；总灰分不得过 10.0%；水溶性浸出物不得少于 18.0%。

**炮制作用** 老鹳草味辛、苦，性平。归肝、肾、脾经。辛能行散，苦而能燥，性善疏通。祛风湿，通经络，清热解毒，止泻痢。用于风湿痹痛，麻木拘挛，筋骨酸痛、湿热、热毒所致的泄泻、痢疾、湿毒蕴结、痈疔疮疖、湿疹、水火烫伤等。炮制后除去杂质，使药物纯净，利于药效成分的煎出，便于调剂和制剂。

（胡昌江）

**dìhuáng**

**地黄**（Rehmanniae Radix） 玄参科植物地黄 Rehmannia glutinosa Libosch. 的新鲜或干燥块根。别名生地黄、鲜地黄、山菸根。秋季采挖，除去芦头、须根及泥沙，鲜用；或将地黄缓缓烘焙至约八成干，前者习称"鲜地黄"，后者习称"生地黄"。

**炮制沿革** 其炮制记载首见于汉·张仲景《金匮要略方论》："蒸后绞汁"。梁代有酒浸（《本草经集注》）。南北朝刘宋时代有蒸后拌酒再蒸（《雷公炮炙论》）。唐代有多次蒸制、熬制（《备急千金要方》），蜜煎（《食疗本草》）等方法。宋代有烧令黑（《太平圣惠方》）、醋炒（《博济方》）、洒酒九蒸九曝（《史载之方》）、姜汁炒（《太平惠民和剂局方》）、九蒸（《类编朱氏集验医方》）等方法，并在酒制地黄的质量上提出了"光黑如漆，味甘如饴糖"（《经史证类备急本草》）的要求。元代有酒拌炒、酒煮、盐水（《世医得效方》）等炮制方法。明代增加了盐煨浸炒、煮制（《普济方》），蜜拌（《医学纲目》），酒与砂仁九蒸九曝（《本草纲目》）等方法，另有酒浸、姜焙、"好酒拌炒，锅内蒸熟取出再用砂仁一两、茯苓二两、二味用绢袋包藏在地黄内，用酒浸平，慢火煮干，去砂茯不用，竹刀切碎晒干"（《鲁府禁方》），黄连制（《证治准绳》），砂仁炒（《医宗粹言》），姜汁浸焙后火煅（《济阴纲目》），姜酒拌炒（《医宗必读》），砂仁沉香制（《本草通玄》）等方法；（《景岳全书》）中有"若制用之法，有用姜汁拌炒者，则必有中寒兼呕，而后可有用砂仁制者，则必有胀满不行；后可用酒拌炒者，则必有经络壅滞"的记载，以及"二两用砂仁五钱，茯苓一两同煮，去砂仁不用"的炮制方法。清代又增加了炒焦（《外科大成》），纸包火煨（《串雅内编》），砂仁酒姜拌蒸（《本草纲目拾遗》），红花炒、蛤粉炒（《校注医醇賸义》）等炮制方法。现代常用酒炖、蒸制和制炭等炮制方法。

**炮制方法** ①鲜地黄：去芦头、须根及泥沙，鲜用。②生地黄：除去杂质，洗净，闷润，切厚片，干燥。③熟地黄：取净生地黄，大小分档，加黄酒拌匀，炖至酒吸尽，取出，晾晒至外皮黏液稍干时，切厚片或块，干燥，每 100kg 生地黄用黄酒 30～50kg；取生地黄，大小分档，置蒸制容器内，用蒸汽加热至黑润，取出，稍晾，拌回蒸液，晾至八成干，切厚片或块，干燥。④生地炭：取生地片，置预热适度的炒制容器内武火炒至焦黑色，发泡，鼓起时，取出放凉。⑤熟地炭：取熟地片，置预热适度的炒制容器内武火炒至外皮焦褐色为度，取出放凉。

**饮片性状** 鲜地黄呈纺锤形或条状，外皮薄，表面浅红黄色，具弯曲的纵皱纹、芽痕、横长皮孔样突起及不规则疤痕，肉质。断面皮部淡黄白色，可见橘红色油点。木部黄白色，导管呈放射状排列。气微，味微甜、微苦。生地黄为不规则类圆形厚片，表面棕黑色或乌黑色，有光泽，油润黏性，中间隐现菊花心纹。周边灰黑色或棕灰色，皱缩，质柔软，坚实。气特异，味微甜。熟地黄表面乌黑发亮，质滋润，柔软而带韧性，不易折断，断面乌黑色，有光泽。气微，味甜。生地炭表面焦黑色，质轻松膨胀，外皮焦脆，中心部呈棕黑色并有蜂窝状裂隙，有焦苦味。熟地炭表面焦黑色，有光泽，较生地炭色深。

**质量要求** 生地黄饮片水分不得过 15.0%；总灰分不得过 8.0%；酸不溶性灰分不得过 3.0%；水溶性浸出物不得少于 65.0%；含梓醇（$C_{15}H_{22}O_{10}$）不得少于 0.20%，含毛蕊花糖苷

（$C_{29}H_{36}O_{15}$）不得少于 0.020%。熟地黄饮片水分不得过 15.0%；总灰分不得过 8.0%；酸不溶性灰分不得过 3.0%；水溶性浸出物不得少于 65.0%；含毛蕊花糖苷不得少于 0.020%。

**炮制作用** 鲜地黄味甘、苦，性寒。归心、肝、肾经。清热生津，凉血止血。用于热病伤阴，舌绛烦渴，发斑发疹，吐血，衄血，咽喉肿痛。生地黄味甘，性寒。归心、肝、肾经。清热凉血，养阴生津。用于热病舌绛烦渴，阴虚内热，骨蒸劳热，内热消渴，吐血，衄血，发斑发疹。熟地黄药性由寒转温，味由苦转甘，功能由清转补。归肝、肾经。滋阴补血，益精填髓。用于肝肾阴虚，腰膝酸软，骨蒸潮热，盗汗遗精，内热消渴，血虚萎黄，心悸怔忡，月经不调，崩漏下血，眩晕，耳鸣，须发早白。清蒸熟地黄质厚味浓，滋腻碍脾，加酒蒸制后性转温，主补阴血，且可借酒力行散，起到行药势、通血脉的作用，使之补而不腻。生地炭入血分，凉血止血。用于吐血，衄血，尿血，崩漏。熟地炭以补血止血为主。用于崩漏或虚损性出血。

（孙立立）

**dìyú**

**地榆**（Sanguisorbae Radix） 蔷薇科植物地榆 Sanguisorba officinalis L. 或长叶地榆 *Sanguisorba officinalis* L. var. *longifolia*（Bert.）Yü et Li 的干燥根。后者习称"绵地榆"。别名酸赭、豚榆系、西地榆、地芽、野升麻、马连鞍、花椒地输、水橄榄根、线形地榆、水槟榔、山枣参、蕨苗参、红地榆、岩地芨、血箭草、黄瓜香。春季将发芽时或秋季植株枯萎后采挖，除去须根，洗净，干燥，或趁鲜切片，干燥。

**炮制沿革** 唐·王焘《外台秘要方》记载有"炙制"法，为地榆炮制的最早记载。宋代有醋炒（《博济方》）、炒制（《传信适用方》）等方法。明代增加了煨制（《普济方》）、酒洗（《万氏女科》）、酒炒（《医宗必读》）。清代又增加了酒拌后炒黑用（《本草逢原》）的炮制方法，并提出了炒黑止血（《医宗说约》）的论述。现代常用炒炭等炮制方法。

**炮制方法** ①地榆：取原药材，除去杂质洗净，除去残茎，润透，切厚片，干燥。②地榆炭：取地榆片，置炒制容器内，用武火加热，炒至表面焦黑色，内部棕褐色，喷淋少许清水，灭尽火星，取出，晾干。③醋地榆：取地榆片，加麸醋拌匀，待吸尽后置锅内，用武火加热，炒制棕褐色，取出晾干，筛尽灰屑。每 100kg 地榆片用麸醋 10kg。

**饮片性状** 地榆为不规则的圆形厚片，表面紫红色或棕褐色，有排列成环状的小白点，或间有黄白色的条纹，周边暗紫色或灰褐色，粗糙，有纵皱纹。质坚，气微，味微苦涩。地榆炭表面焦黑色，内部棕褐色。质脆，味焦苦、涩。醋地榆表面棕褐色，微有醋气。

**质量要求** 地榆饮片水分不得过 12.0%；总灰分不得过 10.0%；酸不溶性灰分不得过 2.0%；醇溶性浸出物以稀乙醇作溶剂不得少于 23.0%；含鞣质不得少于 8.0%，没食子酸不得少于 1.0%。地榆炭醇溶性浸出物不得少于 20.0%；含鞣质不得少于 2.0%，没食子酸不得少于 0.60%。

**炮制作用** 地榆味苦、酸、涩，性微寒。归肝、大肠经。凉血止血，解毒敛疮。用于便血，痔血，血痢，崩漏，水火烫伤，痈肿疮毒等证。炒炭后，以止血力胜。用于便血，痔疮出血，崩漏下血等多种出血证。醋地榆长于收敛止血，用于崩漏下血。

（王成永）

**yàmázǐ**

**亚麻子**（Lini Semen） 亚麻科植物亚麻 *Linum usitatissimum* L. 的干燥成熟种子。别名亚麻仁、胡麻子。秋季果实成熟时采收植株，晒干，打下种子，除去杂质，再晒干。

**炮制沿革** 亚麻子的炮制方法在古籍中多记载于胡麻子或胡麻仁项下。宋代有蒸、曝各九遍；汤浸，布裹，按去皮，再研，水滤取汁（《太平圣惠方》）；微炒令黑色，取出摊冷，碾末（《经验后方》）；去黄黑者，微熬令香，杵为末《重修政和经史证类备用本草》；凡使，先炒过用或九蒸九晒亦得（《太平惠民和剂局方》）等记载。元代有胡麻仁，炒黑色（《丹溪心法》）的记载。明代有胡麻子轻滥、烧灰（《普济方》）；炒至三分熟，旋滴水炒令黑色为度（《仁存方》）；炒（《医学纲目》《景岳全书》）；凡使汤淘去浮者，酒蒸半日，晒干，舂去粗皮，微炒……九蒸九晒，蜜丸服（《医学入门》）；以水淘去浮者晒干以酒拌蒸熟晒干，舂去粗皮用（《本草原始》）；九蒸晒（《医宗必读》）。清代有九蒸九晒；水淘，去浮者，以酒拌蒸，晒干炒用（《本草汇》）；九蒸九晒（《本草备要》）等记载。此外，《修事指南》中以制胡麻为名，归纳了陶弘景和雷敩关于胡麻的炮制方法，弘景曰："凡使胡麻，须取黑色者，当九蒸九曝，熬捣饵之……蒸不熟令人发落，其性与茯苓相宜，俗方用之甚少，时以合汤丸尔。"雷敩曰："凡修事以水淘去浮者，晒干，以酒拌蒸从巳至亥出，摊晒干，臼中舂去粗皮，留薄皮，以小豆对拌同炒，豆熟去豆用之。"其他古籍中还有九蒸九晒研（《本草必用》）；胡麻仁，炒研（《医宗金鉴》《幼幼集成》《校注医醇賸义》）；九蒸九晒可以服食（《本草辑要》）；胡麻子，炒（《外科证治全书》）；胡麻仁，炒香（《增广验方新编》）等记载。现代常生用或炒制使用。

**炮制方法** ①亚麻子：除去杂质，用时捣碎。②炒亚麻子：取净亚麻子，置炒制容器内，用文火加热，炒至有香气，呈深红棕色或深灰褐色，取出，放凉。用时捣碎。

**饮片性状** 亚麻子呈扁平卵圆形。表面红棕色或灰褐色，平滑有光泽，种皮薄而脆，易破碎，内有白色种仁。气微，嚼之有豆腥味。炒亚麻子形如亚麻子，但有碎粒，表面颜色加深，微具焦香气，味淡。

**质量要求** 亚麻子饮片含亚油酸（$C_{18}H_{32}O_2$）和 $\alpha$-亚麻酸（$C_{18}H_{30}O_2$）的总量不得少于 13.0%。

**炮制作用** 亚麻子性甘、平。归肺、肝、大肠经。润燥通便，养血祛风。用于肠燥便秘，皮肤干燥，瘙痒，脱发。炮制后使药物洁净，便于调剂制剂及有效成分的煎出。

（陈红）

## xīyángshēn

**西洋参**（Panacis Quinquefolii Radix） 五加科植物西洋参 Panax quinquefolium L. 的干燥根。别名西洋人参、洋参、西参、花旗参、广东人参。均系栽培品，秋季采挖，洗净，晒干或低温干燥。9 月下旬采收，把参根泥土冲洗干净，置于室外稍风干，放进干燥室干燥架上，摊薄，加温或红外线干燥，开始温度保持 21～22℃，每日使温度略增加，并翻动，时时排潮，最后的干燥温度不宜超过 33℃。3 星期至 1 个月时间干透，按大、中、小分等，或加工成各种等级洋参。

**炮制沿革** 西洋参始载于清·吴仪洛《本草从新》，原名西洋人参，云："出大西洋佛兰西，形似辽东糙人参，煎之不香，其气甚薄"。《沈氏女科辑要笺正》有"刮去皮，饭上蒸九次，日中晒九次"的记载。《本草纲目拾遗》曰："糯米饭上蒸用"。《吴鞠通医案》有洋参"姜汁制黄色"，《药性考》云："西洋参似辽参之白皮泡丁，味类人参"。现代主要有切制、蒸制等炮制方法。

**炮制方法** ①西洋参：取原药材，洗净，干燥。用时打碎。②西洋参片：取原药材，略湿润后，置容器内，用湿布盖上，润透或加热软化后，切薄片，干燥。

**饮片性状** 西洋参饮片呈长圆形或类圆形薄片。外表皮浅黄褐色。切面淡黄白至黄白色，形成层环棕黄色，皮部有黄棕色点状树脂道，近形成层环处较多而明显，木部略呈放射状纹理。气微而特异，味微苦、甘。

**质量要求** 西洋参饮片水分不得过 13.0%；总灰分不得过 5.0%；醇溶性浸出物，以稀乙醇作溶剂不少于 25.0%；薄层鉴别不得显与人参对照药材完全一致的斑点；铅不得过 5mg/kg，镉不得过 0.3mg/kg，砷不得过 2mg/kg，汞不得过 0.2mg/kg，铜不得过 20mg/kg；含总六六六（$\alpha$-BHC、$\beta$-BHC、$\gamma$-BHC、$\delta$-BHC 之和）不得过 0.2mg/kg，总滴滴涕（$pp'$-DDE、$pp'$-DDD、$op'$-DDT、$pp'$-DDT 之和）不得过 0.2mg/kg，五氯硝基苯不得过 0.1mg/kg，六氯苯不得过 0.1mg/kg，七氯（七氯、环氧七氯之和）不得过 0.05mg/kg，艾试剂不得过 0.05mg/kg，氯丹（顺式氯丹、反式氯丹、氧化氯丹之和）不得过 0.1mg/kg；含人参皂苷 $Rg_1$（$C_{42}H_{72}O_{14}$）、人参皂苷 Re（$C_{48}H_{82}O_{18}$）和人参皂苷 $Rb_1$（$C_{54}H_{92}O_{23}$）的总量不得少于 2.0%。

**炮制作用** 西洋参味甘、微苦，性寒。归肺、胃、心、肾经。补气养阴，清火生津。切薄片生用，便于煎煮和含服。用于气虚阴亏火旺，咳喘痰血，虚热烦倦，内热消渴，口燥咽干。蒸制品苦寒之性缓和，补气养阴功能加强，用于气阴虚证。

（王成永）

## bǎihé

**百合**（Lilii Bulbus） 百合科植物卷丹 Lilium lancifolium Thunb.、百合 Lilium brownii F. E. Brown var. viridulum Baker 或细叶百合 Lilium pumilum DC. 的干燥肉质鳞叶。别名重迈、中庭、野百合、喇叭筒、山百合、药百合、家百合、百合蒜、蒜脑薯等。秋季采挖，洗净，剥取鳞叶，置沸水中略烫，干燥。药材以肉厚、质硬、色白者为佳。

**炮制沿革** 百合始载于《神农本草经》，其炮制方法首见于汉·张仲景《金匮要略方论》收载的"炙"。唐代有"熬令黄色，捣筛为散"的熬法（《备急千金要方》）及"蒸过和蜜"的蜜制方法（《食疗本草》）。宋代又有炒制（《太平圣惠方》）、蒸制焙干（《济生方》）、蜜拌蒸法（《重修政和经史证类备用本草》）等。明代又增加了酒拌蒸法（《炮炙大法》）。清代尚有"蜜蒸百合一味，口含吞津治肺热咳嗽"（《握灵本草》）的记载。现代常用蜜炙的炮制方法。

**炮制方法** ①百合：取原药材，除去杂质，筛净灰屑。②蜜百合：取净百合，置炒制容器内，用文火加热，炒至颜色加深时，加入适量开水稀释过的炼蜜，迅速翻炒均匀，并继续用文火炒至微黄色、不粘手时，取出晾凉。每100kg百合用炼蜜5kg。

**饮片性状** 百合为长椭圆形鳞片，长2～5cm，宽1～2cm，中部厚1.3～4mm，顶端稍尖，基部较宽，边缘薄，微波状，略向内弯曲。表面类白色、淡棕黄色或微带紫色，有数条纵直平行的白色维管束。质硬而脆，断面较平坦，角质样。气微，味微苦。蜜百合形如百合片，表面黄色，偶见黄焦斑，略带黏性，味甜。

**质量要求** 百合饮片水溶性浸出物不得少于18.0%。

**炮制作用** 百合味甘，性寒。归心、肺经。养阴润肺，清心安神。生品以清心安神力胜，常用于热病后余热未清，虚烦惊悸，精神恍惚，失眠多梦。蜜炙后润肺止咳作用增强，多用于肺虚久咳或肺痨咯血。

（张　丽）

băibù

**百部**（Stemonae Radix）　百部科植物直立百部 *Stemona sessilifolia*（Miq.）Miq.、蔓生百部 *Stemona japonica*（Bl.）Miq. 或对叶百部 *Stemona tuberosa* Lour. 的干燥块根。别名嗽药、百条根、百部草、九丛根、山百根、闹虱药、药虱药等。春、秋二季采挖，除去须根，洗净，置沸水中略烫或蒸至无白心，取出，晒干。

**炮制沿革**　百部炮制始载于

南北朝·雷敩《雷公炮炙论》："采得后……去心皮……用酒浸一宿，漉出，焙干，细锉用"。唐代有"熬"制（《外台秘要方》）。宋代增加炒制、炙制、焙制等方法，如"火炙"（《经史证类备急本草》）、"新瓦上炒"（《小儿药证直诀》）。明清时代又有"酒浸火炒"（《本草蒙筌》），"酒洗炒"（《医学入门》），"火炙酒渍饮之"（《本草原始》），"切片晒干炒取净末"（《得配本草》），"酒洗用"（《医宗说约》），"饭上蒸一次再炒""蒸焙"（《增广验方新编》）等炮制方法。现代常用蜜炙、炒制和酒炙等炮制方法。

**炮制方法**　①百部：除去杂质，洗净，润透，切厚片，干燥。②蜜百部：取炼蜜加适量开水稀释后，加入净百部拌匀，闷透，置锅内用文火炒至表面呈黄色，不粘手为度，取出放凉。每100kg百部片用炼蜜12.5kg。③炒百部：取净百部片，置锅内用文火炒至微黄色时，取出放凉。④酒百部：取百部片加黄酒拌匀，闷润，置锅内，用文火炒干。取出放凉。每100kg百部用酒10kg。

**饮片性状**　百部饮片呈不规则的类圆形厚片或不规则的条形斜片。周边淡棕黄色或灰白色，有深纵皱纹，切面灰白色或灰黄白色，角质样，有光泽。中央圆形，中柱扁缩，质韧软。气微，味甘、苦。炒百部形同百部片，表面黄色，偶有焦斑。蜜百部形如百部片，表面棕黄色或褐棕色，略带焦斑，稍有黏性，味甜。酒百部形同百部片，微黄色，略有焦香气。

**质量要求**　百部饮片水溶性浸出物不得少于50.0%。

**炮制作用**　百部性味甘、苦、

微温。归肺经。润肺下气止咳，杀虫。用于新久咳嗽，肺痨咳嗽，百日咳；外用于头虱、体虱、蛲虫病，阴痒症。生品有小毒，对胃有刺激性，内服用量不宜过大，以止咳化痰，灭虱杀虫见长，用于外感咳嗽，疥癣等。蜜炙百部可缓和对胃的刺激性，并增强润肺止咳的作用，用于阴虚劳嗽，痰中带血以及百日咳等。炒百部去燥性，降低毒性，减少对胃的刺激性，适用于脾胃虚弱患者。酒炙增强温性，提高杀虫灭虱作用，用于诸虫病及肺寒咳嗽。

（王成永）

dāngguī

**当归**（Angelicae Sinensis Radix）　伞形科植物当归 *Angelica sinensis*（Oliv.）Diels 的干燥根。别名干归、马尾当归、秦归、马尾归、云归、西当归、岷当归。秋末采挖，除去须根及泥沙，待水分稍蒸发后，捆成小把，上棚，用烟火慢慢熏干。

**炮制沿革**　当归炮制首见于南齐·龚庆宣整理的《刘涓子鬼遗方》中"炒"法的记载。唐代有切、酒浸法（《仙授理伤续断秘方》）。宋代有酒洗（《产育保庆集》），酒润、米拌炒（《圣济总录》），酒拌（《校注妇人良方》），酒炒（《卫生家宝产科备要》），醋炒（《博济方》）等法。明清增加了酒蒸（《本草汇》），酒煮（《本草述》），盐水炒（《普济方》），姜汁浸（《本草蒙筌》），姜汁炒（《医学入门》），米泔浸炒（《婴童百问》），土炒（《医宗金鉴》），制炭（《奇效良方》），黑豆汁制（《良朋汇集》），吴茱萸制（《本草经解要》），芍药汁制（《得配本草》）等法。现代常用酒炙、土炒、炒炭等炮制方法。

**炮制方法** ①当归（全当归）：取原药材，除去杂质，洗净，稍润，切薄片，晒干或低温干燥。筛去碎屑。②酒当归：取净当归片，用黄酒拌匀，稍闷润，待酒被吸尽后，置预热适度的炒制容器内，用文火加热，炒至深黄色，取出，晾凉。每100kg当归片用黄酒10kg。③土炒当归：将灶心土粉置预热适度的炒制容器内，用中火加热，炒至土呈灵活状态时，投入净当归片，炒至当归片上粘满细土时，取出，筛去土，放凉。每100kg当归片用灶心土粉30kg。④当归炭：取净当归片，置预热适度的炒制容器内，用中火加热，炒至微黑色，取出晾凉。

**饮片性状** 当归为圆形或类圆形薄片，黄白色或淡黄棕色，平坦，有裂隙，有黄棕色环纹，有多数棕色油点。质柔韧，香气浓郁，味甘辛，微苦。酒当归深黄色，略具焦斑，味甘、微苦，香气浓厚，有酒香气。土炒当归土黄色，具土香气。当归炭表面黑褐色，内部灰棕色，质枯脆，气味减弱，并带涩味。

**质量要求** 当归饮片水分不得过15.0%；总灰分不得过7.0%；酸不溶性灰分不得过2.0%；醇溶性浸出物，以70%乙醇作溶剂不得少于45.0%。酒当归饮片水分不得过10.0%；总灰分不得过7.0%；酸不溶性灰分不得过2.0%；醇溶性浸出物不得少于50.0%。

**炮制作用** 当归甘、辛，温。归肝、心、脾经。补血活血，调经止痛，润肠通便。生品质润，长于补血活血，调经止痛，润肠通便。用于血虚萎黄，眩晕心悸，月经不调，经闭痛经，虚寒腹痛，肠燥便秘，风湿痹痛，跌仆损伤，痈疽疮疡。酒炙当归活血通经的作用增强。多用于经闭痛经，风湿痹痛，跌打损伤。土炒当归入脾补血作用增强，又能缓和油润而不致滑肠。多用于血虚便溏，腹中时痛的患者。当归炒炭后，以止血补血为主。用于崩中漏下，月经过多。

（陆兔林）

ròuguì

**肉桂**（Cinnamomi Cortex） 樟科植物肉桂 Cinnamomum cassia Presl 的干燥树皮。别名牡桂、筒桂。多于秋季剥取，阴干。

**炮制沿革** 汉代有削法（《金匮玉函经》）。梁代有削去虚软甲错（《本草经集注》）的记载。唐代有熬法（《备急千金要方》）。宋代增加了酒洗（《疮疡经验全书》）、微炒（《太平惠民和剂局方》）、姜炙（《卫生家宝产科备要》）等法。明清时代又增加了炒黑（《寿世保元》）、焙制（《草本述钩元》）、炒焦（《吴鞠通医案》）等炮制方法。现代常用生饮片。

**炮制方法** ①肉桂：取原药材，除去杂质，刮去粗皮，捣成小碎块。②肉桂片：取原药材，略浸，中途淋水，润软，切极薄片，晒干。③肉桂粉：取原药材，除去杂质，刮去粗皮，打碎研粉，过60目筛。

**饮片性状** 肉桂呈不规则的碎块或薄片。外表面灰棕色，稍粗糙，有不规则的细皱纹及横向突起的小疤，有时有灰白色斑纹。内表面棕红色，平滑，有细纵纹，用指甲划时可见油痕。切面棕红色或紫红色，不平坦，两层间有一条黄棕色线纹。香气浓烈，味微甜、辣。肉桂粉呈紫棕色或红棕色粉末。油润。香气浓烈，味甜、辣。

**质量要求** 肉桂饮片水分不得过15.0%；总灰分不得过5.0%；含挥发油不得少于1.2%（ml/g）；含桂皮醛（$C_9H_8O$）不得少于1.5%。

**炮制作用** 肉桂辛、甘，大热。归肾、脾、心、肝经。补火助阳，引火归原，散寒止痛，活血通经。临床均生用。用于阳痿，宫冷，腰膝冷痛，虚寒吐泻，寒疝，奔豚，经闭痛经。炮制后使药材洁净，便于调剂。

（刘艳菊）

ròucōngróng

**肉苁蓉**（Cistanches Herba） 列当科植物肉苁蓉 Cistanche deserticola Y. C. Ma 或管花肉苁蓉 Cistanche tubulosa（Schrenk）Wight 的干燥带鳞叶的肉质茎。别名大芸、寸芸、苁蓉等。春季苗刚出土时或秋季冻土之前采挖，除去茎尖。切段，晒干。

**炮制沿革** 宋代有酒浸（《重修政和经史证类备用本草》）。清代有"水洗出盐味，别用净水煮"（《本草新编》）。现代常用酒制的炮制方法。

**炮制方法** ①肉苁蓉：取原药材，除去杂质，洗净，润透，切厚片，干燥。②酒苁蓉：取肉苁蓉片加黄酒拌匀，置密闭容器内，隔水炖至酒被吸尽，表面显黑色或灰黄色时取出。每100kg肉苁蓉用黄酒30kg。

**饮片性状** 肉苁蓉片呈不规则形的厚片。表面棕褐色或灰棕色。有的可见肉质鳞叶。切面有淡棕色或棕黄色点状维管束，排列成波状环纹。气微，味甜、微苦。管花肉苁蓉切面散生点状维管束。酒苁蓉形如肉苁蓉片。表面黑棕色，切面点状维管束，排列成波状环纹。质柔润。略有酒香气，味甜，微苦。酒管花苁蓉切面散生点状维管束。

**质量要求** 肉苁蓉和管花肉苁蓉饮片水分均不得过 10.0%；总灰分均不得过 8.0%；醇溶性浸出物以稀乙醇作溶剂肉苁蓉不得少于 35.0%，管花肉苁蓉不得少于 25.0%；肉苁蓉含松果菊苷（$C_{35}H_{46}O_{20}$）和毛蕊花糖苷（$C_{29}H_{36}O_{15}$）的总量不得少于 0.30%，管花肉苁蓉含松果菊苷和毛蕊花糖苷的总量不得少于 1.5%。酒肉苁蓉饮片质量要求同肉苁蓉饮片。

**炮制作用** 肉苁蓉味甘、咸，性温。归肾、大肠经。补肾助阳，润肠通便。生用以补肾止浊，润肠通便为主，可用于津枯便秘，肾亏尿浊。酒制后增强补肾助阳的作用，可用于肾虚阳痿，骨弱腰痛，宫冷不孕。

（胡昌江）

ròudòukòu

肉豆蔻（Myristicae Semen） 肉豆蔻科植物肉豆蔻 *Myristica fragrans* Houtt. 的干燥种仁。别名肉果、玉果。栽培约 7 年开始结果，每年夏季及冬季两次采摘成熟果实，除去果皮，剥去假种皮，再敲脱壳状种皮，取出种仁。

**炮制沿革** 南北朝有糯米作粉搜裹豆蔻，于煻灰中炮（《雷公炮炙论》）的记载。宋代首次出现面裹煨、醋面裹煨法（《太平圣惠方》），还增加了湿纸煨（《太平惠民和剂局方》），生姜汁和面裹煨（《小儿卫生总微方论》），炒黄、粟米煨（《洪氏集验方》），煨（《伤寒总病论》）等法。明代多沿用糯米裹煨或面裹煨熟，另外还增加有麦麸煨熟去皮、醋浸（《普济方》），取霜（《秘传证治要诀及类方》）等方法。清代在承袭宋代炮制的基础上，进一步提出面包捶去油（《良朋汇集》），

炮煨去油（《幼幼集成》），面煨、研去油（《玉楸药解》）的具体方法。现代常用麦麸煨、滑石粉煨、面裹煨等炮制方法。

**炮制方法** ①肉豆蔻：除去杂质，洗净，干燥。②麸煨肉豆蔻：取净肉豆蔻，加热麸皮，麸煨温度 150～160℃，约 15 分钟，至麸皮呈焦黄色，肉豆蔻呈棕褐色，表面有裂隙时取出，筛去麸皮，放凉。用时捣碎。每 100kg 肉豆蔻用麸皮 40kg。③面裹煨肉豆蔻：取面粉加适量水做成团块，再压成薄片，将肉豆蔻逐个包裹，或将肉豆蔻表面用水湿润，如水泛丸法包裹面粉，再湿润包裹至 3～4 层，晒至半干，投入已炒热的滑石粉锅内，适当翻动，至面皮呈焦黄色时取出，筛去滑石粉，放凉，剥去面皮。用时捣碎。每 100kg 肉豆蔻用面粉 50kg。④滑石粉煨肉豆蔻：将滑石粉置锅内，加热炒至灵活状态，投入肉豆蔻，翻埋至肉豆蔻呈深棕色并有香气飘逸时取出，筛去滑石粉，放凉。用时捣碎。每 100kg 肉豆蔻用滑石粉 50kg。

**饮片性状** 肉豆蔻为卵圆形或椭圆形，表面灰黄色或灰棕色，有的外被白粉。全体有纵行沟纹及不规则网状沟纹。质坚，断面显棕黄相杂的大理石样纹理，中间发白。具油性，气芳香而强烈，味辛辣而微苦。煨肉豆蔻形如肉豆蔻，表面为棕褐色，有裂隙。气香，味辛。

**质量要求** 肉豆蔻饮片水分不得过 10.0%；含挥发油不得少于 6.0%（ml/g）；每 1000g 含黄曲霉毒素 B，不得过 5μg，黄曲霉毒素 G₂、黄曲霉毒素 G₁、黄曲霉毒素 B₂和黄曲霉毒素 B₁总量不得过 10μg；含去氢二异丁香酚（$C_{20}H_{22}O_4$）不得少于 0.10%。麸

煨肉豆蔻水分不得过 10.0%；含挥发油不得少于 4.0%（ml/g）；含去氢二异丁香酚不得少于 0.080%。

**炮制作用** 肉豆蔻味辛，性温。归脾、胃、大肠经。温中行气、涩肠止泻。生品辛温气香，用于脾胃虚寒，久泻不止。煨制后可除去部分油质，免于滑肠，刺激性减小，增强了固肠止泻的功能。用于脘腹胀痛，食少呕吐。

（陈 红）

zhúrú

竹茹（Bambusae Caulis in Taenias） 禾本科植物青秆竹 *Bambusa tuldoides* Munro、大头典竹 *Sinocalamus beecheyanus*（Munro）McClure var. *pubescens* P. F. Li 或淡竹 *Phyllostachys nigra*（Lodd.）Munro var. *henonis*（Mitf.）Stapf ex Rendle 的茎秆的干燥中间层。别名竹子青、竹二青。全年均可采制，取新鲜茎，除去外皮，将稍带绿色的中间层刮成丝条，或削成薄片，捆扎成束，阴干。前者称"散竹茹"，后者称"齐竹茹"。

**炮制沿革** 宋代有炒焦（《太平圣惠方》）、微炒（《圣济总录》）的炮制方法。自明代以后有醋浸（《医宗金鉴》）、姜汁炒（《本草害利》）等炮制方法。现代常用姜炙的炮制方法。

**炮制方法** ①竹茹：取原药材，除去杂质，切段或揉成小团。②姜竹茹：取竹茹段或团，加姜汁拌匀，稍润，待姜汁被吸尽后，置炒制容器内，用文火加热，如烙饼法将两面烙至微黄色，取出晾凉。每 100kg 竹茹用生姜 10kg。

**饮片性状** 竹茹饮片为卷曲成团的不规则丝条或呈长条形薄片状。宽窄厚薄不等，浅绿色、黄绿色或黄白色。纤维性，体轻松，质柔韧，有弹性。气微，味

淡。姜竹茹饮片形如竹茹，表面黄色。微有姜香气。

**质量要求** 竹茹及姜竹茹饮片水分均不得超过 7.0%；水溶性浸出物均不得少于 4.0%。

**炮制作用** 竹茹味甘，微寒。归肺、胃经。清热化痰，除烦止呕。生品长于清热化痰，除烦止呕。多用于痰热咳嗽，胆火夹痰，烦热呕吐，惊悸失眠，中风痰迷，舌强不语，胃热呕吐，妊娠恶阻，胎动不安。姜炙后增强降逆止呕的作用，多用于呕吐、呃逆。

(窦志英)

## yánhúsuǒ

**延胡索**（Corydalis Rhizoma）罂粟科植物延胡索 *Corydalis yanhusuo* W. T. Wang 的干燥块茎。别名延胡、玄胡索、元胡索、元胡。夏初茎叶枯萎时采挖，除去须根，洗净，置沸水中煮至恰无白心时，取出，干燥。

**炮制沿革** 延胡索炮制首见于宋·王衮《博济方》记载的"炒制、醋炒制"法，宋代还有米炒制（《圣济总录》）、熬制（《重修政和经史证类备用本草》）、醋煮制（《济生方》）、盐炒制（《类编朱氏集验医方》）等法。明清以后，除沿用宋代的炮制方法外，增加有煨炒制（《普济方》）、醋纸包煨制（《医学纲目》）、醋润蒸制（《本草乘雅半偈》）、酒煮制（《医学入门》）等法。2015 年版《中华人民共和国药典》载有延胡索、醋延胡索。现代常用醋炙、醋蒸、醋煮、酒炙等炮制方法。

**炮制方法** ①延胡索：取原药材，洗净，稍浸、润透，切薄片，干燥。或洗净干燥后捣碎。②醋延胡索：取净延胡索碎粒或片，加入定量食醋拌匀，稍闷润，待醋被吸尽后，置预热适度的炒

制容器内，文火炒干，表面深黄色或黄褐色时，取出晾凉；取净延胡索，加入定量食醋与适量清水（以平药面为宜），煮至透心，醋液被吸尽时取出，晾至六成干，切薄片晒干，或晒干捣碎。每 100kg 延胡索用食醋 20kg。③酒延胡索：取延胡索片，加入定量的黄酒拌匀，闷润至酒被吸尽后，置炒至容器内，用文火加热，炒干，晾凉。筛去碎屑。每 100kg 延胡索用食醋 15kg。

**饮片性状** 延胡索为圆形薄片或不规则的碎颗粒。外表呈黄色或黄褐色，有不规则网状皱纹，片面黄色，角质样，具蜡样光泽。质硬而脆。气微，味苦。醋延胡索，深黄色或黄褐色，光泽不明显，略具醋气。酒延胡索略具酒气。

**质量要求** 延胡索和醋延胡索饮片水分均不得过 15.0%；总灰分均不得过 4.0%；醇溶性浸出物均不得少于 13.0%；按干燥品计算，含延胡索乙素（$C_{21}H_{25}NO_4$）均不得少于 0.040%。

**炮制作用** 延胡索味辛、苦，性寒。归肝、脾经。活血，利气，止痛。生品止痛有效成分不宜溶出，效果欠佳，故多制用。仅瘀滞疼痛选用生品。醋延胡索，行气止痛作用增强，广泛用于身体各部位的多种疼痛证候。酒延胡索以活血祛瘀，止痛为主。用于心血瘀滞所致的胸痛、胸闷、心悸，瘀血疼痛等。

(陆兔林)

## xuèjié

**血竭**（Draconis Sanguis） 棕榈科植物麒麟竭 *Daemonorops draco* Bl. 果实渗出的树脂经加工制成。别名血结、血力花、血竭花。采收外鳞片间充满红色树脂的成熟果实，充分干燥，加贝壳同入笼

中强力振摇，使松脆的树脂块脱落，筛去果实鳞片、杂质，用布包起，入热水中使软化成团，取出放凉。

**炮制沿革** 南北朝有"采无时""宜酒服""先研作粉重筛过，临使，安于丸散或膏中""勿与众药用捣"（《雷公炮炙论》）等论述。宋代有"细研为末，温酒调"（《太平圣惠方》）和猪脂（《重修政和经史证类备用本草》）等炮制方法。明代有煅存性（《本草经疏》）、阴干（《本草品汇精要》）等法。现代常净制后打碎或研粉生用。

**炮制方法** 取原药材，除去杂质，打成碎粒；或研成细末。

**饮片性状** 略呈类圆四方形或方砖形。表面暗红色，有光泽，附有因摩擦而成的红粉。质硬而脆，破碎面红色，粉末为砖红色。气微，味淡。在水中不溶，在热水中软化。

**质量要求** 血竭药材总灰分不得 6.0%；不得检出松香；醇不溶物不得过 25.0%；含血竭素（$C_{17}H_{14}O_3$）不得少于 1.0%。

**炮制作用** 血竭味甘、咸，性平。归心、肝经。活血定痛，化瘀止血，生肌敛疮。用于跌打损伤，心腹瘀痛，外伤出血，瘰疬，疮疡不敛。炮制后使药物洁净，便于调剂和制剂。

(王秋红)

## juémíngzǐ

**决明子**（Cassiae Semen） 豆科植物决明 *Cassia obtusifolia* L. 或小决明 *Cassia tora* L. 的干燥成熟种子。别名决明、草决明、马蹄决明等。秋季采收成熟果实，晒干，打下种子，除去杂质。

**炮制沿革** 决明子的炮制首见于梁·陶弘景《本草经集注》："火炙，作饮极香"的记载。唐代

有醋渍法（《备急千金要方》）。宋代有微炒法（《太平圣惠方》）。明清基本沿用炒法，但《握灵本草》记载了酒煮法。现代常用炒黄等炮制方法。

**炮制方法** ①决明子：取原药材，除去杂质，洗净，干燥。用时捣碎。②炒决明子：取净决明子，置炒制容器内，用武火加热，炒至颜色加深，断面浅黄色，爆鸣声减弱并有香气逸出时，取出。用时捣碎。

**饮片性状** 决明子略呈菱方形或短圆柱形，两端平行倾斜，表面绿棕色或暗棕色，平滑有光泽。一端较平坦，另端尖斜，背腹面各有1条突起的棱线，棱线两侧各有1条斜向对称而颜色较浅的线形凹纹。质坚硬。气微，味微苦。小决明呈短圆柱形，表面棱线两侧各有1片宽广的浅黄棕色带。炒决明子形如决明子，微鼓起，表面绿褐色或暗棕色，偶见焦斑。微有香气。

**质量要求** 决明子饮片水分不得过 15.0%；总灰分不得过 5.0%；每1000g 含黄曲霉毒素 $B_1$ 不得过 5μg，含黄曲霉毒素 $G_2$、黄曲霉毒素 $G_1$、黄曲霉毒素 $B_2$ 和黄曲霉毒素 $B_1$ 总量不得过 10μg；含大黄酚（$C_{15}H_{10}O_4$）不得少于 0.20%，橙黄决明素（$C_{17}H_{14}O_7$）不得少于 0.08%。炒决明子饮片水分不得过 12.0%；总灰分不得过 6.0%；含大黄酚不得少于 0.12%，橙黄决明素不得少于 0.08%。

**炮制作用** 决明子味甘、苦、咸，性微寒。归肝、大肠经。清热明目，润肠通便。生品长于清肝热，润肠燥。用于目赤涩痛，羞明多泪，大便秘结。炒后能缓和寒泻之性，有平肝养肾的功效。可用于头痛眩晕，目暗不明。

（陈 红）

dēngxīncǎo

**灯心草**（Junci Medulla） 灯心草科植物灯心草 *Juncus effusus L.* 的干燥茎髓。别名灯草、灯心。夏末至秋季割取茎，晒干，取出茎髓，理直，扎成小把。

**炮制沿革** 宋代有烧炭法（《重修政和经史证类备用本草》）。清代有煅炭法，有"灯草最难成炭，一烧即过，要能得炭，必紧扎作一把，令实塞入罐内，固济煅之，罐红为度。待冷取出方有存性黑炭"（《本草述》）的记载，还有朱砂染法（《温热经纬》）。现代常用煅炭（见暗煅）等炮制方法。

**炮制方法** ①灯心草：取原药材，除去杂质，剪成段。②灯心草炭：取净灯心草，扎成小把，置煅锅内，上扣一口径较小的锅，接合处用盐泥封固，在扣锅上压一重物，并贴一条白纸或放数粒米，用武火加热，煅至纸条或大米成深黄色时停火，待锅凉后，取出。

**饮片性状** 灯心草为细圆形条状，长 40～60mm，表面白色或黄白色，有细纵纹。体轻质软，略有弹性。无臭，味淡。灯心草炭呈炭黑色，有光泽。质轻松，易碎。

**质量要求** 灯心草饮片水分不得过 11.0%；总灰分不得过 5.0%；醇溶性浸出物，以稀乙醇作溶剂不得少于 5.0%。

**炮制作用** 灯心草味甘、淡，性微寒。归心、肺、小肠经。清心火、利小便。灯心草长于利水通淋。用于心烦失眠，尿少涩痛，口舌生疮。灯心草炭凉血止血，清热敛疮。外用治咽痹，乳蛾，阴疳。

（胡昌江）

fángjǐ

**防己**（Stephaniae Tetrandrae Radix） 防己科植物粉防己 *Stephania*

*tetrandra S. Moore* 的干燥根。别名解离、载君行、石解、汉防己、瓜防己、粉防己、石蟾蜍、长根金不换等。秋季采挖，洗净，除去粗皮，晒至半干，切段，个大者再纵切，干燥。

**炮制沿革** 防己始载于《神农本草经》"一名解离，生川谷"，其炮制方法首见于南北朝刘宋·雷敩《雷公炮炙论》"净制"的记载。宋代有"锉碎"（《卫生家宝产科备要》），"酒拌"（《校注妇人良方》）。元代有"去皮用"（《汤液本草》）。明清时期又有"酒浸"（《奇效良方》）、"酒洗，焙"（《医学纲目》）、"酒浸，微焙"（《外科正宗》）、"酒洗"（《得配本草》）等炮制方法。现代多切制后生用及炒用。

**炮制方法** ①防己：除去杂质，稍浸，洗净，润透，切厚片，干燥。②炒防己：取净防己片，置锅内用文火加热，炒至微黄色，偶有焦斑，取出，放凉。③麸炒防己：将锅烧热，撒入麦麸或蜜麸，至冒烟时，投入净防己片，拌炒至防己片表面呈黄色时，取出，筛去麦麸，放凉。

**饮片性状** 防己呈类圆形或半圆形的厚片。外表皮淡灰黄色。切面灰白色，粉性，有稀疏的放射状纹理。气微，味苦。炒防己形如防己片，表面微黄色。

**质量要求** 防己饮片水分不得过 12.0%；总灰分不得过 4.0%；醇溶性浸出物以甲醇作溶剂不得少于 5.0%；按干燥品计算，含粉防己碱（$C_{38}H_{42}N_2O_6$）和防己诺林碱（$C_{37}H_{40}N_2O_6$）的总量不得少于 1.4%。

**炮制作用** 防己性味苦，寒。归膀胱、肺经。利水消肿，祛风止痛。用于水肿脚气，小便不利，湿疹疮毒，风湿痹痛，高血压炒防己和麸炒防己缓和药性。

（王成永）

fángfēng

## 防风（Saposhnikoviae Radix）

伞形科植物防风 *Saposhnikovia divaricata*（Turcz.）Schischk. 的干燥根。别名铜芸、回云、回草、百枝、百韭、百种、屏风、风肉等。春、秋二季采挖未抽花茎植株的根，除去须根和泥沙，晒干。

**炮制沿革** 防风始载于《神农本草经》，其炮制方法首见于唐·孙思邈《银海精微》"去芦"的记载。宋代有焙制（《小儿药证直诀》）、炙制（《重修政和经史证类备用本草》）、酒制（《圣济总录》）、麸炒制（《类编朱氏集验医方》）。明代增加了蜜炙、醋煮（《普济方》），炒制（《外科启玄》）等法。清代在辅料制方面又增加了酒拌炒（《医宗金鉴》）、黄芪汁拌（《女科要旨》）、蜜水炒（《外科证治全书》）等炮制方法，并提出"止汗麸炒"（《得配本草》）的理论。现代常用净制、炒制、制炭、蜜炙等炮制方法。

**炮制方法** ①防风：取原药材，除去杂质，洗净，润透，切厚片，干燥。②炒防风：取防风片，置炒制容器内，用中火加热，炒至表面深黄色、微有焦斑，取出，晾凉，筛去碎屑。③防风炭：取防风片，置炒制容器内，用武火加热，炒至表面黑色，内部呈黑褐色，喷少许清水，灭尽火星，取出，晾干。

**饮片性状** 防风饮片为圆形或椭圆形的厚片。外表皮灰棕色，有纵皱纹，有的可见横长皮孔样突起、密集的环纹或残存的毛状叶基。切面皮部浅棕色，有裂隙，木部浅黄色，具放射状纹理。气特异，味微甘。炒防风形如防风片，表面深黄色，略具焦斑。防风炭表面黑色，内部棕褐色或棕色。气焦香，味带苦涩。

**质量要求** 防风饮片水分不得过 10.0%；总灰分不得过 6.5%；酸不溶性灰分不得过 1.5%；醇浸出物不得少于 13.0%；含升麻素苷（$C_{22}H_{28}O_{11}$）和 5-O-甲基维斯阿米醇苷（$C_{22}H_{28}O_{10}$）的总量不得少于 0.24%。

**炮制作用** 防风味辛、甘，性微温。归膀胱、肝、脾经。生品辛散力强，长于解表祛风，胜湿，止痉。用于外感风寒，风湿痹痛，关节疼痛，风疹，湿疹，皮肤瘙痒，破伤风等证。炒防风辛散力减弱，大剂量有良好的止泻作用。用于泄泻，或久泻不止。防风炭辛散之力甚微，长于止血。用于崩漏，月经过多等出血证。

（吴纯洁）

hóngdàjǐ

## 红大戟（Knoxiae Radix）

茜草科植物红大戟 *Knoxia valerianoides* Thorel et Pitard 的干燥块根。别名紫大戟、红牙大戟、广大戟、南大戟、红其根、红牙戟、土人参等。秋、冬二季采挖，除去须根，洗净，置沸水中略烫，干燥。

**炮制沿革** 红大戟药用始载于近代陈仁山主编的药学著作《药物出产辨》，名红芽大戟。据考，红芽大戟之"芽"应为"牙"，为误用大戟科京大戟的别称，因而两者常混用。现代主要有净制、醋炙等炮制方法。

**炮制方法** ①红大戟：取原药材，除去杂质，洗净，润透，切厚片，干燥。②醋红大戟：取净红大戟置锅内，加入米醋和适量水，浸润 1～2 小时，用文火加热，煮至醋液被吸尽，取出，晾至六七成干时，切厚片，干燥。或取净红大戟片，用米醋拌匀，闷润至透，置锅内，用文火加热，炒干，取出放凉。每 100kg 红大戟用米醋 20kg。

**饮片性状** 红大戟饮片为不规则类圆形或长圆形厚片，直径 0.6～1.2cm，厚 0.2～0.4cm。切面中心木部棕黄色，周围皮部红褐色。周边粗糙，呈红褐色或红棕色。质地坚韧。气微，味甘、微辛。醋红大戟形同红大戟片，色泽加深，微有醋香气。

**质量要求** 饮片水分不得过 11.0%；总灰分不得过 15.0%；酸不溶性灰分不得过 4.0%；醇溶性浸出物不得少于 7.0%；含 3-羟基巴戟醌（$C_{15}H_9O_6$）不得少于 0.030%，含芦定西（$C_{15}H_{10}O_6$）应为 0.04%～0.15%。

**炮制作用** 红大戟味苦，性寒；有小毒。归肺、脾、肾经。生品泻水逐饮，消肿解毒散结。用于水肿胀满，痰饮喘急，痈疮肿毒等证。醋制后能降低毒性，缓和峻泻作用。

（王成永）

màidōng

## 麦冬（Ophiopogonis Radix）

百合科植物麦冬 *Ophiopogon japonicus*（L. f）KerGawl. 的干燥块根。别名麦门冬。夏季采挖，洗净，反复暴晒、堆置，至七八成干，除去须根，干燥。

**炮制沿革** 汉代有去心法（《金匮玉函经》）。梁代有切法（《本草经集注》）。唐代有取汁、煮制（《备急千金要方》），熬制（《外台秘要方》）。宋代有焙、微炒（《太平圣惠方》），去皮法（《产育宝庆集》）。元代有汤浸、酒浸法（《汤液本草》）。明增加了盐炒（《寿世保元》），微润、抽去心（《普济方》），水润略蒸去心，姜汁润（《仁术便览》）等法。清代有姜汁炒（《医宗说约》）、糯米拌炒（《幼幼集成》）、酒浸、糯米拌蒸（《得配本草》）、炒焦（《医学从众录》）、辰砂拌（《本草利害》）、青黛拌（《医醇賸义》）等法。现代常用朱砂制、炒黄、米炒、蜜炙等炮制方法。

**炮制方法** ①麦冬：除去杂质，洗净，润透，轧扁，干燥。②朱麦冬：取净麦冬，喷水少许，微润，加朱砂细粉，拌匀，晾干。每100kg麦冬用朱砂粉2kg。③炒麦冬：取麦冬置热锅中，用文火炒制表面膨胀发松，呈老黄色，带焦斑为度，取出，放凉。④米炒麦冬：先将米撒于锅内，待米冒烟时，倒入麦冬，用文火炒至米呈焦黑色，麦冬呈黄色或微带焦斑为度，取出，筛去米，放凉。每100kg麦冬用米12kg。⑤蜜麦冬：先将蜂蜜置锅内，加热至沸，倒入麦冬，用文火炒制老黄色，不粘手为度，取出，放凉。每100kg麦冬用炼蜜12kg。

**饮片性状** 麦冬呈扁纺锤形，两端略尖。表面呈黄白色或淡黄色，有细纵纹。质柔韧。断面黄白色，半透明，中柱细小，淡黄色。气微香，微甘。朱麦冬形如麦冬，表面红色，外被朱砂细粉。炒麦冬为老黄色，有焦斑。米炒麦冬为黄色，偶有焦斑。蜜麦冬为老黄色。

**质量要求** 麦冬饮片水分不得过18.0%；总灰分不得过5.0%；水溶性浸出物不得少于60.0%；含麦冬总皂苷以鲁斯可皂苷元（$C_{27}H_{42}O_4$）计，不得少于0.12%。

**炮制作用** 麦冬甘、微苦，微寒。归心、肺、胃经。养阴生津，润肺清心。用于阴虚痨嗽，喉痹咽痛，津伤口渴，内热消渴，心烦失眠，肠燥便秘。生品长于养阴生津，润肺止咳。朱砂制可

增强其清心、除烦、安神的作用。炒、米炒麦冬微去其寒性。蜜炙能增强其润肺止咳的作用。

（刘艳菊）

**màiyá**

**麦芽**（Hordei Fructus Germinatus） 禾本科植物大麦 *Hordeum vulgare* L. 的成熟果实经发芽干燥的炮制加工品。别名大麦芽、麦蘖。全年可生产。将麦粒用水浸泡后，保持适宜温、湿度，待幼芽长至约5mm时，晒干或低温干燥。

**炮制沿革** 晋代有熬（炒）令黄香（《肘后备急方》）的方法。唐代有微炒（《备急千金要方》）、炒黄（《外台秘要方》）等法。宋代亦微炒黄（《太平圣惠方》）。元代有焙法（《活幼心书》）。明代有巴豆炒（《普济方》）、发芽（《本草品汇精要》）、炒熟（《宋氏女科秘书》）、煨（《景岳全书》）等炮制方法。清代有炒黑（《得配本草》）、炒焦（《本草害利》）的方法。现代常用炒黄、炒焦等炮制方法。

**炮制方法** ①麦芽：取成熟饱满的净大麦，用水浸泡至六七成透，置能排水的容器内，盖好，每日淋水2~3次，保持湿润，待叶芽长至约5mm时，取出晒干或低温干燥。出芽率不得少于85%。②炒麦芽：取净麦芽，置炒制容器内，用文火加热，炒至表面棕黄色，取出晾凉，筛去灰屑。③焦麦芽：取净麦芽，置炒制容器内，用中火加热，炒至有爆声，表面呈焦褐色，取出晾凉，筛去灰屑。

**饮片性状** 麦芽呈梭形，长8~12mm，直径3~4mm。表面淡黄色，背面为外稃包围，具5脉，先端长芒已断落；腹面为内稃包

围。除去内外稃后，腹面有1条纵沟；基部胚根处生出幼芽及须根，幼芽长披针状条形，长约5mm。须根数条，纤细而弯曲。质硬，断面白色，粉性。气微，味微甘。炒麦芽形如麦芽，表面棕黄色，偶有焦斑。有香气，味微苦。焦麦芽形如麦芽，表面焦褐色，有焦斑。有焦香气，味微苦。

**质量要求** 麦芽饮片水分不得过13.0%；总灰分不得过5.0%；出芽率不得少于85%。炒麦芽水分不得过12.0%；总灰分不得过4.0%。焦麦芽水分不得过10.0%；总灰分不得过4.0%。

**炮制作用** 麦芽甘，平。归脾、胃经。行气消食，健脾开胃，回乳消胀。生品消食和胃通乳。炒麦芽性偏温而气香，行气消食回乳。焦麦芽性偏温而味甘微涩，消食化滞，止泻。用于食积不消，脘腹胀痛，泄泻。

（王祝举）

**yuǎnzhì**

**远志**（Polygalae Radix） 远志科植物远志 *Polygala tenuifolia* Willd. 或卵叶远志 *Polygala sibirica* L. 的干燥根。别名葽绕、蕀蒬、棘菀、细草、小鸡腿、小鸡眼、小草根。春、秋二季采挖，除去须根及泥沙，晒干。

**炮制沿革** 远志炮制首见于南北朝·雷敩《雷公炮炙论》收载的"用时须去心，若不去心，服之令人闷"，并沿用至今。宋代有炒黄，甘草煮、姜汁炒（《普济本事方》），酒蒸（《太平惠民和剂局方》）等法。明代还有米泔浸（《普济方》）、甘草水和黑豆煮去骨后姜汁炒（《医学入门》）、猪肝汁煮后姜汁制（《增补万病回春》）等法。清代增加了炙（《医宗金鉴》）、炒炭

（《类证治裁》）等方法。现代有炒、蒸、煮、蜜炙、甘草制等炮制方法。

**炮制方法** ①远志：除去杂质，略洗，润透，切段，干燥。②制远志：取甘草，加适量水煎汤，去渣，加入净远志，用文火煮至汤吸尽，取出，干燥。每100kg远志用甘草6kg。③蜜远志：制远志加入炼蜜与少许开水，拌匀，稍闷，放锅内炒至不粘手，取出晾凉。每100kg制远志加炼蜜20kg。

**饮片性状** 远志饮片呈圆柱形的段。外表皮灰黄色至灰棕色，有横皱纹。切面棕黄色，中空。气微，味苦、微辛，嚼之有刺喉感。制远志形如远志段，表面黄棕色。味微甜。蜜远志形如远志段，色泽加深，味甜。

**质量要求** 远志饮片水分不得过 12.0%；总灰分不得过 6.0%；醇溶性浸出物不得少于 30.0%；含细叶远志皂苷（$C_{36}H_{56}O_{12}$）不得少于2.0%，含远志𫆻酮Ⅲ（$C_{25}H_{28}O_{15}$）不得少于 0.15%，含 3，6'-二芥子酰基蔗糖（$C_{36}H_{46}O_{17}$）不得少于 0.50%。制远志饮片水分不得过 12.0%；总灰分不得过 6.0%；酸不溶性灰分不得过 3.0%；醇溶性浸出物不得少于 30.0%；含细叶远志皂苷不得少于2.0%，含远志𫆻酮Ⅲ 不得少于 0.10%，含 3，6'-二芥子酰基蔗糖不得少于 0.30%。

**炮制作用** 远志苦、辛，温。归心、肾、肺经。生品"戟人咽喉"，多外用。用于痈肿疮毒，乳房肿痛，外用涂敷。甘草水炙"以甘缓之，使上发也"，既缓其燥性，又消除麻味，以安神益智为主。用于心神不安，惊悸，失眠，健忘。蜜炙后增强化痰止咳

作用，常与杏仁、甘草、桔梗等同用，能增强化痰止咳作用。可用于咳嗽痰多，难咳出者。

（王成永）

chìsháo

**赤芍**（Paeoniae Radix Rubra）毛茛科植物芍药 *Paeonia lactiflora* Pall. 或川赤芍 *Paeonia veitchii* Lynch 的干燥根。别名木芍药、红芍药、赤芍药、草芍药、臭牡丹根。春、秋二季采挖，除去根茎、须根及泥沙，晒干。

**炮制沿革** 赤芍炮制首见于唐·孙思邈《银海精微》收载的"热水泡"。唐代有酒制（《仙授理伤续断秘方》）。宋代有烧灰（《太平圣惠方》）、焙制（《洪氏集验方》）、炒制（《校注妇人良方》）、煮制（《女科百问》）等。元代有"泔浸去油，用川椒、葱白煮令黑色，焙用"（《本草备要》）等方法，还提出了"今人多生用，惟避中寒以酒炒，入女人血分药以醋炒"（《本草述钩元》）的观点。现代常用炒黄、酒炙等炮制方法。

**炮制方法** ①赤芍：取原药材，除去杂质，分开大小，洗净，润透，切厚片，干燥，筛去碎屑。②炒赤芍：取赤芍片，置预热适度的炒制容器中，用文火加热，炒至颜色加深，取出晾凉，筛去碎屑。③酒赤芍：取赤芍片，加黄酒拌匀，稍闷，待酒被吸尽后，置预热适度的炒制容器中，用文火加热，炒至微黄色，取出晾凉，筛去碎屑。

**饮片性状** 赤芍饮片为类圆形厚片。表面粉白色或粉红色，中心有放射状纹理，皮部窄，周边灰褐色。质硬而脆，味微苦。炒赤芍颜色加深，偶有焦斑。酒赤芍微黄色，略有酒气。

**质量要求** 赤芍饮片含芍药

苷（$C_{23}H_{28}O_{11}$）不得少于 1.5%。

**炮制作用** 赤芍味苦，性微寒。归肝经。生品清热凉血，散瘀止痛。用于热入营血，温毒发斑，吐血衄血，目赤肿痛，肝郁胁痛，经闭痛经，癥瘕腹痛，跌仆损伤，痈肿疮疡。炒赤芍药性缓和，活血止痛而不寒中。用于瘀滞疼痛。酒赤芍缓和寒性，以活血散瘀见长，清热凉血作用甚弱。多用于经闭或痛经，跌打损伤。

（吴纯洁）

yuánhuā

**芫花**（Genkwa Flos） 瑞香科植物芫花 *Daphne genkwa* Sieb. et Zucc. 的干燥花蕾。别名杜芫、老鼠花、棉花条、头痛花、药鱼草、黄阳花、野丁香花、山麻皮、金腰带。春季花未开时采收，除去杂质，干燥。

**炮制沿革** 芫花从宋代开始采用醋制的方法。历代主要有醋炒、醋煮、醋泡焙等方法。现代多用醋炙和醋煮。2015 年版《中华人民共和国药典》收载有生芫花和醋炙芫花。

**炮制方法** ①生芫花：取原药材，除去杂质及梗、叶，筛去灰屑。②醋芫花：取净芫花，加醋拌匀，闷透，置锅内，用文火炒至微干，取出干燥。每 100kg 芫花用米醋 30kg。或取净芫花置锅内，加入醋与适量水，用文火煮至醋水尽时，取出晾干。每100kg 芫花用醋 50kg。

**饮片性状** 生芫花为小棒槌状，多弯曲，花被筒表面淡紫色或灰绿色，密被短柔毛，先端 4 裂，裂片淡紫色或黄棕色。质软。气微，味甘、微辛。醋芫花花被筒表面淡紫色或灰绿色，微有醋气，味微酸辣。

**质量要求** 芫花饮片醇溶性

浸出物，以稀乙醇作溶剂不得少于 20.0%；含芫花素（$C_{16}H_{12}O_5$）不得少于 0.20%。

**炮制作用** 芫花味苦、辛，性温；有毒。归肺、脾、肾经。泻水逐饮，解毒杀虫。生品有毒，峻泻逐水力较猛，较少内服用。用于水肿胀满，胸腹积水，痰饮积聚，气逆喘咳，二便不利。外治疥癣秃疮，冻疮。醋炙后，能降低毒性，缓和泻下作用和腹痛症状。

（王成永）

huājiāo

**花椒**（Zanthoxyli Pericarpium）芸香科植物青椒 *Zanthoxylum schinifolium* Sieb. et Zucc. 或花椒 *Zanthoxylum bungeanum* Maxim. 的干燥成熟果皮。别名山椒、川椒、红椒、蜀椒、大红袍。秋季采收成熟果实，晒干，除去种子和杂质。

**炮制沿革** 汉代有炒去汗（《金匮要略方论》）的方法，并为历代沿用。晋代有"熬令黄"（《肘后备急方》）的记载。南北朝时期有酒拌蒸（《雷公炮炙论》）的方法。梁代用熬法（《本草经集注》）。唐代有微熬令汗出（《新修本草》）、火炮（《食疗本草》）、醋浸（《食医心鉴》）等炮制方法。宋代有醋浸（《太平圣惠方》），醋煮、火熨（《重修政和经史证类备用本草》），酒醋制（《圣济总录》），炒出汗（《普济本事方》）和焙（《校注妇人良方》）等法。明代广泛地采用辅料炮制，有隔纸炒、去油、酒闷（《普济方》），甘草煮（《秘传证治要诀及类方》），酒蒸（《医学入门》），阿胶醋制（《证治准绳》）等炮制方法。清代则有炒出汗（《握灵本草》），面炒（《食物本草会纂》），烘制

（《本草纲目拾遗》），炒熟、酒蒸、盐炙（《得配本草》），炒炭（《吴鞠通医案》）等方法。现代常用清炒法。

**炮制方法** ①花椒：取原药材，除去椒目、果柄及杂质。②炒花椒：取净花椒，置炒制容器内，用文火加热，炒至颜色加深，有香气，呈油亮光泽（出汗），取出晾凉。

**饮片性状** 青椒多为 2~3 个上部离生的小蓇葖果，集生于小果梗上，蓇葖果球形，沿腹缝线开裂，直径 3~4mm。外表面灰绿色或暗绿色，散有多数油点及细密的网状隆起皱纹；内表面类白色，光滑。内果皮常由基部与外果皮分离。残存种子呈卵形，长 3~4mm，直径 2~3mm，表面黑色，有光泽。气香，味微甜而辛。花椒蓇葖果多单生，直径 4~5mm。外表面紫红色或棕红色，散有多数疣状突起的油点，直径 0.5~1mm，对光观察半透明；内表面淡黄色。香气浓，味麻辣而持久。炒花椒外表面焦黄色或棕褐色，内表面深黄色，香气浓郁。

**质量要求** 花椒饮片含挥发油不得少于 1.5%（ml/g）。

**炮制作用** 花椒味辛，性温。归脾、胃、肾经。温中止痛，杀虫止痒。生品辛温之性甚强，外用杀虫止痒作用甚佳。炒花椒可减毒，辛散作用稍弱，长于温中散寒，驱虫止痛。

（王祝举）

jièzǐ

**芥子**（Sinapis Semen）十字花科植物白芥 *Sinapis alba* L. 或芥 *Brassica juncea*（L.）Czern. et Coss. 的干燥成熟种子。前者习称"白芥子"，后者习称"黄芥子"。别名芥菜子、霜不老、青菜子。夏末秋初果实成熟时采割植株，

晒干，打下种子，除去杂质。

**炮制沿革** 唐代有蒸熟（《备急千金要方》）和微熬（《外台秘要方》）的方法。宋代有微炒和"炒熟，勿令焦"（《重修政和经史证类备用本草》）的要求。明代有微炒（《医学入门》）和炒黑（《炮炙大法》）的方法。清代炒后研末用者较广泛（《医宗说约》等）。现代常用清炒法。

**炮制方法** ①芥子：取原药材，洗净，干燥。用时捣碎。②炒芥子：取净芥子，置炒制容器内，用文火加热，炒至有爆裂声，呈深黄色或深棕黄色，并散出香辣气为度，取出晾凉。用时捣碎。

**饮片性状** 白芥子呈球形，直径 1.5~2.5mm。表面灰白色或淡黄色，具细微的网纹，有明显的点状种脐。种皮薄而脆，破开后内有白色折叠的子叶，有油性。气微，味辛辣。黄芥子较小，直径 1~2mm。表面黄色至棕黄色，少数呈暗红棕色。研碎后加水湿润，则产生辛烈的特异臭气。炒芥子形如芥子，表面淡黄色至深黄色（炒白芥子），或深黄色至棕褐色（炒黄芥子），偶有焦斑。有香辣气。

**质量要求** 芥子饮片水分不得过 14.0%；总灰分不得过 6.0%；水溶性浸出物不得少于 12.0%；含芥子碱以芥子碱硫氰酸盐（$C_{16}H_{24}NO_5 \cdot SCN$）计，不得少于 0.50%。炒芥子水分不得过 8.0%；总灰分不得过 6.0%；水溶性浸出物不得少于 12.0%；含芥子碱以芥子碱硫氰酸盐计，不得少于 0.40%。

**炮制作用** 芥子味辛，性温。归肺经。温肺豁痰，利气散结，通络止痛。生品力猛，辛散作用和通络散结作用强。炒后可缓和

辛散走窜之性，以免耗气伤阴，并善于顺气豁痰，且能提高煎出效果。

（王祝举）

## cāngzhú

**苍术**（Atractylodis Rhizoma） 菊科植物茅苍术 Atractylodes lancea (Thunb.) DC. 或北苍术 Atractylodes chinensis (DC.) Koidz. 的干燥根茎。别名赤术、马蓟、青术、仙术。春、秋二季采挖，除去泥沙，晒干，撞去须根。

**炮制沿革** 苍术始载于《神农本草经》，列为上品，其炮制首见于唐·孙思邈《银海精微》收载的"浸炒""用米泔水浸，一日一换，水浸炒干用。"唐代还有米泔浸炒、醋煮（《仙授理伤续断秘方》）等炮制方法。宋代有东流水浸焙、麸炒（《圣济总录》），米泔青盐并制（《小儿卫生总微方论》）等法。金元时代有盐炒、酒煮（《儒门事亲》），酒醋并制（《瑞竹堂经验方》）等炮制方法。明代有制炭、蒸法、露制、茱萸制（《普济方》），土米泔并制、姜制（《仁术便览》），桑葚制（《景岳全书》），米泔牡蛎制（《济阴纲目》）等方法。清代增加了九蒸九晒法《医方集解》、土炒法《本草述》。现代有净制、米泔水制、炒焦、麸炒、土炒、盐制、制炭等炮制方法。

**炮制方法** ①苍术：除去杂质，洗净，润透，切厚片，干燥。②米泔制苍术：取净苍术片，用米泔水浸泡片刻，取出，置锅内，用文火炒干，取出放凉。③麸炒苍术：取麸皮，撒在热锅中，加热至冒烟时投入苍术片，迅速翻动，炒至表面深黄色，取出，筛去麸皮，放凉。④焦苍术：取净苍术片，置锅内，用武火加热，炒至表面焦褐色，取出放凉，筛去灰屑。

**饮片性状** 苍术片呈不规则类圆形或条形厚片。外表皮灰棕色至黄棕色，有皱纹，有时可见根痕。切面黄白色或灰白色，散有多数橙黄色或棕红色油室，有的可析出白色细针状结晶。气香特异，味微甘、辛、苦。米泔制苍术形如苍术片，表面带有黄色斑或显土黄色。略有香气。麸炒苍术形如苍术片，表面深黄色，散有多数棕褐色油室。有焦香气。焦苍术形如苍术片，表面焦褐色。

**质量要求** 苍术饮片水分不得过 11.0%；总灰分不得过 5.0%；含苍术素（$C_{13}H_{10}O$）不得少于 0.30%。麸炒苍术水分不得过 10.0%；总灰分不得过 5.0%；含苍术素不得少于 0.20%。

**炮制作用** 苍术味辛、苦，性温。归脾、胃、肝经。生品温燥而辛烈，化湿和胃之力强，能走表祛风湿。用于风湿痹痛，感冒夹湿，湿温发热，脚膝疼痛。米泔制苍术功同生品，经米泔水浸泡后能缓和燥性，降低辛烈温燥之性，增强补脾和中的作用。麸炒后缓和燥性，气变芳香，健脾燥湿作用增强。用于脾胃不和，痰饮停滞，青盲雀目。炒焦后辛燥之性大减，以固肠止泻为主，用于脾虚泄泻，久痢，或妇女的淋带白浊等证。

（王成永）

## cāng'ěrzǐ

**苍耳子**（Xanthii Fructus） 菊科植物苍耳 Xanthium sibiricum Patr. 的干燥成熟带总苞的果实。别名枲耳实、野茄子、刺儿棵、老苍子、苍耳蒺藜、芦青株、粘粘葵。秋季果实成熟时采收，干燥，除去梗、叶等杂质。

**炮制沿革** 南北朝有黄精同蒸法（《雷公炮炙论》）。唐代有烧灰（《备急千金要方》）的方法。宋代有烧灰、微炒（《太平圣惠方》），炒香去刺（《重修政和经史证类备用本草》），焙制（《急救仙方》）等法。明代炒法和蒸法较常用，有酥制（《普济方》）、微炒存性（《医学纲目》）、黄精汁蒸（《医学入门》）、单蒸（《炮炙大法》）、炒熟去刺及酒拌蒸等炮制方法。清代有炒捶碎（《本草乘雅半偈》）和炒香浸酒（《本草述》）等方法。现代常用清炒法。

**炮制方法** ①苍耳子：取原药材，除去杂质。用时捣碎。②炒苍耳子：取净苍耳子，置炒制容器内，用中火加热，炒至表面黄褐色刺焦时取出，晾凉，碾去刺，筛净。用时捣碎。

**饮片性状** 苍耳子呈纺锤形或卵圆形，长 1～1.5cm，直径 0.4～0.7cm。表面黄棕色或黄绿色，全体有钩刺，顶端有 2 枚较粗的刺，分离或相连，基部有果梗痕。质硬而韧，横切面中央有纵隔膜，2 室，各有 1 枚瘦果。瘦果略成纺锤形，一面较平坦，顶端具 1 突起的花柱基，果皮薄，灰黑色，具纵纹。种皮膜质，浅灰色，子叶 2 片，有油性。气微，味微苦。炒苍耳子形如苍耳子，表面黄褐色，有刺痕。微有香气。

**质量要求** 苍耳子饮片水分不得过 12.0%；总灰分不得过 5.0%；含羟基苍术苷（$C_{31}H_{48}O_{16}S_2$）不得过 0.35%；含绿原酸（$C_{16}H_{18}O_9$）不得少于 0.25%。炒苍耳子水分不得过 10.0%；总灰分不得过 5.0%；含苍水苷（$C_{30}H_{48}O_{16}S_2$）应为 0.10%～0.30%；含绿原酸不得少于 0.25%。

**炮制作用** 苍耳子性味辛、

苦，温；有小毒。归肺经。通鼻窍，散风湿，止痛。生品以消风止痒力强。炒后可减毒，长于通鼻窍，祛湿止痛。

（王祝举）

qiànshí

## 芡实（Euryales Semen）

睡莲科植物芡 *Euryale ferox* Salisb. 的干燥成熟种仁。别名鸡头米、鸡头莲、刺莲。秋末冬初采收成熟果实，除去果皮，取出种子，洗净，再除去硬壳（外种皮），晒干。

**炮制沿革** 唐代有"蒸后晒干、去皮取仁"（《食疗本草》）的方法。宋代仍用蒸法（《济生方》）。明代则用炒制（《景岳全书》）和防风汤浸（《本草纲目》）的方法。清代沿用炒法（《医宗说约》），并有"甘平炒温"（《本草正义》）的记述。现代常用清炒法、麸炒等炮制方法。

**炮制方法** ①芡实：取原药材，除去杂质及残留硬壳。用时捣碎。②麸炒芡实：取麦麸撒入热锅内，用中火加热，待麦麸冒烟时，投入净芡实，拌炒至表面呈微黄色时取出，筛去麦麸，晾凉。用时捣碎。③炒芡实：取净芡实，置炒制容器内，用文火加热，炒至淡黄色，取出晾凉。用时捣碎。

**饮片性状** 芡实呈类球形，多为破粒，完整者直径 5~8mm。表面有棕红色内种皮，一端黄白色，约占全体1/3，有凹点状的种脐痕，除去内种皮显白色。质较硬，断面白色，粉性。气微，味淡。麸炒芡实表面微黄色或黄色，略有香气。炒芡实表面淡黄色至黄色，偶有焦斑。

**质量要求** 芡实饮片水分不得过 14.0%；总灰分不得过 1.0%。麸炒芡实饮片水分不得过 10.0%；总灰分不得超过1.0%。

**炮制作用** 芡实性味甘、涩、平。归脾、肾经。益肾固精，补脾止泻，祛湿止带。生品性平，涩而不滞，补脾肾而兼能祛湿。常用于遗精，带下，白浊，小便不禁，兼有湿浊者尤宜。炒后性偏温，补脾和固涩作用增强，适用于纯虚之证和虚多实少者。清炒芡实和麸炒芡实功效相似，均以补脾固涩力胜。主要用于脾虚泄泻和肾虚精关不固的滑精，亦可用于脾虚带下。

（王祝举）

lúhuì

## 芦荟（Aloe）

百合科植物库拉索芦荟 *Aloe barbadensis* Miller 叶的汁液浓缩干燥物。习称"老芦荟"。别名象胆、油葱、草芦荟、罗帏、龙角、番蜡。夏末秋初，将叶自茎部切断，收集流出的液汁，经浓缩、干燥即得。

**炮制沿革** 南北朝有"凡使，勿用杂胆。其象胆干了，上有青竹纹斑并光腻……勿使和众药捣，此药先捣或粉……然后入药中"（《雷公炮炙论》）的记载。宋代有"其木生山野中，滴脂泪而成。采之不拘时月，俗呼为象胆"、研末（《本草图经》）等论述。明代有采之以玉器捣成膏（《一统志》），捣细用（《本草品汇精要》）、细末（《医灯续焰》），天晴时修合、研细、另研（《本草述钩元》）等论述。现代常净制、杂碎后生用。

**炮制方法** 取原药材，除去杂质，砍成小块。

**饮片性状** 芦荟呈不规则块状，常破裂为多角形，大小不一。表面呈暗红褐色或深褐色，无光泽。体轻，质硬，不易破碎，断面粗糙或显蜡纹。富吸湿性。有特异臭气，味极苦。

**质量要求** 芦荟饮片水分不得过 12.0%；总灰分不得过 4.0%；含芦荟苷（$C_{21}H_{22}O_9$），库拉索芦荟不得少于 16.0%，好望角芦荟不得少于 6.0%。

**炮制作用** 芦荟味苦，性寒。归肝、胃、大肠经。泻下通便，清肝泻火，杀虫疗疳。用于热结便秘，惊痫抽搐，小儿疳积；外治癣疮。炮制后使药物洁净，便于调剂和制剂。

（王秋红）

lúgēn

## 芦根（Phragmitis Rhizoma）

禾本科植物芦苇 *Phragmites communis* Trin. 的新鲜或干燥根茎。别名芦茅根、苇根、芦菇根、顺江龙、水蓈蓈、芦柴根、芦通、苇子根、芦芽根、甜梗子。全年均可采挖，除去芽、须根及膜状叶，鲜用或晒干。

**炮制沿革** 芦根炮制首见于汉·张仲景《金匮要略方论》收载的"汁"。唐代有切制（《备急千金要方》）。宋代有净制（《重修政和经史证类备用本草》）、切制（《重修政和经史证类备用本草》《小儿卫生总微方论》《太平圣惠方》）。明代有净制（《医学入门》《炮炙大法》）。清代有净制（《本草求真》《重楼玉钥》《本草汇纂》）、切制（《医宗说约》《本草必用》）。现代常用鲜品或生品切片。

**炮制方法** ①鲜芦根：取鲜品，除去杂质，洗净，切段。②芦根：取原药材，除去杂质及须根，洗净，稍润，切段，干燥。

**饮片性状** 鲜芦根呈圆柱形段。表面黄白色，有光泽，节呈环状。切面黄白色，中空，有小孔排列成环。气微，味甘。芦根呈扁圆柱形段。表面黄白色，节间有纵皱纹。切面中空，有小孔排列成环。

**质量要求** 芦根饮片水分不得过 12.0%；总灰分不得过 11.0%；酸不溶性灰分不得过 8.0%；水溶性浸出物不得少于 12.0%。

**炮制作用** 芦根味甘，性寒。归肺、胃经。清热泻火，生津止渴，除烦止呕，利尿。用于热病烦渴，肺热咳嗽，肺痈吐脓，胃热呕哕，热淋涩痛。净制和切制后使药物洁净，便于调剂与使用。鲜芦根捣汁或煎煮内服，力量更强。

（吴纯洁）

dùzhòng

## 杜仲（Eucommiae Cortex）

杜仲科植物杜仲 *Eucommia ulmoides* Oliv. 的干燥树皮。别名思仙、木绵、思仲、丝连皮等。4～6 月剥取，刮去粗皮，堆置"发汗"至内皮呈紫褐色，晒干。

**炮制沿革** 南北朝时期有酥蜜炙法（《雷公炮炙论》）。梁代有去皮法（《本草经集注》）。宋代有去皮炙（《太平圣惠方》），姜汁炙（《类证活人书》），盐水炒（《扁鹊心书》），蜜炙（《圣济总录》），酒拌炒焦（《全生指迷方》），炒令黑（《普济本事方》），麸炒断丝、麸炒黄（《太平惠民和剂局方》）等炮制方法。明代增加了姜蜜炒（《奇效良方》）、糯米同炒（《医宗粹言》）、去皮醋炙（《医宗必读》）等法。清代增加了面炒去丝法（《本草述》）。现代常用盐炙。

**炮制方法** ①杜仲：取原药材，除去杂质，刮去残留的粗皮，洗净，切块或丝，干燥。②盐杜仲：取杜仲块或丝，加盐水搅匀，闷润，中火炒至断丝，表面焦黑色时，取出，及时摊晾。每 100kg 杜仲丝或块用食盐 2kg。

**饮片性状** 杜仲为丝状或小方块。外表面灰褐色或淡棕色，有明显皱纹或纵槽纹，内表面暗紫色，光滑。切面有细密、银白色、富弹性的橡胶丝相连。气微，味苦。盐杜仲形如杜仲，呈焦黑色或焦褐色，断面白丝易断，略具咸味。

**质量要求** 杜仲和盐杜仲饮片水分均不得过 13.0%；总灰分均不得过 10.0%；醇溶性浸出物杜仲饮片不得少于 11.0%，盐杜仲饮片不得少于 12.0%；含松脂醇二葡萄糖苷（$C_{32}H_{42}O_{16}$）均不得少于 0.10%。

**炮制作用** 杜仲甘、微辛，温。归肝、肾经。补肝肾，强筋骨，安胎。生品长于益肝舒筋，临床应用少。多用于头目眩晕，湿重腰痛。盐炙后可直走下焦，温而不燥，增强补益肝肾作用。用于肾虚腰痛，阳痿滑精，胎元不固等。

（刘艳菊）

wúzhūyú

## 吴茱萸（Euodiae Fructus）

芸香科植物吴茱萸 *Euodia rutaecarpa*（Juss.）Benth.、石虎 *Euodia rutaecarpa*（Juss.）Benth. var. *officinalis*（Dode）Huang 或疏毛吴茱萸 *Euodia rutaecarpa*（Juss.）Benth. var. *bodinieri*（Dode）Huang 的干燥近成熟果实。别名臭辣子树、曲药子、伏辣子等。8～11 月果实尚未开裂时，剪下果枝，晒干或低温干燥，除去枝、叶、果梗等杂质。

**炮制沿革** 汉代有洗法（《金匮玉函经》）、炒法（《金匮要略方论》）。南北朝刘宋时代有盐水炒、醋煮法（《雷公炮炙论》）。唐代有酒煮服、姜汁制法（《食疗本草》）。宋代增加了炒令焦、炒令熟、醋制、焙制（《太平圣惠方》），煨制、醋炒（《博济方》），汤浸（《本草衍义》），酒浸炒、黑豆汤浸炒（《圣济总录》），盐制（《小儿卫生总微方论》），汤煮（《校注妇人良方》）等方法。元代有汤洗焙干（《脾胃论》）、酒洗焙（《卫生宝鉴》）、盐炒（《丹溪心法》）等法。明代增加了盐水炒、黄连水炒（《医学入门》），水浸、黄连炒、牵牛子炒（《奇效良方》）等方法，还有"滚水加盐，泡五次，去毒炒用"（《仁术便览》）及"盐汤浸去烈汁焙干用，陈久者良，闭口者多毒"（《本草通玄》）的论述。清代对炮制目的有"阴干，须深滚汤泡去苦烈汁七次始可焙用，治疝盐水炒，治血痢醋炒，止呕姜汁炒，疏肝胃黄连木香汁炒"（《本草害利》）等记载。现代常用甘草汁制和盐炙等炮制方法。

**炮制方法** ①吴茱萸：取原药材，除去杂质，洗净，干燥。②甘草制吴茱萸：取甘草片或碎块，加适量水，煎汤去渣，加入净吴茱萸，闷润吸尽后置热锅内，用文火炒至微干，取出，晒干。每 100kg 净吴茱萸用甘草 6kg。③盐制吴茱萸：取净吴茱萸，置于适宜容器内，加入盐拌匀，置锅内用文火加热，炒至裂开，稍鼓起时，取出放凉。泡至裂开或煮沸至透，汤液被吸尽，再用文火炒至微干，取出，晒干。每 100kg 净吴茱萸用食盐 3kg。

**饮片性状** 吴茱萸呈球形或略呈五角状扁球形，顶端中凹。外表暗黄绿色或绿黑色，粗糙。气香浓烈，味辛辣微苦。甘草制吴茱萸，色泽加深，气味稍淡。盐制吴茱萸表面色泽加深，香气浓郁，味辛辣而微咸。

**质量要求** 吴茱萸及制吴茱萸饮片水分均不得过 15.0%；总灰分均不得过 10.0%；醇溶性浸

出物均不得少于 30.0%；含吴茱萸碱（$C_{19}H_{17}N_3O$）和吴茱萸次碱（$C_{18}H_{13}N_3O$）的总量均不得少于 0.15%，含柠檬苦素（$C_{26}H_{30}O_8$）均不得少于 0.20%。

**炮制作用** 吴茱萸味辛、苦，性热；有小毒。归肝、脾、胃、肾经。散寒止痛，降逆止呕，助阳止泻。生品有小毒，多外用。以散寒定痛力强。用于口腔溃疡，牙痛，湿疹。甘草制吴茱萸能降低其毒性，缓和燥性。用于厥阴头痛，寒疝腹痛，寒湿脚气，经行腹痛，脘腹胀满，呕吐吞酸，五更泄泻。盐制吴茱萸宜用于疝气疼痛。

（陈 红）

## mǔdanpí
**牡丹皮**（Moutan Cortex） 毛茛科植物牡丹 *Paeonia suffruticosa* Andr. 的干燥根皮。别名丹皮。秋季采挖根部，除去细根和泥沙，剥取根皮，晒干或刮去粗皮，除去木心，晒干。前者习称连丹皮；后者习称刮丹皮。

**炮制沿革** 汉代有去心（《金匮要略方论》）法。梁代有"槌破去心"（《本草经集注》）的方法。南北朝有清酒拌蒸（《雷公炮炙论》）法。宋代有"去心及粗皮，酒浸一宿"（《传信适用方》）的记载。元代出现了"烧灰存性"（《十药神书》）和"铡细用"（《卫生宝鉴》）的方法。明代有酒洗炒法（《审视瑶函》）。清代有炒焦（《吴鞠通医案》）等炮制方法。现代常用炒炭、炒焦、酒炙和鳖血炙等炮制方法。

**炮制方法** ①牡丹皮：迅速洗净，润后切薄片，晒干。②牡丹皮炭：取牡丹皮，置锅内用武火炒至表面焦黄，边缘带黑色，但须存性，喷淋清水，取出，晒

干即得。③焦牡丹皮：取牡丹皮净皮片，清炒至微焦。④酒牡丹皮：取牡丹皮，加黄酒拌匀，闷润至吸尽，置热锅内，用文火炒干，取出，放凉。每 100kg 牡丹皮用黄酒 10~15kg。⑤鳖血牡丹皮：取牡丹皮，将鲜鳖血滴入，拌匀，使尽染血色，干燥。⑥炒牡丹皮：取净牡丹皮置锅内，用文火微炒，取出放凉。

**饮片性状** 牡丹皮为空心圆形薄皮，外表面灰褐色或者黄褐色，栓皮刮脱处呈粉红色；内表面淡灰黄色或浅棕色，常见发亮的结晶物。切断面呈淡粉红色。质脆，粉性。气芳香，味微苦而涩。牡丹皮炭形如牡丹皮，呈黑褐色，气微香，味微苦而涩。酒丹皮形如牡丹皮，微有酒气。焦牡丹皮、炒牡丹皮形如牡丹皮，气芳香，味微苦而涩。

**质量要求** 牡丹皮饮片水分不得过 13.0%；总灰分不得过 5.0%；醇浸出物不得少于 15.0%；含丹皮酚（$C_9H_{10}O_3$）不得少于 1.2%。

**炮制作用** 牡丹皮味苦、辛，性微寒。归心、肝、肾经。清热凉血，活血化瘀。生品长于清热凉血，活血化瘀。用于温毒发斑，夜热早凉，无汗骨蒸，经闭痛经，痈肿疮毒，跌仆伤痛。丹皮炭凉血止血。用于吐血，衄血。酒牡丹皮活血化瘀作用增强。鳖血牡丹皮滋阴凉血作用增强。焦牡丹皮、炒牡丹皮可缓和寒凉之性。

（刘艳菊）

## hēshǒuwū
**何首乌**（Polygoni Multiflori Radix） 蓼科植物何首乌 *Polygonum multiflorum* Thunb. 的干燥块根。别名地精、亦敛、首乌、陈知白、红内消、马肝石、黄花乌根、小独根。秋、冬二季叶枯萎时采挖，

削去两端，洗净，个大的切成块，干燥。

**炮制沿革** 何首乌炮制首见于东汉·华佗《华氏中藏经》收载的"河水浸七日换水，浸去皮尖，切片干之。"唐代有黑豆蒸、黑豆酒煮、醋煮、水煮（《仙授理伤续断秘方》）的炮制方法，并提出"用苦竹刀切，米泔浸一宿，暴干，忌铁"（《本草图经》）。自宋代以后有清蒸、酒浸（《重修政和经史证类备用本草》），炒制、麸炒制（《圣济总录》），米泔水浸后九蒸九曝（《太平圣惠方》）、生姜甘草制（《类编朱氏集验医方》）、米泔黑豆与枣同制（《儒门事亲》）、黑豆煮制（《奇效良方》）、乌羊肉制（《良朋汇集》）、牛乳制（《成方切用》）、乳拌蒸（《景岳全书》）等炮制方法。现代常用酒润、清蒸、酒蒸、黑豆汁蒸、黑豆煮、熟地汁蒸、黑豆生姜煮等炮制方法。

**炮制方法** ①何首乌：取原药材，除去杂质，洗净，稍浸，润透，切厚片或块，干燥。②黑豆制首乌：取何首乌片或块，用黑豆汁（取黑豆 10kg，加适量水，煮约 4 小时，熬汁约 15kg；黑豆渣再加水煮 3 小时，熬汁约 10kg，合并得黑豆汁约 25kg）拌匀，润湿，置非铁质蒸制容器内，密闭，蒸或炖至汁液吸尽，药物呈棕褐色时，取出，干燥。每 100kg 何首乌片或块用黑豆 10kg。或取何首乌片，蒸 6~8 小时，闷一夜，取出，晒或烘至六成干，用黑豆汁拌匀，待汁吸尽后再蒸约 24 小时，汁内黑为度，烘干即得。每 100kg 何首乌片用黑豆 10kg。或取何首乌块，置非铁质容器内，加黑豆及适量水焖煮 3~4 小时，闷一夜，至外表面黑色内部褐色，取出，去豆渣，晒

半干，得余液拌入，润透，切厚片，干燥。每 100kg 何首乌块用黑豆 40kg。或取何首乌水浸一日，切厚半寸，黑豆水拌匀令湿，何首乌重重相间蒸豆烂，去豆，阴干。或取何首乌去皮，黑豆拌，九蒸九晒，忌铁器。③黑豆黄酒制何首乌：取何首乌块倒入盆内，用黑豆汁与黄酒拌匀，置罐内或适宜容器内，密闭，放入水锅中，隔水炖至汁液吸尽，取出，晒干即得。每 100kg 何首乌用黑豆 10kg、黄酒 25kg。或取何首乌块倒入盆内，先用黑豆汁与黄酒拌匀，隔水加热，蒸 8 小时，焖 8 小时，至外表面黑褐色时，取出，晾干，再用黄酒拌匀，蒸 8 小时，取出，晾干。每 100kg 何首乌用黑豆 10kg、黄酒 20kg。或取何首乌块加入黄酒与黑豆汁，焖 4 小时，蒸 24 小时，至汁液被吸尽，晒干。或取何首乌片，加黑豆汁与黄酒拌匀，用罐蒸 40 ~ 48 小时，至汁液被吸尽，晒干。

**饮片性状** 何首乌饮片为不规则厚片或块。外表皮红棕色或红褐色，皱缩不平，有浅沟，并有横长皮孔样突起及细根痕。切面浅黄棕色或浅红棕色，显粉性；横切面有的皮部可见云锦状花纹，中央木部较大，有的呈木心。气微，味微苦而甘涩。制首乌为不规则皱缩状的块片，厚约 1cm。表面黑褐色或棕褐色，凹凸不平。质坚硬，断面角质样，棕褐色或黑色。气微，味微甘而苦涩。黑豆黄酒制何首乌，表面黑色，略具酒香气，味微甜。

**质量要求** 何首乌饮片水分不得过 10.0%；总灰分不得过 5.0%；含结合蒽醌以大黄素（$C_{15}H_{10}O_5$）和大黄素甲醚（$C_{16}H_{12}O_5$）的总量计，不得少于 0.05%，含二苯乙烯苷以 2, 3, 5, 4 '-四羟基二苯乙烯-2-$O$-$\beta$-D-葡萄糖苷（$C_{20}H_{22}O_9$）计，不得少于 1.0%。制何首乌水分不得过 12.0%；总灰分不得过 9.0%；醇溶性浸出物不得少于 5.0%；按干燥品计算，含结合蒽醌以大黄素和大黄素甲醚的总量计，不得少于 0.10%，含二苯乙烯苷以 2, 3, 5, 4 '-四羟基二苯乙烯-2-$O$-$\beta$-D-葡萄糖苷计，不得少于 0.70%。

**炮制作用** 何首乌味苦、甘、涩，性微温。归肝、心、肾经。生品苦泄性平兼发散，解毒消肿、润肠通便、截疟。用于瘰疬疮痈，风疹瘙痒，肠燥便秘，久疟不止；高脂血症。经黑豆汁拌蒸后，味转甘厚而性转温，增强了补肝肾、益精血、乌须发、强筋骨的作用。用于血虚萎黄，眩晕耳鸣，须发早白，腰膝酸软，肢体麻木，崩漏带下，久疟体虚；高脂血症。

（张 丽）

## gǔyá

### 谷芽（Setariae Fructus Germinatus） 禾本科植物粟 *Setaria italica*（L.）Beauv. 的成熟果实经发芽干燥的炮制加工品。全年均可加工。

**炮制沿革** 宋代有"炒令焦黑"（《太平圣惠方》）、微炒（《圣济总录》）的炮制方法。元代用焙法（《幼幼集成》）。明代用炒法（《本草纲目》）。清代沿用炒法（《本草便读》）。现代常用炒黄、炒焦等炮制方法。

**炮制方法** ①谷芽：取成熟而饱满的粟谷，用清水浸泡至六七成透，捞出，置能排水的容器内，覆盖，每日淋水 1 ~ 2 次，保持湿润，待须根长至约 6mm 时，取出晒干或低温干燥，除去杂质。出芽率不得少于 85%。②炒谷芽：取净谷芽，置炒制容器内，用文火加热，炒至表面深黄色，大部分爆裂，取出晾凉，筛去灰屑。③焦谷芽：取净谷芽，置炒制容器内，用中火加热，炒至表面焦黄色，大部分爆裂，取出晾凉，筛去灰屑。

**饮片性状** 谷芽呈类圆球形，直径约 2mm，顶端钝圆，基部略尖。外壳为革质的稃片，淡黄色，具点状皱纹，下端有初生的细须根，长一般 3 ~ 6mm，剥去稃片，内含淡黄色或黄白色颖果（小米）1 粒。无臭，味微甘。炒谷芽形如谷芽，表面深黄色。有香气。焦谷芽表面焦黄色，有焦香气。

**质量要求** 谷芽饮片水分不得过 14.0%；总灰分不得过 5.0%；酸不溶性灰分不得过 3.0%；出芽率不得少于 85%。炒谷芽饮片水分不得过 13.0%；总灰分不得过 4.0%；酸不溶性灰分不得过 2.0%。

**炮制作用** 谷芽味甘，性温。归脾、胃经。消食和中，健脾开胃。生品长于养胃消积。炒谷芽性偏温，以健脾消食力胜。焦谷芽性温微涩，长于消食止泻。用于食积不化或饮食停滞，腹满便溏。

（王祝举）

## qiānghuó

### 羌活（Notopterygii Rhizoma et Radix） 伞形科植物羌活 *Notopterygium incisum* Ting ex H. T. Chang 或宽叶羌活 *Notopterygium franchetii* H. de Boiss. 的干燥根茎和根。别名羌青、护羌使者、胡王使者、羌滑、退风使者、黑药。春、秋二季采挖，除去须根及泥沙，晒干。

**炮制沿革** 羌活首见于《神农本草经》独活项下，列为别名。其炮制首见于唐·孙思邈《银海精微》收载的"去芦"。宋代有泔制《圣济总录》、焙制《太平惠民和剂局方》。明代有制炭、酒制《医学纲目》，炒制《外科启玄》。清代有面炒制《傅青主女科》、药汁制《得配本草》、蜜制《外科证治全书》。现代常用净制、酒炙等炮制方法。

**炮制方法**　①羌活：取原药材，除去杂质，洗净，润透，切厚片，晒干。②酒羌活：取羌活片加入黄酒拌匀，闷润至酒被吸尽，置锅内用文火加热，炒干，取出，放凉。

**饮片性状**　羌活饮片呈类圆形、不规则形横切或斜切片，表皮棕褐色至黑褐色，切面外侧棕褐色，木部黄白色，有的可见放射状纹理。体轻，质脆。气香，味微苦而辛。

**质量要求**　羌活饮片总灰分不得过8.0%；酸不溶性灰分不得过3.0%；醇溶性浸出物不得少于15.0%；含挥发油不得少于1.4%（ml/g）；含羌活醇（$C_{21}H_{22}O_5$）和异欧前胡素（$C_{16}H_{14}O_4$）的总量不得少于0.40%；特征图谱应呈现与对照提取物中的4个主要特征峰保留时间相对应的色谱峰。

**炮制作用**　羌活味辛、苦，性温。归膀胱、肾经。生散寒祛风，除湿止痛。用于风寒感冒头痛，风湿痹痛，肩背酸痛。酒炙增强其除湿止痛功能，用于风湿痹痛。

（吴纯洁）

## 沙苑子

**沙苑子**（Astragali Complanati Semen）　豆科植物扁茎黄芪 *Astragalus complanatus* R. Br. 的干燥成熟种子。别名沙苑蒺藜、潼蒺藜。秋末冬初果实成熟尚未开裂时采割植株，晒干，打下种子，除去杂质，晒干。

**炮制沿革**　元代有炒法（《瑞竹堂经验方》）。明代有微焙（《滇南本草》）、马乳浸蒸焙干（《证治准绳》）、微炒（《寿世保元》）、酒浆拌蒸（《炮炙大法》）和酥炙（《本草乘雅半偈》）等法。清代则有酒蒸（《本经逢原》）、酒洗炒（《良朋汇集》）、盐水炒（《增广验方新编》）、炒（《本草汇纂》）等炮制方法。现代常用盐炙。

**炮制方法**　①沙苑子：取原药材，除去杂质，洗净，干燥。②盐沙苑子：取净沙苑子，加盐水拌匀，闷润，待盐水被吸尽后，置炒制容器内，用文火加热，炒干，取出晾凉。每100kg沙苑子用食盐2kg。

**饮片性状**　沙苑子略呈肾形而稍扁，长2~2.5mm，宽1.5~2mm，厚约1mm。表面光滑，褐绿色或灰褐色，边缘一侧微凹处具圆形种脐。质坚硬，不易破碎。子叶2片，淡黄色，胚根弯曲，长约1mm。气微，味淡，嚼之有豆腥味。盐沙苑子形如沙苑子，表面鼓起，深褐绿色或深灰褐色。气微，味微咸，嚼之有豆腥味。

**质量要求**　沙苑子饮片水分不得过13.0%；总灰分不得过5.0%；酸不溶性灰分不得过2.0%；含沙苑子苷（$C_{28}H_{32}O_{16}$）不得少于0.060%。盐沙苑子饮片水分不得过10.0%，总灰分不得过6.0%，酸不溶性灰分不得过2.0%，含沙苑子苷不得少于0.050%。

**炮制作用**　沙苑子味甘，性温。归肝、肾经。补肾固精缩尿，益肝明目。生品温而不燥，补肾助阳作用和缓，以养肝明目力强。多用于肝虚目昏。盐制后药性更平和，能平补阴阳，增强补肾固精、缩尿作用。多用于肾虚腰痛，梦遗滑精，尿频，遗尿等。

（王祝举）

## 没药

**没药**（Myrrha）　橄榄科植物地丁树 *Commiphora myrrha* Engl. 或哈地丁树 *Commiphora molmol* Engl. 的干燥树脂。别名末药、明没药。11月至翌年2月间采收，树脂可由树皮裂缝自然渗出；或将树皮割破，使油胶树脂从伤口渗出，在空气中渐渐变成红棕色硬块，采得后去净杂质。分为天然没药和胶质没药。

**炮制沿革**　没药炮制首见于唐·孙思邈《银海精微》收载的"不见火""制过"。宋代有研（《经效产宝》）、锉如皂子大（《圣济总录》）、研为末（《洪氏集验方》）、去石（《卫生家宝产科备要》）等炮制方法。明代有"或以乳钵坐热水中乳之，云皆易细"、"以灯心同研"（《炮炙大法》）、"水飞研"（《医家四要》）、"入丸散，竹叶上微炒，杀毒不黏"（《本草原始》）、"入砂锅内微火炒，出烟，细研"（《寿世保元》）等记载。清代有"炒干研用"（《玉楸药解》）、"每斤用灯心四两同炒，炒至圆脆可为粉为度，扇去灯心磨粉用"（《外科证治全生集》）、"灯心炒去油"（《重楼玉钥》）等记载。现代主要有炒制、醋制、灯心制、煮制等炮制方法。

**炮制方法**　①没药：取原药材，除去杂质，捣碎或剁碎。②炒没药：取净没药大小个分开，置锅内，用文火炒至冒烟，表面显油亮光泽时，取出放凉。③醋没药：取净没药大小个分开，置锅内，用文火炒至冒烟，表面微熔，喷淋米醋，再炒至表面显油亮光泽时，取出放凉。每100kg没药用醋5kg。④灯心制没药：取净没药碎块，置锅内，用文火炒至出油时，加入灯心同炒，至油被灯心吸尽，没药鼓胀呈球状为度，取出，簸去灯心，放凉。每100kg没药用灯心3kg。⑤煮没药：取没药，加水浸1日，连同水倒入锅内，煮至熔化，滤过，残渣加适量水再煮，滤过，弃去残渣，合并滤液，浓缩成膏状，继续加热至冒黑烟尽转冒青烟时，取出，摊放在平面板上，趁热切成方块，晾凉。

**饮片性状**　天然没药呈不规则颗粒性团块，表面黄棕色或红棕色，近半透明，部分呈棕黑色，被有黄色粉末。质坚脆，破碎面不整齐，无光泽。有特异香气，味苦而微辛。胶质没药呈不规则块状和颗粒，表面棕黄色至棕褐色，不透明，质坚实或疏松，有特异香气，味苦而有黏性。炒没药为小碎块或类圆形颗粒状，表面黑褐色或棕黑色，有光泽，气微香。醋没药为小碎块状或圆颗粒状，表面黑褐色或棕黑色，油亮，略有醋气。灯心制没药，圆颗粒状，表面棕褐色，油亮有光泽，气特异。煮没药为小方块形，表面黄棕色，油亮光洁，质脆，气特异。

**质量要求**　天然没药杂质不得过10%，胶质没药杂质不得过15%；两者总灰分均不得过15.0%；酸不溶性灰分均不得过10.0%；含挥发油天然没药不得少于4.0%（ml/g），胶质没药不得少于2.0%（ml/g）。醋没药酸不溶性灰分不得过8.0%；含挥发油不得少于2.0%（ml/g）。

**炮制作用**　没药味苦，性平。归心、肝、脾经。活血止痛，消肿生肌。生品气味浓烈，对胃有一定的刺激性，容易引起恶心、呕吐，多外用。但生品化瘀能力强，也用于瘀损肿痛，跌仆损伤，骨折筋伤等。炒没药、灯心制没

药、煮没药功同没药，但能缓和刺激性，利于服用，便于粉碎。醋炙后活血止痛，收敛生肌作用增强，刺激性缓和，临床上以醋制品应用居多。用于经闭，痛经，脘腹疼痛，跌打伤痛，痈疽肿痛。且易于粉碎，矫味矫臭，便于服用。

（王成永）

chénxiāng

## 沉香（Aquilariae Lignum Resinatum）

瑞香科植物白木香 *Aquilaria sinensis*（Lour.）Gilg 含有树脂的木材。别名土沉香、女儿香、海南沉香等。全年均可采收，割取含树脂的木材，除去不含树脂的部分，阴干。

**炮制沿革**　唐代有酒浸、酒渍（《外台秘要方》）法。宋代有酒浸后熬成膏（《圣济总录》）。明代有焙制（《外科启玄》）法。清代有酒磨（《外科证治全生集》）法。现代常用生品。

**炮制方法**　除去枯废白木，劈成小块。用时捣碎或研成细粉。

**饮片性状**　沉香为不规则的极薄片、小碎块或细粉。片面或块面可见黑色与黄色交错的纹理。有特殊香气，味苦。燃烧时有油渗出，香气浓烈。白木香形如沉香，片面或块面可见黑褐色与黄色交错的纹理，质较轻。有特殊香气，味苦。燃烧时有油渗出，发浓烟，香气浓烈。

**炮制作用**　沉香辛、苦，微温。归脾、胃、肾经。行气止痛，温中止呕，纳气平喘。临床均生用，用于胸腹胀闷疼痛，胃寒呕吐呃逆，肾虚气逆喘急。炮制后可洁净药材，保证用药剂量。

（窦志英）

hēzǐ

## 诃子（Chebulae Fructus）

使君

子科植物诃子 *Terminalia chebula* Retz. 或绒毛诃子 *Terminalia chebula* Retz. var. *tomentella* Kurt. 的干燥成熟果实。别名诃黎勒、诃黎、随风子、涩翁等。秋、冬二季果实成熟时采收，除去杂质，晒干。

**炮制沿革**　南北朝有酒浸蒸（《雷公炮炙论》）的方法。唐代有去核煨、熬制、炮去核（《外台秘要方》），酥制令黄、蒸去核焙（《经效产宝》）等法。宋代有面裹火炮熟（《史载之方》），面裹煨、湿纸裹煨、熬制（《重修政和经史证类备用本草》），酒制（《太平惠民和剂局方》），姜制（《小儿痘疹方论》）等炮制方法。元代则有"湿纸裹，炮，去皮用"（《世医得效方》）的方法。明代有麸炒去核、麸炒黑、煅烧、醋浸（《普济方》），烧灰（《本草纲目》），面裹煨熟（《证治准绳》），蒸去核焙（《医宗必读》），酒浸蒸（《本草乘雅半偈》）等法。清代有烧灰（《握灵本草》）、酒蒸（《本草汇》）、煨（《本草述钩元》）等方法。现代常用清炒法和煨法等炮制方法。

**炮制方法**　①诃子：取原药材，除去杂质，洗净，干燥。用时捣碎。②诃子肉：取净诃子，稍浸，闷润至软，去核，干燥。③炒诃子肉：取净诃子肉，置炒制容器内，用文火加热，炒至深黄色，取出晾凉。④煨诃子：取净诃子与麦麸同置锅内，用文火加热，缓慢翻动，煨至麦麸呈焦黄色、诃子呈深棕色，取出，筛去麦麸，轧开去核。每100kg诃子用麦麸30kg。

**饮片性状**　诃子为长圆形或卵圆形，长2~4cm，直径2~2.5cm。表面黄棕色或暗棕色，略具光泽，有5~6条纵棱线及不规则的皱纹，基部有圆形果梗痕。

质坚实。果肉厚 0.2~0.4cm，黄棕色或黄褐色。果核 1 枚，长 1.5~2.5cm，直径 1~1.5cm，浅黄色，粗糙，坚硬。种子狭长纺锤形，黄棕色，子叶 2 片，白色，相互重叠卷旋。无臭，味酸涩后甜。诃子肉为不规则片块状，肉厚 0.2~0.4cm。外表面黄褐色至深褐色，略具光泽，可见纵棱及皱纹；内表面粗糙，颗粒性。微有酸气，味酸涩而后甜。炒诃子肉表面深黄褐色，有焦斑，微有香气。煨诃子肉表面深棕色，微有焦香气。

**质量要求**　诃子饮片水分不得过 13.0%；总灰分不得过 5.0%；水溶性浸出物不得少于 30.0%。

**炮制作用**　诃子味苦、酸、涩，性平。归肺、大肠经。涩肠止泻，敛肺止咳，降火利咽。诃子、诃子肉性略偏凉，长于敛肺利咽。多用于肺虚久咳，咽痛失音。炒诃子肉、煨诃子性略偏温，对胃的刺激性减轻，以涩肠止泻力胜，用于久泻久痢。

（王祝举）

### bǔgǔzhī

**补骨脂**（Psoraleae Fructus）　豆科植物补骨脂 Psoralea corylifolia L. 的干燥成熟果实。别名破故纸、故子、黑胡纸。秋季果实成熟时采收果序，晒干，搓出果实，除去杂质。

**炮制沿革**　南北朝有酒浸蒸法（《雷公炮炙论》）。宋代有炒（《太平圣惠方》）、盐炒、芝麻制（《太平惠民和剂局方》），酒制（《类编朱氏集验医方》）等法。元代有醋炒（《吴鞠通医案》）和酒浸焙（《瑞竹堂经验方》）的方法。明代除沿用宋代的方法外，又增加了一些辅料法，有酒麸炒、泽泻制（《普济方》），盐酒芝麻制（《仁术便

览》），盐酒炒（《增补万病回春》）、黄柏盐酒制（《寿世保元》）和胡桃肉炒（《医宗必读》）等炮制方法。清代仍以辅料制为主，除沿用前代的主要炮制方法外，增加了麸炒、面炒（《本草述》），麻子仁炒（《本草述钩元》），"盐水浸三日，胡桃油炒"（《医宗必读》），乳拌蒸（《得配本草》），苍术苓甘草制（《本草纲目拾遗》），炙（《医学从众录》），米泔黄柏盐制（《增广验方新编》）等方法。现代常用盐炙。

**炮制方法**　①补骨脂：取原药材，除去杂质，洗净，晒干。②盐补骨脂：取净补骨脂，加盐水拌匀，闷润至盐水被吸尽后，置炒制容器内，用文火加热，炒至微鼓起，迸裂并有香气溢出时，取出晾凉。每 100kg 补骨脂用食盐 2kg。

**饮片性状**　补骨脂呈肾形，略扁，长 3~5mm，宽 2~4mm，厚约 1.5mm。表面黑色、黑褐色或灰褐色，具细微网状皱纹。顶端圆钝，有一小突起，凹侧有果梗痕。质硬。果皮薄，与种子不易分离；种子 1 枚，子叶 2 片，黄白色，有油性。气香，味辛、微苦。盐补骨脂形如补骨脂。表面黑色或黑褐色，微鼓起。气微香，味微咸。

**质量要求**　补骨脂饮片水分不得过 9.0%；总灰分不得过 8.0%；酸不溶性灰分不得过 2.0%；含补骨脂素（$C_{11}H_6O_3$）和异补骨脂素（$C_{11}H_6O_3$）的总量不得少于 0.70%。盐补骨脂饮片水分不得过 7.5%；总灰分不得过 8.5%；含补骨脂素和异补骨脂素的总量不得少于 0.70%。

**炮制作用**　补骨脂味辛、苦，性温。归肾、脾经。补肾助阳，

固精缩尿，温脾止泻。生品性热而燥，温肾助阳作用强，长于温补脾肾，止泻痢。盐制能缓和辛窜温燥之性，避免伤阴，并引药入肾，增强补肾纳气作用。多用于阳痿，肾虚腰痛，滑精，遗尿，尿频，肾虚哮喘等。

（王祝举）

### chénpí

**陈皮**（Citri Reticulatae Pericarpium）　芸香科植物橘 Citrus reticulata Blanco 及其栽培变种的干燥成熟果皮。药材分"陈皮"和"广陈皮"。别名橘皮。采摘成熟果实，剥取果皮，晒干或低温干燥。

**炮制沿革**　宋代有焙制（《太平圣惠方》），醋炒（《博济方》），去白炒黄、麸炒（《太平惠民和剂局方》），去白炒香熟（《小儿卫生总微方论》），米醋熬（《三因极一病证方论》），黑豆煮（《传信适用方》），炒令紫黑色、炙、盐水浸焙干（《类编朱氏集验医方》）等方法。元代有制炭法（《世医得效方》）。明代新增巴豆炒（《普济方》），酒浸去白焙、米泔水浸（《奇效良方》），炒焦（《医学纲目》），微熬、盐水洗（《本草纲目》），青盐、五味子、甘草、山萸肉、乌梅肉法制（《鲁府禁方》），盐煮去白（《证治准绳》），米炒（《外科正宗》），去白盐水炒、面炒（《济阴纲目》）等法。清代又增姜汁制、炒（《本草备要》），焙（《洞天奥旨》），土炒（《外科证治全生集》），香附炒（《时方妙用》），台党、甘草、川贝母、青盐法制（《增广验方新编》），蜜水炒（《时病论》）等法。现代常用炒炭、盐炙、醋制、土炒、麸炒和蜜炙等炮制方法。

**炮制方法** ①陈皮：取原药材，除去杂质，喷淋水，润透，切丝，干燥。②陈皮炭：取净陈皮丝，置锅内，用中火加热，炒至黑褐色，喷淋清水少许，灭尽火星，取出。晾干。③盐陈皮：取陈皮丝，加盐水拌匀，闷润，文火炒干。每100kg陈皮丝用食盐2kg。④制陈皮：取陈皮丝，加醋、姜汁、盐浸15分钟，蒸至有香味时，停火闷1天，使色转黑后晾干。每100kg陈皮丝用醋2.5kg、生姜5kg捣汁、盐3kg。⑤土陈皮：将灶心土置锅内炒松，倒入陈皮丝，用中火炒至表面呈焦黄色为度，取出，筛去土，放凉。每100kg陈皮用灶心土50kg。⑥麸炒陈皮：取净陈皮，照麸炒法炒至颜色变深。⑦蜜陈皮：取炼蜜用适量水稀释，加入净陈皮丝，拌匀闷润至蜜汁吸尽，文火炒至黄色，不粘手为度，出锅，摊开，晾凉。每100kg陈皮用炼蜜20kg。

**饮片性状** 陈皮为不规则的条形或丝状。外表橙红色或红棕色。有细皱纹和凹下的油点。内表面浅黄白色，粗糙，附黄白色或黄棕色筋络状维管束。气香，味辛。陈皮炭形如陈皮，表面黑褐色，内部棕褐色，质松脆易碎，气微，味淡。盐陈皮形如陈皮，色略深，偶有焦斑。气香，味辛、微苦、微咸。制陈皮形如陈皮，色略深，具辅料味。土陈皮形如陈皮，色加深，挂土色，具土香气。麸炒陈皮，形如陈皮，为烟熏色。蜜陈皮形如陈皮，为深黄色。

**质量要求** 陈皮饮片水分不得过13.0%；每1000g陈皮含黄曲霉毒素$B_1$不得过$5\mu g$，含黄曲霉毒素$G_2$、黄曲霉毒素$G_1$、黄曲霉毒素$B_2$和黄曲霉毒素$B_1$的总量不得过$10\mu g$；含橙皮苷（$C_{28}H_{34}O_{15}$）不得少于2.5%。

**炮制作用** 陈皮味苦、辛，性温。归肺、脾经。理气健脾，燥湿化痰。用于脘腹胀痛，食少吐泻，咳嗽痰多。炒炭增强收敛作用。盐炙增强降气化痰作用。制陈皮增强和胃理中，解郁、降逆作用。土炒去燥且健脾和中，消食化痰。麸炒气芳香能燥湿醒胃。蜜炙治痰咳。

（刘艳菊）

fùzǐ

**附子**（Aconiti Lateralis Radix Praeparata） 毛茛科植物乌头 *Aconitum carmichaelii* Debx. 的子根的加工品。别名附片、盐附子、黑顺片、白附片等。6月下旬至8月上旬采挖，除去母根、须根及泥沙，习称"泥附子"。

**炮制沿革** 附子炮制首见于汉·张仲景《金匮玉函经》收载的"火炮"。自晋代以后有烧制（《肘后备急方》），东流水并黑豆浸（《雷公炮炙论》），蜜涂炙（《备急千金要方》），纸裹煨（《仙授理伤续断秘方》），水浸（《太平圣惠方》），生姜煮（《博济方》），醋浸、生姜汁淬（《重修政和经史证类备用本草》），醋炙、黄连炒、姜汁煮（《圣济总录》），盐水浸后炮（《三因极一病证方论》），煮制、盐水浸、蜜水煮、巴豆煮及防风、盐、黑豆同炒、地黄制（《普济方》），盐水炒（《医学纲目》），甘草汤炒（《景岳全书》），蒸制（《握灵本草》）等炮制方法。现行有炮、甘草制、姜制、豆腐制、矾水煮、黑豆制等多种炮制方法。现代常用盐制、胆巴煮制、甘草黑豆煮制、砂炒等炮制方法。

**炮制方法** ①盐附子：选择个大、均匀的泥附子，洗净，浸入食用胆巴的水溶液中过夜，再加食盐，继续浸泡，每日取出晒晾，并逐渐延长晒晾时间，直至附子表面出现大量结晶盐粒（盐霜）、体质变硬为止。②黑顺片：取泥附子，按大小分别洗净，浸入食用胆巴的水溶液中数日，连同浸液煮至透心，捞出，水漂，纵切成厚约0.5cm的片，再用水浸漂，用调色液使附片染成浓茶色，取出，蒸至出现油面、光泽后，烘至半干，再晒干或继续烘干。③白附片：选择大小均匀的泥附子，洗净，浸入食用胆巴的水溶液中数日，连同浸液煮至透心，捞出，剥去外皮，纵切成厚约0.3cm的片，用水浸漂，取出，蒸透，晒干。④附片：取黑顺片、白附片，除去杂质，直接入药。⑤淡附片：取盐附子，用清水浸漂，每日换水2~3次，至盐分漂尽，取出，与甘草、黑豆加水共煮透心，至切开后口尝无麻舌感时，取出，除去甘草、黑豆，切薄片，干燥，筛去碎屑。每100kg盐附子用甘草5kg、黑豆10kg。⑥炮附片：取砂置炒制容器内，用武火炒热，加入净附片，拌炒至鼓起并微变色，取出，筛去砂，放凉。

**饮片性状** 盐附子呈圆锥形，上宽下窄，长4~7cm，直径3~5cm。表面灰黑色，被盐霜，顶端有凹陷的芽痕，周围有瘤状突起的支根或支根痕。体重，横切面灰褐色，可见充满盐霜的小空隙及多角形形成层环纹，环纹内侧导管束排列不整齐。气微，味咸而麻，刺舌。黑顺片为纵切片，上宽下窄，长1.7~5cm，直径0.9~3cm，厚0.2~0.5cm。外皮黑褐色，切面暗黄色，油润具光泽，半透明状，并有纵向导管束。质硬而脆，断面角质样。气微，味淡。白附片无外皮，表面黄白色，半透明，厚约 0.3cm。淡附片呈纵切片，上宽下窄，长 1.7~5cm，直径 0.9~3cm，厚 0.2~0.5cm。外皮褐色，切面褐色，半透明，有纵向导管束。质硬，断面角质样。气微，味淡，口尝无麻舌感。炮附片形如黑顺片或白附片，表面鼓起黄棕色，质酥脆。气微，味淡。

**质量要求** 黑顺片、白附片、淡附片、炮附片水分均不得过 15.0%。黑顺片、白附片、炮附片含双酯型生物碱以新乌头碱（$C_{33}H_{45}NO_{11}$）、次乌头碱（$C_{33}H_{45}NO_{10}$）和乌头碱（$C_{34}H_{47}NO_{11}$）的总量计，均不得过 0.020%；淡附片含双酯型生物碱以新乌头碱、次乌头碱和乌头碱的总量计，不得过 0.010%。黑顺片、白附片、淡附片、炮附片含总生物碱以乌头碱计，均不得少于 1.0%；黑顺片、白附片、淡附片含苯甲酰新乌头原碱（$C_{31}H_{43}NO_{10}$）、苯甲酰乌头原碱（$C_{32}H_{45}NO_{10}$）和苯甲酰次乌头原碱（$C_{31}H_{43}NO_9$）的总量，均不得少于 0.010%。

**炮制作用** 附子味辛、甘，性大热；有毒。归心、肾、脾经。回阳救逆，补火助阳，散寒止痛，逐风寒湿邪。用于亡阳虚脱，肢冷脉微，心阳不足，虚寒吐泻，脘腹冷痛，肾阳虚衰，阳痿宫冷，阴寒水肿，阳虚外感，寒湿痹痛。生品有毒，加工炮制后毒性降低，偏于内服。盐附子能防止药物腐烂，利于贮存。黑顺片、白附片毒性降低，可直接入药。淡附片长于回阳救逆，散寒止痛。用于亡阳虚脱，肢冷脉微，阴寒水肿，阳虚外感，寒湿痹痛。炮附片以温肾暖脾为主，用于心腹冷痛、虚寒吐泻。

（张　丽）

*jīguānhuā*

## 鸡冠花（Celosiae Cristatae Flos）

苋科植物鸡冠花 *Celosia cristata* L. 的干燥花序。别名鸡公花、鸡角枪、鸡髻花、老来红、似田姑。秋季花盛开时采收，晒干。

**炮制沿革** 宋代有微炒和焙令香（《太平圣惠方》）的方法。明代多沿用微炒的方法。清代有烧灰（《幼幼集成》）、烧灰存性（《串雅内编》）及炒法（《本草从新》）。现代常用制炭的炮制方法。

**炮制方法** ①鸡冠花：取原药材，除去杂质和残茎，切段。②鸡冠花炭：取鸡冠花，置预热适度的炒制容器内，用中火加热，炒至表面焦黑色，喷淋少许清水，灭尽火星，取出晾干。

**饮片性状** 鸡冠花为鸡冠状不规则短段。表面紫色或红色（鸡冠花），或者黄白色（白鸡冠花）。种子黑色，细小，有光泽，质轻，味淡。鸡冠花炭表面焦黑色，质轻，味涩。

**质量要求** 饮片鸡冠花和鸡冠花炭水分均不得过 13.0%；总灰分均不得过 13.0%；酸不溶性灰分均不得过 3.0%；水溶性浸出物均不得少于 16.0%。

**炮制作用** 鸡冠花味甘、涩，性凉。归肝、大肠经。生品性凉，收涩止血，止带，止痢，兼能清热。多用于湿热带下，湿热痢疾，湿热便血和痔血等症。鸡冠花炭凉性减弱，收涩作用增强。常用于吐血、便血、崩漏反复不愈及带下，久痢不止。

（吴纯洁）

*qīngpí*

## 青皮（Citri Reticulatae Pericarpium Viride）

芸香科植物橘 *Citrus reticulata* Blanco 及其栽培变种的干燥幼果或未成熟果实的果皮。别名均青皮、青皮子。5~6 月收集自落的幼果，晒干，习称"个青皮"；7~8 月采收未成熟的果实，在果皮上纵剖成四瓣至基部，除尽瓤瓣，晒干，习称"四花青皮"。

**炮制沿革** 唐代去白炒法（《仙授理伤续断秘方》）。宋代有面炒（《博济方》），麦麸炒（《太平惠民和剂局方》），焙制、巴豆制（《小儿卫生总微方论》），米醋熬（《三因极一病证方论》），略炒、炒令变紫黑色（《类编朱氏集验医方》）等炮制方法。元代用水蛭炒制（《世医得效方》）。明代有炮、烧灰、斑蝥炒制（《普济方》），醋炒、盐制（《医学纲目》），麸炒（《医宗粹言》），米醋洗（《景岳全书》）等法。清代有醋炒（《医宗说约》），法制（《本草述》），炒黑（《药品辨义》），醋拌炒黑（《嵩崖尊生全书》），炙制、蒸制（《外科证治全生集》），酒炒（《幼幼集成》），炒黄烟尽（《串雅内编》），蜜水炒（《校注医醇賸义》）等炮制方法。现代常用醋炙、麸炒等炮制方法。

**炮制方法** ①青皮：取原药材，除去杂质，洗净，闷润，切厚片或丝，晒干。②醋青皮：取青皮片或丝，用醋拌匀，闷透，置炒制容器内，用文火加热，炒至微黄色，取出晾凉。每 100kg 青皮用醋 15kg。③麸炒青皮：取麸皮撒入预热的炒制容器内，用中火加热，待冒烟时，投入净青皮丝或片，迅速拌炒至黄色，取出，筛去麸皮，晾凉。每 100kg 青皮丝或片用麸皮 10kg。

**饮片性状** 青皮为类圆形厚片或不规则丝状。表面灰绿色或黑绿色，密生多数油室，切面黄白色或淡黄棕色，有时可见瓤囊

8~10瓣，淡棕色。气香，味苦、辛。醋青皮形如青皮片或丝，色泽加深，略有醋香气，味苦、辛。麸炒青皮形如青皮丝或片，色泽加深。

**质量要求** 青皮及醋青皮饮片水分均不得过11.0%；总灰分均不得过6.0%。青皮饮片含橙皮苷（$C_{28}H_{34}O_{15}$）不得少于4.0%。醋青皮饮片含橙皮苷不得少于3.0%。

**炮制作用** 青皮苦、辛、温。归肝、胆、胃经。疏肝破气，消积化滞。多用于饮食积滞、癥积痞块。醋制后可缓和辛烈之性，增强疏肝止痛，消积化滞的作用。麸炒青皮可缓和辛散燥烈之性，化积和中。

（李娆娆）

qīngxiāngzǐ

**青葙子**（Celosiae Semen） 苋科植物青葙 Celosia argentea L. 的干燥成熟种子。别名野鸡冠花、狼尾花、牛尾巴花子等。秋季果实成熟时采割植株或摘取果穗，晒干，收集种子，除去杂质。

**炮制沿革** 南北朝有"凡用，先烧铁臼杵，单捣用之"（《雷公炮炙论》）的记载。宋代用炒法（《圣济总录》）。至明、清多沿用炒法。现代常用炒黄等炮制方法。

**炮制方法** ①青葙子：取原药材，除去杂质，筛去灰屑。用时捣碎。②炒青葙子：取净青葙子，置炒制容器内，用文火加热，炒至有爆鸣声，断面淡黄色，并有香气逸出时，取出放凉。用时捣碎。

**饮片性状** 青葙子呈扁圆形。表面黑色或红黑色，光亮，中间微隆起，侧边微凹处有种脐。种皮薄而脆。无臭，无味。炒青葙子光泽不明显，断面淡黄色，有香气。

**炮制作用** 青葙子苦，微寒。归肝经。清肝，明目退翳。生品清肝作用强，常用于肝热目赤、肝火眩晕。炒青葙子寒性缓和，并易于煎出有效成分。可用于目生翳膜，视物昏暗。

（陈 红）

kǔshēn

**苦参**（Sophorae Flavescentis Radix） 豆科植物苦参 Sophora flavescens Ait. 的干燥根。别名苦骨、野槐根、牛参。春、秋二季采挖，除去根头及小支根，洗净，干燥，或趁鲜切片，干燥。

**炮制沿革** 汉代有苦酒煮服法（《金匮要略》）。晋代有酒煮法（《肘后备急方》）。南北朝刘宋时代有糯米浓泔汁浸后蒸法（《雷公炮炙论》）。唐代有炙法（《外台秘要方》）。宋代增加了煨制（《太平圣惠方》）、炒黄（《重修政和经史证类备用本草》）、酒制（《校注妇人良方》）、酒炒（《疮疡经验全书》）等方法。元代有酒洗法（《卫生宝鉴》）。明代有酒浸法（《本草发挥》）。清代有酒蒸、油炒（《外科大成》），醋渍、炒存性（《本草述》），米泔水浸炒（《嵩崖尊生全书》），醋炒（《得配本草》）等方法。现代常用制炭、麸炒等炮制方法。

**炮制方法** ①苦参：除去残留根头，大小分开，洗净，浸泡至约六成透时，润透，切厚片，干燥。②苦参炭：取苦参片，置锅中，用武火加热，炒至表面呈焦黑色，内部焦黄色，喷淋清水少许，熄灭火星，取出，晾透。③麸炒苦参（炒苦参）：将锅烧热后，加入麦麸与苦参片，或先炒麦麸，至冒烟时，再加入苦参片炒至黄色，筛去麦麸即可。每100kg苦参片用麦麸18kg。

**饮片性状** 苦参多呈类圆形或不规则形的厚片。外表皮灰棕色或棕黄色，有时可见横长皮孔样突起，外皮薄，常破裂反卷或脱落，脱落处显黄色或棕黄色，光滑。切面黄白色，纤维性，具放射状纹理及裂隙，有的可见同心性环纹。质硬。气微，味极苦。苦参炭形如苦参片，表面焦黑色。体轻质脆。气微，味微苦。

**质量要求** 苦参饮片水分不得过11.0%；总灰分不得过8.0%；水溶性浸出物不得少于20.0%；含苦参碱（$C_{15}H_{24}N_2O$）和氧化苦参碱（$C_{15}H_{24}N_2O_2$）的总量不得少于1.0%。

**炮制作用** 苦参苦，寒。归心、肝、胃、大肠、膀胱经。清热燥湿，杀虫，利尿。用于热痢，便血，黄疸尿闭，赤白带下，阴肿阴痒，湿疹，湿疮，皮肤瘙痒，疥癣麻风；外治滴虫性阴道炎。生品苦寒之性甚强，清热燥湿，祛风止痒及利尿作用强。常用于湿热所致的黄疸、痢疾、带下，阴痒，皮肤瘙痒及疥癣等。苦参炭苦寒之性减弱，收涩作用增强，具有止血的功效。多用于血痢，便血及痔疮出血等。麸炒缓和苦寒之性。

（刘艳菊）

kǔxìngrén

**苦杏仁**（Armeniacae Semen Amarum） 蔷薇科植物山杏 Prunus armeniaca L. var. ansu Maxim.、西伯利亚杏 Prunus sibirica L.、东北杏 Prunus mandshurica（Maxim.）Koehne 或杏 Prunus armeniaca L. 的干燥成熟种子。别名杏仁、山杏仁。夏季采收成熟果实，除去果肉和核壳，取出种子，晒干。

**炮制沿革** 汉代有熬制（《金匮玉函经》）和去皮尖炒（《金

匮玉函经》）的方法。晋代用熬和烧（《肘后备急方》）的方法。南北朝刘宋时代有药汁制（《雷公炮炙论》）。梁代亦用熬法（《本草经集注》）。唐代有熬（《新修本草》），烧黑（《千金翼方》），酥熬、油制、麸炒（《外台秘要方》）等法。宋代有蒸制、灯上燎（《太平圣惠方》），烂煮令香（《博济方》），面炒（《脚气治法总要》），微炒（《小儿药证直诀》），药汁制、火上燎存性、蜜制、霜制（《圣济总录》），炮去皮尖（《全生指迷方》），炒令香熟、麸炒（《普济本事方》），制炭（《小儿卫生总微方论》），米泔制（《三因极一病证方论》），炒焦（《济生方》）等炮制方法。元代有焙法（《世医得效方》）。明代有赤炒、炒令微黑、药汁制、蛤粉炒、制霜（《普济方》），牡蛎粉炒（《奇效良方》），麸炒（《本草蒙筌》）等方法。清代有姜制、盐制、酒浸（《本草汇》），面裹煨后去油（《本草述》），便炒（《嵩崖尊生全书》），制霜（《幼幼集成》），烧存性（《本草纲目拾遗》），醋制（《幼科释谜》）等法。现代常用焯法、炒法等炮制方法。

**炮制方法**　①苦杏仁：取原药材，除去杂质、残留的硬壳及霉烂者，筛去灰屑。用时捣碎。②焯苦杏仁：取净苦杏仁，置沸水中略烫，至外皮微胀时，捞出，用凉水稍浸，取出搓开种皮，晒干后，簸去种皮，取仁。用时捣碎。③炒苦杏仁：取焯苦杏仁，置炒制容器内，用文火加热，炒至表面黄色，取出晾凉。用时捣碎。④苦杏仁霜：取焯苦杏仁，碾碎如泥状，用压榨机冷压榨除油或用粗草纸包裹反复压榨至油尽，碾细，过筛。

**饮片性状**　苦杏仁呈扁心形，长 1～1.9cm，宽 0.8～1.5cm，厚 0.5～0.8cm。表面黄棕色至深棕色，一端尖，另端钝圆，肥厚，左右不对称，尖端一侧有短线形种脐，圆端合点处向上具多数深棕色的脉纹。种皮薄，子叶 2 片，乳白色，富油性。气微，微苦。焯苦杏仁呈扁心形。表面乳白色或黄白色，一端尖，另端钝圆，肥厚，左右不对称，富油性。有特异的香气，味苦。炒苦杏仁形如焯苦杏仁，表面黄色至棕黄色，微带焦斑。有香气，味苦。苦杏仁霜为黄白色粉末状，具有特殊的气味。

**质量要求**　苦杏仁、焯苦杏仁、炒苦杏仁过氧化值不得过 0.11。苦杏仁含苦杏仁苷（$C_{20}H_{27}NO_{11}$）不得少于 3.0%，焯苦杏仁含苦杏仁苷不得少于 2.4%，炒苦杏仁含苦杏仁苷不得少于 2.1%。

**炮制作用**　苦杏仁苦，微温；有小毒。归肺、大肠经。降气止咳平喘，润肠通便。治疗咳嗽气喘，胸满痰多，肠燥便秘，常用于新病喘咳兼肠燥便秘者。焯苦杏仁可破坏酶，保存苷；去皮利于有效物质溶出，用于多种喘咳，尤其适用于无外感者。炒苦杏仁性温，长于温肺散寒，并可去小毒。常用于肺寒咳喘，久喘肺虚。苦杏仁霜润燥作用显著减弱，无润肠之虑，宣降肺气之力较强。用于脾虚便溏的喘咳患者。

（李娆娆）

pípayè

## 枇杷叶（Eriobotryae Folium）

蔷薇科植物枇杷 *Eriobotrya japonica* (Thunb.) Lindl. 的干燥叶。别名杷叶。全年均可采收，晒至七八成干时，扎成小把，再晒干。

**炮制沿革**　晋代载有去毛炙法（《肘后备急方》），以后历代文献都有类似记载。南北朝有甘草汤洗后酥炙法（《雷公炮炙论》）。唐代有蜜炙法（《外台秘要方》）。宋代增加了枣汁蜜、姜炙（《圣济总录》）等法。明清时基本沿用前法，并有"治胃病以姜汁涂炙，治肺病以蜜水涂炙，乃良"（《本草纲目》）的记载现代常用蜜炙、姜炙等炮制方法。

**炮制方法**　①枇杷叶：取原药材，除去杂质及枝梗，刷净绒毛，喷淋清水，润软，切丝，干燥。②蜜枇杷叶：取炼蜜，用适量开水稀释后，加入枇杷叶丝中拌匀，闷透，置锅内，用文火加热，炒至微黄色、不粘手时，取出放凉。每 100kg 枇杷叶用炼蜜 20kg。③姜枇杷：取净枇杷叶丝，加生姜汁拌匀，闷透，置锅内，用文火加热炒干。每 100kg 枇杷叶用生姜 10kg。

**饮片性状**　枇杷叶为长短不一的丝状，上表面灰绿色、黄棕色或红棕色，较光滑；下表面淡灰色或棕绿色，密被黄色绒毛，主脉显著突起。革质而脆。无臭，味微苦。蜜枇杷叶表面棕黄色，微显光泽，略带黏性，味微甜。姜枇杷叶色泽加深，略有姜辣气。

**质量要求**　枇杷叶饮片水分不得过 10.0%；总灰分不得过 7.0%；醇溶性浸出物，以75%乙醇作溶剂不得少于 16.0%；含齐墩果酸（$C_{30}H_{48}O_3$）和熊果酸（$C_{30}H_{48}O_3$）的总量不得少于 0.7%。蜜枇杷叶饮片水分不得过 10.0%；总灰分不得过 7.0%；含齐墩果酸和熊果酸的总量不得少于 0.7%。

**炮制作用**　枇杷叶苦，微寒。归肺、胃经。清肺止咳，降逆止呕。生品长于清肺止咳，降逆止呕。多用于肺热咳嗽，气逆喘急，胃热呕逆。蜜炙后可增强润肺止咳作用。多用于肺燥或肺阴不足，咳嗽痰稠等。姜炙后可增强降逆止呕作用。多用于胃气上逆，恶心呕吐及胃热呕吐等证。

(王成永)

## bǎnlángēn

**板蓝根**（Isatidis Radix） 十字花科植物菘蓝 *Isatis indigotica* Fort. 的干燥根。别名靛青根、大青叶根。秋季采挖，除去泥沙，晒干。

**炮制沿革** 宋代有麸炒令黄色（《小儿卫生总微方论》）、洗净日干法（《三因极一病证方论》）。明代有焙干法（《普济方》）。现常用生品切片。

**炮制方法** 除去杂质，洗净润透，切厚片，干燥。

**饮片性状** 呈圆形的厚片。外表皮淡灰黄色至淡棕黄色，有纵皱纹。切面皮部黄白色，木部黄色。质略软。气微，味微甜后苦涩。

**质量要求** 饮片水分不得过13.0%；总灰分不得过8.0%；醇溶性浸出物不得少于25.0%；含（R，S）-告依春（$C_5H_7NOS$）不得少于0.030%。

**炮制作用** 板蓝根苦，寒。归心、胃经。清热解毒，凉血利咽。用于温毒发斑，舌绛紫暗，痄腮，喉痹，烂喉丹痧，大头瘟疫，丹毒，痈肿。净制后使药物洁净，便于调剂和制剂。

(刘艳菊)

## cìwǔjiā

**刺五加**（Acanthopanacis Senticosi Radix et Rhizome Seu Caulis） 五加科植物刺五加 *Acanthopanax senticosus*（Rupr. et Maxim.）Harms 的干燥根及根茎或茎。别名刺拐棒、刺木棒。春、秋二季采收，洗净，干燥。

**炮制方法** 除去杂质，洗净，稍泡，润透，切厚片，干燥。

**饮片性状** 呈类圆形或不规则形的厚片。根及根茎外表皮灰褐色或黑褐色，粗糙，有细纵沟及皱纹，皮较薄，有的剥落，剥落处呈灰黄色；茎外表皮浅灰色或灰褐色，无刺，幼枝黄褐色，密生细刺。切面黄白色，纤维性，茎的皮部薄，木部宽广，中心有髓。根及根茎有特异香气，味微辛、稍苦、涩；茎气微，味微辛。

**质量要求** 饮片水分不得过8.0%；总灰分不得过7.0%；醇溶性浸出物，以甲醇作溶剂不得少于3.0%；含紫丁香苷（$C_{17}H_{24}O_9$）不得少于0.050%。

**炮制作用** 刺五加辛、微苦，温。归脾、肾、心经。益气健脾，补肾安神。用于脾肾阳虚，体虚乏力，食欲不振，腰膝酸痛，失眠多梦。净制、切制后使药物洁净，便于调剂和制剂。

(刘艳菊)

## yùjīn

**郁金**（Curcumae Radix） 姜科植物温郁金 *Curcuma wenyujin* Y. H. Chen et C. Ling、姜黄 *Curcuma longa* L.、广西莪术 *Curcuma kwangsiensis* S. G. Lee et C. F. Liang 或蓬莪术 *Curcuma phaeocaulis* Val. 的干燥块根。别名马蓝、五帝足、黄郁、乌头。前两者分别习称"温郁金"和"黄丝郁金"，其余按性状不同习称"桂郁金"或"绿丝郁金"。冬季茎叶枯萎后采挖，除去泥沙和细根，蒸或煮至透心，干燥。

**炮制沿革** 郁金炮制的记载首见于宋·唐慎微《重修政和经史证类备用本草》："取四畔子根，去皮，火干之。"此外，宋代还有煮制、浆水生姜皂荚麸制、皂荚制法（《圣济总录》），皂荚汁煮后炒（《小儿卫生总微方论》）等炮制方法。明、清除沿用宋代的煮制法外，还有炒制、"防风、皂荚、巴豆，河水煮"（《普济方》），焙制、醋煮（《医学入门》），制炭（《本草蒙筌》），煨（《寿世保元》），磨汁（《炮炙大法》），醋炒（《傅青主女科》），酒浸（《成方切用》），酒炒（《本草述》），甘草制（《握灵本草》），水煮（《外科大成》）等炮制方法。现代常用醋炙。

**炮制方法** ①郁金：取原药材，除去杂质，洗净，润透，切薄片，干燥，筛去碎屑。②醋郁金：取郁金片，加入定量米醋拌匀，闷润，待醋被吸尽后，置炒制容器内，用文火加热，炒干，取出晾凉，筛去碎屑。每100kg郁金片用米醋10kg。

**饮片性状** 郁金呈椭圆形或长条形薄片。外表皮灰黄色、灰褐色至灰棕色，具不规则的纵皱纹。切面灰棕色、橙黄色至灰黑色。角质样，内皮层环明显。醋郁金形如郁金片，较生品色泽加深，略有醋气。

**质量要求** 郁金饮片水分不得过15.0%；总灰分不得过9.0%。

**炮制作用** 郁金味辛、苦，性寒。归肝、心、肺经。生品活血止痛，行气解郁，清心凉血，利胆退黄。用于胸胁刺痛，胸痹心痛，经闭痛经，乳房胀痛，热病神昏，癫痫发狂，血热吐衄，黄疸尿赤。醋郁金能引药入血，增强疏肝止痛作用。用于厥心痛，妇女经前腹痛等。

(吴纯洁)

## yùlǐrén

**郁李仁**（Pruni Semen） 蔷薇科植物欧李 *Prunus humilis* Bge.、郁李 *Prunus japonica* Thunb. 或长柄扁桃 *Prunus pedunculata* Maxim. 的

干燥成熟种子。前两种习称"小李仁"，后一种习称"大李仁"。别名山梅子、赤李子、长柄扁桃等。夏、秋二季采收成熟果实，除去果肉和核壳，取出种子，干燥。

**炮制沿革** 宋代有"汤浸去皮尖，微炒"（《太平圣惠方》），焙法（《小儿药证直诀》），酒浸、麸炒（《圣济总录》），"汤去尖皮，熬紫色"（《普济本事方》）等炮制方法。元代用火炮法（《世医得效方》）。明代除沿用炒法外，又有蜜制（《医学入门》）、霜制（《仁术便览》）、陈皮炒（《证治准绳》）、面炒（《济阴纲目》）等法。清代亦沿用炒法，并增加了酒炒法（《得配本草》）。现代常用炒法等炮制方法。

**炮制方法** ①郁李仁：取原药材，除去杂质。用时捣碎。②炒郁李仁：取净郁李仁，置炒制容器内，用文火加热，炒至表面深黄色，有香气逸出，取出晾凉。用时捣碎。

**饮片性状** 小李仁呈卵形，长 5～8mm，直径 3～5mm。表面黄白色或浅棕色，一端尖，另端钝圆。尖端一侧有线形种脐，圆端中央有深色合点，自合点处向上具多条纵向维管束脉纹。种皮薄，子叶 2 片，富油性。气微，味微苦。大李仁长 6～10mm，直径 5～7mm。表面黄棕色。炒郁李仁表面深黄色，断面浅黄色，有香气。

**质量要求** 郁李仁饮片水分不得过 6.0%；酸值不得过 10.0，羰基值不得过 3.0，过氧化值不得过 0.050；含苦杏仁苷（$C_{20}H_{27}NO_{11}$）不得少于 2.0%。

**炮制作用** 郁李仁味辛、苦、甘，性平。归脾、大肠、小肠经。润肠通便，利水消肿。用于肠燥便秘，水肿胀满，小便不利。生品行气通便力较强，常用于气滞肠燥引起的便秘、食积气滞、湿脚气。炒郁李仁药性较缓，适用于老人、体虚及产后便秘者。

（李娆娆）

**hǔzhàng**

**虎杖**（Polygoni Cuspidati Rhizoma Et Radix） 蓼科植物虎杖 *Polygonum Cuspidatum* Sieb. et Zucc. 的干燥根茎和根。别名斑根、斑杖、紫金龙、活血龙等。春、秋二季采挖，除去须根，洗净，趁鲜切短段或厚片，晒干。

**炮制沿革** 唐代有去头法（《千金翼方》）。宋代有到（《太平圣惠方》）、烧法（《圣济总录》）。现代常净制后切片用。

**炮制方法** 除去杂质，洗净，润透，切厚片，干燥。

**饮片性状** 多为圆柱形短段或不规则厚片。外皮棕褐色，切面皮部较薄，木部宽广，棕黄色，射线放射状，皮部与木部较易分离。根茎髓中有隔或呈空洞状。质坚硬。气微，味微苦、涩。

**质量要求** 虎杖饮片水分不得过 12.0%；总灰分不得过 5.0%；酸不溶性灰分不得过 1.0%；醇溶性浸出物不得少于 9.0%；含大黄素（$C_{15}H_{10}O_5$）不得少于 0.60%，虎杖苷（$C_{20}H_{22}O_8$）不得少于 0.15%。

**炮制作用** 虎杖味微苦，性微寒。归肝、胆、肺经。利湿退黄，清热解毒，散瘀止痛，止咳化痰。用于湿热黄疸，淋浊，带下，关节痹痛，痈肿疮毒，水火烫伤，经闭，癥瘕，跌仆损伤，肺热咳嗽。净制切制后，使药物洁净，便于调剂与制剂。

（刘艳菊）

**míngdǎngshēn**

**明党参**（Changii Radix） 伞形科植物明党参 *Changium smyrnioides* Wolff 的干燥根。别名土人参、百丈光、天瓠、粉党参、红党参、金鸡爪、山萝卜、明沙参、明参。4～5 月采挖，除去须根，洗净，置沸水中煮至无白心，取出，刮去外皮，漂洗，干燥。

**炮制沿革** 明党参炮制的记载首见于清·赵学敏《本草纲目拾遗》："切片三两，用陈绍酒饭上蒸熟"。此外，还有清蒸等炮制方法。现代常用切制法。

**炮制方法** 取原药材，洗净，润透，切厚片，干燥。

**饮片性状** 明党参饮片呈圆形或类圆形厚片。外表皮黄白色，光滑或有纵沟纹。切面黄白色或淡棕色，半透明，角质样，木部类白色，有的与皮部分离。气微，味淡。

**质量要求** 明党参饮片水分不得过 13.0%；总灰分不得过 3.0%。

**炮制作用** 明党参味甘、微苦，性微寒。归肺、脾、肝经。润肺化痰，养阴和胃，平肝，解毒。用于肺热咳嗽，呕吐反胃，食少口干，目赤眩晕，疔毒疮疡。产地蒸煮，去除麻辣刺激。净制和切制后使药物洁净，便于调剂与制剂。

（吴纯洁）

**zhīmǔ**

**知母**（Anemarrhenae Rhizoma） 百合科植物知母 *Anemarrhena asphodeloides* Bge. 的干燥根茎。别名莐藩、蚳母、连母、野蓼、地参、水参、水浚、货母、蝭母、女雷、女理等。春、秋二季采挖，除去须根和泥沙，晒干，习称"毛知母"；或除去外皮，晒干。

**炮制沿革** 知母炮制首见于东汉·张仲景《金匮要略方论》收载的"切"。宋代有煨制（《太平圣惠方》）、炒（《卫生家宝产科备要》）、酒炒（《本草品汇精要》）、盐水炒（《扁鹊心书》）和盐酒拌炒（《疮疡经验全书》）等炮制方法。元代有酒洗（《脾胃论》）、酒浸（《瑞竹堂经验方》）等方法。明代增加了蜜水拌炒（《医学入门》）和姜汤浸（《寿世保元》）等炮制方法。清代基本沿用明代的炮制方法。现代常用盐炙、酒炙和麸炒等炮制方法。

**炮制方法** ①知母：取原药材，除去杂质，洗净，润透，切厚片，干燥，去毛屑。②盐知母：取知母片，置预热适度的炒制容器内，用文火加热，炒至变色，喷淋盐水，炒干，取出晾凉，筛去碎屑。每 100kg 知母片用食盐 2kg。③麸炒知母：先将麦麸炒至冒烟，再倾入知母片，中火炒至棕黄色，筛去麦麸。④酒炙知母：取黄酒喷淋知母片内，拌匀，稍润，用文火炒至变黄色，取出晾干。每 100kg 知母用黄酒 10~20kg。

**饮片性状** 知母饮片为不规则类圆形厚片或条状片。表面黄白色，周边棕色（毛知母）或黄白色（知母肉），质滋润。味微甜略苦，嚼之粘牙。盐知母色泽加深，偶有焦斑，略具咸味。麸炒知母形如知母片，表面黄色，略具麸香气。酒炙知母形如知母片，表面黄色，具酒气。

**质量要求** 知母饮片含芒果苷（$C_{19}H_{18}O_{11}$）不得少于 0.50%，含知母皂苷 B II（$C_{45}H_{76}O_{19}$）不得少于 3.0%；盐知母饮片含芒果苷不得少于 0.40%，含知母皂苷 B II 不得少于 2.0%。两者水分均不得过 12.0%；总灰分均不得过 9.0%；酸不溶性灰分均不得过 2.0%。

**炮制作用** 知母味苦、甘，性寒。归肺、胃、肾经。生品苦寒滑利，长于清热泻火，生津润燥。用于外感热病，高热烦渴，肺热燥咳，内热消渴，肠燥便秘。泻肺、胃之火尤宜生用。盐知母可引药下行，专入肾经，增强滋阴降火的作用，善清虚热。用于肝肾阴亏、虚火上炎，骨蒸潮热，盗汗遗精。麸炒知母寒滑之性缓和，适用于脾胃虚弱而肺有燥热者。用于肺燥咳嗽、胃热消渴。酒炙知母可引药上行和降低寒泄之性。

（吴纯洁）

shǐjūnzǐ

## 使君子（Quisqualis Fructus）

使君子科植物使君子 *Quisqualis indica* L. 的干燥成熟果实。别名壳君子、病疳子、留球子、水君木叶。秋季果皮变紫黑色时采收，除去杂质，干燥。

**炮制沿革** 宋代有制炭（《太平圣惠方》）、面裹煨（《博济方》）、蒸制、焙制（《史载之方》）、火炮（《太平惠民和剂局方》）、煨制（《传信适用方》）等炮制方法。明代则有炒熟（《婴童百问》）、火煨（《医宗粹言》）、煮制去油（《审视瑶函》）等法。清代多用蒸法（《医宗说约》）。现代常用清炒法。

**炮制方法** ①使君子：取原药材，除去杂质。用时捣碎。②使君子仁：取净使君子，除去外壳，取仁。③炒使君子仁：取使君子仁，置炒制容器内，用文火加热，炒至有香气，取出晾凉。

**饮片性状** 使君子呈椭圆形或卵圆形，具 5 条纵棱，偶有 4~9 棱，长 2.5~4cm，直径约 2cm。表面黑褐色至紫黑色，平滑，微具光泽。顶端狭尖，基部钝圆，有明显的圆形果梗痕。质坚硬，横切面多呈五角星形，棱角处壳较厚，中间呈类圆形空腔。种子长椭圆形或纺锤形，长约 2cm，直径约 1cm；表面棕褐色或黑褐色，有多数纵皱纹；种皮薄，易剥离；子叶 2 片，黄白色，有油性，断面有裂纹。气微香，味微甜。使君子仁呈长椭圆形或纺锤形，长约 2cm，直径约 1cm。表面棕褐色或黑褐色，有多数纵皱纹。种皮易剥离，子叶 2，黄白色，有油性，断面有裂纹。气微香，味微甜。炒使君子仁形如使君子仁，表面黄白色，有多数纵皱纹，有时可见残留棕褐色种皮。气香，味微甜。

**质量要求** 使君子、使君子仁和炒使君子仁饮片含胡芦巴碱（$C_7H_7O_2$）均不得少于 0.20%。使君子饮片每 1000g 含黄曲霉毒素 $B_1$ 不得过 5μg，黄曲霉毒素 $G_2$、黄曲霉毒素 $G_1$、黄曲霉毒素 $B_2$ 和黄曲霉毒素 $B_1$ 总量不得过 10μg。

**炮制作用** 使君子味甘，性温。归脾、胃经。杀虫消疳。使君子仁功用同使君子，生品以杀虫力强。炒使君子仁长于健脾消积，亦能杀虫。多用于小儿疳积及蛔虫腹痛。

（王祝举）

cèbǎiyè

## 侧柏叶（Cacumen Platycladi）

柏科植物侧柏 *Platycladus orientalis*（L.）Franco 的干燥枝梢及叶。别名扁柏、香柏、片柏、片松、柏叶、喜柏。多在夏、秋二季采收，阴干。

**炮制沿革** 宋代有炙法（《太平圣惠方》）、九蒸九曝（《重修政和经史证类备用本草》）、米泔浸（《圣济总录》）、炒黄（《校注妇人良方》）、烧灰存性（《类编朱氏集验医方》）等炮制方法。

金元时代有煮制（《儒门事亲》）、酒浸（《丹溪心法》）等法。明代有酒蒸、焙（《普济方》）、炒（《本草纲目》），盐水炒（《寿世保元》）等炮制方法。清代有九蒸九晒（《外科大成》）、炒为末（《药品辨义》）、酒浸焙（《本经逢原》）、炒黑（《本草汇纂》）等方法，并有"生用凉，炙用温"（《得配本草》）和"借炒黑以止血耳"（《本草求真》）的记述。现代常用炒炭、炒黄、炒焦、醋炙、盐炙、蒸制等炮制方法。

**炮制方法**　①侧柏叶：除去硬梗及杂质。②侧柏叶炭：取净侧柏叶，置热锅内，用武火炒至表面焦褐色，内部焦黄色，喷淋清水少许，熄灭火星，取出，晾干。

**饮片性状**　侧柏叶多分枝，小枝扁平。叶细小鳞片状，交互对生，贴伏于枝上，深绿色或黄绿色。质脆，易折断。气清香，味苦涩、微辛。侧柏叶炭形如侧柏叶，表面黑褐色。质脆，易折断，断面焦黄色。气香，味微苦涩。

**质量要求**　侧柏叶饮片杂质不得过 6%；水分不得过 11.0%；醇溶性浸出物不得少于 15.0%；含槲皮苷（$C_{21}H_{20}O_{11}$）不得少于 0.10%。侧柏叶炭醇溶性浸出物不得少于 15%。

**炮制作用**　侧柏叶苦、涩，寒。归肺、肝、脾经。生品以清热凉血，止咳祛痰力胜。用于血热妄行的各种出血证，咳嗽痰多，湿热带下及脱发。用 60% 酒精浸泡七天后涂擦可治脂溢性皮炎。炒炭后寒凉之性趋于平和，专于收涩止血。常用于热邪不盛的各种出血证。

（王成永）

### pèilán
**佩兰**（Eupatorii Herba）　菊科植物佩兰 *Eupatorium fortunei* Turcz. 的干燥地上部分。别名大泽兰、省头草、水香、香草等。夏、秋二季分两次采割，除去杂质，晒干。

**炮制方法**　除去杂质，抢水洗净，稍润，切段，干燥。

**饮片性状**　呈不规则的段。茎圆柱形，表面黄棕色或黄绿色，有的带紫色，有明显的节和纵棱线。切面髓部白色或中空。叶对生，叶片多皱缩、破碎，绿褐色。气芳香，味微苦。

**质量要求**　饮片水分不得过 11.0%；总灰分不得过 11.0%；酸不溶性灰分不得过 2.0%；含挥发油不得少于 0.25%（ml/g）。

**炮制作用**　佩兰辛，平。归脾、胃、肺经。芳香化湿，醒脾开胃，发表解暑。用于湿浊中阻，脘痞呕恶，口中甜腻，口臭，多涎，暑湿表证，湿温初起，发热倦怠，胸闷不舒。净制切片后入药，可使药物洁净，便于调剂和制剂。

（胡昌江）

### jīnqiáncǎo
**金钱草**（Lysimachiae Herba）　报春花科植物过路黄 *Lysimachia christinae* Hance 的干燥全草。别名对座草、大叶金钱草、路边黄、四川大金钱草、延地蜈蚣。夏、秋二季采收，除去杂质，晒干。

**炮制方法**　除去杂质，抢水洗净，切段，晒干。

**饮片性状**　呈不规则小段。含根、茎、叶、花。根纤细，淡黄色。茎细，扭曲，有纵纹，表面棕色或暗棕色。叶多皱缩，展平后呈宽卵形或心形，基部微凹，全缘；上表面灰绿色或灰褐色，下表面较浅，主脉明显突起；用

水浸后，对光透视可见黑色或褐色条纹；叶柄长 1～4cm。有的带花，花黄色，单生叶腋，具长梗。蒴果球形。气微，味淡。

**质量要求**　饮片杂质不得过 8%；水分不得过 13.0%；总灰分不得过 13.0%；酸不溶性灰分不得过 5.0%；醇溶性浸出物以 75% 乙醇作溶剂不得少于 8.0%；含槲皮素（$C_{15}H_{10}O_7$）和山奈素（$C_{15}H_{10}O_6$）的总量不得少于 0.10%。

**炮制作用**　金钱草味甘、咸、性微寒。归肝、胆、肾、膀胱经。利湿退黄，利尿通淋，解毒消肿。用于湿热黄疸，胆胀胁痛，石淋，热淋，小便涩痛，痈肿疔疮，蛇虫咬伤。净制和切制后使药物洁净，利于贮存保管，便于调剂和制剂。

（孙立立）

### jīnyīngzǐ
**金樱子**（Rosae Laevigatae Fructus）　蔷薇科植物金樱子 *Rosa laevigata* Michx. 的干燥成熟果实。别名糖罐子、野石榴、糖钵等。10～11 月果实成熟变红时采收，干燥，除去毛刺。

**炮制沿革**　明代有去核酒浸（《普济方》），酒洗（《本草原始》），焙、蒸熟（《景岳全书》），炒（《寿世保元》）等炮制方法。清代基本沿用明代的方法，并对炮制作用有较多论述，如"生者酸涩，熟者甘涩，用当用将熟之际，得微酸甘涩之妙……熟则纯甘，去刺核，熬膏甘多涩少"（《本草求真》）等。现代常用蜜制、炒法、麸炒和盐制等炮制方法。

**炮制方法**　①金樱子：取原药材，除去杂质，洗净，干燥。②金樱子肉：取净金樱子，略浸，润透，纵切两瓣，除去毛、核，干燥。③蜜金樱子肉：取炼蜜，

加适量开水稀释，淋入金樱子肉内拌匀，闷透，置炒制容器内，用文火加热，炒至表面红棕色、不粘手时，取出晾凉。每100kg金樱子肉用炼蜜20kg。④炒金樱子：取金樱子肉，置锅内，用中火炒至微黑，取出放凉。⑤麸炒金樱子：取金樱子用麸炒法炒至黄色为度，取出放凉。⑥盐金樱子：取金樱子肉，加入盐水拌匀，闷润，待吸尽盐水后，蒸2~3小时，取出干燥。

**饮片性状** 金樱子呈倒卵形，长2~3.5cm，直径1~2cm。表面红黄色或红棕色，有突起的棕色小点，系毛刺脱落后的残基。顶端有盘状花萼残基，中央有黄色柱基，下部渐尖。质硬。切开后，花托壁厚1~2mm，内有多数坚硬的小瘦果，内壁及瘦果均有淡黄色茸毛。气微，味甘、微涩。金樱子肉为倒卵形纵剖瓣。表面红黄色或红棕色，有突起的棕色小点。顶端有花萼残基，下部渐尖。花托壁厚1~2mm，内面淡黄色，残存淡黄色绒毛。气微，味甘、微涩。蜜金樱子形如金樱子，表面暗棕色，味甜，有蜜香气。炒金樱子形如金樱子，表面棕褐色微黑。麸炒金樱子形如金樱子，表面深黄色。盐金樱子形如金樱子，表面暗红棕色，味兼微咸。

**质量要求** 金樱子肉饮片水分不得过16.0%；含金樱子多糖以无水葡萄糖计，不得少于25.0%。

**炮制作用** 金樱子味酸、甘、涩，性平。归肾、膀胱、大肠经。固精缩尿，固崩止带，涩肠止泻。用于遗精滑精，遗尿尿频，崩漏带下，久泻久痢。但服后有时可致腹痛。蜜金樱子偏于甘涩，借蜜甘缓益脾，可以补中涩肠，并避免腹痛的副作用。麸炒金樱子涩肠止泻作用较佳。盐金樱子缩尿，固精之力较强。

(李娆娆)

### rǔxiāng
### 乳香（Olibanum）

橄榄科植物乳香树 *Boswellia carterii* Birdw. 及同属植物 *Boswellia bhaw-dajiana* Birdw. 树皮渗出的树脂。别名熏陆香、马尾香、乳头香、塌香、西香、天泽香等。分为索马里乳香和埃塞俄比亚乳香，每种乳香又分为乳香珠和原乳香。

**炮制沿革** 唐代有研法（《产宝杂录》）。宋代有炒制（《重修政和经史证类备用本草》），米制、姜制（《圣济总录》），醋制（《太平惠民和剂局方》），酒制（《洪氏集验方》），竹叶制（《卫生家宝产科备要》），去油制法（《扁鹊心书》）。明清时代增加有煮制、煅制、黄连制（《普济方》），焙制（《寿世保元》），炙制（《景岳全书》），乳制（《炮炙大法》），灯心制（《奇效良方》）等炮制方法。现代常用醋炙、炒黄、炒熔、炒去油等炮制方法。

**炮制方法** ①乳香：取原药材，除去杂质，打成小碎块。②制乳香：取净乳香，放入沸水中，待全部熔化后，除去漂浮的杂质，过滤，将滤液再浓缩成稠胶状，倒出，压扁，切成小块。③醋乳香：取净乳香，置炒制容器内，用文火加热，炒至冒烟，表面微熔，喷淋定量的米醋，边喷边炒至表面呈油亮光泽时，迅速取出，摊开放凉。每100kg乳香用米醋5~10kg。④炒乳香：取净乳香，置炒制容器内，用文火加热，炒至冒烟，表面熔化显油亮光泽时，迅速取出，摊开放凉。

**饮片性状** 乳香为不规则乳头状小颗粒或小团块状。表面黄棕色，半透明或不透明，稍有光泽，附有白色粉尘，质坚脆，有黏性。气香，味苦辛。制乳香为不规则小块，表面油黄色，略透明，质坚脆，有特异香气。醋乳香形同乳香，表面深黄色，显油亮，略有醋气。炒乳香表面油黄色，微透明，质坚脆，具特异香气。

**质量要求** 索马里乳香含挥发油不得少于6.0%（ml/g），埃塞俄比亚乳香含挥发油不得少于2.0%（ml/g）。乳香珠杂质含量不得过2%，原乳香杂质含量不得过10%。

**炮制作用** 乳香味辛、苦，性温。归心、肝、脾经。活血止痛，消肿生肌。生品气味辛烈，对胃的刺激性较强，易引起呕吐，但活血消肿、止痛力强。用于瘀血肿痛或外用。制后刺激性缓和，药物洁净，便于粉碎，利于服用。醋乳香矫臭矫味，活血止痛、收敛生肌功效增强。如用于治疗心腹诸痛，及一切痛证的乳香定痛丸。炒乳香与醋乳香功用基本相同。

(王秋红)

### zhǒngjiéfēng
### 肿节风（Sarcandrae Herba）

金粟兰科植物草珊瑚 *Sarcandra glabra* (Thunb.) Nakai 的干燥全草。别名九节茶、九节风、接骨莲。夏、秋二季采收，除去杂质，晒干。

**炮制方法** 除去杂质，洗净，润透，切段，干燥。

**饮片性状** 呈不规则的段。根茎密生细根。茎圆柱形，表面暗绿色至暗褐色，有明显细纵纹，散有纵向皮孔，节膨大。切面有髓或中空。叶多破碎，表面绿色、绿褐色至棕褐色或棕红色，光滑；边缘有粗锯齿，齿尖腺体黑褐色，近革质。气微香，味微辛。

**质量要求** 水分不得过 15.0%；总灰分不得过 10.0%；酸不溶性灰分不得过 2.0%；水溶性浸出物不得少于 10.0%；含异嗪皮啶（$C_{11}H_{10}O_5$）不得少于 0.020%，迷迭香酸（$C_{18}H_{16}O_8$）不得少于 0.020%。

**炮制作用** 肿节风味苦、辛，性平。归心、肝经。清热凉血，活血消斑，祛风通络。用于血热发斑发疹，风湿痹痛，跌打损伤。炮制后使药物洁净，便于调剂和制剂。

（孙立立）

## yúxīngcǎo

**鱼腥草**（Houttuyniae Herba） 三白草科植物蕺菜 *Houttuynia cordata* Thunb. 的新鲜全草或干燥地上部分。别名臭菜、侧耳根、猪鼻孔、臭根菜、猪母耳、臭灵丹。鲜品全年均可采割；干品夏季茎叶茂盛花穗多时采割，除去杂质，晒干。

**炮制沿革** 宋代有淡竹筒内煨（《经史证类备急本草》）的炮制方法。明代有晒干为末法（《寿世保元》）。现代常净制后切段用。

**炮制方法** 除去杂质，迅速洗净，切段，干燥。

**饮片性状** 不规则小段，含有茎、叶、花。棕黄色或灰绿色。叶多破碎，展平后呈心形，先端渐尖，全缘；上表面暗黄绿色至暗棕色，下表面灰绿色或灰棕色；柄长，基部与托叶合成鞘状。穗状花序顶生，黄棕色。搓碎具鱼腥气，味微涩。

**质量要求** 干鱼腥草饮片水分不得过 15.0%；酸不溶性灰分不得过 2.5%；水溶性浸出物不得少于 10.0%。

**炮制作用** 鱼腥草味辛，性微寒。归肺经。清热解毒，消痈排脓，利尿通淋。用于肺痈吐脓，痰热喘咳，热痢，热淋，痈肿疮毒。净制和切制后使药物洁净，利于贮存保管，便于调剂和制剂。

（孙立立）

## gǒují

**狗脊**（Cibotii Rhizoma） 蚌壳蕨科植物金毛狗脊 *Cibotium barometz*（L.）J. Sm. 的干燥根茎。别名百枝、狗青、强膂、扶盖、扶筋、苟脊、金毛狗脊、金狗脊、毛狗儿、金丝毛、金毛狮子、黄狗头、金扶筋、老猴毛。秋、冬二季采挖，除去泥沙，干燥；或去硬根、叶柄及金黄色绒毛，切厚片，干燥，为"生狗脊片"；蒸后晒至六七成干，切厚片，干燥，为"熟狗脊片"。

**炮制沿革** 狗脊炮制首见于南北朝·雷敩《雷公炮炙论》收载的酒蒸法："凡修事，细剉了，酒拌蒸，从巳至申出，（晒）干用。"宋代有火燎去毛（《博济方》），去毛醋酥炙（《圣济总录》），炙去毛（《普济本事方》），火燎去毛酒浸蒸、焙干（《太平惠民和剂局方》）等法。明、清两代有去毛醋煮、切片焙干（《普济方》），酒浸（《握灵本草》），酒浸炒去毛（《本经逢原》）等方法。现代常用清炒法、砂炒、蒸制、酒制及盐制等炮制方法。

**炮制方法** ①狗脊：除去杂质；未切片者，洗净，润透，切厚片，干燥。②砂烫狗脊：取洁净河砂置锅内，用武火炒热后加入狗脊片，不断翻动，烫至鼓起，绒毛呈焦褐色时，取出，筛去河砂，放凉后除去残存绒毛。

**饮片性状** 狗脊呈不规则的长块状，长 10～30cm，直径 2～10cm。表面深棕色，残留金黄色绒毛；上面有数个红棕色的木质叶柄，下面残存黑色细根。质坚硬，不易折断。无臭，味淡、微涩。生狗脊片呈不规则长条形或圆形，长 5～20cm，直径 2～10cm，厚 1.5～5mm。切面浅棕色，较平滑，近边缘 1～4mm 处有 1 条棕黄色隆起的木质部环纹或条纹，边缘不整齐，偶有金黄色绒毛残留。质脆，易折断，有粉性。砂烫狗脊稍鼓起，表面棕褐色，无绒毛，质松脆。

**质量要求** 狗脊饮片水分不得过 13.0%；总灰分不得过 3.0%；醇溶性浸出物以稀乙醇作溶剂不得少于 20.0%。砂烫狗脊含原儿茶酸（$C_7H_6O_4$）不得少于 0.020%；浸出物同狗脊饮片。

**炮制作用** 狗脊味苦、甘，性温。归肝、肾经。生品祛风湿、利关节。可用于风寒湿痹，关节疼痛。狗脊质地坚硬，并在边缘覆有金黄色绒毛，不易除去。砂炒后质地松脆，便于粉碎和煎出有效成分，也便于除去绒毛。砂烫狗脊补肝肾，强筋骨。可用于肝肾不足或冲任虚寒。

（王成永）

## jīngdàjǐ

**京大戟**（Euphorbiae Pekinensis Radix） 大戟科植物大戟 *Euphorbia pekinensis* Rupr. 的干燥根。别名邛钜、红芽大戟、紫大戟、下马仙、龙虎草、膨胀草、将军草、九头狮子草等。秋、冬二季采挖，洗净，晒干。

**炮制沿革** 京大戟炮制首见于南北朝·雷敩《雷公炮炙论》："夫采得后……细剉海芋叶拌蒸"。唐代有炒制法（《外台秘要方》）。宋代有煨制（《太平圣惠方》）、麸炒制、煮制、浆水制、米泔水制、酒制（《圣济总录》）等方法。金代增加了醋煮制法（《儒门事亲》）。明、清又增加了蒸制（《医学入门》）、盐水炒制（《串雅补》）等炮制方法。现代常用醋炙。

**炮制方法** ①京大戟：取原药材，除去杂质，洗净，润透，切厚片，干燥，筛去碎屑。②醋京大戟：取京大戟片，加入定量的食醋拌匀，闷润至醋被吸尽后，置预热适度的炒制容器内，用文火加热，炒干，色泽加深时，取出晾凉，筛去碎屑。每100kg京大戟片用米醋30kg。或取京大戟药材，置煮制容器内，加入定量的食醋与适量水，浸润1～2小时，用文火加热，煮至醋液吸尽，内无白心时，取出，晾至六七成干时，切厚片，干燥，筛去碎屑。每100kg京大戟用米醋30kg。

**饮片性状** 京大戟饮片为不规则长圆形或圆形厚片，表面棕黄色或类白色，纤维性，周边灰棕色或棕褐色。质坚硬。气微，味微苦、涩。醋京大戟色泽加深。微有醋气。

**炮制作用** 京大戟味苦，性寒；有毒。归肺、脾、肾经。生品有毒，泄下力猛，泻水逐饮，消肿散结。多外用。用于水肿胀满，胸腹积水，痰饮积聚，气逆咳喘，二便不利，痈肿疮毒，瘰疬痰核。醋京大戟毒性降低，峻泻作用缓和。用于水饮泛滥所致的水肿喘满，胸腹积水及痰饮积聚等证。

（吴纯洁）

**juǎnbǎi**

**卷柏**（Selaginellae Herba） 卷柏科植物卷柏 *Selaginella tamariscina*（Beauv.）Spring 或垫状卷柏 *Selaginella pulvinata*（Hook. et Grev.）Maxim. 的干燥全草。别名九死还魂草、还阳草、万年松、万年青等。全年均可采收，除去须根及泥沙，晒干。

**炮制沿革** 宋代有醋炙法（《济生方》）、炒法（《圣济总录》）。元代增加了盐煮制（《世医得效方》）、酒炙法（《瑞竹堂经验方》）。清代新增了烧炭炮制法（《本草述》）。现代常用炒炭。

**炮制方法** ①卷柏：取原药材除去残留须根及杂质，洗净，切段，晒干。②卷柏炭：取净卷柏段，置炒药锅内，用中火炒至焦黑色，喷洒清水少许，灭尽火星，取出，晾干凉透。

**饮片性状** 卷柏呈卷缩的段状，枝扁而有分枝，绿色或棕黄色，向内卷曲，枝上密生鳞片状小叶。叶先端具长芒。中叶（腹叶）两行，卵状矩圆形或卵状披针形，斜向或直向上排列，叶缘膜质，有不整齐的细锯齿或全缘；背叶（侧叶）背面的膜质边缘常呈棕黑色。气微，味淡。卷柏炭表面显焦黑色。

**质量要求** 卷柏饮片水分不得过10%；含穗花杉双黄酮（$C_{30}H_{18}O_{10}$）不得少于0.30%。

**炮制作用** 卷柏味辛，性平。归肝、心经。活血破瘀。可用于血滞经闭，癥瘕积块，跌仆损伤等证。卷柏炭辛温，具收涩之性，止血和血。可用于鼻衄，便血，崩漏等证。

（胡昌江）

**zélán**

**泽兰**（Lycopi Herba） 唇形科植物毛叶地瓜儿苗 *Lycopus lucidus* Turcz. var. *hirtus* Regel 的干燥地上部分。别名地笋、地瓜儿苗、地藕秸子、旱藕等。夏、秋二季茎叶茂盛时采割，晒干。

**炮制沿革** 南齐有切（《刘涓子鬼遗方》）法。梁代有"剔取叶及根茎，去大枝"（《本草经集注》）。唐代有微炒（《备急千金要方》）、取叶熬（《千金翼方》）等方法。宋代有炒（《博济方》）；去根，洗、晒，拣净（《卫生家宝产科备要》）；"凡修事大小泽兰，须细剉之，用绢袋盛，悬于屋南畔角上令干用"（《重修政和经史证类备用本草》）等记载。明代有切研（《济阴纲目》）、去梗（《奇效良方》）、酒洗（《证治准绳》）等方法。现代常切制后用。

**炮制方法** 除去杂质，略洗，润透，切段，干燥。

**饮片性状** 呈不规则的段。茎方柱形，四面均有浅纵沟，表面黄绿色或带紫色，节处紫色明显，有白色茸毛。切面黄白色，中空。叶多破碎，展平后呈披针形或长圆形，边缘有锯齿。有时可见轮伞花序。气微，味淡。

**质量要求** 水分不得过13.0%；总灰分不得过10.0%；醇溶性浸出物不得少于7.0%。

**炮制作用** 泽兰味苦、辛，性微温。归肝、脾经。活血调经，祛瘀消痈，利水消肿。用于月经不调，经闭，痛经，产后瘀血腹痛，疮痈肿毒，水肿腹水。炮制后使药物洁净，便于调剂和制剂。

（孙立立）

**zéxiè**

**泽泻**（Alismatis Rhizoma） 泽泻科植物泽泻 *Alisma orientalis*（Sam.）Juzep. 的干燥块茎。别名水泻、芒芋、鹄泻、泽芝、及泻、禹孙、天鹅蛋、天秃。冬季茎叶开始枯萎时采挖，洗净，干燥，除去须根和粗皮。

**炮制沿革** 泽泻炮制的记载首见于南北朝刘宋·雷敩《雷公炮炙论》云："不计多少，细剉，酒浸一宿，滤出，曝干任用也"。宋代有酒浸后炙（《圣济总录》）、酒浸焙（《太平惠民和剂局方》）、酒浸蒸焙（《传信适用方》）以及微炒（《洪氏集验方》）等法。元代有清蒸（《世医得效方》）法。明代增加了皂角水浸焙（《仁术便览》）、蒸焙（《外科启玄》）、煨制（《景岳全书》）、米泔制（《炮炙大法》）、米泔浸后炒（《先醒斋医学广笔记》）等方法。清代除沿用前代的主要炮制方法外，还有盐水炒焦（《幼幼集成》）、酒炒（《得配本草》）、盐水拌（《本草备要》）、酒拌（《本草求真》）、酒拌烘（《女科要旨》）等方法。现代常用盐炙、麸炒等炮制方法。

**炮制方法**　①泽泻：取原药材，除去杂质，稍浸，润透，切厚片，干燥，筛去碎屑。②盐泽泻：取泽泻片，用盐水拌匀，闷润，待盐水被吸尽后，置炒制容器内，用文火加热，炒至微黄色，取出晾凉，筛去碎屑。每 100kg 泽泻片用食盐 2kg。③麸炒泽泻：将麸皮撒入热锅中，用中火加热，待冒浓烟时投入泽泻片，不断翻动，炒至药物呈黄色时取出，筛去麸皮，晾凉。每 100kg 泽泻片用食盐 10kg。

**饮片性状**　泽泻饮片呈圆形或椭圆形厚片。外表皮黄白色或淡黄棕色，可见细小突起的须根痕。切面黄白色，粉性，有多数细孔。气微，味微苦。盐泽泻形如泽泻片，表面淡黄棕色或黄褐色，偶见焦斑。味微咸。麸炒泽泻表面黄白色，偶见焦斑，微有焦香气。

**质量要求**　泽泻饮片水分不得过 12.0%；总灰分不得过 5.0%；醇溶性浸出物不得少于 10.0%；含 23-乙酰泽泻醇 B（$C_{32}H_{50}O_5$）不得少于 0.050%。盐泽泻饮片水分不得过 13.0%；总灰分不得过 6.0%；醇溶性浸出物不得少于 10.0%；含 23-乙酰泽

泻醇 B 不得少于 0.040%。

**炮制作用**　泽泻味甘、淡，性寒。归肾、膀胱经。生品利水渗湿，泄热，化浊降脂。用于小便不利，水肿胀满，泄泻尿少，痰饮眩晕，热淋涩痛，高脂血症。盐炙后引药下行，并能增强泻热作用，利尿而不伤阴。小剂量用于补方中，可泻肾降浊，利水清热养阴，并能防止补药之滋腻，用于阴虚火旺。麸炒泽泻寒性稍缓，长于渗湿和脾，降浊以升清。多用于脾虚泄泻，痰湿眩晕。

（吴纯洁）

## jiàngxiāng

**降香**（Dalbergiae Odoriferae Lignum）　豆科植物降香檀 *Dalbergia odorifera* T. Chen 树干和根的干燥心材。别名降真香、紫降香、花梨母。全年均可采收，除去边材，阴干。

**炮制沿革**　明代有细剉（《景岳全书》），切如豆大，炒略焦研再炒（《先醒斋医学广笔记》）等方法。清代有炒焦黑（《外科大成》）、炒油干碾细（《外科证治全书》）等方法。现代常净制后生用。

**炮制方法**　除去杂质，劈成小块，碾成细粉或镑片。

**饮片性状**　呈薄片或扭曲长条形的丝。表面紫红色或红褐色，有致密的纹理。纵劈面常不整齐。质硬，有油性。气微香，味微苦。

**质量要求**　醇溶性浸出物不得少于 8.0%；挥发油不得少于 1.0%（ml/g）。

**炮制作用**　降香味辛，性温。归肝、脾经。化瘀止血，理气止痛。多生用，用于吐血，衄血，外伤出血，肝郁胁痛，胸痹刺痛，跌扑伤痛，呕吐腹痛。炮制后使药材洁净，便于调剂和制剂。

（窦志英）

## xìxīn

**细辛**（Asari Radix et Rhizoma）　马兜铃科植物北细辛 *Asarum heterotropoides* Fr. Schmidt var. *mandshuricum*（Maxim.）Kitag.、汉城细辛 *Asarum sieboldii* Miq. Var. *seoulense* Nakai 或华细辛 *Asarum sieboldii* Miq. 的干燥根和根茎。前两种习称"辽细辛"。别名烟袋锅花、细参、盆草细辛、大药、白细辛、马蹄香。夏季果熟期或初秋采挖，除净地上部分和泥沙，阴干。

**炮制沿革**　汉代有斩折之（《金匮玉函经》）的记载。唐代有去苗，洗，去叶（《仙授理伤续断秘方》），三分斩之、膏中细剉（《备急千金要方》）等方法。宋代有"凡使，一一拣去双叶，服之害人，须去头土了，用瓜水浸一宿，至明漉出，曝干用之"，用之去其头节（《重修政和经史证类备用本草》），"凡使，先去土并苗，焙干，方入药用"（《太平惠民和剂局方》），洗去土（《济生方》），去芦（《女科百问》），剉焙、"去苗并叶，焙"（《卫生家宝产科备要》），去苗叶炒（《圣济总录》）等方法。金代有酒浸法（《儒门事亲》）。元代有"净洗，日干，去叶，不见火"（《世医得效方》），去芦头并叶（《汤液本草》），剉细用（《卫生宝鉴》）等方法。明代有洗、去叶、去心、"炮，去苗血"（《奇效良方》），去根土、叶（《婴童百问》），去上叶（《增补万病回春》），焙干（《普济方》）等方法。清代有去叶节炒焦、北细辛焙干（《本草纲目拾遗》），醋浸一宿，晒干为末（《本草述》）的方法，现代常切制后生用。

**炮制方法**　除去杂质，喷淋清水，稍润，切段，阴干。

**饮片性状** 呈不规则的段。根茎呈不规则圆形，外表皮灰棕色，有时可见环形的节。根细，表面灰黄色，平滑或具纵皱纹。切面黄白色或白色。气辛香，味辛辣、麻舌。

**质量要求** 总灰分不得过8.0%；马兜铃酸 I（$C_{17}H_{11}O_7N$）不得过0.001%；醇溶性浸出物不得少于9.0%；含挥发油不得少于2.0%（ml/g）；含细辛脂素（$C_{20}H_{18}O_6$）不得少于0.050%。

**炮制作用** 细辛味辛，性温。归心、肺、肾经。祛风散寒，祛风止痛，通窍，温肺化饮。用于风寒感冒，头痛，牙痛，鼻塞流涕，鼻衄，鼻渊，风湿痹痛，痰饮喘咳。炮制后使药物洁净，便于调剂和制剂。

(孙立立)

## jīngjiè

### 荆芥（Schizonepetae Herba）

唇形科植物荆芥 *Schizonepeta tenuifolia* Briq. 的干燥地上部分。别名痒子草、野荆芥、野香薷、香薷草。夏、秋二季花开到顶、穗绿时采割，除去杂质，晒干。

**炮制沿革** 唐代有切法。宋代有纸裹煨、煨法（《普济本事方》）、烧炭法（《太平惠民和剂局方》）。明代有炒制（《宋氏女科秘书》）和炒黑（《万氏女科》）。清代有醋调制（《玉楸药解》）、醋炒黑（《类证治裁》）等法，此时，炮制方法已达10余种。2015年版《中华人民共和国药典》载有荆芥、荆芥炭。现代常用炒制、炒炭等炮制方法。

**炮制方法** ①荆芥：取原药材，除去残根、粗梗、杂质，抢水洗，稍润，切段，晒干。②炒荆芥：取荆芥段置炒药锅内，用文火加热，炒至微黄色，取出，放凉。③荆芥炭：取荆芥段置炒

药锅内，用武火加热，炒至表面黑褐色，内部焦褐色时，喷淋清水少许，灭尽火星，取出，晾干凉透。

**饮片性状** 为不规则的小段状，含有茎、叶、穗。茎呈方柱形，直径1~3mm，黄绿色至紫棕色，被短柔毛。叶多已脱落，叶片皱缩卷曲，破碎，完整者展平后叶片3~5羽状分裂，裂片细长。穗状轮伞花序密集，黄棕色或黄绿色。气芳香，味涩而辛凉。炒荆芥形如荆芥段，表面棕黄色，略有焦斑。气味稍弱，微具焦香气。荆芥炭形如荆芥段，表面棕褐色至棕黑色，内部焦黄色。味苦而稍辛香。

**质量要求** 荆芥饮片含挥发油不得少于0.30%（ml/g）；含胡薄荷酮（$C_{10}H_{16}O$）不得少于0.020%。荆芥炭醇溶性浸出物以70%乙醇作溶剂不得少于8.0%。

**炮制作用** 荆芥味辛，性微温。归肺、肝经。解表散风，透疹。生品辛散力较强，祛风解表。用于感冒，头痛，麻疹，风疹，咽喉不利，疮疡初起。炒荆芥祛风理血。可用于妇人产后血晕。荆芥炭止血，辛散作用极弱。用于衄血、便血、崩漏等出血证和产后血晕。

(孙立立)

## jīngjièsuì

### 荆芥穗（Schizonepetae Spica）

唇形科植物荆芥 *Schizonepeta tenuifolia* Briq. 的干燥花穗。夏、秋二季花开到顶、穗绿时采摘，除去杂质，晒干。

**炮制沿革** 宋代有炒法。明代有烧炭存性。清代有炒黑法。现代主要有炒炭等炮制方法。

**炮制方法** ①荆芥穗：摘取荆芥的花穗，除去杂质，稍闷，切段，干燥，筛去碎屑。②荆芥

穗炭：取净荆芥穗，置预热适度的炒制容器内，用中火加热，炒至表面焦黑色，内部焦黄色，喷淋清水少许，熄灭火星，取出晾干、凉透。

**饮片性状** 荆芥穗饮片为小段穗状花序，淡棕色或黄绿色，质脆易碎。气芳香，味微涩而辛凉。荆芥穗炭呈黑褐色，具焦香气，味苦而辛。

**质量要求** 荆芥穗水分不得过12.0%；总灰分不得过12.0%；酸不溶性灰分不得过3.0%；醇溶性浸出物不得少于8.0%；含挥发油不得少于0.40%（ml/g）；含胡薄荷酮（$C_{10}H_{16}O$）不得少于0.080%。荆芥穗炭醇溶性浸出物以70%乙醇作溶剂不得少于13.0%。

**炮制作用** 荆芥穗味辛，性微温。归肺、肝经。解表散风，透疹。生品发汗力较强，偏于散头部之风邪。荆芥穗炭功用与荆芥炭相同，但治产后血晕较荆芥炭为佳。

(孙立立)

## qiàncǎo

### 茜草（Rubiae Radix et Rhizoma）

茜草科植物茜草 *Rubia cordifolia* L. 的干燥根及根茎。别名茹芦、茜根、芦茹、血见愁、过山龙、地苏木、活血丹、红龙须根、沙茜秧根、五爪龙、满江红、九龙根等。春、秋二季采挖，除去泥沙，干燥。

**炮制沿革** 茜草炮制的记载首见南北朝刘宋·雷敩《雷公炮炙论》："凡使茜根，用铜刀于槐砧上锉，日干。"宋代有炒法（《重修政和经史证类备用本草》）、焙法（《小儿卫生总微方论》）。元代有烧灰存性（《儒门事亲》《十药神书》）。明清时有酒洗（《外科启玄》），酒炒

（《得配本草》）等法。现代常用炒炭、炒黄、酒炙等炮制方法。

**炮制方法** ①茜草：取原药材，除去残茎及杂质，洗净，润软，切厚片或段，干燥，筛去碎屑。②茜草炭：取茜草片或段，置炒制容器内，用武火加热，炒至外表呈焦黑色，喷淋清水少许，熄灭火星，取出晾凉，筛去碎屑。

**饮片性状** 茜草为不规则的厚片或段。根呈圆柱形，外表皮红棕色或暗棕色，具细纵纹；皮部脱落处呈黄红色。切面皮部狭，紫红色，木部宽广，浅黄红色，导管孔多数。气微，味微苦，久嚼刺舌。茜草炭表面呈焦黑色，内部棕褐色，质轻松，味涩。

**质量要求** 茜草饮片水分不得过 12.0%；总灰分不得过 15.0%；酸不溶性灰分不得过 5.0%；醇溶性浸出物不得少于 9.0%；含大叶茜草素（$C_{17}H_{15}O_4$）不得少于 0.20%，羟基茜草素（$C_{14}H_8O_5$）不得少于 0.080%。茜草炭水分不得过 8.0%；醇溶性浸出物不得少于 10.0%。

**炮制作用** 茜草味苦，性寒。归肝经。凉血、止血、祛瘀、通经。用于吐血，衄血，崩漏下血，外伤出血，经闭瘀阻，关节痹痛，跌仆肿痛。生品以活血化瘀，清热凉血力胜，亦能止血。用于血热所致的各种出血证，血滞经闭，跌打损伤，瘀滞作痛，痹证关节疼痛。炒炭后寒性减弱，止血力增强。多用于无瘀滞的各种出血证。

（窦志英）

cǎowū

## 草乌（Aconiti Kusnezoffii Radix）

毛茛科植物北乌头 *Aconitum kusnezoffii* Reichb. 的干燥块根。别名鸭头、药羊蒿、鸡头草、百步草等。秋季茎叶枯萎时采挖，除去须根及泥沙，干燥。

**炮制沿革** 唐以前川乌、草乌统称为乌头。至唐·侯宁极《药谱》始单独分出草乌。唐代有姜汁煮（《银海精微》），醋煮七次、山矾灰汁浸（《仙授理伤续断秘方》）等法。宋代有烧灰（《太平圣惠方》），炒焦（《伤寒总病论》），炒黑存性、麸和巴豆同炒黑、盐水浸、盐水浸麸炒（《圣济总录》），盐炒（《普济本事方》），薄荷、生姜汁浸（《小儿卫生总微方论》），黑豆煮（《三因极一病证方论》），酒浸（《传信适用方》），卤汁浸炒、盐油炒至赤色（《类编朱氏集验医方》），豆腐煮（《急救仙方》），麻油浸炒（《疮疡经验全书》）等炮制方法。元代有煨法（《丹溪心法》）。明代增加了醋炒、醋淬、醋浸、醋炙后麸炒、有粟米炒令黄色、青盐炒（《普济方》），姜汁制（《医学入门》），米泔水浸（《寿世保元》），酒淬、无灰酒煮（《先醒斋医学广笔记》）等方法。清代增加了绿豆煮（《外科证治全生集》）、面炒（《串雅外编》）、面裹煨（《增广验方新编》）等法。现代常用煮制法。

**炮制方法** ①生草乌：除去杂质，洗净，干燥。②制草乌：取草乌，大小个分开，用水浸泡至内无干心，取出，加水煮至取大个切开内无白心，口尝微有麻舌感时，取出，晾至六成干后切薄片，干燥。

**饮片性状** 生草乌饮片不规则长圆锥形，略弯曲，顶端常有残茎和少数不定根残基，表面灰褐色至黑棕褐色，皱缩，有纵皱纹，偶有突起的支根"钉角"，质硬，断面灰白色或暗灰色，有裂隙，形成层环纹多角形或类圆形，髓部较大或中空。气微，味辛辣、麻舌。制草乌饮片为不规则圆形或近三角形的片，表面黑褐色，有灰白色多角形形成层环及点状维管束，并有空隙，周边皱缩或弯曲，质脆。气微，味微辛辣，稍有麻舌感。

**质量要求** 生草乌饮片杂质（残茎）不得过 5%；水分不得过 12.0%；总灰分不得过 6.0%；含乌头碱（$C_{34}H_{47}NO_{11}$）、次乌头碱（$C_{33}H_{45}NO_{10}$）和新乌头碱（$C_{33}H_{45}NO_{11}$）总量应为 0.10%～0.50%。制草乌饮片水分不得过 12.0%；含双酯型生物碱以乌头碱、次乌头碱和新乌头碱的总量计，不得过 0.040%；含苯甲酰乌头原碱（$C_{32}H_{45}NO_{10}$）、苯甲酰次乌头原碱（$C_{31}H_{43}NO_9$）、苯甲酰新乌头原碱（$C_{31}H_{43}NO_{10}$）的总量应为 0.020%～0.070%。

**炮制作用** 草乌味辛、苦，性热；有大毒。归心、肝、肾、脾经。祛风除湿，温经止痛。用于风寒湿痹，关节疼痛，心腹冷痛，寒疝作痛，麻醉止痛。生草乌有大毒，内服宜慎，多作外用。制草乌毒性降低，可供内服。

（刘艳菊）

cǎoguǒ

## 草果（Tsaoko Fructus）

姜科植物草果 *Amomum tsao-ko* Crevost et Lemaire 的干燥成熟果实。别名草果仁、草果子、云草果、老扣。秋季果实成熟时采收，除去杂质，晒干或低温干燥。

**炮制沿革** 宋代有面裹煨（《太平惠民和剂局方》）、火炮（《小儿卫生总微方论》）、黄泥裹煨（《类编朱氏集验医方》）、去壳炒（《扁鹊心书》）等炮制方法。明代又有炒存性（《奇效良方》）、麝香制（《医学纲目》）、焙制（《仁术便览》）及茴香制（《证治准绳》）的方法。清代则有煨（《本草汇》）、炒黄（《温热暑疫全书》）、醋煮（《嵩崖尊生全书》）和姜制（《幼幼集成》）等炮制方法。现代常用姜炙等炮制方法。

**炮制方法** ①草果仁：取原药材，除去杂质，用武火加热，炒至焦黄色并鼓起，取出稍晾，去壳取仁。用时捣碎。②姜草果仁：取净草果仁，加姜汁拌匀，稍闷，待姜汁被吸尽后，置预热适度的炒制容器内，用文火加热，炒至深黄色，取出晾凉。用时捣碎。每100kg草果仁用生姜10kg。

**饮片性状** 草果仁为不规则的多角形颗粒，表面红棕色，偶附有淡黄色薄膜状的假种皮。质坚硬。有特异香气，味辛辣、微苦。姜草果颗粒饱满，呈棕褐色，略有焦斑，味辛辣。

**质量要求** 草果仁饮片含挥发油不得少于1.0%（ml/g），姜草果仁饮片含挥发油不得少于0.7%（ml/g）。两者水分均不得过10.0%；总灰分均不得过6.0%。

**炮制作用** 草果仁味辛，性温。归脾、胃经。燥湿温中，散寒，除痰截疟。生品辛温性较强，长于燥湿温中、除痰截疟。常用于疟疾、瘟疫初起。姜炙后燥烈之性有所缓和，温胃止呕之力增强。多用于寒湿阻滞脾胃，脘腹胀满疼痛、痞满呕吐、疟疾寒热。

（于定荣）

yīnchén

**茵陈**（Artemisiae Scopariae Herba） 菊科植物滨蒿 *Artemisia scoparia* Waldst. et Kit. 或茵陈蒿 *Artemisia capillaris* Thunb. 的干燥地上部分。别名臭蒿、绒蒿、黄蒿、茵陈蒿等。春季幼苗高6~10cm时采收或秋季花蕾长成至花初开时采割，除去杂质和老茎，晒干。春季采收的习称"绵茵陈"，秋季采割的称"花茵陈"。

**炮制沿革** 南北朝刘宋时代有"采得，阴干，去根，细锉用，勿令犯火"（《雷公炮炙论》）的记载。唐代有切法（《千金翼方》）。宋代有去根、去梗（《伤寒总病论》），焙（《洪氏集验方》），酒制（《校注妇人良方》）等炮制方法。元代有去枝梗用叶（《汤液本草》），酒炒和去枝叶后手搓碎用（《卫生宝鉴》）等方法。明代有酒浸制（《奇效良方》），拣净、"捣为末，用醋一升，煎为膏"（《普济方》）；用叶有八角者，去根（《本草原始》）；酒洗、阴干（《仁术便览》）等方法。现代常用净制后生用。

**炮制方法** 茵陈除去残根和杂质，搓碎或切碎。绵茵陈筛去灰屑。

**饮片性状** 绵茵陈多卷曲成松散的团状，灰白色或灰绿色，全体密被灰色茸毛。绵软如绒。茎细小，表面有白色茸毛，质脆。叶具柄，展平后叶片呈1~3cm，宽约1cm，小叶片卵形或倒披针形、条形，先端锐尖。气清香，味微苦。茵陈为不规则的小段，含茎、叶、花、果。茎圆柱形，多分枝，表面淡紫色或紫色，有纵皱纹，被短柔毛，断面类白色。叶多脱落，叶展平后1~3回羽状分裂，裂片细条状或细丝状。两面均密被白色柔毛。头状花序卵形，长1.2~1.5mm，直径1~1.2mm，有短梗。瘦果长圆形，黄棕色。气芳香，味微苦。

**质量要求** 绵茵陈水分不得过12.0%；水溶性浸出物不得少于25.0%；含绿原酸（$C_{16}H_{18}O_9$）不得少于0.50%。花茵陈水分不得过12.0%；含滨蒿内酯（$C_{11}H_{10}O_4$）不得少于0.20%。

**炮制作用** 茵陈味苦、辛，性微寒。归脾、胃、肝、胆经。清湿热、退黄疸。用于黄疸尿少，湿疮瘙痒。炮制使药物洁净，利于贮存保管，便于调剂和制剂。

（孙立立）

chōngwèizǐ

**茺蔚子**（Leonuri Fructus） 唇形科植物益母草 *Leonurus japonicus* Houtt. 的干燥成熟果实。别名小胡麻、三角胡麻、益母草子。秋季果实成熟时采割地上部分，晒干，打下果实，除去杂质。

**炮制沿革** 宋代有炒焦黄色（《产育宝庆集》）的方法。明代有"微炒香，亦或蒸熟，烈日曝燥，春簸去壳，取仁用"（《本草纲目》）的记载。清代有"微炒香。蒸熟烈日曝燥杵，去壳用"（《本经逢原》），酒洗透（《本草纲目拾遗》），隔纸烘（《女科要旨》）等炮制方法。现代常用清炒法等炮制方法。

**炮制方法** ①茺蔚子：取原药材，除去杂质，洗净，干燥。用时捣碎。②炒茺蔚子：取净茺蔚子，置预热适度的炒制容器内，用文火加热，炒至有爆鸣声，表面颜色加深，断面浅黄色，有香气逸出时，取出放凉。用时捣碎。

**饮片性状** 茺蔚子呈三棱形，表面灰棕色至灰褐色，有深色斑点，一端稍宽，平截状，另一端渐窄而钝尖。果皮薄，子叶类白色，富油性。无臭，味苦。炒茺蔚子表面微鼓起，色泽加深，具香气。

**质量要求** 茺蔚子饮片水分不得过7.0%；总灰分不得过10.0%；醇溶性浸出物不得少于17.0%；含

盐酸水苏碱（$G_7H_{13}NO_2 \cdot HCl$）不得少于 0.050%。

**炮制作用** 茺蔚子味辛、苦，性微寒。归心包、肝经。活血调经、清肝明目。生品长于清肝明目，多用于目赤肿痛或目生翳膜。炒茺蔚子寒性减弱，质脆，易于煎出药效成分，长于活血调经。可用于月经不调，痛经，产后瘀血腹痛。

（于定荣）

hújiāo

**胡椒**（Piperis Fructus） 胡椒科植物胡椒 *Piper nigrum* L. 的干燥近成熟或成熟果实。别名白胡椒、黑胡椒、古月。秋末至次春果实呈暗绿色时采收，晒干，为黑胡椒；果实变红时采收，用水浸渍数日，擦去果肉，晒干，为白胡椒。

**炮制沿革** 南北朝有"拣""每修拣了，于石槽中碾碎成粉用"（《雷公炮炙论》）的记载。宋代有捣碎（《太平圣惠方》）、与半夏同炒紫黑色《小儿卫生总微方论》、炒（《传信适用方》）等炮制方法。明代有"烧过"（《普济方》），"炒""茴香炒，去茴香"（《奇效良方》），"醋浸，晒干，如此七次，为末"（《本草纲目》）的炮制方法。清代有炒焦（《良朋汇集》）、去粗皮（《串雅内编》）、与盐火煅（《本草汇纂》）等法。现代常净制后生用。

**炮制方法** 除去杂质，筛去灰屑。

**饮片性状** 黑胡椒呈圆球形，直径 3~6mm。表面黑褐色，具隆起网状皱纹，顶端有细小花柱残迹，基部有自果轴脱落的瘢痕。质硬，外果皮剥离，内果皮灰白色或淡黄色。切面微有粉性，黄白色，外皮薄，中间有细小空心。

气芳香，味辛辣。白胡椒表面灰白色或淡黄白色，平滑，顶端与基部间有多数浅色线状条纹，质脆而硬。气芳香，味辛辣。

**质量要求** 饮片水分不得过 14.0%；含胡椒碱（$C_{17}H_{19}NO_3$）不得少于 3.3%。

**炮制作用** 胡椒味辛，性热。归胃、大肠经。温中散寒，下气，消痰。用于胃寒呕吐，腹痛泄泻，食欲不振，癫痫痰多。炮制后使药物洁净，便于调剂和制剂。

（于定荣）

lìzhīhé

**荔枝核**（Litchi Semen） 无患子科植物荔枝 *Litchi chinensis* Sonn. 的干燥成熟种子。别名荔仁、枝核、大荔核。夏季采摘成熟果实，除去果皮及肉质假种皮，洗净，晒干。

**炮制沿革** 宋代有"慢火烧存性"（《本草衍义》）和火炮（《校注妇人良方》）的炮制方法。元代有炒法（《瑞竹堂经验方》）。明代有"煅存性酒调，治卒心痛，疝痛"（《本草蒙筌》）的记述。此外，还有炒黄（《增补万病回春》），煨熟、捣碎，煨焦（《景岳全书》）等法，清代有煨存性（《本草述钩元》）、焙法（《本草备要》）、煨热（《本草正义》）和盐水浸炒（《增广验方新编》）等方法。现代常用盐炙等炮制方法。

**炮制方法** ①荔枝核：取原药材，除去杂质，洗净，干燥。用时捣碎。②盐荔枝核：取净荔枝核，轧碎，加盐水拌匀，闷润，待盐水被吸尽后，置预热适度的炒制容器内，用文火加热，炒至表面无光泽，色泽略深时，取出晾凉。每 100kg 荔枝核用食盐 2kg。

**饮片性状** 荔枝核为长圆形

或略扁。表面红棕色至紫棕色，有光泽，质坚硬，味微甘、苦而涩。盐荔枝核为碎块状，无光泽，色泽略深，质硬，味微咸而涩。

**炮制作用** 荔枝核味甘、微苦，性温。归肝、肾经。行气散结、祛寒止痛。生品散结止痛力强。用于气滞寒凝，胃脘疼痛，寒疝腹痛。盐炙后引药入肾，疗疝止痛作用增强。用于寒疝腹痛，睾丸肿痛。

（于定荣）

nánwǔwèizǐ

**南五味子**（Schisandrae Sphenantherae Fructus） 木兰科植物华中五味子 *Schisandra sphenanthera* Rehd. et Wils. 的干燥成熟果实。别名山花椒、乌梅子、软枣子。秋季果实成熟时采摘，晒干，除去果梗和杂质。

**炮制沿革** 同五味子。现代常用醋蒸、酒蒸、清蒸、炒法、蜜炙和酒蜜制等炮制方法。

**炮制方法** ①南五味子：除去杂质。用时捣碎。②醋南五味子：取净五味子，加米醋拌匀，润透，置适宜容器内，加热蒸至黑色，取出，干燥。用时捣碎。每 100kg 五味子用米醋 20kg。③炒南五味子：取五味子，置锅内用文火炒至鼓起，呈紫褐色为度，取出放凉。④蒸五味子：将原药除去杂质及梗，淘净，滤干，置蒸笼内，蒸 4 小时（以上气算起），取出，干燥，筛去灰屑。⑤酒南五味子：取净五味子，加入黄酒拌匀，润透，置适宜容器内，蒸或炖至透心，表面呈紫黑色或黑褐色为度，取出干燥；或取净五味子，加入黄酒拌匀，置适宜容器内，密闭，隔水加热至表面呈紫黑色或黑褐色，取出干燥。每 100kg 五味子用黄酒 20kg。⑥蜜南五味子：取炼蜜用适量开水稀释，加入净五味子拌匀，闷透，置锅内，用文火加热，炒至不粘手为度，取出，放凉，每100kg五味子用炼蜜10kg；或取净五味子与炼蜜和适量开水拌匀，蒸2~3小时，取出，晾干，每100kg五味子用炼蜜15kg。⑦酒蜜制南五味子：取净五味子用酒、蜜拌匀，置容器内蒸30~40分钟，取出晒干。每100kg五味子用黄酒12kg、炼蜜15kg。

**饮片性状** 南五味子呈球形或扁球形，直径4~6mm。表面棕红色至暗棕色，干瘪，皱缩，果肉常紧贴于种子上。种子1~2，肾形，表面棕黄色，有光泽，种皮薄而脆。果肉气微，味微酸。醋南五味子形如南五味子，表面棕黑色，油润，稍有光泽。微有醋香气。

**质量要求** 南五味子及醋南五味子饮片水分均不得过12.0%；总灰分均不得过6.0%；含五味子酯甲（$C_{30}H_{32}O_9$）均不得少于0.20%。

**炮制作用** 南五味子味酸、甘，性温。归肺、心、肾经。收敛固涩，益气生津，补肾宁心。用于治疗久嗽虚喘，梦遗滑精，遗尿尿频，久泻不止，自汗盗汗，津伤口渴，内热消渴，心悸失眠。生品长于生津止渴，敛汗止咳。醋南五味子酸敛作用增强。多用于肝肾亏损的滑精、久泻等纯虚之证。酒五味子敛中有散，扶正而不易恋邪，多用于肾虚遗精。蜜南五味子酸敛甘补作用强，多用于肺肾两亏的久嗽、虚喘。

(李娆娆)

zhǐqiào

**枳壳**（Aurantii Fructus） 芸香科植物酸橙 *Citrus aurantium* L. 及其栽培变种的干燥未成熟果实。别名只壳、商壳。7月果皮尚绿时

采收，自中部横切为两半，晒干或低温干燥。

**炮制沿革** 南北朝用麸炒（《雷公炮炙论》）法。唐代有炙（《经效产宝》）、麸炒（《颅囟经》）等炮制方法。宋代有麸炒、醋制（《太平圣惠方》），制炭（《博济方》），炙去穰（《苏沈良方》），炒制（《重修政和经史证类备用本草》），酒制、浆水制、米泔浸后麸炒（《圣济总录》），面炒（《产育宝庆集》）等炮制方法。金元时代有炒制（《儒门事亲》），麸炒、面炒、火炮、煨（《世医得效方》）等法。明代有炒制、米炒（《普济方》），萝卜制（《奇效良方》），巴豆制（《婴童百问》），米泔水浸（《保婴撮要》），四炒枳壳（《医学纲目》），面炒（《医学入门》），麸炒（《增补万病回春》），巴豆醋制（《鲁府禁方》），煨制（《医宗粹言》），槐花制（《先醒斋医学广笔记》）等方法。清代有麸炒、酒炒（《本草述》），蒸制（《良朋汇集》），醋炒（《医宗金鉴》），盐炙（《妇科玉尺》），蜜水炒（《校注医醇賸义》），炒黑（《本草便读》）等法。现代常用麸炒。

**炮制方法** ①枳壳：取原药材，除去杂质，洗净，捞出润透，切薄片，干燥，筛去脱落的瓤核。②麸炒枳壳：取麸皮撒入热锅内，用中火加热，待冒烟时，加入枳壳片，不断翻动，炒至淡黄色时取出，筛去麸皮，晾凉。每100kg枳壳用麸皮10kg。

**饮片性状** 枳壳呈不规则弧状条形薄片。切面外果皮棕褐色至褐色，中果皮黄白色至黄棕色，近外缘有1~2列点状油室，内侧有的有少量紫褐色瓤囊。麸炒枳壳形如枳壳片，色较深，偶有

焦斑。

**质量要求** 枳壳和麸炒枳壳饮片水分均不得过12.0%；总灰分均不得过7.0%；含柚皮苷（$C_{27}H_{32}O_{14}$）均不得少于4.0%，新橙皮苷（$C_{28}H_{34}O_{15}$）均不得少于3.0%。

**炮制作用** 枳壳味苦、辛、酸，性温。归脾、胃经。理气宽中，消滞除胀。用于胸胁气滞，胀满疼痛，食积不化，痰饮内停，脏器下垂。生品善于理气宽中，多用于脘腹胀痛。麸炒可缓和峻烈之性，长于理气消食。用于食积痞满，胁肋疼痛，下利便血，皮肤瘙痒；亦用于产后子宫下垂或久泻脱肛。

(李娆娆)

zhǐshí

**枳实**（Aurantii Fructus Immaturus） 芸香科植物酸橙 *Citrus aurantium* L. 及其栽培变种或甜橙 *Citrus sinensis* Osbeck 的干燥幼果。别名枸头橙、皮头橙、酸橙枳实、鹅眼枳实等。5~6月收集自落的果实，除去杂质，自中部横切为两半，晒干或低温干燥，较小者直接晒干或低温干燥。

**炮制沿革** 汉代有去瓤炒、制炭（《金匮玉函经》），炙（《注解伤寒论》）等炮制方法。梁代有去核炙（《本草经集注》）的方法。唐代有熬制（《备急千金要方》）、炒黄（《外台秘要方》）、制炭（《颅囟经》）等法。宋代有麸炒（《太平圣惠方》）、面炒（《史载之方》）、爁（《太平惠民和剂局方》）、醋炒（《校注妇人良方》）等方法。元代有面炒黄，切片（《世医得效方》）的方法。明代有米泔浸后麸炒（《普济方》），蜜炙（《本草纲目》），面炒、姜汁炒（《证治准绳》），饭上蒸（《景岳全

书》)、炒黑(《济阴纲目》)、焙制(《审视瑶函》)等炮制方法。清代有酒炒(《幼幼集成》)、麸炒(《得配本草》)、土炒(《医方丛话》)等法。现代常用麸炒。

**炮制方法** ①枳实:取原药材,除去杂质,洗净,润透,切薄片,干燥后筛去灰屑。②麸炒枳实:取麸皮撒入热锅内,用中火加热,待冒烟时,加入净枳实片,不断翻动,炒至深黄色、麸皮焦褐色时取出,筛去麸皮,晾凉。每100kg枳实片用麸皮10kg。

**饮片性状** 枳实呈不规则弧状条形或圆形薄片。切面外果皮黑绿色或暗棕绿色,中果皮部分黄白色至黄棕色,近外缘有1~2列点状油室,条片内侧或圆片中央具棕褐色瓤囊。气清香,味微苦、微酸。麸炒枳实形如枳实片,色较深,有的有焦斑。气焦香,味微苦、微酸。

**质量要求** 枳实饮片水分不得过 15.0%;总灰分不得过7.0%;醇溶性浸出物以70%乙醇作溶剂不得少于12.0%;含辛弗林($C_9H_{13}NO_2$)不得少于0.30%。麸炒枳实饮片水分不得过12%;总灰分不得过7.0%,含辛弗林不得少于0.30%。

**炮制作用** 枳实味苦、辛、酸,性微寒。归脾、胃经。破气消积,化痰散痞。用于积滞内停,痞满胀痛,泻痢后重,大便不通,痰滞气阻,胸痹,结胸,脏器下垂。炒后可缓和烈性,长于消积化痞。用于食积胃脘痞满,积滞便秘,湿热泻痢。

(李娆娆)

bǎizǐrén

**柏子仁** (Platycladi Semen) 柏科植物侧柏 *Platycladus orientalis* (L.) Franco 的干燥成熟种仁。别名柏子。秋、冬二季采收成熟种子,晒干,除去种皮,收集种仁。

**炮制沿革** 南北朝用酒黄精制(《雷公炮炙论》)。唐代用熬(《外台秘要方》)法。宋代有去油(《博济方》)、炒(《重修政和经史证类备用本草》)、酒浸焙炒(《圣济总录》)等法。明代有蒸制(《本草品汇精要》),酒黄精制(《本草蒙筌》),去壳取仁,微炒去油(《医学入门》),隔纸焙去油(《景岳全书》),酒制(《炮炙大法》),蒸熟去皮壳捣碎作饼(《本草乘雅半偈》)等炮制方法。清代有去壳醇酒浸、隔纸焙去油(《握灵本草》),微炒去油(《本草述钩元》),蒸熟炒研(《本经逢原》),微焙压去油(《药品辨义》),蒸后取仁炒研去油(《本草害利》)等。现代常用制霜法、炒法等炮制方法。

**炮制方法** ①柏子仁:除去杂质和残留的种皮,筛去灰屑。②柏子仁霜:取净柏子仁,碾成泥状,用布包严,经加热后,压榨去油,碾细。③炒柏子仁:取净柏子仁,置炒制容器内,用文火加热,炒制油黄色,有香气逸出为度,取出晾凉。

**饮片性状** 柏子仁呈长卵形或长椭圆形,长4~7mm,直径1.5~3mm。表面黄白色或淡黄棕色,外包膜质内种皮,顶端略尖,有深褐色的小点,基部钝圆。质软,富油性。气微香,味淡。炒柏子仁表面油黄色,偶见焦斑,具有焦香气。柏子仁霜为均匀、疏松的淡黄色粉末,微显油性,气微香。

**质量要求** 柏子仁和柏子仁霜的酸值均不得过40.0;羰基值均不得过30.0;过氧化值均不得过 0.26。柏子仁和柏子仁霜每1000g含黄曲霉毒素 $B_1$ 不得过5μg,黄曲霉毒素 $G_2$、黄曲霉毒素 $G_1$、黄曲霉毒素 $B_2$ 和黄曲霉毒素 $B_1$ 总量不得过 10μg。

**炮制作用** 柏子仁味甘,性平。归心、肾、大肠经。养心安神,止汗,润肠通便。气味不佳,易致恶心或呕吐,炒后可降低副作用。常用于心烦失眠,心悸怔忡,阴虚盗汗。柏子仁去油制霜后可避免滑肠致泻。用于心神不宁,失眠健忘而大便溏泄者。

(李娆娆)

zhīzi

**栀子** (Gardeniae Fructus) 茜草科植物栀子 *Gardenia jasminoides* Ellis 的干燥成熟果实。别名黄栀子、山枝子、大红栀、白蝉。9~11月果实成熟呈红黄色时采收,除去果梗和杂质,蒸至上气或置沸水中略烫,取出,干燥。

**炮制沿革** 晋代有炒炭、烧末(《肘后备急方》)的方法。南北朝有甘草水制(《雷公炮炙论》)。唐代有炙法(《备急千金要方》)。宋代有烧灰、炙酥拌微炒(《太平圣惠方》),炒香、煻灰火煨(《圣济总录》),姜汁炒焦黄(《产宝杂录》)等炮制方法。元代有蒸法(《世医得效方》)、火煨(《汤液本草》)、炒焦黑(《丹溪心法》)、烧灰存性(《十药神书》)等法。明代炮制方法较多,有微炒、煮制(《普济方》),纸裹煨(《奇效良方》),酒浸(《外科理例》),蜜制(《寿世保元》),盐水炒黑(《宋氏女科秘书》),炒焦(《景岳全书》),酒洗(《审视瑶函》)等法。清代多用辅料制,有酒炒(《外科大成》),姜汁炒黑(《本经逢原》),乌药拌炒、蒲黄炒(《得配本草》),炒黑(《本草便读》)等方法。从元代到清代,对炮制作用的论述也甚多，如"生用泻火，炒黑止血，姜汁炒止烦呕，内热用仁，表热用皮"（《本草备要》）；"退虚火盐水炒，劫心胃火痛姜汁炒，热痛乌药拌炒，清胃血蒲黄炒"（《得配本草》）。现代常用炒黄、炒焦和炒炭等炮制方法。

**炮制方法**　①栀子：除去杂质，碾碎。或取原药材，去杂质，研碎，过筛，去皮壳取仁或去仁取皮壳用。②炒栀子：取净栀子，置炒制容器内，用文火加热，炒至黄褐色，取出晾凉。③焦栀子：取栀子碾碎，置炒制容器内，用中火炒至表面焦褐色或焦黑色，果皮内表面和种子表面为黄棕色或棕褐色时，取出晾凉；或取栀子置炒制容器内，用中火加热，炒至焦黄色，取出晾凉。④栀子炭：取栀子碎块，置炒制容器内，用武火加热，炒至黑褐色，喷淋少许清水熄灭火星，取出晾干。

**饮片性状**　栀子呈不规则的碎块。果皮表面红黄色或棕红色，有的可见翅状纵横。种子多数，扁卵圆形，深红色或红黄色。气微，味微酸而苦。炒栀子形如栀子碎块，黄褐色。焦栀子为不规则的碎块，表面焦褐色或焦黑色。果皮内表面棕色，种子表面为黄棕色或棕褐色。气微，味微酸而苦。栀子炭表面黑褐色或焦黑色。

**质量要求**　栀子、炒栀子和焦栀子水分均不得过 8.5%；总灰分均不得过 6.0%；栀子饮片含栀子苷（$C_{17}H_{24}O_{10}$）不得少于 1.8%，炒栀子饮片含栀子苷不得少于 1.5%，焦栀子饮片含栀子苷不得少于 1.0%。

**炮制作用**　栀子味苦，性寒。归心、肺、三焦经。泻火除烦，清热利湿，凉血解毒；外用消肿止痛。用于热病心烦，湿热黄疸，淋证涩痛，血热吐衄，目赤肿痛，

火毒疮疡；外治扭挫伤痛。栀子苦寒之性较强，易伤中气，且对胃有一定刺激性，脾胃虚弱者易致恶心。炒后可缓和苦寒之性，消除副作用。焦栀子凉血止血，用于血热吐血、衄血，尿血，崩漏。炒栀子比焦栀子苦寒之性略强，一般热较盛者可用炒栀子，脾胃较虚弱者可用焦栀子。栀子炭偏于凉血止血，多用于吐血、咯血、衄血、尿血、崩漏等出血证。

（李娆娆）

wēilíngxiān

**威灵仙**（Clematidis Radix et Rhizoma）　毛茛科植物威灵仙 *Clematis chinensis* Osbeck、棉团铁线莲 *Clematis hexapetala* Pall. 或东北铁线莲 *Clematis manshurica* Rupr. 的干燥根及根茎。别名能消、铁脚威灵仙、灵仙、黑脚威灵仙、黑骨头。秋季采挖，除去泥沙，晒干。

**炮制沿革**　威灵仙炮制首见于宋·唐慎微《重修政和经史证类备用本草》："洗焙为末，以好酒和令微湿，入在竹筒内，牢塞口，九蒸九暴。如干，添酒重洒之。"宋代还记载有麸炒、米泔浸（《圣济总录》）等炮制方法。金元时代有酒炒（《丹溪心法》）、炒制（《儒门事亲》）等方法。明清增加了醋制（《普济方》）等方法。现代常用酒炙和炒制等炮制方法。

**炮制方法**　①威灵仙：取原药材，拣净杂质，洗净，润透，切段，干燥。②酒威灵仙：取净威灵仙段，用黄酒拌匀，稍闷润，待酒被吸尽后，置炒制容器内，用文火加热，炒干，取出晾凉。每 100kg 威灵仙段用黄酒 10kg。

**饮片性状**　威灵仙为不规则的段。表面黑褐色、棕褐色或棕

黑色，有细纵纹，有的皮部脱落，露出黄白色木部。切面皮部较广，木部淡黄色，略呈方形或近圆形，皮部与木部间常有裂隙。酒威灵仙表面黄色或微黄色，略具酒气。

**质量要求**　威灵仙饮片水分不得过 15.0%；总灰分不得过 10.0%；酸不溶性灰分不得过 4.0%；醇溶性浸出物不得少于 15.0%；含齐墩果酸（$C_{30}H_{48}O_3$）不得少于 0.30%。

**炮制作用**　威灵仙味辛、咸，性温。归膀胱经。生品祛风除湿，通络止痛。用于风湿痹痛，肢体麻木，筋脉拘挛，屈伸不利，骨鲠咽喉。酒炙后祛风除痹、通络止痛功能增强。用于风湿痹痛，肢体麻木，筋脉拘挛，屈伸不利。

（张　丽）

hòupò

**厚朴**（Magnoliae Officinalis Cortex）　木兰科植物厚朴 *Magnolia officinalis* Rehd. et Wils. 或凹叶厚朴 *Magnolia officinalis* Rehd. et Wils. var. *biloba* Rehd. et Wils. 的干燥干皮、根皮及枝皮。别名重皮、赤朴、油朴。4～6 月剥取，根皮及枝皮直接阴干；干皮置沸水中微煮后，堆置阴湿处，"发汗"至内表面变紫褐色或棕褐色时，蒸软，取出，卷成筒状，干燥。

**炮制沿革**　汉代有去皮炙法（《注解伤寒论》）。南北朝有酥炙法、姜炙法（《雷公炮炙论》）。唐代有姜汁炙法（《经效产宝》）。宋代增加了姜煮、生姜枣制（《圣济总录》），姜焙（《小儿药证直诀》）等方法。明代又增加了酒制（《医宗必读》），盐制、姜蜜制、糯米粥制（《普济方》），姜汁浸后入醋淬（《证治准绳》）等方法。清代增加了醋炒法（《医方集解》）。现

代常用姜炙。

**炮制方法** ①厚朴：刮去粗皮，洗净，润透，切丝，干燥。②姜厚朴：取厚朴丝，加姜汁拌匀，闷润至姜汁被吸尽，用文火炒干。或取定量生姜切片，加水煎汤，另取刮净粗皮的厚朴，捆成捆，置姜汤中，用文火加热共煮至姜汤吸尽，取出，切丝，干燥。每 100kg 厚朴用生姜 10kg 或干姜 3kg。③制厚朴：取净厚朴片，将药汁（每 100kg 厚朴用鲜姜 10kg 或干姜 1.7kg，加水 50kg 左右，煎 1.5 小时，随后加入紫苏 5kg，再煎 15～20 分钟，去渣取汁）趁热拌入，使之吸匀拌透，晒干或低温干燥，筛去灰屑。

**饮片性状** 厚朴为弯曲丝条状，断面纤维性。外表面黄棕色，内表面深紫褐色，较平滑。切面颗粒性，有油性，有的可见多数小亮星。气香，味辛、微苦。姜厚朴为弯曲丝条状，断面纤维性，呈紫褐色，较厚朴颜色加深。微具姜的辛辣气味。制厚朴同姜厚朴。

**质量要求** 厚朴饮片水分不得过 10.0%；总灰分不得过 5.0%；酸不溶性灰分不得过 3.0%；含厚朴酚（$C_{18}H_{18}O_2$）与和厚朴酚（$C_{18}H_{18}O_2$）的总量不得少于 2.0%。姜厚朴含厚朴酚与和厚朴酚的总量不得少于 1.6%，余检查同厚朴。

**炮制作用** 厚朴味苦、辛，性温。归脾、胃、肺、大肠经。燥湿消痰，下气除满。生品药力较为峻烈，其味辛辣，对咽喉有刺激性，故临床内服一般不生用。姜制后可消除对咽喉的刺激性，并能增强宽中和胃的功效。多用于湿滞伤中，脘痞吐泻，食积气滞，腹胀便秘，痰饮喘咳。

（刘艳菊）

shārén

**砂仁**（Amomi Fructus） 姜科植物阳春砂 Amomum villosum Lour.、绿壳砂 Amomum villosum Lour. var. xanthioides T. L. Wu et Senjen 或海南砂 Amomum longiligulare T. L. Wu 的干燥成熟果实。别名阳春砂仁、春砂仁、绿壳砂、缩砂蜜、壳砂、海南砂仁。夏、秋间果实成熟时采收，晒干或低温干燥。

**炮制沿革** 宋代有去皮法（《太平圣惠方》），熬法（《重修政和经史证类备用本草》），炒法（《普济本事方》），去壳（《洪氏集验方》），火煅存性、焙法（《类编朱氏集验医方》）。明代有煅灰（《奇效良方》）、煨法（《婴童百问》）、酒炒（《先醒斋医学广笔记》）等法。清代增加了姜汁拌（《嵩崖尊生全书》），姜汁炒（《良朋汇集》），盐水浸生炒、熟地汁拌蒸、萝卜汁浸透后焙（《得配本草》）等炮制方法。现代常用盐炙。

**炮制方法** ①砂仁：取原药材，除去杂质。用时捣碎。②盐砂仁：取净砂仁，加盐水拌匀，稍闷，待盐水被吸尽后，置预热适度的炒制容器内，用文火加热，炒至颜色加深，辛香气略减时，取出晾凉。用时捣碎。每 100kg 砂仁用食盐 2kg。

**饮片性状** 阳春砂和绿壳砂为椭圆形或卵圆形，有不明显的三棱。表面棕褐色，密生刺状突起。种子为不规则的多面体，表面棕红色或暗褐色。气芳香浓烈，味辛凉、微苦。海南砂为长椭圆形或卵圆形，有明显三棱。表面被片状、分枝软刺。气味稍淡。盐砂仁颜色加深，辛香气略减，味微咸。

**质量要求** 砂仁饮片水分不得过 15.0%；阳春砂、绿壳砂种

子团含挥发油不得少于 3.0%（ml/g），海南砂种子团含挥发油不得少于 1.0%（ml/g）；含乙酸龙脑酯（$C_{12}H_{20}O_2$）不得少于 0.90%。

**炮制作用** 砂仁味辛，性温。归脾、胃、肾经。生品辛香，化湿开胃，温脾止泻，理气安胎。用于湿浊中阻，脘痞不饥，脾胃虚寒，呕吐泄泻，妊娠恶阻。盐砂仁辛燥之性略减，温而不燥，并能引药下行，增强温中暖肾，理气安胎作用。用于霍乱转筋，胎动不安。

（于定荣）

qiānniúzǐ

**牵牛子**（Pharbitidis Semen） 旋花科植物裂叶牵牛 Pharbitis nil (L.) Choisy 或圆叶牵牛 Pharbitis purpurea (L.) Voigt 的干燥成熟种子。别名黑丑、白丑、二丑、喇叭花等。秋末果实成熟、果壳未开裂时采割植株，晒干，打下种子，除去杂质。

**炮制沿革** 南北朝有酒蒸法（《雷公炮炙论》）。唐代有熬（《外台秘要方》），炒熟、石灰炒（《仙授理伤续断秘方》）等法。宋代有生姜汁酒制（《太平圣惠方》），麸炒（《博济方》），盐炒、米炒、蒸制、吴茱萸制（《圣济总录》），爁制（《太平惠民和剂局方》）等多种炮制方法，并对炒制程度提出了微炒、炒熟、炒香、炒黄等不同要求。元代用盐炒（《卫生宝鉴》）。明代除清炒和盐炒外，还有醋煮、水煮（《普济方》），酒蒸（《医学入门》），牙皂汁制（《寿世保元》）等炮制方法。清代沿用炒法和酒蒸法，并将盐制改为盐水炒（《握灵本草》）。现代常用清炒法。

**炮制方法** ①牵牛子：取原

药材，除去杂质，洗净，干燥。用时捣碎。②炒牵牛子：取牵牛子，置炒制容器内，用文火加热，炒至有爆裂声，鼓起，颜色加深时，取出晾凉。用时捣碎。

**饮片性状** 牵牛子似橘瓣状，长 4 ~ 8mm，宽 3 ~ 5mm。表面灰黑色或浅黄白色，背面有一条浅纵沟，腹面棱线的下端有一点状种脐，微凹。质硬，横切面可见淡黄色或黄绿色皱缩折叠的子叶，微显油性。气微，味辛、苦，有麻感。炒牵牛子形如牵牛子，表面黑褐色或黄棕色，稍鼓起。微具香气。

**质量要求** 牵牛子水分不得过 10.0%；总灰分不得过 5.0%；醇溶性浸出物不得少于 15.0%。炒牵牛子水分不得过 8.0%；总灰分不得过 5.0%；醇溶性浸出物不得少于 12.0%。

**炮制作用** 牵牛子味苦，性寒；有毒。归肺、肾、大肠经。泻下通便，消痰涤饮，杀虫攻积。用于治疗水肿胀满，二便不通，痰饮积聚，气逆喘咳，虫积腹痛。生品善于泻水消肿，杀虫攻积。多用于水肿胀满，虫积腹痛。炒后可降低毒性，缓和药性，免伤正气。消积之中略寓健脾作用，以涤痰饮，消积滞见长。用于痰饮喘咳，饮食积滞，以及水肿胀满或虫积而体质较差者。

(李娆娆)

jiǔcàizǐ

# 韭菜子 （Allii Tuberosi Semen）

百合科植物韭菜 *Allium tuberosum* Rottl. ex Spreng. 的干燥成熟种子。别名韭子、韭菜仁。秋季果实成熟时采收果序，晒干，搓出种子，除去杂质。

**炮制沿革** 唐代有酒浸（《备急千金要方》）和熬法（《外台秘要方》）等炮制方法。宋代有酒浸微炒、酒煮炒（《太平圣惠方》），炒，捣成粉（《重修政和经史证类备用本草》），醋煮炒香（《圣济总录》）和汤浸（《洪氏集验方》）等炮制方法。元代有枣酒制、焙干（《丹溪心法》）等法。明代有焙干、酒浸炒、酒浸焙（《普济方》）等方法。清代有酒煮（《良朋汇集》）、蒸熟炒用和"治带浊，醋炒酒下"（《得配本草》）等法。现代常用清炒法、盐炙等炮制方法。

**炮制方法** ①韭菜子：取原药材，除去杂质。用时捣碎。②炒韭菜子：取净韭菜子，置炒制容器内，文火加热，翻炒至有香气逸出，取出放凉。③盐韭菜子：取净韭菜子，加盐水闷润，待盐水被吸尽后，置预热适度的炒制容器内，用文火加热，炒至有香气逸出时，取出晾凉。每 100kg 韭菜子用食盐 2kg。

**饮片性状** 韭菜子呈半圆形或半卵圆形，略扁。表面黑色，质硬。气特异，味微辛。盐韭菜子色泽加深，有香气，味咸、微辛。

**炮制作用** 韭菜子味辛、甘，性温。归肝、肾经。温补肝肾，壮阳固精。生品较少应用。炒后气香，性偏燥，辛温散寒作用增强。用于肾虚而兼寒湿的腰膝酸软冷痛，小便频数，白带过多。可单用为末内服或与补肾阳药合用，对胃寒呕吐、呃逆也有效。盐炙可引药下行，增强补肾固精作用。用于阳痿遗精，遗尿尿频，白浊带下。

(于定荣)

gǔsuìbǔ

# 骨碎补 （Drynariae Rhizoma）

水龙骨科植物槲蕨 *Drynaria fortunei* （Kunze） J. Sm. 的干燥根茎。别名猴姜、申姜、过山龙。全年均可采挖，除去泥沙，干燥，或再燎去茸毛（鳞片）。

**炮制沿革** 南北朝时期有铜刀刮去黄赤毛，蜜拌蒸法（《雷公炮炙论》）。唐代有姜制、去毛炒制（《仙授理伤续断秘方》）等法。宋代有火炮（《重修政和经史证类备用本草》），盐炒令黄，去盐不用（《圣济总录》），燠去毛、酒拌蒸（《太平惠民和剂局方》），焙制、酒浸（《校注妇人良方》），燎去毛（《类编朱氏集验医方》）等法。明清时代还有炒黑（《普济方》）、炙制（《外科理例》）、蜜拌蒸（《本草纲目》）、蒸焙（《本草汇》）、烧炭存性（《得配本草》）、酒炒（《增广验方新编》）等方法。现代常用砂烫（见砂炒）、清炒法、酒炙、盐炙等炮制方法。

**炮制方法** ①骨碎补：取原药材，除去杂质，洗净，润透，切厚片，干燥。②砂烫骨碎补（制骨碎补）：取砂置锅内，用武火炒灵活状态，加入骨碎补片，不断翻动，烫炒至鼓起，毛呈焦黄色，迅速取出，筛去砂，撞去毛，放凉。③炒骨碎补：取骨碎补置锅内，炒至鼓起呈老黄色，取出，放凉即得。④酒骨碎补：取去毛骨碎补片，加酒拌匀，用文火炒干为度。每 100kg 骨碎补片用酒 10kg。⑤盐骨碎补：取去毛骨碎补片，加盐水拌匀，用文火炒干为度。每 100kg 骨碎补片用盐 2kg。

**饮片性状** 骨碎补饮片呈不规则厚片。表面深棕色至棕褐色，常残留细小棕色的鳞片，有的可见圆形的叶痕。切面棕褐色，黄色的维管束点状排列成环。气微，味淡、微涩。砂烫后体膨大鼓起，质轻脆、酥松。表面棕褐色或焦黄色，无鳞片。断面淡棕褐色或淡棕色。气香，味微涩。酒骨碎补形如骨碎补，颜色加深，略有酒气。盐骨碎补，味微咸。

**质量要求** 骨碎补饮片水分不得过 14.0%；总灰分不得过 7.0%；醇溶性浸出物以稀乙醇作溶剂不得少于 16.0%；含柚皮苷（$C_{27}H_{32}O_{14}$）不得少于 0.50%。

**炮制作用** 骨碎补味苦，性温。归肾、肝经。补肾强骨，续伤止痛。用于肾虚腰痛，耳鸣耳聋，牙齿松动，跌仆闪挫，筋骨折伤；外治斑秃，白癜风。生品密被鳞叶，不易除净，且质硬而较韧，不利于煎煮或粉碎。砂烫、炒制后质地松脆，易于除去鳞叶，便于调剂和制剂。酒炙增强温肾壮阳，活血祛瘀止痛功效。盐炙入肾，增强补肾强骨之功。

（刘艳菊）

xiāngfù

**香附**（Cyperi Rhizoma） 莎草科植物莎草 *Cyperus rotundus* L. 的干燥根茎。别名雀头香、莎草根、香附子、雷公头、香附米、猪通草茹、三棱草根、苦羌头。秋季采挖，燎去毛须，置沸水中略煮或蒸透后晒干，或燎后直接晒干。

**炮制沿革** 香附炮制首见于唐·蔺道人《仙授理伤续断秘方》记载的"炒"法。宋代有蒸制（《洪氏集验方》），煮制（《传信适用方》），酒制、米泔浸后蒜仁制、石灰制（《类编朱氏集验医方》），胆汁制（《圣济总录》），制炭（《济生方》）等炮制方法。元代有醋煮制（《活幼心书》），淡盐水浸炒（《丹溪心法》），麸炒制（《瑞竹堂经验方》）等法。明清时除增加了醋炒、盐炒焦、巴豆制、生姜汁浸炒（《普济方》）、皂角水浸（《奇效良方》）、米泔浸炒（《婴童百问》）、醋浸焙（《万氏女科》），

火炮（《医学纲目》），蜜水煮、醋、酒汤各浸后焙干（《寿世保元》），酒醋浸焙（《景岳全书》）等方法外，最突出的是辅料制方法增加较多。如有"四制香附"（《串雅内编》）、"五制香附""六制香附"及"七制香附"等炮制方法，还有"醋炒则理气痛"（《景岳全书》）及"生则上行胸膈，外达皮肤；熟则下走肝肾，外彻腰足。炒黑则止血，得童溲浸炒则入血分而补虚，盐水浸炒则入血分而润燥……酒浸炒则行经络，醋浸炒则消积聚，姜汁炒则化痰饮"（《本草纲目》）的记载。现代常用醋炙，酒、醋、盐、姜合制，酒炙、炒炭等炮制方法。

**炮制方法** ①香附：取原药材，除去毛须及杂质，切厚片或碾碎。②醋香附：取香附颗粒或片，加定量的米醋拌匀，闷润至醋被吸收尽后，置炒制容器内，用文火加热炒干，取出晾凉，筛去碎屑。每 100kg 香附颗粒或片用米醋 20kg。或取香附，加定量的米醋，再加与米醋等量的水，共煮至醋液基本吸尽，再蒸 5 小时，闷片刻，取出微晾，切薄片，干燥，筛去碎屑；或取出干燥后，碾成绿豆大颗粒。每 100kg 香附颗粒或片用米醋 20kg。③四制香附：取香附颗粒或片，加入定量的生姜汁、米醋、黄酒、食盐水拌匀，闷润至汁液被吸收尽后，用文火加热炒干，取出晾凉，筛去碎屑。每 100kg 香附颗粒或片用生姜 5kg（取汁），米醋、黄酒各 10kg，食盐 2kg（清水溶化）。④酒香附：取香附颗粒或片，加入定量的黄酒拌匀，闷润至黄酒被吸收尽，置炒制容器内，用文火加热炒干，取出晾凉，筛去碎屑。每 100kg 香附颗粒或片用黄

酒 20kg。⑤香附炭：取香附，大小分档，置炒制容器内，用中火加热，炒至表面焦黑色，内部焦褐色，喷淋清水少许，灭尽火星，取出晾干，凉透，筛去碎屑。

**饮片性状** 香附为不规则颗粒状或厚片。周边棕褐色或棕黄色，片面黄白色而显粉性，内皮层环纹明显。质硬。气香，味微苦。醋香附表面棕褐色或红棕色，微有焦斑，角质样，略有醋气。四制香附表面深棕褐色，内部呈黄褐色，具清香气。酒香附表面红紫色，略具酒气。香附炭表面焦黑色，内部焦褐色。质脆，易碎。气焦香，味苦涩。

**质量要求** 香附饮片水分不得过 13.0%；总灰分不得过 4.0%；醇溶性浸出物，以稀乙醇作溶剂不得少于 11.5%；含挥发油不得少于 1.0%（ml/g）。醋香附饮片水分不得过 13.0%；总灰分不得过 4.0%；醇溶性浸出物以稀乙醇作溶剂不得少于 13.0%；含挥发油不得少于 0.8%（ml/g）。

**炮制作用** 香附味辛、微苦、微甘，性平。归肝、脾、三焦经。生品疏肝解郁，理气宽中，调经止痛。用于肝郁气滞，胸胁胀痛，疝气疼痛，乳房胀痛，脾胃气滞，脘腹痞闷，胀满疼痛，月经不调，经闭痛经。醋香附专入肝经，疏肝止痛作用增强，并能消积化滞。用于伤食腹痛，血中气滞，寒凝气滞，胃脘疼痛。酒香附能通经脉，散结滞。多用于寒疝腹痛。四制香附以行气解郁，调经散结为主。多用于胁痛，痛经，月经不调。香附炭味苦、涩，性温，多用于妇女崩漏不止等证。

（吴纯洁）

xiāngrú

**香薷**（Moslae Herba） 唇形科植物石香薷 *Mosla chinensis* Maxim. 或

江香薷 *Mosla chinensis* 'Jiangxuan-gru' 的干燥地上部分。前者习称"青香薷"，后者习称"江香薷"。别名华荠苧、石香菜、细叶香薷等。夏季茎叶茂盛、花盛时择晴天采割，除去杂质，阴干。

**炮制沿革** 明代有炒制（《增补万病回春》）、去梗姜汁炒（《医学入门》）等炮制方法。清代又增加了香薷叶一斤，水一斗，熬极烂，去渣，再熬成膏（《本草述》）的方法。现代常净制、切制后生用。

**炮制方法** 除去残根和杂质，切段。

**饮片性状** 香薷为段状，段长 10~20mm。茎方柱形，密被白色茸毛；质脆。叶暗绿色或黄绿色。穗状花序，花萼被柔毛。气清香而浓，味凉而微辛。

**质量要求** 水分不得过 12.0%；总灰分不得过 8.0%；挥发油不得少于 0.60%（ml/g）；按干燥品计算，含麝香草酚（$C_{10}H_{14}O$）与香荆芥酚（$C_{10}H_{14}O$）总量不得少于 0.16%。

**炮制作用** 香薷味辛，性微温。归肺、胃经。发汗解表，化湿和中。用于暑湿感冒，恶寒发热，头痛无汗，腹痛吐泻，水肿，小便不利。炮制后使药物洁净，便于调剂和制剂。

（陆兔林）

## xiāngjiāpí

**香加皮**（Periplocae Cortex） 萝藦科植物杠柳 *Periploca sepium* Bge. 的干燥根皮。别名香五加皮、臭五加皮、山五加皮。春、秋二季采挖，剥取根皮，晒干。

**炮制方法** ①香加皮：除去杂质，洗净，切厚片，晒干。②酒香加皮：取香加皮与黄酒拌匀，闷润至酒尽时，取出，晾干。每 100kg 香加皮用黄酒 12kg。

**饮片性状** 香加皮呈不规则厚片。外表面灰棕色或黄棕色，粗糙；栓皮松软常呈鳞片状，易剥落。内表面淡黄色或淡黄棕色，较平滑，有细纵纹。体轻，质脆，易折断，断面黄白色。有特异香气，味苦。酒香加皮形如香加皮，色略加深，具酒香气。

**质量要求** 香加皮饮片水分不得过 13.0%；总灰分不得过 10.0%；酸不溶性灰分不得过 4.0%；醇溶性浸出物不得少于 20.0%；含 4-甲氧基水杨醛（$C_8H_8O_3$）不得少于 0.2%。

**炮制作用** 香加皮味辛、苦，性温；有毒。归肝、肾、心经。利水消肿，祛风湿，强筋骨。用于下肢水肿，心悸气短，风寒湿痹，腰膝酸软。炮制使药物洁净，便于调剂和煎出有效成分。酒炙增强祛风湿作用。

（刘艳菊）

## chónglóu

**重楼**（Paridis Rhizoma） 百合科植物云南重楼 *Paris polyphylla* Smith var. *yunnanensis* (Franch.) Hand. -Mazz. 或七叶一枝花 *Paris polyphylla* Smith var. *chinensis* (Franch.) Hara 的干燥根茎。别名蚤休、白甘遂、草河车、金线重楼。秋季采挖，除去须根，洗净，晒干。

**炮制沿革** 重楼炮制首见于见宋·窦材《扁鹊心书》："采得去黑粗皮，用石头打碎，勿见铁器"。宋代还有捣细、慢火炒焦《小儿药证直诀》等炮制方法。明代有水煮《本草纲目》的方法。现代多净制、切片后生用。

**炮制方法** 除去杂质，洗净，润透，切薄片，晒干。

**饮片性状** 不规则薄片。表面灰白色至浅棕色，粉性。周边黄棕色至灰棕色。无臭，味微甜而后微辣。

**质量要求** 重楼饮片水分不得过 12.0%；总灰分不得过 6.0%；酸不溶性灰分不得过 3.0%；含重楼皂苷 I（$C_{44}H_{70}O_{16}$）、重楼皂苷 II（$C_{51}H_{82}O_{20}$）、重楼皂苷 VI（$C_{39}H_{62}O_{13}$）和重楼皂苷 VII（$C_{51}H_{82}O_{21}$）的总量不得少于 0.60%。

**炮制作用** 重楼味苦，性微寒；有小毒。归肝经。清热解毒，消肿止痛，凉肝定惊。用于疔疮痈肿，咽喉肿痛，蛇虫咬伤，跌仆伤痛，惊风抽搐。临床多生用。净制后使其洁净，切制后利于有效成分的溶出，便于调剂和制剂。

（窦志英）

## dúhuó

**独活**（Angelicae Pubescentis Radix） 伞形科植物重齿毛当归 *Angelica pubescens* Maxim. f. *biserrata* Shan et Yuan 的干燥根。别名胡王使者、独摇草、独滑、长生草、川独活、肉独活、资邱独活、巴东独活等。春初苗刚发芽或秋末茎叶枯萎时采挖，除去须根和泥沙，烘至半干，堆置 2~3 天，发软后再烘至全干。

**炮制沿革** 独活炮制首见于南北朝·雷敩《雷公炮炙论》："采得后，细剉，拌淫羊藿裹二日后，暴干，去淫羊藿用，免烦人心"。明代有盐水浸焙（《普济方》）、炒（《外科理例》）、焙（《本草纲目》）、酒洗（《增补万病回春》）等方法。清代有酒炒（《串雅外编》）、酒浸（《妇科玉尺》）等炮制方法。现代常净制、切制后生用。

**炮制方法** 除去杂质，洗净，润透，切薄片，晒干或低温干燥。

**饮片性状** 呈类圆形薄片。外表皮灰褐色或棕褐色，具皱纹。切面皮部灰白色至灰褐色，有多数散在棕色油点，木部灰黄色至黄棕色，形成层环棕色。有特异香气，味苦、辛、微麻舌。

**质量要求** 独活饮片水分不得过 10.0%；总灰分不得过 8.0%；酸不溶性灰分不得过 2.0%；含蛇床子素（$C_{15}H_{16}O_3$）不得少于 0.50%，含二氢欧山芹醇当归酸酯（$C_{19}H_{20}O_5$）不得少于 0.080%。

**炮制作用** 独活味辛、苦，性微温。归肾、膀胱经。祛风除湿，通痹止痛。药性较缓和，用于风寒湿痹，腰膝疼痛，少阴伏风头痛，风寒夹湿头痛等证；因善治下部之痹痛，故又用于腰腿疼痛，两足痿痹不能行走等证。临床多生用。软化切片，便于调剂和制剂。

（窦志英）

**jiānghuáng**

**姜黄**（Curcumae Longae Rhizoma） 姜科植物姜黄 *Curcuma longa* L. 的干燥根茎。别名宝鼎香、黄姜。冬季茎叶枯萎时采挖，洗净，煮或蒸至透心，晒干，除去须根。

**炮制沿革** 姜黄炮制首见于宋·唐慎微《重修政和经史证类备用本草》："采根，片切，暴干。"宋代还有略炒（《博济方》），米泔水浸、切、焙法（《洪氏集验方》）等炮制方法。明代有醋炒法（《医学入门》）。清代有酒炒法（《医方集解》）。现代多切片或打颗粒生用。

**炮制方法** 除去杂质，略泡，洗净，润透，切厚片，干燥。

**饮片性状** 不规则或类圆形的厚片。外表皮深黄色，有时可见环节。切面棕黄色至金黄色，角质样，内皮层环纹明显，纤维束呈点状散在。气香特异，味微苦、辛。

**质量要求** 姜黄饮片水分不得过 13.0%；总灰分不得过 7.0%；醇溶性浸出物以稀乙醇作溶剂不得少于 12.0%；含挥发油不得少于 5.0%（ml/g）；按干燥品计算，含姜黄素（$C_{21}H_{20}O_6$）不得少于 0.90%。

**炮制作用** 姜黄味辛、苦，性温。归脾、肝经。破血行气，通经止痛。用于胸胁刺痛，胸痹心痛，痛经经闭，癥瘕，风湿肩臂疼痛，跌仆肿痛。临床多生用。净制使药物洁净，切片或粉碎，利于煎出有效成分及制剂。

（窦志英）

**qiánhú**

**前胡**（Peucedani Radix） 伞形科植物白花前胡 *Peucedanum praeruptorum* Dunn 的干燥根。别名水前胡。冬季至次春茎叶枯萎或未抽花茎时采挖，除去须根，洗净，晒干或低温干燥。

**炮制沿革** 前胡炮制首见于晋·刘涓子《刘涓子鬼遗方》记载的"切"法。南北朝有甜竹沥浸法（《雷公炮炙论》）。唐代有熬制法（《千金翼方》）。宋代有焙制、生姜汁炒制（《太平惠民和剂局方》）等法。明清时多去芦头生用。现代常用蜜炙。

**炮制方法** ①前胡：除去杂质，洗净，润透，切薄片，晒干。②蜜前胡：取炼蜜，加适量开水稀释后，淋入前胡片中拌匀，闷润，置炒制容器内，用文火加热，炒至不粘手时，取出晾凉。

**饮片性状** 前胡呈类圆形或不规则的薄片。外表皮黑褐色或灰黄色，有时可见残留的纤维状叶鞘残基。切面黄白色至淡黄色，皮部散有多数棕黄色油点，可见一棕色环纹及放射状纹理。气芳香，味微苦、辛。蜜前胡形如前胡片，表面黄褐色，略具光泽，滋润。味稍甜。

**质量要求** 前胡饮片水分不得过 12.0%；总灰分不得过 6.0%；醇溶性浸出物，以稀乙醇作溶剂不得少于 20.0%；含白花前胡甲素（$C_{21}H_{22}O_7$）不得少于 0.90%，含白花前胡乙素（$C_{24}H_{26}O_7$）不得少于 0.24%。蜜前胡饮片水分不得过 13.0%；余检查同前胡。

**炮制作用** 前胡味苦、辛，性微寒。归肺经。散风清热，降气化痰。用于风热咳嗽痰多，痰热咳满，咳痰黄稠等证。生品以降气化痰，散风清热为主。用于肺气不降，喘咳，痰稠，胸痞满闷，外感风热郁肺，咳嗽等证。蜜炙后以润肺止咳为主。用于肺燥咳嗽，咳嗽痰黄，咽喉干燥，胸闷气促，胸膈不利，呕吐不食等证。

（窦志英）

**chuānxīnlián**

**穿心莲**（Andrographis Herba） 爵床科植物穿心莲 *Andrographis paniculata*（Burm. F.）Nees 的干燥地上部分。别名一见喜、斩蛇剑、苦草、榄核莲、四方草等。秋初茎叶茂盛时采割，晒干。

**炮制方法** 除去杂质，洗净，切段，干燥。

**饮片性状** 呈不规则的段。茎方柱形，多分枝，节稍膨大，质脆，易折断。表面灰绿色至黑绿色，断面中央具髓。叶近无柄，卵状披针形至广披针形，先端渐尖，基部楔形，全缘或微波状；上表面绿色，下表面灰绿色，两面光滑。气微，味苦。

**质量要求** 饮片叶不得少于 30%；醇溶性浸出物不得少于 8.0%；含穿心莲内酯（$C_{20}H_{30}O_5$）和脱水穿心莲内酯（$C_{20}H_{28}O_4$）的总量不得少于 0.80%。

**炮制作用** 穿心莲味苦，性寒。归心、肺、大肠、膀胱经。清热解毒，凉血，消肿。用于感冒发热，咽喉肿痛，口舌生疮，顿咳劳嗽，泄泻痢疾，痈肿疮疡，蛇虫咬伤。炮制后使药物洁净，利于贮存保管，便于调剂和制剂。

(孙立立)

qínjiāo

**秦艽**（Gentianae Macrophyllae Radix） 龙胆科植物秦艽 *Gentiana macrophylla* Pall.、麻花秦艽 *Gentiana straminea* Maxim.、粗茎秦艽 *Gentiana crassicaulis* Duthie ex Burk. 或小秦艽 *Gentiana dahurica* Fisch. 的干燥根。别名大叶秦艽、萝卜艽、大叶龙胆、麻花秦艽、辫子艽、粗茎龙胆、牛尾艽、达乌里龙胆等。前三种按性状不同分别习称"秦艽"和"麻花艽"，后一种习称"小秦艽"。春、秋二季采挖，除去泥沙。秦艽与麻花艽晒软，堆置"发汗"至表面呈红黄色或灰黄色时，摊开晒干，或不经"发汗"直接晒干；小秦艽趁鲜时搓去黑皮，晒干。

**炮制沿革** 汉代有"二月、八月采根，曝干"（《名医别录》）的记载。梁代有"中多衔土，用宜破去"（《本草经集注》）的记载。南北朝刘宋时期有"还元汤浸法"（《雷公炮炙论》）的论述。宋代有去苗，去芦头，细锉（《太平圣惠方》）；"水洗净、以布拭却毛、炙"（《博济方》）；"去毛浸一宿，晒干切片"（《外科全生集》）；"洗去泥土，酒拌晒"（《疮疡经验全书》）；"每于春秋采根，阴干"（《本草图经》）；去苗、土（《圣济总录》）；去芦（《太平惠民和剂局方》）等方法。明代有酒洗浸（《仁术便览》），牛乳煮（《本草经疏》）等炮制方法。清代有酒洗切片（《医宗说约》）。现代常净制、切片后生用或酒炒用。

**炮制方法** ①秦艽：取原药材，除去杂质，大小分档，洗净，润透，切厚片，干燥，筛去碎屑。②酒秦艽：取秦艽片加黄酒拌匀，闷润至透，置锅中，用文火炒干，取出放凉。秦艽每100kg用黄酒10kg。

**饮片性状** 秦艽为不规则圆形厚片。外表皮黄棕色、灰黄色或棕褐色，粗糙，有扭曲纵纹或网状孔纹。切面皮部黄色或棕黄色，木部黄色（秦艽），有的中心呈枯朽状（麻花艽）。气特异，味苦、微涩。酒秦艽形如秦艽片，颜色加深，微有酒香气。

**质量要求** 秦艽饮片水分不得过9.0%；总灰分不得过8.0%；酸不溶性灰分不得过3.0%；醇溶性浸出物不得少于20.0%；含龙胆苦苷（$C_{16}H_{20}O_9$）和马钱苷酸（$C_{16}H_{24}O_{10}$）的总量不得少于2.5%。

**炮制作用** 秦艽味辛、苦，性平。归胃、肝、胆经。祛风湿，清湿热，止痹痛，退虚热。用于风湿痹痛，中风半身不遂，筋脉拘挛，骨节酸痛，湿热黄疸，骨蒸潮热，小儿疳积发热。制成饮片可使药物洁净，便于调剂和制剂。

(王秋红)

qínpí

**秦皮**（Fraxini Cortex） 木犀科植物苦枥白蜡树 *Fraxinus rhynchophylla* Hance、白蜡树 *Fraxinus chinensis* Roxb.、尖叶白蜡树 *Fraxinus szaboana* Lingelsh. 或宿柱白蜡树 *Fraxinus stylosa* Lingelsh. 的干燥枝皮或干皮。别名梣皮、蜡树皮、秦白皮。春、秋二季剥取，晒干。

**炮制沿革** 唐代有切法（《外台秘要方》）。宋代有去粗皮（《产育宝庆集》），剉、捣末（《太平圣惠方》）等炮制方法。现代常净制切片后生用。

**炮制方法** 除去杂质，洗净，润透，切丝，干燥。

**饮片性状** 长短不一的丝条状。外表面灰白色、灰棕色或黑棕色。内表面黄白色或棕色，平滑。切面纤维性。质硬。气微，味苦。

**质量要求** 秦皮饮片水分不得过7.0%；总灰分不得过6.0%；醇溶性浸出物不得少于10.0%；含秦皮甲素（$C_{15}H_{16}O_9$）和秦皮乙素（$C_9H_6O_4$）的总量不得少于0.80%。

**炮制作用** 秦皮味苦、涩，性寒。归肝、胆、大肠经。清热燥湿，收涩止痢，止带，明目。用于湿热泻痢，赤白带下，目赤肿痛，目生翳膜。净制后使其洁净，切制后利于有效成分的溶出，便于调剂和制剂。

(窦志英)

láifúzǐ

**莱菔子**（Raphani Semen） 十字花科植物萝卜 *Raphanus sativus* L. 的干燥成熟种子。别名萝卜子。夏季果实成熟时采割植株，晒干，搓出种子，除去杂质，再晒干。

**炮制沿革** 宋代有微炒、炒黄（《太平圣惠方》），巴豆同炒（《小儿卫生总微方论》），砂仁制（《类编朱氏集验医方》）等方法。元代有焙法（《活幼心书》）、蒸法（《丹溪心法》）。明代除沿用前法外，增加了生姜炒法（《鲁府禁方》）。清代基本沿用前法，但以炒用为主。现代常用清炒法等炮制方法。

**炮制方法** ①莱菔子：取原药材，除去杂质，洗净，干燥。

用时捣碎。②炒莱菔子：取净莱菔子，置炒制容器内，用文火加热，炒至鼓起，爆鸣声减弱，手拈易碎，断面浅黄色，富油性，有香气逸出时，取出，摊凉，用时捣碎。

**饮片性状** 莱菔子呈卵圆形或椭圆形，稍扁。表面黄棕色、红棕色或灰褐色。质较坚硬，破碎后有油性。味微苦、辛。放大镜下可见细密网纹，种子一侧现数条纵沟，一端有黑色种脐。种皮薄，子叶 2 片，肥厚，乳黄色，纵褶。气微，味略辛。炒莱菔子形如莱菔子，表面色泽加深，微鼓起，质酥脆，有特异香气。

**质量要求** 莱菔子饮片水分不得过 8.0%；总灰分不得过 6.0%；酸不溶性灰分不得过 2.0%；醇溶性浸出物不得少于 10.0%；含芥子碱以芥子碱硫氰酸盐（$C_{16}H_{24}NO_5 \cdot SCN$）计，不得少于 0.40%。炒莱菔子同莱菔子饮片。

**炮制作用** 莱菔子味甘、辛，性平。归肺、脾、胃经。消食除胀、降气化痰。生品性主升散，长于涌吐风痰。用于食积气滞，胸闷腹胀，嗳气吞酸，痰壅咳嗽。炒莱菔子性主降，长于消食除胀、降气化痰。缓和了涌吐痰涎的副作用，利于粉碎和煎出药效，且味香易服。多用于食积腹胀，气喘咳嗽。

（于定荣）

liánzǐ

**莲子**（Nelumbinis Semen） 睡莲科植物莲 Nelumbo nucifera Gaertn. 的干燥成熟种子。别名莲肉。秋季果实成熟时采割莲房，取出果实，除去果皮，干燥。

**炮制沿革** 唐代有捣破（《新修本草》）、蒸制（《食疗本草》）的炮制方法。宋代有去皮

心（《三因极一病证方论》）、麸炒（《圣济总录》）的方法。明代有泡去皮心（《外科正宗》），去心并炒黄（《先醒斋医学广笔记》），酒煮（《普济方》），焙制（《仁术便览》），葱、盐制（《寿世保元》）等炮制方法。现代常用清炒法等炮制方法。

**炮制方法** ①莲子肉：取原药材，除去杂质，用温水略浸，捞出润软，剥开，去心（另作药用），干燥。②炒莲子肉：取净莲子肉，置炒制容器中，用文火加热，炒至表面颜色加深，内表面微黄色，有香气逸出时，取出晾凉。

**饮片性状** 莲子肉呈半椭圆形，中心有凹槽。外表面黄棕色或红棕色，肉白色。味甘、微涩。炒莲子肉外表面颜色加深，内表面微黄色，略有焦斑。

**质量要求** 莲子饮片每 1000g 含黄曲霉毒素 $B_1$ 不得过 5μg，黄曲霉毒素 $G_2$、黄曲霉毒素 $G_1$、黄曲霉毒素 $B_2$ 和黄曲霉毒素 $B_1$ 总量不得过 10μg。

**炮制作用** 莲子味甘、涩，性平。归脾、肾、心经。补脾止泻，益肾涩精，养心安神。生品常用于心肾不交，睡眠不宁。炒莲子肉味甘、气香。用于脾虚泄泻，肾虚遗精，妇人带下。

（夏 荟）

liánfáng

**莲房**（ Nelumbinis Receptaculum） 睡莲科植物莲 Nelumbo nucifera Gaertn. 的干燥花托。别名莲蓬壳。秋季果实成熟时采收，除去果实，晒干。

**炮制沿革** 宋代有煅灰法（《疮疡经验全书》）。明代有炒法（《济阴纲目》）和炒炭存性（《普济方》）等炮制方法。清代基本沿用前法。现代常用炒炭等

炮制方法。

**炮制方法** ①莲房：取原药材，去除杂质，切成碎块。②莲房炭：取净莲房碎块，置预热适度的炒制容器内，用武火加热，炒至外表面焦黑色，内部棕褐色，喷淋清水少许，熄灭火星，取出晾干。或取净莲房碎块，置煅锅内，密封，加热至所需程度，放凉，取出。

**饮片性状** 莲房为不规则小块，表面灰棕色至紫棕色，具细纵纹及皱纹，有的可见圆形孔洞，质疏松。味微涩。莲房炭表面焦黑色，内部焦褐色。

**质量要求** 莲房饮片水分不得过 14.0%；总灰分不得过 7.0%。

**炮制作用** 莲房味苦、涩，性温。归肝经。化瘀止血。生品化瘀作用较强，止血力较弱。用于瘀血腹痛，产后胎衣不下。莲房炭收涩止血作用强。常用于产后瘀阻，恶露不尽，崩漏，尿血，痔疮出血等证。

（夏 荟）

ézhú

**莪术**（Curcumae Rhizoma） 姜科植物蓬莪术 Curcuma phaeocaulis Val.、广西莪术 Curcuma kwangsiensis S. G. Lee et C. F. Liang 或温郁金 Curcuma wenyujin Y. H. Chen et C. Ling 的干燥根茎。后者习称"温莪术"。别名蓬莪茂、广术。冬季茎叶枯萎后采挖，洗净，蒸或煮至透心，晒干或低温干燥后除去须根及杂质。

**炮制沿革** 南北朝时期有醋磨法（《雷公炮炙论》）。宋代有煨制（《太平圣惠方》），湿纸裹煨（《苏沈良方》），酒研、酒醋磨（《重修政和经史证类备用本草》），火炮（《圣济总录》），醋煮（《太平惠民和剂局方》），

醋炒、酒炒（《校注妇人良方》）、巴豆制（《济生方》）、麻油煎（《类编朱氏集验医方》）等法。元代有醋炙（《瑞竹堂经验方》）、醋浸（《卫生宝鉴》）、酒洗（《丹溪心法》）等法。明代有醋煨（《济阴纲目》）、虻虫制（《奇妙良方》）、面煨（《普济方》）等法。清代增加了羊血或鸡血拌炒法（《本经逢原》）。现代常用醋制、酒炙等炮制方法。

**炮制方法** ①莪术：除去杂质，略泡，洗净，蒸软，切厚片，干燥。②醋莪术：取莪术片，加入定量的米醋拌匀，闷润至醋被吸尽，用文火加热，炒至微黄色，略带焦斑，取出晾凉；或取莪术药材，加醋共煮至透心，醋液被吸尽，取出，稍凉，切厚片，干燥。每 100kg 莪术片用醋 20kg。③酒莪术：取莪术片，放入锅内，用文火加热，炒热后，均匀喷入酒，继续炒干，取出晾凉。每 100kg 莪术片用酒 12.5kg。

**饮片性状** 莪术呈类圆形、椭圆形或不规则形片。外表面黄绿色或棕黄色，有时可见环节或须根痕。切面黄绿色、黄棕色或棕褐色，内皮层环纹明显，散在"筋脉"小点。气微香，味微苦而辛。醋莪术形如莪术片。色泽较暗，微带黄色，偶见焦斑，角质样，略有醋气。酒莪术形如莪术片，偶见焦斑，略有酒气。

**质量要求** 莪术饮片水分不得过 14.0%；总灰分不得过 7.0%；酸不溶性灰分不得过 2.0%；醇溶性浸出物以稀乙醇作溶剂不得少于 7.0%；含挥发油不得少于 1.0%（ml/g）。醋莪术同莪术饮片。

**炮制作用** 莪术味辛、苦，性温。归肝、脾经。行气破血，消积止痛。用于癥瘕痞块，瘀血

经闭，食积胀痛，胸痹心痛。生品行气止痛，破血祛瘀力强，为气中血药。醋莪术主入肝经血分，散瘀止痛作用增强。

（刘艳菊）

héyè

**荷叶**（Nelumbinis Folium） 睡莲科植物莲 Nelumbo nucifera Gaertn. 的干燥叶。别名蕸。夏、秋二季采收，晒至七八成干时，除去叶柄，折成半圆形或折扇形，干燥。

**炮制沿革** 唐代有炙（《外台秘要方》）、炒令黄（《经效产宝》）等炮制方法。宋代有烧令烟尽（《太平圣惠方》）、熬令香（《急救仙方》）等法。明代有炒香为末的方法。清代有炒焦法，并有"活血生用，止血炒焦用"（《得配本草》）的记载。现代常用暗煅、炒等炮制方法。

**炮制方法** ①荷叶：取原药材，除去杂质及叶柄，抢水洗净，稍润，切丝，干燥。②荷叶炭：取净荷叶置锅内，上扣一口径较小的锅，两锅接合处用盐泥封固，上压重物，并贴一白纸条或放大米数粒，用文火加热，煅至白纸条或大米呈深黄色时，停火，待锅凉后，取出。

**饮片性状** 荷叶呈不规则的丝状。上表面深绿色或黄绿色，较粗糙；下表面淡灰棕色，较光滑，叶脉明显突起。质脆，易破碎。稍有清香气，味微苦。荷叶炭呈不规则的片状，表面棕褐色或黑褐色。气焦香，味涩。

**质量要求** 水分不得过 15.0%；总灰分不得过 12.0%；醇溶性浸出物，以 70% 乙醇作溶剂不得少于 10.0%；含荷叶碱（$C_{19}H_{21}NO_2$）不得少于 0.070%。

**炮制作用** 荷叶味苦，性平。归肝、脾、胃经。清热解暑，升发清阳，凉血止血。用于暑热烦

渴，暑湿泄泻，脾虚泄泻，血热吐衄，便血崩漏。荷叶炭收涩、化瘀止血。用于出血症和产后血晕。

（王成永）

guìzhī

**桂枝**（Cinnamomi Ramulus） 樟科植物肉桂 Cinnamomum cassia Presl 的干燥嫩枝。别名柳桂、桂树枝、肉桂枝。春、夏二季采收，除去叶，晒干，或切片晒干。

**炮制沿革** 汉代有去皮法（《伤寒论》）。魏晋时期有酒浸法（《针灸甲乙经》），以及"桂可以竹沥合饵之，亦可以龟脑和服之"（《抱朴子》）的记载。南北朝刘宋时期有去上粗皮、生用、末用、捣用、酒调如膏、酒煎、咬咀（《雷公炮炙论》）等法。宋代有去粗皮（《圣济总录》），造桂浆法："桂末二大两，白蜜一升，以水二升，先煎取一斗"（《续传信方》）等方法，以及不见火（《阎氏小儿方论》）等论述。清代有"以葱涕合和云母，蒸化为水"（《仙经》）的记载。现代常用蜜炙。

**炮制方法** ①桂枝：取原药材，除去杂质，大小分档，洗净，稍浸泡，润透，切厚片，干燥。②蜜桂枝：取炼蜜，加适量开水稀释，淋入净桂枝片内拌匀，闷润，置预热适度的炒制容器内，用文火加热，炒至老黄色、不粘手时，取出晾凉。每 100kg 桂枝片用炼蜜 15kg。

**饮片性状** 桂枝饮片为类圆形或椭圆形厚片。表面红棕色至棕色，有时可见点状皮孔或纵棱线。切面皮部红棕色，木部黄白色或淡黄棕色，髓部类圆形或略呈方形。质硬而脆。有特异香气，味甜、微辛。蜜桂枝表面老黄色，微有光泽，略带黏性，香气减弱，

味甜、微辛。

**质量要求**　桂枝饮片水分不得过 12.0%；总灰分不得过 3.0%；醇溶性浸出物不得少于 6.0%；含桂皮醛（$C_9H_8O$）不得少于 1.0%。

**炮制作用**　桂枝味辛、甘，性温。归心、肺、膀胱经。发汗解肌，温通经脉，助阳化气，平冲降气。生品辛散温通作用较强，长于发汗解表、温经通阳。用于风寒感冒，脘腹冷痛，血寒经闭，关节痹痛，痰饮，水肿，心悸，奔豚。蜜桂枝辛散温通作用较弱，长于温中补虚，散寒止痛。

（王秋红）

## jiégěng

**桔梗**（Platycodonis Radix）　桔梗科植物桔梗 *Platycodon grandiflorum*（Jacq.）A. DC. 的干燥根。别名铃铛花、白药、土人参等。春、秋二季采挖，洗净，除去须根，趁鲜剥去外皮或不去外皮，干燥。

**炮制沿革**　南朝宋有百合水浸制法（《雷公炮炙论》）。唐代有去芦、去苗（《仙授理伤续断秘方》）的方法。宋代有慢火炒令紫黑色（《类编朱氏集验医方》）、姜汁浸制（《普济本事方》）、蜜蒸（《圣济总录》）等法。元代有碎剉、炒黄（《丹溪心法》），蜜水炒（《活幼心书》），米泔水浸（《汤液本草》）的炮制方法。明代有微炒、炒微焦、酒炙（《普济方》），米泔水蒸（《先醒斋医学广笔记》），麸炒、醋炙（《奇效良方》）等炮制方法。现代常用蜜炙。

**炮制方法**　①桔梗：除去杂质，洗净，润透，切厚片，干燥。②蜜桔梗：取炼蜜用适量开水稀释后，与桔梗片拌匀，闷透，置预热适度的炒制容器内，用文火加热，不断翻炒至不粘手时取出，放凉。每 100kg 桔梗片用炼蜜 20kg。

**饮片性状**　桔梗呈椭圆形或不规则厚片。外皮多已除去或偶有残留。切面皮部类白色，较窄；形成层环纹明显，棕色；木部宽，有较多裂隙。气微，味微甜后苦。蜜桔梗形如桔梗片，表面红黄色，有蜜糖光泽，味甜。

**质量要求**　桔梗饮片水分不得过 12%；总灰分不得超过 5%；醇溶性浸出物不得少于 17%；含桔梗皂苷 D（$C_{57}H_{92}O_{28}$）不得少于 0.1%。

**炮制作用**　桔梗味苦、辛，性平。归肺经。临床多生用以宣肺、利咽、祛痰、排脓。用于咳嗽痰多，胸闷不畅，咽痛喑哑，肺痈吐脓。蜜炙后润肺止咳作用增强。多用于肺阴不足的咳嗽。

（窦志英）

## táorén

**桃仁**（Persicae Semen）　蔷薇科植物桃 *Prunus persica*（L.）Batsch 或山桃 *Prunus davidiana*（Carr.）Franch. 的干燥成熟种子。别名山桃仁、大桃仁、毛桃仁、扁桃仁、花桃。果实成熟后采收，除去果肉及核壳，取出种子，晒干。

**炮制沿革**　汉代有去皮尖和熬法（《金匮玉函经》）。南北朝有白术乌豆制、酒蒸法（《雷公炮炙论》）。唐代有酒煮法（《食疗本草》），去皮尖炒熟后研如膏（《经效产宝》）等法。宋代增加了麸炒、炒焦（《太平圣惠方》），面炒（《博济方》），黑豆汤浸炒（《圣济总录》），盐炒（《类编朱氏集验医方》）等炮制方法。元代新增焙法（《世医得效方》）。明代增加了吴茱萸炒、蛤壳粉炒、酒制、炒微黄、炙令微

黑（《普济方》），水洗去毒（《奇效良方》），盐水炒、黄连水炒（《医学入门》），烧存性（《本草纲目》）等方法，并提出"双仁者有毒，不可用"（《仁术便览》）的注意事项。清代有干漆炒（《本经逢原》）等法。现代常用焯制和炒制等炮制方法。

**炮制方法**　①桃仁：取原药材，筛去灰屑杂质，拣净残留的壳及泛油的黑褐色种子。用时捣碎。②焯桃仁：取净桃仁置沸水中，加热烫至种皮微膨起即捞出，在凉水中稍泡，捞起，搓开种皮和种仁，干燥，筛去种皮。用时捣碎。③炒桃仁：取焯桃仁，置热锅内用文火炒至黄色，略带焦斑，取出放凉。用时捣碎。

**饮片性状**　桃仁呈扁长椭圆形或类卵圆形。表面黄棕色至红棕色，有纵皱纹，顶端尖，中间膨大，底部略小，钝圆而稍偏斜，边缘较薄。种皮薄，子叶类白色，有油质。气微，味微苦。焯桃仁无种皮，表面淡黄白色，有细皱纹。炒桃仁形如焯桃仁，微黄色，略具焦斑，有香气。

**质量要求**　桃仁饮片含苦杏仁苷（$C_{20}H_{27}NO_{11}$）不得少于 2.0%；焯桃仁饮片、焯山桃仁饮片含苦杏仁苷均不得少于 1.50%；炒桃仁饮片、炒山桃仁饮片含苦杏仁苷均不得少于 1.60%。以上 5 种饮片酸值均不得过 10.0，羰基值均不得过 11.0；每 1000g 含黄曲霉毒素 $B_1$ 均不得过 5μg，含黄曲霉毒素 $G_2$、黄曲霉毒素 $G_1$、黄曲霉毒素 $B_2$ 和黄曲霉毒素 $B_1$ 的总量均不得过 10μg。

**炮制作用**　桃仁味苦、甘，性平。归心、肝、大肠经。活血祛瘀，润肠通便。生品行血祛瘀力强。用于血瘀经闭，产后瘀滞腹痛，跌打损伤。焯制后易去皮，

可除去非药用部位，利于有效成分煎出，提高药效。其功用与生桃仁基本一致。炒桃仁气香，偏于润燥和血。用于肠燥便秘，心腹胀满等。

（于定荣）

cháihú

**柴胡**（Bupleuri Radix） 伞形科植物柴胡 Bupleurum chinense DC. 或狭叶柴胡 Bupleurum scorzonerifolium Willd. 的干燥根。按性状不同，分别习称"北柴胡"及"南柴胡"。别名硬柴胡、津柴胡、软柴胡、香柴胡。春、秋二季采挖，除去茎叶及泥沙，干燥。

**炮制沿革** 南北朝时期有"去髭并头，用铜刀削上赤薄皮少许，却以粗布拭了，细锉用之，勿令犯火，立便无效也"（《雷公炮炙论》）的记载。唐代有熬法（《备急千金要方》）。宋代有焙制法（《博济方》）。元代有酒拌制（《丹溪心法》），酒炒法（《原机启微》）。明代有酒浸法（《本草发挥》），醋炒（《医学纲目》），炒法（《一草亭目科全书》），蜜水炒法（《医学入门》）。清代有炙制（《温病条辨》），鳖血制（《长沙方歌括》）。现代常用醋炙、鳖血炙。

**炮制方法** ①柴胡：取药材，除去杂质及残茎，洗净，润透，切厚片，干燥。②醋柴胡：取柴胡片，加醋拌匀，闷透，置锅内，用文火炒干，取出，放凉。每100kg柴胡片用醋20kg。③鳖血柴胡：取柴胡片，淋入用温水少许稀释的鳖血，拌匀，闷润至鳖血吸尽，置锅内用文火微炒，取出，放凉；或取柴胡加入定量洁净的新鲜鳖血和定量黄酒拌匀，闷润至鳖血和酒液吸尽，用文火加热，炒干，取出，放凉。每100kg柴胡片用鳖血13kg、黄酒

25kg。④酒柴胡：取柴胡片用酒拌匀，闷润至透，置锅内文火炒干，取出，放凉。每100kg柴胡片用黄酒10kg。

**饮片性状** 北柴胡为不规则厚片，外皮黑褐色或浅棕色，具纵向皱纹及支根痕。断面粗糙，淡黄白色，纤维性，质硬。气微香，味微苦。南柴胡呈类圆形或不规则片，外皮红棕色或黑棕色，有时可见根头处具细密环纹或有细毛状枯叶纤维。切面黄白色，平坦。具败油气。醋柴胡形如柴胡片，色泽加深，略具醋气。鳖血柴胡色泽加深，略具血腥气。酒柴胡较原色加深，略具酒气。

**质量要求** 北柴胡片水分不得过10.0%；总灰分不得过8.0%；酸不溶性灰分不得过3.0%；醇溶性浸出物不得少于11.0%；含柴胡皂苷 a（$C_{42}H_{68}O_{13}$）和柴胡皂苷 d（$C_{42}H_{68}O_{13}$）的总量不得少于0.30%。醋北柴胡醇浸出物不得少于12.0%，水分、灰分及含量测定同北柴胡饮片。

**炮制作用** 柴胡味辛、苦，微寒。归肝、胆、肺经。疏散退热，疏肝解郁，升举阳气。用于感冒发热，寒热往来，胸胁胀痛，月经不调，子宫脱垂，脱肛。生品升散作用较强，多用于解表退热。醋炙后升散之性缓和，疏肝止痛作用增强。用于肝郁气滞的胁肋胀痛，腹痛及月经不调等证。鳖血制能抑制浮阳之性，增强清肝退热，填阴滋血功效。用于骨蒸劳热，午后潮热及疟疾。酒炙后能引药上行，增强其解表和里，升阳解郁的作用。

（刘艳菊）

dǎngshēn

**党参**（Codonopsis Radix） 桔梗科植物党参 Codonopsis pilosula（Franch.）Nannf.、素花党参

Codonopsis pilosula Nannf. Var. modesta（Nannf.）L. T. Shen 或川党参 Codonopsis tangshen Oliv. 的干燥根。别名上党人参、防风党参、黄参、防党参、上党参、狮头参、中灵草。秋季采挖，洗净，晒干。

**炮制沿革** 党参炮制首见于清·严洁《得配本草》："补肺拌蜜蒸熟"，后有蜜炙（《外科证治全书》）、米炒（《时病论》）等方法。并提出去皮时要用"竹刀刮"（《本草害利》）。现代常用米炒、蜜炙等炮制方法。

**炮制方法** ①党参：取原药材，除去杂质，洗净，润透，切厚片，干燥。②米炒党参：将大米置预热适度的炒制容器内，用中火加热至冒烟时，投入党参片拌炒，至党参呈黄色时取出，筛去米，放凉。每100kg党参片用米20kg。③蜜炙党参：取炼蜜用适量开水稀释后，与党参片拌匀，闷透，置预热适度的炒制容器内，用文火加热，不断翻炒至黄棕色，不粘手时取出，放凉。每100kg党参片用炼蜜20kg。

**饮片性状** 党参饮片呈类圆形厚片。外表皮灰黄色至黄棕色，有时可见根头部有多数疣状突起的茎痕和芽。切面皮部淡黄色至淡棕色，木部淡黄色，有裂隙或放射状纹理。有特殊香气，味微甜。米炒党参形如党参片，表面深黄色，偶有焦斑。蜜炙党参形如党参片，表面黄棕色，显光泽，味甜。

**质量要求** 党参饮片水分不得过16.0%；总灰分不得过5.0%；二氧化硫残留量不得过400mg/kg；醇溶性浸出物以45%乙醇作溶剂不得少于55.0%。米炒党参饮片水分不得过10.0%，总灰分、二氧化硫残留量及浸出

物同党参饮片。

**炮制作用**　党参味甘，性平。归脾、肺经。生品长于益气生津。常用于气津两伤或气血两亏。米炒党参气变清香，和胃、健脾止泻作用增强。多用于脾胃虚弱，食少，便溏。蜜炙党参补中益气，润燥养阴作用增强。用于气血两虚之证。

（窦志英）

shègàn

**射干**（Belamcandae Rhizoma）鸢尾科植物射干 *Belamcanda chinensis*（L.）DC. 的干燥根茎。别名扁竹、山蒲扇、黄姜等。春初刚发芽或秋末茎叶枯萎时采挖，除去须根和泥沙，干燥。

**炮制沿革**　南北朝有米泔水浸后，堇竹叶煮（《雷公炮炙论》）的方法。宋代要求去须（《伤寒总病论》）。清代有米泔煮（《本经逢原》）、烧制（《温病条辨》）、酒炒黑（《类证治裁》）等炮制方法。现代常净制、切制后生用。

**炮制方法**　除去杂质，洗净，润透，切薄片，干燥。

**饮片性状**　射干饮片呈不规则形或长条形的薄片。外表皮黄褐色、棕褐色或黑褐色，皱缩，可见残留的须根和须根痕，有的可见环纹。切面淡黄色或鲜黄色，具散在筋脉小点或筋脉纹，有的可见环纹。气微，味苦、微辛。

**质量要求**　射干饮片水分不得过 10%；总灰分不得过 7.0%；醇溶性浸出物不得少于 18%；含次野鸢尾黄素（$C_{20}H_{18}O_8$）不得少于 0.10%。

**炮制作用**　射干味苦，性寒。归肺经。清热解毒，祛痰，利咽。用于热毒痰火郁结，咽喉肿痛，痰涎壅盛，咳嗽气喘。切成薄片，便于调剂和制剂，利于有效成分

的煎出。

（窦志英）

xúchángqīng

**徐长卿**（Cynanchi Paniculati Radix Et Rhizoma）　萝藦科植物徐长卿 *Cynanchum paniculatum*（Bge.）Kitag. 的干燥根和根茎。别名一枝香、蜈蚣草、寮刁竹等。秋季采挖，除去杂质，阴干。

**炮制沿革**　南北朝有粗杵后拌蜜蒸（《雷公炮炙论》）的炮制方法。现代常净制、切制后生用。

**炮制方法**　除去杂质，迅速洗净，切段，阴干。

**饮片性状**　徐长卿呈不规则的段。根茎有节，四周着生多数根。根圆柱形，表面淡黄白色至淡棕黄色或棕色，有细纵皱纹。切面粉性，皮部类白色或黄白色，形成层环淡棕色，木部细小。气香，味微辛凉。

**质量要求**　徐长卿饮片水分不得过 15.0%；总灰分不得过 10.0%；酸不溶灰分不得过 5.0%；醇溶性浸出物不得少于 10.0%；含丹皮酚（$C_9H_{10}O_3$）不得少于 1.3%。

**炮制作用**　徐长卿味辛，性温。归肝、胃经。祛风，化湿，止痛，止痒。用于风湿痹痛，胃痛胀满，牙痛，腰痛，跌仆伤痛，风疹，湿疹。净制后使其洁净，切制后利于有效成分的溶出，便于调剂和制剂。

（窦志英）

lángdú

**狼毒**（Euphorbiae Ebracteolatae Radix）　大戟科植物狼毒大戟 *Euphorbia pallasii* Turcz. 或月腺大戟 *Euphorbia ebacteolata* Hayata 的干燥根。别名续毒、绵大戟、山萝卜、闷花头、热加巴、一扫光、搜山虎、一把香、药萝卜、生扯

拢、红火柴头花、断肠草、猴子根。春、秋二季采挖，洗净，切片，晒干。

**炮制沿革**　狼毒炮制的记载首见于唐·王焘《外台秘要方》："炙令极香""涂姜汁炙"。宋代有醋拌炒黄、醋煮半日、醋浸炙制、"油麻同炒令黄色"（《太平圣惠方》），"猪血浸一宿炙干"、火炮（《圣济总录》），炒制（《济生方》）等法。明代增加了同芫花以醋煮制或炒黄色（《奇效良方》）、焙熟（《普济方》）、酒浸（《证治准绳》）等方法。此时，其炮制方法已达 10 余种。现代以醋炙为主要炮制方法。

**炮制方法**　①狼毒：取原药材，除去杂质，洗净，润透，切厚片，干燥。筛去碎屑。②醋狼毒：取狼毒片，加入定量食醋拌匀，闷润至醋被吸尽后，置预热适度的炒制容器内，用文火加热，炒干，表面黄色时，取出晾凉。筛去碎屑。每 100kg 狼毒片用食醋 30～50kg。

**饮片性状**　狼毒为不规则片状，周边外表棕色或棕褐色，片面黄白色，有菊花心。质坚韧。气微，味微辛，有刺激性辣味。醋狼毒表面黄色，略有醋香气。

**质量要求**　狼毒饮片水分不得过 13.0%；总灰分不得过 9.0%；酸不溶性灰分不得过 4.0%；醇溶性浸出物，以稀乙醇作溶剂不得少于 18.0%。醋狼毒饮片水分不得过 13%；总灰分不得过 7.0%；酸不溶性灰分不得过 1.0%；醇溶性浸出物，以稀乙醇作溶剂不得少于 20.0%。

**炮制作用**　狼毒苦、辛，平；有毒。归肝、脾经。逐水祛痰，破积杀虫。生品毒性剧烈，少有内服，多外用杀虫。可用于久年干疥干癣及一切癫疮。醋炙后毒

性降低，可供内服。用于水肿，胀满，脚气，喉痹，痈肿。

(孙立立)

## gāoliángjiāng

**高良姜**（Alpiniae Officinarum Rhizoma） 姜科植物高良姜 *Alpinia officinarum* Hance 的干燥根茎。别名小高良姜、海良姜。夏末秋初采挖，除去须根及残留的鳞片，洗净，切段，晒干或低温干燥。

**炮制沿革** 南北朝有"凡修事，采得后，刀刮上黄赤皮了，细锉，用二、三重绢作袋盛，阴干。临使以蜜浸一夜，至明漉出用"（《雷公炮炙论》）的记载。梁朝有"二月、三月采根，曝干"（《本草经集注》）的记载。唐代有火炙高良姜令焦香，酒煮（《外台秘要方》）等炮制方法。宋代有锉（《圣济总录》），醋煮、切薄后炒（《太平惠民和剂局方》），锉、炒（《重订严氏济生方》），麦门冬去心，同炒赤色为度，去麦门冬（《寿亲养老新书》），"细锉，微炒杵末，米饮调下"（《卫生十全方》）等方法。明代有锉碎用（《本草品汇精要》），酒洗七次焙研、巴豆炒、斑蝥炒、炮研末、麻油炒、与枣同焙为末等炮制方法，以及"高良姜，红豆蔻，并宜炒过入药。亦有以姜同吴茱萸、东壁土炒过入药者""切片，米炒、土炒""猪胆汁浸，土炒"（《本草纲目》）等记载。现代常净制、切片后生用。

**炮制方法** 除去杂质，洗净，润透，切薄片，晒干或低温干燥，筛去碎屑。

**饮片性状** 类圆形或不规则形的薄片。外表皮棕红色至暗棕色，有的可见环节和须根痕。切面灰棕色至红棕色，外周色较淡，具多数散在的筋脉小点，中心圆形，约占1/3。气香，味辛辣。

**质量要求** 饮片水分不得过13.0%；总灰分不得过4.0%；含高良姜素（$C_{15}H_{10}O_5$）不得少于0.70%。

**炮制作用** 高良姜味辛，性热。归脾、胃经。温胃止呕，散寒止痛。用于脘腹冷痛，胃寒呕吐，嗳气吞酸。炮制后使药材洁净，便于调剂和有效成分煎出。

(王秋红)

## quánshēn

**拳参**（Bistortae Rhizoma） 蓼科植物拳参 *Polygonum bistorta* L. 的干燥根茎。别名草河车、紫参、山虾。春初发芽时或秋季茎叶将枯萎时采挖，除去泥沙，晒干，去须根。

**炮制沿革** 宋代有去土苗（《本草衍义》）、去皮（《普济方》）等炮制方法。现代常净制、切制后生用。

**炮制方法** 除去杂质，洗净，略泡，润透，切薄片，干燥。

**饮片性状** 呈类圆形或近肾形的薄片。外表皮紫褐色或紫黑色。切面棕红色或浅棕红色，平坦，近边缘有一圈黄白色小点（维管束）。气微，味苦、涩。

**质量要求** 拳参饮片水分不得过15%；总灰分不得过9%；醇溶性浸出物不得少于15%；含没食子酸（$C_7H_6O_5$）不得少于0.12%。

**炮制作用** 拳参味苦、涩，性微寒。归肺、肝、大肠经。清热解毒，消肿，止血。用于赤痢热泻，肺热咳嗽，痈肿瘰疬，口舌生疮，血热吐衄，痔疮出血，蛇虫咬伤。净制后使其洁净，切制后利于有效成分的溶出，便于调剂和制剂。

(窦志英)

## fěngé

**粉葛**（Puerariae Thomsonii Radix） 豆科植物甘葛藤 *Pueraria thomsonii* Benth. 的干燥根。别名甘葛、干葛、葛条根。秋、冬二季采挖，除去外皮，稍干，截段或再纵切两半或斜切成厚片，干燥。

**炮制沿革** 唐代有蒸食之（《食疗本草》），切片用（《外台秘要方》）等记载。宋代有醋制法（《太平圣惠方》），去心微炙法（《圣济总录》），焙制法（《洪氏集验方》）。元代增加了炒制法（《丹溪心法》）。明代出现了炙黄、微炒、干煮（《普济方》），炒黑（《寿世保元》）等法。清代首次提出煨熟用："治泄则煨熟用之，煨熟则散性全无，即由胃入肠，不行阳明之表，但入阳明之里，升清为用"（《食物本草会纂》）。现代常用煨制（湿纸煨、麦麸煨）等炮制方法。

**炮制方法** ①粉葛：取原药材，除去杂质，洗净，润透，切厚片或块，干燥，筛去碎屑。②麦麸煨粉葛：取麦麸撒入热锅中，用中火加热，待冒烟后，倒入净粉葛，上面再撒麦麸，适当调低火力，用铁铲不断翻动粉葛与麦麸，煨至粉葛呈焦黄色时取出，筛去麦麸，放凉。每100kg粉葛用麦麸30kg。③湿纸煨粉葛：取粉葛片或块，用三层湿纸包好，埋入无烟热火灰中，煨至纸呈焦黑色，粉葛呈微黄色时取出，去纸放凉，即得。

**饮片性状** 粉葛为不规则的厚片或块。外表面黄白色或淡棕色。切面黄白色，横切面有时可见由纤维形成的浅棕色同心性环纹，纵切面可见由纤维形成的数条纵纹。体重，质硬，富粉性。气微，味微甜。煨粉葛形同粉葛，表面微黄色至深黄色，气微香。

**质量要求** 粉葛饮片水分不得过 12.0%；总灰分不得过 5.0%；二氧化硫残留量不得过 400mg/kg；醇溶性浸出物以 70% 乙醇作溶剂不得少于 10.0%；含葛根素（$C_{21}H_{20}O_9$）不得少于 0.30%。

**炮制作用** 粉葛味甘、辛，性凉。归脾、胃经。解肌退热，生津止渴，透疹，升阳止泻，通经活络，解酒毒。生品长于通经活络，解肌退热，生津止渴，透疹。用于经脉瘀滞，外感表证及消渴。煨制后发散作用减轻，止泻功能增强。用于湿热泻痢，脾虚泄泻。

（王秋红）

### yìzhì

**益智**（Alpiniae Oxyphyllae Fructus） 姜科植物益智 *Alpinia oxyphylla* Miq. 的干燥成熟果实。别名益智子。夏、秋间果实由绿变红时采收，晒干或低温干燥。

**炮制沿革** 唐代有去壳炒（《仙授理伤续断秘方》）的炮制方法。宋代有炒（《普济本事方》）、取仁盐炒（《洪氏集验方》）等法。明代增加了米泔制、姜汁炒（《普济方》），清盐酒煮（《奇效良方》），蜜炙（《明医杂录》），炒黑为末（《济阴纲目》）和酒炒（《景岳全书》）等多种炮制方法。清代增加了煨法（《本草述钩元》）、盐酒炒（《医方集解》），并有"益智仁盐炒，止小便频数"（《修事指南》）、"去壳炒研，消食最良"（《玉楸药解》）的论述。现代常用盐炙。

**炮制方法** ①益智仁：取原药材投入热砂中，用武火加热，炒至外壳鼓起并焦黄时取出，筛去砂，趁热碾破外壳，筛取子仁。用时捣碎。②盐益智仁：取净益智仁，加盐水拌匀，稍闷，待盐水被吸尽后，置预热适度的炒制容器内，用文火加热，炒至颜色加深为度，取出晾凉。用时捣碎。每 100kg 益智仁用食盐 2kg。

**饮片性状** 益智仁为集结成团的种子，呈椭圆形，为 3 瓣，中有隔膜。去壳碾压后多散成不规则的碎块或单粒种子，种子呈不规则的扁圆形。表面灰褐色或灰黄色，破开面呈乳白色。有特异香气，味辛、微苦。盐益智仁表面褐色或棕褐色，略有咸味。

**质量要求** 益智仁及盐益智仁饮片总灰分不得过 8.5%；酸不溶灰分不得过 1.5%；益智仁饮片含挥发油不得少于 1.0%（ml/g）。

**炮制作用** 益智仁味辛，性温。归脾、肾经。温脾止泻，摄唾涎，暖肾，固精缩尿。生品辛温而燥，以温脾止泻，摄唾涎力胜。用于脾胃虚寒，腹痛吐泻，唾涎常流。盐炙后辛燥之性减弱，专行下焦，长于温肾、固精、缩尿。常用于肾气虚寒的遗精，遗尿，尿频，白浊，寒疝疼痛。

（于定荣）

### yìmǔcǎo

**益母草**（Leonuri Herba） 唇形科植物益母草 *Leonurus japonicus* Houtt. 的新鲜或干燥地上部分。鲜品春季幼苗期至初夏花前期采割；干品夏季茎叶茂盛、花未开或初开时采割，晒干，或切段晒干。

**炮制沿革** 宋代有制炭法（《太平圣惠方》）。明清有细锉、醋制（《本草蒙筌》），炒制（《本草汇纂》），蜜炙、酒蒸（《得配本草》）等法。现代常用切制、酒炙等炮制方法。

**炮制方法** ①鲜益母草：除去杂质，迅速洗净。②干益母草：取原药材，除去杂质，迅速洗净，略润，切段，干燥。③酒益母草：取净益母草段，用黄酒拌匀，稍闷润，待酒被吸尽后，置预热适度的炒制容器内，用文火加热炒干，色加深时，取出晾凉，筛去碎屑。每 100kg 益母草段用黄酒 15kg。

**饮片性状** 益母草为不规则的短段，表面灰绿色或黄绿色。茎、叶、花混合，茎方形，切断面中部有白髓。叶对生。轮伞花序腋生，花萼筒状。气微，味微苦。酒益母草色泽加深，偶见焦斑，略具酒气。

**质量要求** 干益母草饮片水分不得过 13.0%；总灰分不得过 11.0%；水溶性浸出物不得少于 12.0%；含盐酸水苏碱（$C_7H_{13}NO_2 \cdot HCl$）不得少于 0.40%，含盐酸益母草碱（$C_{14}H_{21}O_5N_3 \cdot HCl$）不得少于 0.040%。

**炮制作用** 益母草味苦、辛，性微寒。归肝、心包、膀胱经。活血调经，利尿消肿，清热解毒。生品长于活血调经，利尿消肿。多用于月经不调，痛经，经闭，恶露不尽，水肿尿少等证。酒益母草寒性缓和，活血祛瘀、调经止痛的作用增强。多用于月经不调，恶露癥瘕，瘀滞作痛及跌打伤痛等证。

（夏荃）

### zhèbèimǔ

**浙贝母**（Fritillariae Thunbergii Bulbus） 百合科植物浙贝母 *Fritillaria thunbergii* Miq. 的干燥鳞茎。别名土贝母、浙贝、象贝、象贝母、大贝母、元宝贝。初夏植株枯萎时采挖，洗净。大小分开，大者除去芯芽，习称"大贝"；小者不去芯芽，习称"珠贝"。分别撞擦，除去外皮，拌以煅过的贝壳粉，吸去擦出的浆汁，干燥；

或取鳞茎，大小分开，洗净，除去芯芽，趁鲜切成厚片，洗净，干燥，习称"浙贝片"。

**炮制沿革** 浙贝母的炮制首见于清·郭志邃《痧胀玉衡》中收载的"净"，即净制。清代还有去心炒（《外科证治全生集》《本草纲目拾遗》），去心（《医宗金鉴》），去油（《疡医大全》），姜汁炒（《白喉全生集》）等炮制方法。现代常切片或打碎后生用。

**炮制方法** 除去杂质，大小分档，洗净，润透，切厚片，干燥，筛去碎屑；或打碎。

**饮片性状** 椭圆形或类圆形厚片或不规则碎块。切面白色或淡黄白色，富粉性，质硬而脆。气微，味微苦。

**质量要求** 饮片水分不得过18.0%；总灰分不得过6.0%；醇溶性浸出物，以稀乙醇作溶剂不得少于8.0%；含贝母素甲（$C_{27}H_{45}NO_3$）和贝母素乙（$C_{27}H_{43}NO_3$）的总量，不得少于0.080%。

**炮制作用** 浙贝母味苦，性寒。归肺、心经。清热化痰止咳，解毒散结消痈。用于风热咳嗽，痰火咳嗽，肺痈，乳痈，瘰疬，疮毒。炮制后可使药物洁净，便于调剂和制剂。

（王秋红）

tōngcǎo

## 通草（Tetrapanacis Medulla）

五加科植物通脱木 *Tetrapanax papyrifer*（Hook.）K. Koch 的干燥茎髓。别名大通草、通花、方草。秋季采收，选择生长 2~3 年的植株，割取地上茎，截成段，趁鲜取出髓部，理直，晒干。茎髓加工制成的方形薄片，称为"方通草"；加工时修切下来的边条，称为"丝通草"。

**炮制沿革** 汉代有"正月采枝，阴干"（《名医别录》）的记载。明代有"八月取茎，晒干，去皮锉用"（《本草品汇精要》），"正月采收，阴干入药""去皮，咀片"（《本草蒙筌》），"煮汁酿酒""烧存性"（《本草纲目》）等记载。清代有去皮节，生用（《本草述钩元》），"宜生用"（《要药分剂》）等论述。现代常用朱砂拌衣的炮制方法。

**炮制方法** ①通草：取原药材，除去杂质，切厚片。②朱通草：取通草片，置容器内喷水少许，微润，加朱砂细粉，撒布均匀，并随时翻动，至外面挂匀朱砂为度，取出，晾干。每 100kg 通草用朱砂 10kg。

**饮片性状** 通草饮片为类圆形厚片。切面类白色，有银白色光泽，中间空心或有半透明薄膜。周边白色或淡黄色。体轻，质松泡。无臭，无味。朱通草表面附红色朱砂衣。

**质量要求** 通草药材水分不得过 16.0%；总灰分不得过 8.0%。

**炮制作用** 通草味甘、淡，性微寒。归肺、胃经。清热利尿，通气下乳。用于湿热淋证，水肿尿少，乳汁不下。朱砂味甘，性微寒。清心镇惊，安神解毒。朱通草以朱砂拌衣后，二者起协同作用，可以增强清热除烦的作用。

（王秋红）

sāngyè

## 桑叶（Mori Folium）

桑科植物桑 *Morus alba* L. 的干燥叶。别名冬桑叶、霜桑叶。初霜后采收，除去杂质，晒干。

**炮制沿革** 唐代有烧灰淋汁（《食疗本草》）。宋代有微炒法（《太平圣惠方》）。明代有烧存性、蒸熟（《医学纲目》），焙、蜜炙（《证治准绳》），九蒸九晒、酒拌蒸（《先醒斋广笔记》）。清代有蜜水拌蒸（《本经逢原》），炒（《嵩崖尊生全书》），焙（《串雅外编》），芝麻研碎拌蒸（《得配本草》）等方法。现代常用蜜炙等炮制方法。

**炮制方法** ①桑叶：取原药材，除去杂质，搓碎，去柄，筛去灰屑。②蜜桑叶：取炼蜜用适量开水稀释后，加入净桑叶碎片拌匀，闷润后置锅内，用文火炒至表面深黄色，微有光泽，不粘手为度，取出放凉。每 100kg 桑叶用炼蜜 25kg。③炒桑叶：取净桑叶，置锅内，用文火加热，炒至微焦，取出放凉。④蒸桑叶：取净桑叶，置笼屉内，下垫清洁细麻布，蒸 1 小时，取出，晒干。

**饮片性状** 桑叶多皱缩、破碎。完整者有柄，叶片展平后呈卵形或宽卵形，长 8~15cm，宽 7~13cm。先端渐尖，基部截形、圆形或心形，边缘有锯齿，有的不规则分裂。上表面黄绿色或浅黄棕色，有的有小疣状突起；下表面颜色稍浅，叶脉突出，小脉网状，脉上被疏毛，脉基具簇毛。质脆。气微，味淡、微苦涩。蜜桑叶形如桑叶，表面暗黄色，微有光泽，略带黏性，味甜。炒桑叶形如桑叶，表面褐黄色微焦。蒸桑叶形如桑叶，颜色加深。

**质量要求** 水分不得过 15%；总灰分不得过 13.0%；酸不溶性灰分不得过 4.5%；醇溶性浸出物，以无水乙醇作溶剂不得少于5.0%；含芦丁（$C_{27}H_{30}O_{16}$）不得少于 0.10%。

**炮制作用** 桑叶味甘、苦，性寒。归肺、肝经。疏散风热，清肺润燥，清肝明目。生品长于疏散风热，清肝明目。多用于风热感冒，发热，头昏头痛，咳嗽，咽喉肿痛，肝热目赤涩痛，多泪及肝阴不足，目昏眼花。蜜炙后清肺润燥作用增强。多用于肺燥热咳。

（王成永）

**sāngzhī**

## 桑枝（Mori Ramulus）

桑科植物桑 *Morus alba* L. 的干燥嫩枝。别名双枝、嫩桑枝。春末夏初采收，去叶，晒干，或趁鲜切片，晒干。

**炮制沿革** 唐代有醋淬、制炭（《仙授理伤续断秘方》）的方法。宋代增加了醋炙、米醋炒黑存性（《圣济总录》），炒香（《普济本事方》）等方法。明·李梴《医学入门》中有"细剉炒香，水煎浓汁，服之疗遍体风痒"的记载。清代又增加了酒蒸（《得配本草》）、蜜炙（《良朋汇集》）等方法。现代常用清炒法、酒炙和麸炒等炮制方法。

**炮制方法** ①桑枝：未切片者，洗净，润透，切厚片，干燥。②炒桑枝：取桑枝片，照清炒法炒至微黄色，取出放凉。③酒桑枝：去净桑枝片，加黄酒拌匀，闷润至透，置锅内，用文火炒至黄色，取出放凉。每 100kg 桑枝用黄酒12kg。④麸炒桑枝：将锅烧热，撒入麦麸，炒至冒烟，加入净桑枝片，炒制淡黄色，取出，筛去麸皮，放凉。

**饮片性状** 桑枝呈类圆形或椭圆形厚片。外表皮灰黄色或黄褐色，有点状皮孔。切面皮部较薄，木部黄白色，射线放射状，髓部白色或黄白色。气微，味淡。炒桑枝形如桑枝片，切面深黄色，微有香气。酒桑枝形如桑枝片，表面黄色，偶有焦斑，微有酒气。麸炒桑枝形如桑枝片，表面淡黄色。

**质量要求** 桑枝及炒桑枝饮片水分不得过 10.0%；总灰分不得过 4.0%；醇溶性浸出物不得少于 3.0%。

**炮制作用** 桑枝味微苦，性平。归肝经。祛风湿，利关节。生品以祛血中风热为主，用于风热入营血所致遍体风痒，肌肤干燥，紫白癜风，肩臂、关节酸痛麻木等证。炒桑枝善达四肢经络，通利关节，用于肩臂关节酸痛、麻木，水肿脚气等。酒炙及麸炒后增强祛风除湿，通络止痛的作用。

（王秋红）

**sāngbáipí**

## 桑白皮（Mori Cortex）

桑科植物桑 *Morus alba* L. 的干燥根皮。别名桑皮、桑根皮。秋末叶落时至次春发芽前采挖根部，刮去黄棕色粗皮，纵向剖开，剥取根皮，晒干。

**炮制沿革** 汉代有烧灰存性法（《金匮要略方论》）。南北朝刘宋时代有焙法（《雷公炮炙论》）。唐代有炙令黄黑法（《千金翼方》）。宋代有微炙（《太平圣惠方》），炒（《博济方》），同豆煮后滤取汁（《圣济总录》），蜜炒后泔浸（《太平惠民和剂局方》），蜜炙法（《济生方》）等。明代还有麸炒（《奇效良方》），酒炒（《医宗粹言》），蜜蒸（《医学入门》）等法。清代在炮制作用方面有进一步说明，如"桑白皮须蜜酒相和，拌令湿透，炙熟用。否则伤肺泻气，大不利人。"（《本经逢原》）等。现代常用蜜炙、炒制等炮制方法。

**炮制方法** ①桑白皮：洗净，稍润，切丝，干燥。②蜜桑白皮：取桑白皮丝，将炼蜜加适量开水稀释后，加入桑白皮丝中拌匀，闷透，置锅内，用文火炒至不粘手时，取出，放凉。每 100kg 桑白皮丝用炼蜜25kg。③炒桑白皮：取生桑皮，炒至微焦。

**饮片性状** 桑白皮为长短不一的丝条状，宽 3～5mm。外表面类白色或淡黄白色，较平坦；内表面黄白色或灰黄色，有细纵纹。切断面纤维性，体轻，质韧。气微，味微甘。蜜桑白皮表面深黄色，质柔润，略有光泽，有蜜香气，味甘。炒桑白皮表面黄色或深黄色，有焦斑。

**炮制作用** 桑白皮味甘，性寒。归肺经。泻肺平喘，利水消肿。用于肺热喘咳，水肿胀满尿少，面目肌肤水肿。蜜炙后寒泻之性缓和，偏于润肺止咳。炒制可缓和寒凉之性。

（刘艳菊）

**sāngjìshēng**

## 桑寄生（Taxilli Herba）

桑寄生科植物桑寄生 *Taxillus chinensis* (DC.) Danser 的干燥带叶茎枝。别名广寄生、老式寄生。冬季至次春采割，除去粗茎，切段，干燥，或蒸后干燥。

**炮制沿革** 南北朝有"用铜刀和根、枝、茎细剉，阴干任用。勿令见火"（《雷公炮炙论》）的记载。宋代有三月三日采茎、叶，阴干（《本草图经》）的方法，及"今医家鲜用，此极误矣"（《本草衍义》）的论述。现代多净制、切片，生用。

**炮制方法** 除去杂质，略洗，润透，切厚片或短段，干燥。

**饮片性状** 桑寄生饮片为类圆形厚片或不规则段。外表皮红褐色或灰褐色，具细纵纹，并有多数细小凸起的棕色皮孔，嫩枝有的可见棕褐色茸毛。切面皮部红棕色，木部色较浅。叶多卷曲或破碎，完整者展平后呈卵形或椭圆形，表面黄褐色，幼叶被细茸毛，先端钝圆，基部圆形或宽楔形，全缘；革质。气微，味涩。

**质量要求** 强心苷检识反应不得显紫红色。

**炮制作用** 桑寄生味苦、甘，性平。归肝、肾经。祛风湿，补肝肾，强筋骨，安胎元。用于风湿痹痛，腰膝酸软，筋骨无力，崩漏经多，妊娠漏血，胎动不安，头晕目眩。炮制可使药物洁净，便于调剂，利于有效成分煎出。

(王秋红)

huángqín

**黄芩**（Scutellariae Radix） 唇形科植物黄芩 *Scutellaria baicalensis* Georgi 的干燥根。别名黄金茶、山茶根、烂心草。春、秋二季采挖，除去须根及泥沙，晒后撞去粗皮，晒干。

**炮制沿革** 唐代有切法（《外台秘要方》）。宋代有酒炒、炒焦（《校注妇人良方》），姜汁做饼（《三因极一病证方论》），煅炭（《洪氏集验方》）等炮制方法。元、明时代增加了猪肝汁炒、土炒、醋炒法（《寿世保元》）。清代还有吴茱萸制法（《本草述》）、米泔水浸（《医宗金鉴》）等炮制方法。现代常用蒸、煮、酒炙和炒炭等炮制方法。

**炮制方法** ①黄芩：取原药材，除去杂质，置沸水中煮10分钟，取出，闷透，切薄片，干燥；或蒸半小时，取出，切薄片，干燥（注意避免暴晒）。②酒黄芩：取黄芩片，加酒拌匀，闷透，置锅内，用文火炒至药物表面微干，深黄色，嗅到药物与辅料的固有香气，取出，晾凉。每100kg黄芩片用黄酒10kg。③黄芩炭：取黄芩片，置热锅内，用武火加热，炒至药物外面黑褐色，里面深黄色，取出。

**饮片性状** 黄芩为类圆形或不规则薄片，外表皮黄棕色至棕褐色，切面深黄色，边缘粗糙，中间显浅黄色筋脉，呈车轮纹，中心部分多呈枯朽状的棕色圆心，周边棕黄色或深黄色，质硬而脆。气微，味苦。酒黄芩形如黄芩片，表面棕黄色，略有酒气。黄芩炭形如黄芩片，表面黑褐色，体轻，有焦炭气。

**质量要求** 黄芩饮片水分不得过12.0%；总灰分不得过6.0%；醇溶性浸出物以稀乙醇作溶剂不得少于40.0%；含黄芩苷（$C_{21}H_{18}O_{11}$）不得少于8.0%。酒黄芩饮片含黄芩苷不得少于8.0%。

**炮制作用** 黄芩味苦，性寒。归肺、胆、脾、大肠、小肠经。生品清热泻火、解毒力强，用于热入气分，湿热黄疸，乳痈发背。酒入血分，酒黄芩可借助黄酒升腾之力，用于上焦肺热及四肢肌表之湿热；同时，因酒性大热，可缓和黄芩的苦寒之性，避免伤害脾阳，导致腹痛。黄芩炭清热止血为主，用于崩漏下血，吐血衄血。黄芩蒸制或沸水煮可使酶灭活，保存药效，又使药物软化，便于切片。

(王成永)

huángqí

**黄芪**（Astragali Radix） 豆科植物蒙古黄芪 *Astragalus membranaceus*（Fisch.）Bge. Var. *mongholicus*（Bge.）Hsiao 或膜荚黄芪 *Astragalus membranaceus*（Fisch.）Bge. 的干燥根。别名绵芪、独根、北芪、西黄芪等。春、秋二季采挖，除去须根及根头，晒干。

**炮制沿革** 汉代有去芦法（《金匮要略方论》）。南北朝刘宋时代有蒸法（《雷公炮炙论》）。宋代有蜜炙（《小儿药证直诀》），盐汤浸焙（《圣济总录》），炒、酒煮（《传信适用方》），蜜炒、蜜蒸、盐水润蒸（《集验背疽方》），盐炙（《痘疹方》）等炮制方法。元代有盐蜜水炙法（《活幼心书》）。明代增加了酒拌炒（《医学纲目》）、姜汁炙（《仁术便览》）、米泔拌炒（《证治准绳》）等法。清代基本沿用前法，并增加了九制黄芪（《增广验方新编》）等法。现代常用蜜炙。

**炮制方法** ①黄芪：取原药材，除去杂质，洗净，润透，切厚片，干燥，筛去碎屑。②炙黄芪：取炼蜜，加适量开水稀释后，淋于净黄芪片中拌匀，闷润，置预热适度的炒制容器内，用文火加热，炒至深黄色、不粘手时，取出晾凉。每100kg黄芪片用炼蜜25kg。

**饮片性状** 黄芪为类圆形或椭圆形厚片。表面黄白色，外层有曲折裂隙，内层有棕色环纹及放射状纹理，中心深黄色，纤维性强，有粉性，周边黄色或浅棕色。气微，味微甜，嚼之有豆腥气味。炙黄芪表面深黄色，质较脆，略带黏性，有蜜香气，味甜。

**质量要求** 黄芪饮片水分不得过10.0%；总灰分不得过5.0%；含铅不得过5mg/kg，镉不得过0.3mg/kg，砷不得过2mg/kg，汞不得过0.2mg/kg，铜不得过20mg/kg；含总六六六（α-BHC、β-BHC、γ-BHC、δ-BHC之和）不得过0.2mg/kg，总滴滴涕（*pp*′-DDE、*pp*′-DDD、*op*′-DDT、*pp*′-DDT之和）不得过0.2mg/kg，五氯硝基苯不得过0.1mg/kg；水溶性浸出物不得少于17.0%；含黄芪甲苷（$C_{41}H_{68}O_{14}$）不得少于0.040%，含毛蕊异黄酮葡萄糖苷（$C_{22}H_{22}O_{10}$）不得少于0.020%。炙黄芪饮片水分不得过10%；总灰分不得过4.0%；含黄芪甲苷不得少于0.030%，含毛蕊异黄酮葡萄糖苷不得少于 0.020%。

**炮制作用**　黄芪味甘，性温。归肺、脾经。补气固表，利尿托毒，排脓，敛疮生肌。生品长于益卫固表，托毒生肌，利尿退肿。用于表卫不固的自汗或体虚易于感冒，气虚水肿，痈疽不溃或溃久不敛。炙黄芪甘温而偏润，长于益气补中。用于脾肺气虚，食少便溏，气短乏力或兼中气下陷之久泻脱肛、子宫下垂以及气虚不能摄血的便血、崩漏等出血证，也可用于气虚便秘。

（陆兔林）

*huánglián*

**黄连**（Coptidis Rhizoma）　毛茛科植物黄连 *Coptis chinensis* Franch.、三角叶黄连 *Coptis deltoidea* C. Y. Cheng et Hsiao 或云连 *Coptis teeta* Wall. 的干燥根茎。以上三种分别习称"味连""雅连""云连"。别名王连、支连。秋季采挖，除去须根及泥沙，干燥，撞去残留须根。

**炮制沿革**　梁代有除根毛法（《本草经集注》）。南北朝刘宋时代有浆水浸焙法（《雷公炮炙论》）。唐代有润切和熬（炒）法（《千金翼方》）。宋代除沿用唐代的炒法外，还出现了微炒（《太平圣惠方》），炒焦（《博济方》），制炭（《史载之方》），酒炒（《扁鹊心书》），姜炒（《旅舍备要方》），蜜制（《太平惠民和剂局方》），米泔制（《小儿药证直诀》），麸炒，吴茱萸制、醋煮，胆汁制（《圣济总录》），酒浸、微炒（《类证活人书》），巴豆制（《小儿卫生总微方论》）等方法。元代增加了酒蒸、陈壁土炒法（《丹溪心法》）。明清增加了醋制、盐制、乳制、朴硝制、干漆制（《本草蒙筌》），茱萸、益智仁同炒（《医学纲目》），黄土、姜汁、酒、蜜

四制（《本草汇》），酒萸制（《增补万病回春》），胆汁制、槐花炒（《景岳全书》），冬瓜汁制、酒蒸（《普济方》）等方法。现代常用酒炙、姜炙、吴茱萸炙等炮制方法。

**炮制方法**　①黄连片：除去杂质，润透后切薄片，晾干，或用时捣碎。②酒黄连：取净黄连，加酒拌匀，闷透，置锅内，用文火炒干，取出，放凉。每 100kg 黄连用黄酒 12.5kg。③姜黄连：取净黄连，加姜汁拌匀，闷透，置锅内，用文火炒干，取出，放凉。每 100kg 黄连用生姜 12.5kg。④萸黄连：取吴茱萸加适量水煎煮，煎液与净黄连拌匀，待液吸尽，炒干，取出，放凉。每 100kg 黄连用吴茱萸 10kg。

**饮片性状**　黄连片呈不规则形薄片，外表皮灰黄色或黄褐色，粗糙，有须根及须根残基。切面皮部棕色或暗棕色，木部鲜黄色或红黄色，具放射状纹理，髓部红棕色，质坚脆。气微，味极苦。酒黄连色泽较黄连片深，有的可见焦斑。味苦，略带酒气。姜黄连表面棕黄色，味苦，微具焦香及姜的辛辣气。萸黄连呈暗黄色，有的可见焦斑，微具焦香及吴茱萸的辛辣香气，味苦。

**质量要求**　黄连饮片水分不得过 12.0%；总灰分不得过 3.5%；醇溶性浸出物以稀乙醇作溶剂不得少于 15.0%；以盐酸小檗碱计，含小檗碱（$C_{20}H_{17}NO_4$）不得少于 5.0%，含表小檗碱（$C_{20}H_{17}NO_4$）、黄连碱（$C_{19}H_{13}NO_4$）、巴马汀（$C_{21}H_{21}NO_4$）的总量不得少于 3.3%。酒黄连、姜黄连和萸黄连的质量要求同黄连饮片。

**炮制作用**　黄连味苦，性寒。归心、脾、胃、肝、胆、大

肠经。清热燥湿，泻火解毒。用于湿热痞满，呕吐吞酸，泻痢，黄疸，高热神昏，心火亢盛，心烦不寐，血热吐衄，目赤，牙痛，消渴，痈肿疔疮；外治湿疹，湿疮，耳道流脓。生品苦寒之性较强，长于泻火解毒，清热燥湿。酒制后能缓和其寒性，引药上行，善清上焦火热。用于目赤，口疮。姜制后能缓和苦寒之性，增强清胃、和胃止呕作用，以治胃热呕吐为主。用于寒热互结，湿热中阻，痞满呕吐。吴茱萸制后能抑制其苦寒之性，使黄连寒而不滞，以清气分湿热，舒肝和胃止呕。用于肝胃不和，呕吐吞酸。

（刘艳菊）

*huángbò*

**黄柏**（Cortex Phellodendri Chinensis）　芸香科植物黄皮树 *Phellodendron chinense* Schneid. 的干燥树皮。习称"川黄柏"，别名黄檗。剥取树皮后，除去粗皮，晒干。

**炮制沿革**　晋代有锉法（《肘后备急方》）。南北朝有蜜炙法（《雷公炮炙论》）。唐代有切（《千金翼方》）、去皮炙（《外台秘要方》）、蜜炙（《备急千金要方》）、醋渍（《食疗本草》）等法。宋代增加了炒法（《苏沈良方》）、酒炒（《疮疡经验全书》）、盐水炒（《扁鹊心书》）、炒炭（《校注妇人良方》）等法。明代又增加了乳汁炒（《增补万病回春》）等法。清代还有煅炭（《成方切用》），姜制、附子汁制（《本经逢原》）等炮制方法。现代常用盐炙、酒炙、炒炭等炮制方法。

**炮制方法**　①黄柏：取原药材，除去杂质，喷淋清水，闷透，切丝，干燥。②盐黄柏：取净黄柏丝，加盐水拌匀，闷润至透，置锅内用文火炒干，取出放凉。

每 100kg 黄柏丝用食盐 2kg。③酒黄柏：取黄柏丝，加黄酒拌匀，闷润至透，置锅内用文火炒干，取出放凉。每 100kg 黄柏丝用黄酒 10kg。④黄柏炭：取黄柏丝置锅内，用武火炒至表面焦黑色，内部焦褐色，喷淋清水少许，灭尽火星，取出晾干，凉透。

**饮片性状** 黄柏为微弯曲的丝或小方块。外表面黄褐色或黄棕色，平坦或具纵沟纹，有的可见皮孔痕及残存的灰褐色粗皮；内表面暗黄色或淡棕色，具细密的纵棱纹。体轻，质脆，易折断。气微，味苦，嚼之有黏性。盐黄柏深褐色，有少量焦斑。味苦、微咸。酒黄柏深黄色，有少量焦斑。略有酒气，味苦。黄柏炭表面焦黑色，内部深褐色。易折断。味苦涩。

**质量要求** 黄柏饮片水分不得过 12.0%；总灰分不得过 8.0%；醇溶性浸出物以稀乙醇作溶剂不得少于 14.0%；含小檗碱以盐酸小檗碱（$C_{20}H_{17}NO_4 \cdot HCl$）计，不得少于 3.0%；含黄柏碱以盐酸黄柏碱（$C_{20}H_{23}NO_4 \cdot HCl$）计，不得少于 0.34%。盐黄柏饮片质量要求同黄柏饮片。

**炮制作用** 黄柏味苦，性寒。归肾、膀胱经。清热燥湿，泻火除蒸，解毒疗疮。生品苦燥，性寒而沉，长于清热、燥湿、解毒。多用于热毒疮疡，湿疹，痢疾，黄疸。盐制后可缓和苦燥之性，不伤脾胃，长于滋阴降火。用于肾虚火旺，痿痹，带下，盗汗骨蒸。酒制后可缓和寒性，增强清湿热、利关节作用，并能借酒升腾之力，引药上行，清上焦之热。用于热壅上焦诸证及足痿等。黄柏炭善于止血，多用于便血，尿血，崩漏。

（刘艳菊）

huángjīng

**黄精**（Polygonati Rhizoma） 百合科植物滇黄精 *Polygonatum kingianum* Coll. et Hemsl.、黄精 *Polygonatum sibiricum* Red. 或多花黄精 *Polygonatum cyrtonema* Hua 的干燥根茎。别名白及黄精、鸡头根、鸡头参、山白及、德保黄精、节节高等。按形状不同，习称"大黄精""鸡头黄精""姜形黄精"。春、秋二季采挖，除去须根，洗净，置沸水中略烫或蒸至透心，干燥。

**炮制沿革** 南北朝有蒸法（《雷公炮炙论》）。唐代有九蒸九曝法，并指出"蒸之，若生则刺人咽喉，曝使干，不尔朽坏"（《食疗本草》）。宋代有和蔓荆子水蒸、酒熬（《太平圣惠方》）、焙制法（《圣济总录》）。明代增加了黑豆煮法（《鲁府禁方》）、酒蒸法（《寿世保元》）。清代有乳浸晒法（《类证治裁》）。现代常用酒蒸、清蒸等炮制方法。

**炮制方法** ①黄精：取原药材，除去杂质，洗净，略润，切厚片，干燥，筛去碎屑。②酒黄精：取原药材，除去杂质，洗净，加黄酒拌匀，密闭，隔水蒸至酒被吸进，色泽棕黑、滋润，口尝无麻味时，取出，稍晾，切厚片，干燥。每 100kg 黄精用黄酒 20kg。③蒸黄精：取原药材，除去杂质，洗净，反复蒸至内外呈滋润黑色，切厚片，干燥。

**饮片性状** 黄精为不规则的厚片。切面角质，淡黄色至黄棕色。外表皮淡黄色至黄棕色，具环节，有皱纹及须根痕，结节上侧茎痕呈圆盘状，圆周凹入，中部突出。质硬而韧。气微，味甜，嚼之有黏性。酒黄精为不规则的厚片，表面棕褐色至黑色，有光泽、中心棕色至浅褐色，可见筋脉小点。质较柔软。味甜，微有酒香气。蒸黄精形如黄精，表面棕黑色，有光泽，质柔软，味甜。

**质量要求** 黄精饮片含黄精多糖以无水葡萄糖（$C_6H_{12}O_6$）计，不得少于 7.0%，酒黄精饮片含黄精多糖以无水葡萄糖计，不得少于 4.0%。两者水分均不得过 15.0%；总灰分均不得过 4.0%；醇溶性浸出物以稀乙醇作溶剂均不得少于 45.0%。

**炮制作用** 黄精味甘，性平。归脾、肺、肾经。补气养阴，健脾，润肺，益肾。用于脾胃气虚，体倦乏力，胃阴不足，口干食少，肺虚燥咳，劳嗽咯血，精血不足，腰膝酸软，须发早白，内热消渴。生品具麻味，刺人咽喉。蒸后补脾润肺益肾功能增强，并可除去麻味，以免刺激咽喉。用于肺虚燥咳，脾胃虚弱，肾虚精亏。酒制能助其药势，使之滋而不腻，更好地发挥补益作用。

（王秋红）

tùsīzǐ

**菟丝子**（Cuscutae Semen） 旋花科植物南方菟丝子 *Cuscuta australis* R. Br. 或菟丝子 *Cuscuta chinensis* Lam. 的干燥成熟种子。别名女萝、金线藤、黄丝、黄藤子、无根草、豆寄生。秋季果实成熟时采收植株，晒干，打下种子，除去杂质。

**炮制沿革** 晋代有"酒渍服"（《肘后备急方》）的方法。南北朝刘宋时代有苦酒、黄精汁浸法（《雷公炮炙论》）。唐代亦用酒浸法（《备急千金要方》）。宋代有酒浸，水淘，焙干（《重修政和经史证类备用本草》）的方法，并增加了盐炒（《圣济总录》）、酒蒸（《太平惠民和剂局方》）、酒浸炒作饼（《洪氏集验方》），水淘，酒浸，研膏，烤干（《传信适用方》），酒浸炒（《类编朱氏集验医方》）等炮制方法。明代除沿用前代各法外，又增加了酒煮（《普济方》）、炒法（《本草纲目》）、米泔淘洗（《炮炙大法》）、酒煨做饼等法，并对剂型作了"热酒砂罐煨烂，捣碎晒干，合药同磨末为丸，不堪作汤"（《寿世保元》）的要求。清代基本沿用前法，并有"补肾气，淡盐水拌炒。暖脾胃，黄精汁煮。暖肌肉，酒拌炒。治泄泻，酒米拌炒"（《得配本草》）及"水淘去土，酒煮熟，做饼晒干，为末，入丸用"（《药品辨义》）的记述。现代常用清炒、盐水炒、酒炒、制饼等炮制方法。

**炮制方法**　①菟丝子：取原药材，除去杂质，淘净，干燥。②炒菟丝子：取菟丝子，置预热适度的炒制容器内，用文火加热，炒至微黄色，有爆鸣声，取出晾凉。③盐菟丝子：取净菟丝子，加盐水拌匀，闷润，待盐水被吸尽后，置预热适度的炒制容器内，用文火加热，炒至略鼓起，微有爆鸣声，并有香气逸出时，取出晾凉。每 100kg 菟丝子用食盐 2kg。④酒菟丝子饼：取净菟丝子，加适量水煮至开裂，不断搅拌，待水液被吸尽，全部显黏丝稠粥状时，加入黄酒和白面拌匀，取出，压成饼，切成约 1cm 小方块，干燥。每 100kg 菟丝子用黄酒 15kg、白面 15kg。

**饮片性状**　菟丝子为类圆球形小颗粒。表面灰棕色或黄棕色。无臭，味淡。盐菟丝子表面黄棕色或棕褐色，可见裂口，味微咸。酒菟丝子饼为小方块状，表面灰棕色或黄棕色，微有酒气。炒菟丝子黄棕色，可见裂口，气微香，味淡。

**质量要求**　菟丝子及盐菟丝子饮片水分均不得过 10.0%；总灰分均不得过 10.0%；酸不溶性灰分均不得过 4.0%；含金丝桃苷（$C_{21}H_{20}O_{12}$）均不得少于 0.10%。

**炮制作用**　菟丝子味甘，性温。归肝、肾经。菟丝子偏温，补阳胜于补阴，生用益肾固精、安胎、养肝明目、止泻。多用于煎剂和酊剂中。炒菟丝子功用与生品相似，但炒后可提高煎出效果，便于粉碎，利于制剂，多入丸散。盐菟丝子不温不寒，平补阴阳，并能引药归肾，增强补肾固精安胎作用。用于阳痿，滑精，遗尿，带下，胎气不固，消渴。酒制菟丝子可增加温肾壮阳固精的作用，并可提高煎出效果，便于粉碎，为较常用的炮制方法。用于腰膝酸软，目昏耳鸣，肾虚胎漏，脾肾虚泻，消渴，遗精，白浊。

（于定荣）

## chángshān

**常山**（Dichroae Radix）　虎耳草科植物常山 *Dichroa febrifuga* Lour. 的干燥根。别名鸡骨常山、南常山、白常山、一枝蓝。秋季采挖，除去须根，洗净，晒干。

**炮制沿革**　晋代有酒渍、酒煮（《肘后备急方》）法。南北朝刘宋时代有酒熬（《雷公炮炙论》）。唐代有酒渍法（《外台秘要方》）。宋代有酒蒸（《太平惠民和剂局方》）法。明清又增加了酒浸炒透（《本草通玄》），醋制炒、醋焙、水煮制（《普济方》），醋煮（《医学入门》），清炒（《奇效良方》）等法，并用甘草、瓜蒌汁等作炮制辅料（《得配本草》），还有"生用，则上行必吐；酒蒸、炒熟用，则气稍缓；少用亦不致吐也"（《本草纲目》）的记载。现代常用酒炙、炒黄等炮制方法。

**炮制方法**　①常山：取原药材，除去杂质及残茎，分开大小浸泡至三四成透时，取出润透，切薄片，干燥，取出晾凉，筛去碎屑。②炒常山：取常山片，置炒制容器内，用文火加热，翻炒至常山色变深，取出晾凉。③酒常山：取常山片，加定量黄酒拌匀，稍闷润，待酒被吸尽后，置炒制容器内，用文火加热，炒干，取出晾凉，筛去碎屑。每 100kg 常山片用黄酒 10kg。

**饮片性状**　常山为不规则的薄片，片面黄白色，有放射状纹理，周边棕黄色，有细纵纹。质坚脆。无臭，味苦。炒常山深黄色，偶有焦斑。酒常山呈深黄色，略有酒气。

**质量要求**　常山和炒常山饮片水分均不得过 10.0%；总灰分均不得过 4.0%。

**炮制作用**　常山味苦、辛，性寒；有毒。归肺、肝、心经。生用上行，有较强的涌吐痰饮作用。多用于胸膈痰饮积聚。炒黄或酒炙后可减轻恶心呕吐的副作用，降低毒性，既可单用浸酒或酒煎服以治疟疾，也可配伍以祛痰截疟。

（孙秀梅）

## yíncháihú

**银柴胡**（Stellariae Radix）　石竹科植物银柴胡 *Stellaria dichotoma* L. Var. *lanceolata* Bge. 的干燥根。别名牛胆根、沙参儿。春、夏间植株萌发或秋后茎叶枯萎时采挖；栽培品于种植后第三年 9 月中旬或第四年 4 月中旬采挖，除去残茎、须根及泥沙，晒干。

**炮制沿革**　南北朝有"凡采得银州柴胡，去须及头，用银刀削去赤薄皮少许，以粗布拭净，锉用。勿令犯火，立便无效也"

（《雷公炮炙论》）的论述。宋代有浸汁熬膏（《太平惠民和剂局方》）的方法。清代有"以黄牯牛溺浸一宿，晒干"（《本草汇》），酒渍、酒炒三遍、蜜水炒（《本草述钩元》），蜜炒、酒炒（《本草备要》《得配本草》）等炮制方法。现代常用鳖血炙。

**炮制方法** ①银柴胡：取原药材，除去杂质，洗净，润透，切厚片，干燥，筛去碎屑。②鳖血银柴胡：取银柴胡片，置容器内，淋入用少许温水或黄酒稀释的鳖血，拌匀，闷润，置锅内用文火微炒，取出放凉。每100kg银柴胡用鳖血13kg、黄酒25kg。

**饮片性状** 银柴胡为类圆形的厚片。切面黄白色，有黄白相间的放射状纹理，偶有裂缝；周边浅棕黄色至浅棕色，有纵纹。气微，味甘。鳖血银柴胡形如银柴胡片，色泽加深，有血腥气。

**质量要求** 银柴胡药材酸不溶性灰分不得过5.0%；醇溶性浸出物，以甲醇作溶剂不得少于20.0%。

**炮制作用** 银柴胡味甘，性微寒。归肝、胃经。清虚热，除疳热。用于阴虚发热，骨蒸劳热，小儿疳热。炮制可使药物洁净，便于调剂和有效成分煎出。鳖血炙银柴胡能滋阴填血，抑制其浮阳之性，增强清虚热的功效。用于热入血室，骨蒸劳热。

（王秋红）

mǎhuáng

**麻黄**（Ephedrae Herba） 麻黄科植物草麻黄 *Ephedra sinica* Stapf、中麻黄 *Ephedra intermedia* Schrenk et C. A. Mey. 或木贼麻黄 *Ephedra equisetina* Bge. 的干燥草质茎。别名麻黄草。秋季采割绿色的草质茎，晒干。

**炮制沿革** 汉代有去节、碎剉和煮数沸（《金匮玉函经》）

等炮制方法。宋代增加了杵末（《重修政和经史证类备用本草》），酒煎（《太平圣惠方》），清炒（《博济方》），沸汤泡（《苏沈良方》），蜜炙（《本草衍义》）等法。元代有炒黄法、烧炭法（《卫生宝鉴》）。明代新增炒焦、姜汁浸制（《普济方》），炒黑（《一草亭目科全书》），沸醋汤浸（《仁术便览》），酒蜜拌炒焦（《景岳全书》）等法。清代有酒洗（《温热暑疫全书》），酒煮（《得配本草》）等炮制方法。现代常用蜜炙。

**炮制方法** ①麻黄：除去木质茎、残根及杂质，切段。②蜜麻黄：取炼蜜，加适量开水稀释，淋入麻黄段中拌匀，闷润，置预热适度的炒制容器内，用文火加热，炒至不粘手时，取出晾凉。每100kg麻黄段用炼蜜20kg。③麻黄绒：取麻黄段，碾绒，筛去粉末。④蜜麻黄绒：取炼蜜，加适量开水稀释，淋入麻黄绒内拌匀，闷润，置预热适度的炒制容器内，用文火加热，炒至深黄色、不粘手时，取出晾凉。每100kg麻黄绒用炼蜜25kg。

**饮片性状** 麻黄为圆柱形短节段，表面黄绿色，粗糙，有细纵棱线，质轻，有韧性。断面中心显红黄色，粉性，气微香，味苦涩。蜜麻黄表面深黄色，微有光泽，略具黏性，有蜜香气，味甜。麻黄绒为松散的绒团状，黄绿色，体轻。蜜麻黄绒为粘结的绒团状，深黄色，略带黏性，味微甜。

**质量要求** 麻黄饮片水分不得过9.0%；总灰分不得过9.0%；含盐酸麻黄碱（$C_{10}H_{15}NO \cdot HCl$）和盐酸伪麻黄碱（$C_{10}H_{15}NO \cdot HCl$）的总量不得少于0.80%。蜜麻黄饮片水分不得过9.0%；总灰分

不得过8.0%；含盐酸麻黄碱和盐酸伪麻黄碱的总量不得少于0.80%。

**炮制作用** 麻黄味辛、微苦，性温。归肺、膀胱经。发汗散寒，宣肺平喘，利水消肿。生品发汗解表和利水消肿力强。用于风寒表实证，风水，风湿痹痛，阴疽，痰核。蜜麻黄性温偏润，辛散发汗作用缓和，以宣肺平喘力胜。用于表证较轻，而肺气壅闭，咳嗽气喘较重的患者。麻黄绒作用缓和，适于老人、幼儿及虚人风寒感冒。功用与麻黄相似。蜜麻黄绒作用更缓和，适于表证已解而喘咳未愈的老人、幼儿及体虚患者。功用与蜜麻黄相似。

（孙立立　戴衍朋）

shānglù

**商陆**（Phytolaccae Radix） 商陆科植物商陆 *Phytolacca acinosa* Roxb. 或垂序商陆 *Phytolacca americana* L. 的干燥根。别名夜呼、蓬蘩、马尾、当陆、章陆、白昌、章柳根、见肿消、山萝卜、水萝卜、白母鸡、长不老、牛萝卜、春牛头、湿萝卜、下山虎、牛大黄、狗头三七、金七娘、猪母耳、金鸡母、土母鸡、土冬瓜、娃娃头、野萝卜。秋季至次春采挖，除去须根及泥沙，切成块或片，晒干或阴干。

**炮制沿革** 商陆炮制首见于汉·张仲景《金匮玉函经》"熬"法的记载。南北朝有豆叶蒸（《雷公炮炙论》）。唐代有清蒸（《外台秘要方》）。明、清有绿豆制（《医学入门》）、豆汤制（《本草原始》）、黑豆拌蒸（《医宗必读》）、酒制（《本草述》）、醋制（《本草辑要》）等炮制方法。现代常用醋炙。

**炮制方法** ①生商陆：取原药材，除去杂质，洗净，润透，

切厚片，干燥。②醋商陆：取净商陆片（块），加入定量的米醋拌匀，闷润至醋被吸尽，置炒制容器内，用文火加热，炒干，取出放凉，即得。每100kg商陆用米醋30kg。

**饮片性状**　商陆片（块）为横切或纵切的不规则块片，厚薄不等。外皮灰黄色或灰棕色。横切片弯曲不平，边缘皱缩，直径2～8cm，切面浅黄棕色或黄白色，木部隆起，形成数个凸起的同心性环纹；纵切片弯曲或卷曲，长5～8cm，宽1～2cm，木部呈平行条状突起。质硬。气微，味稍甜，久嚼麻舌。醋商陆形如商陆片（块）。表面黄棕色，微有醋香气，味稍甜，久嚼有麻舌感。

**质量要求**　醋商陆饮片水分不得过13.0%；酸不溶性灰分不得过2.0%；水溶性浸出物不得少于15.0%；含商陆皂苷甲（$C_{42}H_{66}O_{16}$）不得少于0.20%。

**炮制作用**　商陆味苦，性寒；有毒。归肺、脾、肾、大肠经。逐水消肿，通利二便，解毒散结。生品有毒，善于消肿解毒，多外敷用于痈疽肿痛。醋制后其毒性成分（商陆毒素和组织胺）的含量明显降低，因此毒性降低，峻泻作用缓和，以逐水消肿为主，多用于水肿胀满，二便不通。

（张　丽）

**xuánfùhuā**

**旋覆花**（Inulae Flos）　菊科植物旋覆花 *Inula japonica* Thunb. 或欧亚旋覆花 *Inula britannica* L. 的干燥头状花序。别名金福花、金沸花、小黄花子、鼓子花、牛郎花。夏、秋二季花开放时采收，除去杂质，阴干或晒干。

**炮制沿革**　南北朝有蒸法（《雷公炮炙论》），且沿用至清代。宋代增加了炒法（《圣济总录》）。明、清时代又有焙法（《医宗必读》《本草通玄》）。现代常用蜜炙。

**炮制方法**　①旋覆花：取原药材，除去梗、叶及杂质。②蜜旋覆花：取炼蜜，加适量沸水稀释，淋入旋覆花内拌匀，稍闷，置炒制容器内，用文火加热，炒至不粘手时，取出晾凉。每100kg旋覆花用炼蜜25kg。

**饮片性状**　旋覆花呈扁球形，少有破碎。黄色或黄棕色，花蒂浅绿色。质地酥泡。气微，味微苦。蜜旋覆花深黄色，多破碎，略带黏性。有蜜香气，味微甜。

**质量要求**　蜜旋覆花饮片醇溶性浸出物不得少于16.0%。

**炮制作用**　旋覆花味苦、辛、咸，性微温。归肺、脾、胃、大肠经。降气，消痰，行水，止呕。生品苦辛之味较强，以降气化痰止呕力胜，止咳作用较弱。多用于痰饮内停的胸膈满闷及胃气上逆的呕吐。蜜炙后苦辛降逆止呕作用弱于生品，其性偏润。长于润肺止咳，降气平喘，作用偏重于肺。多用于咳嗽痰喘而兼呕恶者。

（吴纯洁）

**yínyánghuò**

**淫羊藿**（Epimedii Folium）　小檗科植物淫羊藿 *Epimedium brevicornu* Maxim.、箭叶淫羊藿 *Epimedium sagittatum*（Sieb. et Zucc.）Maxim.、柔毛淫羊藿 *Epimedium pubescens* Maxim.、巫山淫羊藿 *Epimedium wushanense* T. S. Ying 或朝鲜淫羊藿 *Epimedium koreanum* Nakai 的全草。别名仙灵脾、三枝九叶草、羊合叶、乏力草、鸡爪莲。夏、秋季茎叶茂盛时采收，晒干或阴干。

**炮制沿革**　南北朝有羊脂炙法："用羊脂相对拌炒过，待羊脂尽为度。每修事一斤，用羊脂四两为度也"（《雷公炮炙论》）。宋代增加了酒煮："一斤细锉，以酒七升煮至二升，滤去滓"、蒸制（《太平圣惠方》），酒浸（《苏沈良方》），蜜水炙（《扁鹊心书》），鹅脂炙：锉，鹅脂一两炒（《圣济总录》）等法。明代增加了醋炒（《普济方》），米泔水浸（《寿世保元》）等法。清代新增酒炒（《本经逢原》），酒焙（《本草纲目拾遗》），酒拌蒸：去毛，酒拌蒸（《类证治裁》）等法。至清代记载其炮制方法近20种，其中羊脂炙法历代一直沿用。现代常用羊脂油炙、酥油炙、酒炙、盐炙、炒等炮制方法。

**炮制方法**　①淫羊藿：取原药材，除去杂质，摘取叶片，喷淋清水，稍润，切丝，干燥。②炙淫羊藿：取羊脂油加热熔化，加入淫羊藿丝，用文火炒至均匀有光泽，取出，放凉。每100kg淫羊藿用炼羊脂油20kg。③酒制淫羊藿：取淫羊藿，加黄酒喷匀炒干。每100kg淫羊藿用黄酒24kg。

**饮片性状**　淫羊藿呈丝片状。上表面绿色、黄绿色或浅黄色，下表面灰绿色，网脉明显，中脉及细脉凸出，边缘具黄色刺毛状细锯齿，近革质。气微，味微苦。炙淫羊藿形如淫羊藿丝。表面浅黄色显油亮光泽。微有羊脂油气。酒制淫羊藿形如淫羊藿，色泽加深，微有酒气。

**质量要求**　淫羊藿饮片总灰分不得过8.0%；含淫羊藿苷（$C_{33}H_{40}O_{15}$）不得少于0.40%。炙淫羊藿总灰分不得过8.0%；含淫羊藿苷和宝藿苷Ⅰ（$C_{27}H_{30}O_{10}$）的总量不得少于0.60%。

**炮制作用**　淫羊藿味辛、甘，性温。归肝、肾经。补肾阳，强筋骨，祛风湿。生品偏于祛风湿。用于风寒湿痹，中风偏瘫及小儿麻痹症等证。羊脂油制后，可增强温补肾阳，强筋骨的功效。用于肾阳虚衰，阳痿，遗精，腰膝酸软，筋骨痿软等证。酒制后温阳散寒功效增强，且能活血通络。用于肾阳不足、阴寒内盛之风湿痹痛，四肢麻木，筋骨痿软等证。

(王成永)

## dàndòuchǐ

### 淡豆豉 (Sojae Semen Praeparatum)

豆科植物大豆 Glycine max (L.) Merr. 的成熟种子的发酵加工品。

**炮制沿革** 晋代有烧制、熬制（《肘后备急方》）等法。唐代有炒制令香、清酒渍制（《食疗本草》），九蒸九曝（《食医心鉴》），醋蒸制（《外台秘要方》）等法。宋代增加了炒焦法（《重修政和经史证类备用本草》）。明代有盐醋拌蒸法（《普济方》）。清代新增清蒸法、酒浸制（《本草述》）等法。目前其炮制方法已达 10 余种。现代常用清炒法。

**炮制方法** ①淡豆豉：取黑大豆洗净。另取桑叶、青蒿，加水煎煮，滤过，将煎液拌入净大豆中，待吸尽后，置蒸药锅内蒸透，取出，稍晾，再置容器内，用煎煮过的桑叶、青蒿渣覆盖，在 25~28℃ 和 80% 相对湿度下使其发酵，至长满黄衣时取出，除去药渣，加适量水搅拌，置容器内，保持 50~60℃ 再闷 15~20 天，俟其充分发酵，至有香气逸出时，取出，略蒸，干燥。每 100kg 大豆用桑叶、青蒿各 10kg。②炒豆豉：取净豆豉，置锅内，用文火炒至表面微焦，有香气逸出时，取出放凉。

**饮片性状** 淡豆豉呈椭圆形，略扁，长 0.6~1cm，直径 0.5~0.7cm。表面黑色，皱缩不平。质柔软，断面棕黑色。气香，味微甘。炒豆豉形如淡豆豉，表面有焦斑，气微香。

**炮制作用** 淡豆豉味辛、甘、微苦，性寒。归肺、胃经。解表，除烦。常用于伤风感冒，发热恶寒，头痛，或胸中烦闷，虚烦不眠等证。炒淡豆豉缓解了淡豆豉的寒性。味苦、辛，性平。归肺、胃经。解肌发表，宣郁除烦。主治外感表证，寒热头痛，心烦，胸闷，不眠。

(李娆娆)

## xùduàn

### 续断 (Dipsaci Radix)

川续断科植物川续断 Dipsacus asper Wall. ex Henry 的干燥根。别名山萝卜。秋季采挖，除去根头及须根，用微火烘至半干。堆置"发汗"至内部变绿色时，再烘干。

**炮制沿革** 南北朝有酒浸（《雷公炮炙论》）法。唐代有米泔制（《仙授理伤续断秘方》）法。宋代有酒浸（《女科百问》）、酒浸炒（《校注妇人良方》）、焙制（《普济本事方》）等炮制方法。元代有面制（《世医得效方》）法。明、清增加了酒洗（《万氏女科》）、酒拌（《宋氏女科秘书》）、酒蒸（《先醒斋医学广笔记》）、酒煎（《妇科玉尺》）、炒制（《医学纲目》）等法。现代常用酒炙、盐炙等。

**炮制方法** ①续断：取原药材，除去杂质，洗净，润透，切薄片，干燥，筛去碎屑。②酒续断：取续断片，加一定量黄酒拌匀，稍闷润，待酒被吸尽后，置炒制容器内，用文火加热，炒干，取出晾凉，筛去碎屑。每 100kg 续断片用黄酒 2kg。③盐续断：取续断片，用盐水拌匀，稍闷润，待盐水被吸尽后，置炒制容器内，用文火加热，炒干，取出晾凉，筛去碎屑。每 100kg 续断片用食盐 2kg。

**饮片性状** 续断片为类圆形或椭圆形薄片。表面粗糙，有沟纹，微带墨绿色或棕色，中心有黄褐色花纹（维管束），呈放射状排列。周边黄褐色或灰褐色，有皱纹。气微，味苦、微甜而后涩。酒续断表面微黑色或灰褐色，略有酒气。盐续断表面黑褐色，味微咸。

**质量要求** 续断饮片水分不得过 10%；总灰分不得过 12%；酸不溶性灰分不得过 3.0%；水溶性浸出物不得少于 45%；含川续断皂苷 VI（$C_{47}H_{76}O_{18}$）不得少于 1.5%。酒续断、盐续断饮片同续断片。

**炮制作用** 续断味苦、辛，性微温。补肝肾，强筋骨。用于腰膝酸软，关节痹痛。酒制增强通血脉，续筋骨，止崩漏作用。用于崩漏经多，胎漏下血，跌打损伤，乳痈肿痛。盐制后引药下行，补肝肾，强腰膝作用增强。用于腰背酸痛，足膝软弱。

(胡昌江)

## miánmǎguànzhòng

### 绵马贯众 (Dryopteridis Crassirhizomatis Rhizoma)

鳞毛蕨科植物粗茎鳞毛蕨 Dryopteris crassirhizoma Nakai 的干燥根茎及叶柄残基。别名牛毛黄、野鸡膀子、东北贯众。秋季采挖，削去叶柄、须根，除去泥沙，晒干。

**炮制沿革** 三国时有"三月采根，晒干"（《广雅》）的记载。汉代有"二月、八月采根，阴干"（《名医别录》）的论述。唐代有"不易入汤酒者"（《新修本草》）的观点。宋代有"三月采根，晒干，荆南人取根为末，水调服一钱匕"(《本草图经》)的炮制方法。明代有"二、三月间，泡水盆中。凡用，去毛，切片于火上，白酒汁蘸上焙干"(《滇南本草》)，"去土须用"(《本草品汇精要》)，"去皮毛，锉焙为末"、"烧存性"(《普济方》)等方法。清代有"焙熟，醋丸服"、"焙末，酒下"、醋炙香、酒煎、黄连煎(《本草易读》)等炮制方法。现代常用炒炭。

**炮制方法**　①绵马贯众：取原药材，除去杂质，劈碎。或略泡，洗净，润透，切厚片，干燥，筛去碎屑。②绵马贯众炭：取净绵马贯众片，大小分档，投入热锅中，用武火加热，不断翻炒，炒至药物表面呈焦褐色，喷淋清水少许，熄灭火星，取出，晾干。

**饮片性状**　绵马贯众呈不规则的厚片或碎块。根茎外表皮黄棕色至黑褐色，多被有叶柄残基，有的可见棕色鳞片，切面淡棕色至红棕色，有黄白色维管束小点，环状排列。气特异，味初淡而微涩，后渐苦、辛。绵马贯众炭为不规则的厚片或碎块，形同贯众。表面焦褐色，微有光泽，内部棕褐色，质脆易碎。味涩。

**质量要求**　绵马贯众饮片水分不得过 12.0%；总灰分不得过 5.0%；醇溶性浸出物，以稀乙醇作溶剂不得少于 25.0%。绵马贯众炭醇溶性浸出物，以稀乙醇作溶剂不得少于 16.0%。

**炮制作用**　绵马贯众味苦，性微寒；有小毒。归肝、胃经。清热解毒，止血，杀虫。用于时疫感冒，风热头痛，温毒发斑，疮疡肿毒，崩漏下血，虫积腹痛。绵马贯众炭味苦、涩，性微寒；有小毒。归肝、胃经。炒炭以后清热解毒作用降低，收涩之性增

加。收涩止血。用于崩漏下血，便血、吐血等。

（王秋红）

### kuǎndōnghuā
**款冬花**（Farfarae Flos）　菊科植物款冬 *Tussilago farfara* L. 的干燥花蕾。别名冬花、九九花、连三朵、九尽花。12 月或地冻前当花尚未出土时采挖，除去花梗和泥沙，阴干。

**炮制沿革**　晋代有拭去毛，炙（《肘后备急方》）的炮制方法。南北朝刘宋时代有甘草汤洗后拭干，再酥制（《雷公炮炙论》）的论述。宋代有炒法（《博济方》）和焙法（《洪氏集验方》）。明代有甘草水浸（《本草蒙筌》）和蜜水炒（《医宗必读》）的方法。清代基本沿用前法。现代常用蜜炙。

**炮制方法**　①款冬花：取原药材，除去杂质及残梗，筛去灰屑。②蜜款冬花：取炼蜜，加适量沸水稀释，淋入款冬花内拌匀，闷润，置炒制容器内，用文火加热，炒至微黄色、不粘手时，取出晾晒。每 100kg 款冬花用炼蜜 25kg。

**饮片性状**　款冬花为短细棒状花蕾，外面被有多数鱼鳞状苞片，苞片外表面紫红色或淡红色，内表面被白色絮状绒毛。气微香，味微苦而辛，嚼之呈絮状。蜜款冬花表面棕黄色，略有焦斑，具光泽。略有黏性，味微甜。

**质量要求**　款冬花饮片醇溶性浸出物不得少于 20.0%；含款冬酮（$C_{23}H_{34}O_5$）不得少于 0.070%。蜜款冬花饮片醇溶性浸出物不得少于 22.0%；含款冬酮不得少于 0.070%。

**炮制作用**　款冬花味辛、微苦，性温。归肺经。生品长于散寒止咳。多用于风寒咳喘或痰饮

咳嗽。蜜炙后药性温润，润肺止咳功能增强。多用于肺虚久咳或阴虚燥咳。

（吴纯洁）

### húlúbā
**胡芦巴**（Trigonellae Semen）　豆科植物胡芦巴 *Trigonella foenum-graecum* L. 的干燥成熟种子。别名苦豆、香草、芦巴子。夏季果实成熟时采割植株，晒干，打下种子，除去杂质。

**炮制沿革**　宋代有炒（《太平圣惠方》）、酒浸炒（《校注妇人良方》）等炮制方法。元代有盐炒黄、酒浸（《瑞竹堂经验方》）等方法。明代增加了酒浸蒸（《本草纲目》）的方法。现代常用炒黄、盐炙等炮制方法。

**炮制方法**　①胡芦巴：取原药材，除去杂质，洗净，干燥。用时捣碎。②炒胡芦巴：取净胡芦巴，置预热适度的炒制容器内，用文火加热，炒至有爆裂声，逸出香气，色泽加深，断面浅黄色时，取出晾凉。用时捣碎。③盐胡芦巴：取净胡芦巴，用盐水拌匀，闷润，待盐水被吸尽，置炒制容器内，用文火加热，炒至鼓起，有爆裂声，逸出香气，色泽加深，断面浅黄色时，取出晾凉。用时捣碎。每 100kg 胡芦巴用盐 2kg。

**饮片性状**　胡芦巴略呈斜方形，表面黄绿色或黄棕色，平滑，两侧各具一深斜沟，相交处有点状种脐。质坚硬，不易破碎。气香，味微苦。炒胡芦巴微鼓起，有裂纹，表面黄棕色，气香。盐胡芦巴微鼓起，表面黄棕色至棕色，偶见焦斑。气香，味微咸。

**质量要求**　胡芦巴饮片水分不得过 15.0%；总灰分不得过 5.0%；酸不溶性灰分不得过 1.0%；醇溶性浸出物以稀乙醇作

溶剂不得少于 18.0%；含胡芦巴碱（$C_7H_7O_2$）不得少于 0.45%。盐胡芦巴水分不得过 11.0%；总灰分不得过 7.5%；浸出物和胡芦巴碱的含量同胡芦巴饮片。

**炮制作用** 胡芦巴味苦，性温。归肾经。温肾阳，祛寒湿，止痛。生品长于散寒祛湿。用于寒湿脚气，腰膝冷痛。炒胡芦巴苦燥之性稍缓，祛寒止痛作用稍强。盐胡芦巴可引药入肾，增强温肾助阳作用。用于肾阳不足，下元虚冷，寒疝腹痛，肾虚腰痛，阳痿遗精等证。

（夏荃）

gégēn

**葛根**（Puerariae Lobatae Radix） 豆科植物野葛 *Pueraria lobata*（Willd.）Ohwi 的干燥根。习称野葛。别名甘葛、干葛、葛根条。秋、冬二季采挖，趁鲜切成厚片或小块，干燥。

**炮制沿革** 唐代有蒸食之（《食疗本草》），切片用（《外台秘要方》）的记载。宋代有醋制（《太平圣惠方》），去心微炙（《圣济总录》），焙制（《洪氏集验方》）等炮制方法。元代增加了炒制法（《丹溪心法》）。明代出现了炙黄、微炒、干煮（《普济方》），炒黑（《寿世保元》）等法。清代首次提出煨熟用："治泄则煨熟用之，煨熟则散性全无，即由胃入肠，不行阳明之表，但入阳明之里，升清为用"（《食物本草会纂》）。现代常用煨制（麦麸煨、湿纸煨）等炮制方法。

**炮制方法** ①葛根：取原药材，除去杂质，洗净，润透，切厚片，干燥，筛去碎屑。②麦麸煨葛根：取麦麸撒入热锅中，用中火加热，待冒烟后，倒入净葛根，上面再撒麦麸，适当调低火力，用铁铲不断翻动葛根与麦麸，煨至葛根呈焦黄色时取出，筛去麦麸，放凉。每 100kg 葛根用麦麸 30kg。③湿纸煨葛根：取葛根片或块，用三层湿纸包好，埋入无烟热火灰中，煨至纸呈焦黑色，葛根呈微黄色时取出，去纸放凉，即得。

**饮片性状** 葛根为不规则的厚片、粗丝或边长为 5～12mm 的方块。外表面淡棕色，有纵皱纹，粗糙。切面浅黄棕色至棕黄色。质韧，纤维性强。气微，味微甜。煨葛根形同葛根，表面焦黄色。

**质量要求** 葛根饮片水分不得过 13.0%；总灰分不得过 6.0%；醇溶性浸出物，以稀乙醇作溶剂不得少于 24.0%；含葛根素（$C_{21}H_{20}O_9$）不得少于 2.4%。

**炮制作用** 葛根味甘、辛，性凉。归脾、胃经。解肌退热，生津止渴，透疹，升阳止泻，通经活络，解酒毒。生品长于通经活络，解肌退热，生津止渴，透疹。用于经脉瘀滞、外感表证及消渴。煨葛根发散作用减轻，止泻功能增强。多用于湿热泻痢、脾虚泄泻。

（王秋红）

tínglìzǐ

**葶苈子**（Descurainiae Semen Lepidii Semen） 十字花科植物播娘蒿 *Descurainia sophia*（L.）Webb. ex Prantl. 或独行菜 *Lepidium apetalum* Willd. 的干燥成熟种子。前者习称"南葶苈子"，后者习称"北葶苈子"。别名苦葶苈子、野芥菜、小花独行菜、辣辣菜等。夏季果实成熟时采割植株，晒干，搓出种子，除去杂质。

**炮制沿革** 汉代有炒令黄色（《金匮要略方论》）的方法。唐代有隔纸炒法（《外台秘要方》）。宋代有浆水制（《太平圣惠方》）。明代有米炒、酒浸炒、制霜（《普济方》），蒸制（《医学入门》）等炮制方法。现代常用炒黄。

**炮制方法** ①葶苈子：取原药材，除去杂质和灰屑。②炒葶苈子：取净葶苈子，置预热适度的炒制容器中，用文火加热，炒至微鼓起，易研碎，有香气逸出时，取出晾凉。

**饮片性状** 南葶苈子呈长圆形略扁，长 0.8～1.2mm，宽约 0.5mm。表面棕色或红棕色，微有光泽，具纵沟 2 条，其中 1 条较明显。一端钝圆，另端微凹或较平截，种脐类白色，位于凹入端或平截处。气微，味微辛苦，略带黏性。北葶苈子呈扁卵形，长 1～1.5mm，宽 0.5～1mm。一端钝圆，另端尖而微凹，种脐位于凹入端。味微辛辣，黏性较强。炒葶苈子微鼓起，有爆裂痕，表面色泽加深，有油香气，无黏性。

**质量要求** 葶苈子饮片水分不得过 9.0%；总灰分不得过 8.0%；酸不溶性灰分不得过 3.0%；膨胀度南葶苈子不得低于 3，北葶苈子不得低于 12；含槲皮素-3-$O$-$\beta$-D-葡萄糖-7-$O$-$\beta$-D-龙胆双糖苷（$C_{33}H_{40}O_{22}$）不得少于 0.075%。炒葶苈子饮片水分不得过 5.0%；炒南葶苈子含槲皮素-3-$O$-$\beta$-D-葡萄糖-7-$O$-$\beta$-D-龙胆双糖苷不得少于 0.080%；总灰分和酸不溶性灰分同葶苈子饮片。

**炮制作用** 葶苈子味辛、苦，性大寒。归肺、膀胱经。泻肺平喘、行水消肿。生品作用峻猛，泻肺利水作用较强。用于痰涎壅肺，喘咳痰多，胸胁胀满，胸腹水肿。炒葶苈子药性缓和，免伤肺气。多用于咳嗽喘逆，腹水胀满且实中夹虚等证。

（夏荃）

zōnglú

棕榈（Trachycarpi Petiolus） 棕榈科植物棕榈 *Trachycarpus fortunei* (Hook. F.) H. Wendl. 的干燥叶柄。别名陈棕皮、棕衣树。采棕时割取旧叶柄下延部分和鞘片，除去纤维状的棕毛，晒干。

**炮制沿革** 唐代有棕榈炭（《经效产宝》）。宋代有烧灰（《太平圣惠方》），烧存性、"入瓶内，用泥固济，候干，以大火煅通赤，放冷，取出，细研。"（《圣济总录》）等炮制方法。元代有锉法（《世医得效方》）。明代提出"存性，勿令白色"的炮制要求，并有炒焦存性（《普济方》）及炒极黑存性（《本草通玄》）的炮制方法。清代增加了煅炭法（《本草纲目拾遗》）。现代常用暗煅。

**炮制方法** ①棕榈：取原药材，除去杂质，洗净，切段或块，干燥。②棕榈炭：煅炭：取净棕榈段或棕板块，置锅内，上扣一口径较小的锅，两锅接合处用盐泥封固，上压重物，并贴一白纸或放大米数粒，用文火加热，煅至白纸或大米呈焦黄色，停火，待锅凉后取出；炒炭：取净棕榈块置热锅内，用武火炒至表面黑褐色，内部焦褐色时，喷淋清水少许，灭尽火星，取出，及时摊晾，凉透。

**饮片性状** 棕榈呈长条板状，一端较窄而厚，另端较宽而稍薄，大小不等。表面红棕色，粗糙，有纵直皱纹。一面有明显的凸出纤维，纤维的两侧着生多数棕色茸毛。质硬而韧，不易折断，断面纤维性。气微，味淡。棕榈炭呈不规则块状，大小不一。表面黑褐色至黑色，有光泽，有纵直条纹；触之有黑色炭粉。内部焦黄色，纤维性。略具焦香气，味苦涩。

**炮制作用** 棕榈味苦、涩，性平。归肺、肝、大肠经。生品不入药，制炭后收敛止血。用于吐血，衄血，尿血，便血，崩漏。

（王成永）

zǐcǎo

紫草（Arnebiae Radix） 紫草科植物新疆紫草 *Arnebia euchroma* (Royle) Johnst. 或内蒙紫草 *Arnebia guttata* Bunge 的干燥根。别名软紫草、山紫草。春、秋二季采挖，除去泥沙，干燥。

**炮制沿革** 南北朝有蜡水制（《雷公炮炙论》）的方法。明清以后有蜡水蒸（《医学入门》《本草乘雅半偈》），酒制（《医学入门》《证治准绳》《景岳全书》《本草备要》《得配本草》），甘草水制《得配本草》等炮制方法。现代常切制后生用。

**炮制方法** ①新疆紫草：取原药材，除去杂质，切厚片或段。②内蒙紫草：取原药材，除去杂质，洗净，润透，切薄片，干燥。

**饮片性状** 新疆紫草饮片为不规则的圆柱形切片或条形片状，直径 1~2.5cm。紫红色或紫褐色。皮部深紫色。圆柱形切片，木部较小，黄白色或黄色。内蒙紫草饮片为不规则的圆柱形切片或条形片状，有的可见短硬毛，直径 0.5~4cm，质硬而脆。紫红色或紫褐色。皮部深紫色。圆柱形切片，木部较小，黄白色或黄色。

**质量要求** 紫草饮片水分不得过 15.0%；含羟基萘醌总色素以左旋紫草素（$C_{16}H_{16}O_5$）计，不得少于 0.80%，含 $\beta,\beta'$-二甲基丙烯酰阿卡宁（$C_{21}H_{22}O_6$）不得少于 0.30%。

**炮制作用** 紫草味甘、咸，性寒。归心、肝经。清热凉血，活血解毒，透疹消斑。临床多生用。用于血热毒盛，斑疹紫黑，麻疹不透，疮疡，湿疹，水火烫伤。炮制后除去杂质，使药物纯净，便于调剂和制剂。

（张　丽）

zǐwǎn

紫菀（Asteris Radix et Rhizoma） 菊科植物紫菀 *Aster tataricus* L. f. 的干燥根及根茎。别名辫紫菀、青菀、小辫、山白菜、驴耳朵菜等。春、秋二季采挖，除去有节的根茎（习称"母根"）和泥沙，编成辫状晒干，或直接晒干。

**炮制沿革** 南北朝有蜜浸后焙干（《雷公炮炙论》）的方法。唐代有炙法（《外台秘要方》）。宋代有焙（《全生指迷方》）、炒（《太平惠民和剂局方》）等法。明代增加了醋炒（《医学纲目》）、酒洗（《增补万病回春》）、蜜水炒（《医宗必读》）等炮制方法。清代增加了蜜蒸（《本草经解要》）和单蒸（《本草从新》）法。现代常用蜜炙。

**炮制方法** ①紫菀：取原药材，除去残茎、杂质，洗净，稍润，切厚片或段，干燥，筛去碎屑。②蜜紫菀：取净紫菀片或段，加定量用水稀释后的炼蜜，拌匀，闷润，炼蜜被吸尽后，置热锅中用文火炒至不粘手，紫菀呈棕褐色时，取出，放凉，即得。每 100kg 紫菀用炼蜜 25kg。

**饮片性状** 紫菀为不规则厚片或段。根外表皮紫红色或灰红色，有纵皱纹。切面淡棕色，中心具棕黄色的木心。质柔韧。气微香，味甜、微苦。蜜紫菀形同紫菀，微有光泽，表面棕褐色或紫棕色。有蜜香气，味甜。

**质量要求** 紫菀饮片水分不得过 15.0%；总灰分不得过 15.0%，酸不溶性灰分不得过 8.0%；水溶性浸出物不得少于

45.0%；含紫菀酮（$C_{30}H_{50}O$）不得少于 0.15%。蜜紫菀水分不得过 16.0%；含紫菀酮不得少于 0.10%。

**炮制作用**　紫菀味辛、苦，性温。归肺经。润肺下气，消痰止咳。生品以散寒、降气化痰力胜，能泻肺气之壅滞。多用于风寒咳嗽，痰饮喘咳，小便癃闭。单用紫菀大剂量煎服，可治便血淋涩。紫菀经甘润滋补的蜂蜜炙后，则转泻为润，以润肺止咳力胜。多用于肺虚久咳或肺虚咯血。

（王秋红）

zǐhuādìdīng

**紫花地丁**（Violae Herba）　堇菜科植物紫花地丁 Viola yedoensis Makino 的干燥全草。别名地丁草。春、秋二季采收，除去杂质，晒干。

**炮制沿革**　紫花地丁的详细记载首见于明·李时珍《本草纲目》，有"治疗疮肿毒，紫花地丁草，捣汁服"之论述。现代常净制、切制后干燥使用。

**炮制方法**　除去杂质，洗净，切碎，干燥。

**饮片性状**　根、茎、叶混合的不规则碎段状。全体多皱缩成团。主根淡黄棕色，有细纵纹。叶灰绿色，展平后呈披针形或卵状披针形。花茎纤细；花淡紫色。蒴果椭圆形或裂为 3 果片，种子多数。气微，味微苦而稍黏。

**炮制作用**　紫花地丁味苦、辛，性寒。归心、肝经。清热解毒，凉血消肿。常用于疗疮肿毒，痈疽发背，丹毒，毒蛇咬伤等。净制切制后，药物洁净，便于调剂，且有效成分易于溶出。

（陆兔林）

zǐhuāqiánhú

**紫花前胡**（Peucedani Decursivi Radix）　伞形科植物紫花前胡 Peucedanum decursivum（Miq.）Maxim. 的干燥根。别名土当归、鸭巴芹、鸭脚前胡。秋、冬二季地上部分枯萎时采挖，除去须根，晒干。

**炮制沿革**　汉代有"二月、八月采，曝干"（《名医别录》）的论述。南北朝有"用刀刮上苍黑皮并髭土了，细锉，用甜竹沥浸令润，于日中晒干用之"（《雷公炮炙论》）的记载。明代有"打碎，忌铁器"、酒煮（《滇南本草》），忌火（《本草备要》）等观点。现代常用蜜炙。

**炮制方法**　①紫花前胡：取原药材，除去杂质，洗净，润透，切薄片，干燥或低温干燥，筛去碎屑。②蜜紫花前胡：取净紫花前胡片，加定量用水稀释后的炼蜜，拌匀，闷润，至炼蜜被吸尽，置热锅中用文火炒至不粘手，外表面呈深黄色时，取出，放凉，即得。每 100kg 紫花前胡用炼蜜 25kg。

**饮片性状**　紫花前胡为不规则类圆形薄片。外表皮棕色至黑棕色，有浅直细纵皱纹。切面淡黄白色，皮部较窄，散有少数黄色油点。质硬。气芳香，味微苦、辛。蜜紫花前胡形同紫花前胡，表面深黄色，略有光泽，味微甘。

**质量要求**　紫花前胡药材水分不得超过 12.0%；总灰分不得过 8.0%；酸不溶性灰分不得过 4.0%；醇溶性浸出物，以稀乙醇作溶剂不得少于 30.0%；含紫花前胡苷（$C_{20}H_{24}O_9$）不得少于 0.90%。

**炮制作用**　紫花前胡味苦、辛，性微寒。归肺经。降气化痰，散风清热。用于痰热喘满，咳痰黄稠，风热咳嗽痰多。蜜炙紫花前胡可以缓和紫花前胡的辛散、苦泄之性，与蜂蜜起协同作用，增强滋阴润肺，化痰止咳的作用。

（王秋红）

zǐsūzǐ

**紫苏子**（Perillae Fructus）　唇形科植物紫苏 Perilla frutescens（L.）Britt. 的干燥成熟果实。别名苏子、黑苏子、野麻子、铁苏子等。秋季果实成熟时采收，除去杂质，晒干。

**炮制沿革**　紫苏子的古代炮制方法记载较少。唐代有"一升，研，以酒一升绞取汁"（《外台秘要方》）的论述。宋代有杵碎（《重修政和经史证类备用本草》）、微炒（《太平圣惠方》）、蜜炙微炒（《校正集验背疽方》）等炮制方法。明代有隔纸焙、酒炒（《医宗必读》）等法。清代增加了良姜拌炒、制霜（《吴鞠通医案》）等方法。现代常用清炒法、制霜法、蜜炙等炮制方法。

**炮制方法**　①紫苏子：取原药材，除去杂质，洗净，晒干。②炒紫苏子：取净紫苏子，置预热适度的炒制容器内，用文火炒至有爆裂声，表面颜色加深，香气逸出时，取出，晾凉。③蜜紫苏子：取炼蜜用适量开水稀释后，淋入净紫苏子内拌匀，稍闷，用文火炒至深棕色不粘手为度，取出摊晾。每 100kg 紫苏子用炼蜜 10kg。④紫苏子霜：取净紫苏子碾如泥状，加热，用吸油纸或布包裹，压榨去油，如此反复操作，至药物不再粘结成饼为度，研细。

**饮片性状**　紫苏子呈卵圆形或类球形。表面灰棕色或灰褐色，具微隆起的暗紫色网纹，基部稍尖，有灰白色点状果梗痕。果皮薄脆，易压碎。种子黄白色，种皮膜质，具油性。压碎有香气，味微辛。炒紫苏子形如紫苏子，外表黄褐色，有炒后的细裂口，气微香。蜜紫苏子形如紫苏子，外表深棕色，有炒后的细裂口，多黏性。蜜香气，味微甜。紫苏子霜为灰白色的粗粉末，气微香。

**质量要求** 紫苏子水分不得过 8.0%；含迷迭香酸（$C_{18}H_{16}O_8$）不得少于 0.25%。炒紫苏子水分不得过 2.0%；含迷迭香酸不得少于 0.20%。

**炮制作用** 紫苏子味辛，性温。归肺经。降气消痰，平喘，润肠。生品润肠力专，多用于肠燥便秘或气喘而兼便秘者。炒紫苏子辛散之性缓和，长于温肺降气，并能提高煎出效果。常用于多种原因引起的气喘咳嗽。蜜紫苏子药性缓和，免耗伤正气，长于降气平喘，润肺化痰。用于肺虚喘咳或肾不纳气的喘咳。紫苏子霜有降气平喘之功，但无滑肠之虑，多用于脾虚便溏的喘咳患者。

（陆兔林）

hēizhīma
## 黑芝麻（Sesami Semen Nigrum）
脂麻科植物脂麻 *Sesamum indicum* L. 的干燥成熟种子。秋季果实成熟时采割植株，晒干，打下种子，除去杂质，再晒干。

**炮制沿革** 唐代有九蒸九曝法（《备急千金要方》）。宋代有微炒别捣、炒焦（《太平圣惠方》）等炮制方法。清代有酒蒸晒（《本草经解要》）等方法。现代常用炒黄。

**炮制方法** ①黑芝麻：取原药材，除去杂质，洗净，干燥。用时捣碎。②炒黑芝麻：取净黑芝麻，置预热适度的炒制容器内，用文火炒至有爆裂声，香气逸出时，取出，放凉。用时捣碎。

**饮片性状** 黑芝麻为扁卵圆形，长约 3mm，宽约 2mm。表面黑色，平滑或有网状皱纹。尖端有棕色点状种脐，另端圆。种皮薄，种仁白色，富油性。气微，味甘。炒黑芝麻微鼓起，外表黑色，略有光泽，有香气。

**质量要求** 黑芝麻及炒黑芝麻饮片水分不得过 6.0%；总灰分不得过 8.0%。

**炮制作用** 黑芝麻味甘，性平。归肝、肾、大肠经。补肝肾，益精血，润肠燥。生品较少应用。炒黑芝麻香气浓，长于补益肝肾，填精补血，润肠通便。常用于精血亏虚，头晕眼花，耳鸣，耳聋，须发早白或脱发，肠燥便秘，妇人乳少等证。

（夏荃）

suǒyáng
## 锁阳（Cynomorii Herba）
锁阳科植物锁阳 *Cynomorium songaricum* Rupr. 的干燥肉质茎。别名琐阳、不老药、锈铁棒、地毛球等。春季采挖，除去花序，切段，晒干。

**炮制沿革** 明代有酒洗（《医学纲目》）、酒拌蒸（《景岳全书》）、酒润焙（《本草通玄》）等方法。清代有"洗涤，去皮，薄切，晒干"（《本草述钩元》），"烧酒浸七次，焙七次为末"（《本草述》），"酒炙"（《类证治裁》）等记载。现代常用酒制、盐、酒制等炮制方法。

**炮制方法** ①锁阳：取原药材，洗净，润透，切薄片，干燥。②酒锁阳：取原药材，洗净，用黄酒闷润后蒸，个大的泡 10 小时再蒸，蒸后切片。每 100kg 锁阳用黄酒 12kg。③盐酒制锁阳：取原药材，洗净浸透，加入盐、酒与水和匀润透，蒸熟后切片，晒干。每 500kg 锁阳用食盐 6kg、黄酒 15kg。

**饮片性状** 锁阳为不规则或类圆形薄片。表面浅棕色或棕褐色，较平坦，略显油润，散有黄色三角形筋脉点（维管束）。周边棕色或棕褐色，粗糙，具明显纵沟，质坚实。气微，味甘而涩。酒锁阳形如锁阳片，呈暗褐色，微有酒气。

**质量要求** 锁阳饮片水分不得过 12%；总灰分不得过 9.0%；醇溶性浸出物不得少于 12.0%。

**炮制作用** 锁阳味甘，性温。归肝、肾、大肠经。补肾阳，益精血，润肠通便。用于肾阳不足，精血亏虚，腰膝痿软，阳痿滑精，肠燥便秘等。生品长于润肠通便，酒锁阳长于温肾助阳。

（陆兔林）

bìmázǐ
## 蓖麻子（Ricini Semen）
大戟科植物蓖麻 *Ricinus communis* L. 的干燥成熟种子。秋季采摘成熟果实，晒干，除去果壳，收集种子。

**炮制沿革** 宋代有去皮、细研（《太平圣惠方》）、炒制（《本草衍义》）等法。明代有取仁，去油用（《普济方》），盐制（《本草蒙筌》）等炮制方法。现代常用制霜法。

**炮制方法** ①蓖麻子：取原药材，用时去壳，捣碎。②蓖麻子霜：取蓖麻子仁，炒热研成细粉，用多层吸油纸包裹，压榨去油，反复数次，至松散成粉不再粘结成饼为度，取出碾细。

**饮片性状** 蓖麻子呈椭圆形或卵形，稍扁，长 0.9~1.8cm，宽 0.5~1cm。表面光滑，有灰白色与黑褐色或黄棕色与红棕色相间的花斑纹。一面较平，一面较隆起，较平的一面有 1 条隆起的种脊；一端有灰白色或浅棕色突起的种阜。种皮薄而脆。胚乳肥厚，白色，富油性，子叶 2 片，菲薄。气微，味微苦、辛。蓖麻子霜为白色粉末，微显油性，味微苦、辛。

**质量要求** 蓖麻子饮片水分不得过 7.0%；酸败度：酸值不得过 35.0，羰基值不得过 7.0，过氧化值不得过 0.20。

**炮制作用** 蓖麻子味甘、辛，性平；有毒。归大肠、肺经。泻下通滞，消肿拔毒。用于大便燥结，痈疽肿毒，喉痹，瘰疬等证。蓖麻子霜可以降低毒性，缓和泻下作用。

（夏 荃）

jíli

**蒺藜**（Tribuli Fructus） 蒺藜科植物蒺藜 *Tribulus terrestris* L. 的干燥成熟果实。秋季果实成熟时采割植株，晒干，打下果实，除去杂质。

**炮制沿革** 唐代有去角尖、熬（炒）（《外台秘要方》），烧灰（《备急千金要方》）的炮制方法。宋代有酒炒（《圣济总录》）、酒蒸（《太平惠民和剂局方》）等法。清代增加醋炒法（《类证治裁》）。现代常用炒黄。

**炮制方法** ①蒺藜：取原药材，除去杂质，去刺。用时捣碎。②炒蒺藜：取净蒺藜，置预热适度的炒制容器内，用文火加热，炒至微黄色取出，碾去刺，筛尽刺屑。用时捣碎。

**饮片性状** 蒺藜呈放射状五棱形。表面绿白色或灰白色，背部隆起，具许多网纹及小刺。质坚硬，断面可见白而具油性的种仁。气微，味苦、辛。炒蒺藜形如蒺藜，表面黄色，刺已除去，显刺的残痕。

**质量要求** 蒺藜和炒蒺藜饮片水分不得过 9.0%；总灰分不得过 12.0%。

**炮制作用** 蒺藜味苦、辛，性微温；有小毒。归肝经。平肝解郁，活血祛风，明目，止痒。生品性升而散，长于疏肝经风邪。

用于风热目赤，风疹瘙痒等证。炒蒺藜辛散之性减弱，长于平肝潜阳，舒肝解郁。用于肝阳头痛，眩晕，乳闭等证。

（夏 荃）

púhuáng

**蒲黄**（Typhae Pollen） 香蒲科植物水烛香蒲 *Typha angustifolia* L.、东方香蒲 *Typha orientalis* Presl 或同属植物的干燥花粉。别名水蜡烛、毛蜡烛、蒲草、蒲棒。夏季采收蒲棒上部的黄色雄花序，晒干后碾轧，筛取花粉。剪取雄花后，晒干，成为带有雄花的花粉，即为草蒲黄。

**炮制沿革** 南北朝有蒸、焙法（《雷公炮炙论》）。唐代有炒黄法（《经效产宝》）。宋代仍用炒法，并有微炒（《太平圣惠方》）、微炒令赤（《产宝杂录》）、纸包炒（《苏沈良方》）等不同。清代则沿用炒黑（《医宗说约》）和蒸法（《本草述钩元》）。现代常用制炭。

**炮制方法** ①生蒲黄：取原药材，揉碎结块，过筛。②蒲黄炭：取蒲黄，置炒制容器内，用中火加热，炒至棕褐色，喷淋少许清水，灭尽火星，取出晾干。蒲黄为花粉类药物，质轻松，炒制时火力不可过大，出锅后应摊晾散热，防止复燃，检查确已凉透，方能收贮。如喷水较多，则须晾干，以免发霉。

**饮片性状** 蒲黄为黄色粉末。体轻，放水中漂浮水面。手捻有滑腻感，易附着手指。气微，味淡。蒲黄炭形如蒲黄，呈棕褐色。

**质量要求** 生蒲黄水分不得过 13.0%；总灰分不得过 10.0%；酸不溶性灰分不得过 4.0%；醇溶性浸出物不得少于 15.0%；含异鼠李素-3-O-新橙皮苷（$C_{28}H_{32}O_{16}$）和香蒲新苷（$C_{34}H_{42}O_{20}$）的总量

不得少于 0.50%。蒲黄炭饮片醇溶性浸出物不得少于 11.0%，余检查同生蒲黄。

**炮制作用** 蒲黄味甘，性平。归肝、心包经。生品止血，化瘀，通淋。用于吐血，衄血，咯血，崩漏，外伤出血，经闭痛经，胸腹刺痛，跌仆肿痛，血淋涩痛。蒲黄炭性涩，止血作用增强。常用于咯血、吐血、衄血、尿血、便血、崩漏及外伤出血。

（吴纯洁）

púgōngyīng

**蒲公英**（Taraxaci Herba） 菊科植物蒲公英 *Taraxacum mongolicum* Hand.-Mazz.、碱地蒲公英 *Taraxacum borealisinense* Kitam. 或同属数种植物的干燥全草。别名黄花地丁、婆婆丁、奶汁草。春至秋季花初开时采挖，除去杂质，洗净，晒干。

**炮制沿革** 蒲公英的炮制方法在元代有"烧灰"（《丹溪心法》）的记载。净制始见于明代，即"洗净细锉用"（《医学入门》），"摘净，洗"（《寿世保元》）。清代有"炙脆存性""放瓦上炙枯黑，存性研末"（《外科证治全生集》）及"鲜蒲公英连根叶捣汁"（《外科大成》）的论述。现代常净制、切制后生用。

**炮制方法** 取原药材，除去杂质，抢水洗净，沥去水，稍晾，切段，干燥，过筛。

**饮片性状** 为不规则的段。根表面棕褐色，抽皱；根头部有棕褐色或黄白色的茸毛，有的已脱落。叶多皱缩破碎，绿褐色或暗灰绿色，完整者展平后呈倒披针形，先端尖或钝，边缘浅裂或羽状分裂，基部渐狭，下延呈柄状。头状花序，总苞片多层，花冠黄褐色或淡黄白色。有时可见具白色冠毛的长椭圆形瘦果。气微，味微苦。

**质量要求** 蒲公英饮片水分不得过 10.0%；醇溶性浸出物，以 75% 乙醇作溶剂不得少于 18.0%；含咖啡酸（$C_9H_8O_4$）不得少于 0.020%。

**炮制作用** 蒲公英味苦、甘，性寒。归肝、胃经。清热解毒，消肿散结，利尿通淋。用于疔疮肿毒，乳痈，瘰疬，目赤，咽痛，肺痈，肠痈，湿热黄疸，热淋涩痛。炮制后使药物洁净，便于调剂和制剂。

（陆兔林）

chūnpí

**椿皮**（Ailanthi Cortex） 苦木科植物臭椿 *Ailanthus altissima*（Mill.）Swingle 的干燥根皮或干皮。别名椿根皮、樗白皮、樗皮、臭椿皮、苦椿皮。全年均可剥取，晒干，或刮去粗皮晒干。

**炮制沿革** 唐代有剥白皮（《外台秘要方》）的论述。宋代有细切（《重修政和经史证类备用本草》），炙微黄、蜜炙（《太平圣惠方》）等炮制方法。明代有炒、焙（《医学纲目》），醋炙（《医宗必读》），酒炒（《寿世保元》）等方法。清代有炒黑（《温病条辨》）等记载。现代常用麸炒。

**炮制方法** ①椿皮：除去杂质，洗净，润透，切丝或段，干燥。②麸炒椿皮：先将锅烧热，均匀撒入定量的麦麸，用中火加热，待烟起投入椿皮丝或段，快速翻动，炒至淡黄色或褐色微有香气时取出，筛去麦麸，放凉。每100kg椿皮用麦麸10kg。

**饮片性状** 椿皮呈不规则的丝条状或段状。外表面灰黄色或黄褐色，粗糙，有多数纵向皮孔样突起和不规则纵、横裂纹，除去粗皮者显黄白色。内表面淡黄色，较平坦，密布梭形小孔或小点。气微，味苦。麸炒椿皮形如椿皮丝（段），表面黄色或褐色，微有香气。

**质量要求** 椿皮饮片水分不得过 10.0%；总灰分不得过 11.0%；酸不溶性灰分不得过 2%；醇溶性浸出物不得少于 6.0%。麸炒椿皮饮片同椿皮饮片。

**炮制作用** 椿皮味苦、涩，性寒。归大肠、胃、肝经。清热燥湿，收敛止带，止泻，止血。用于赤白带下，湿热泻痢，久泻久痢，便血，崩漏。生品有难闻之气，麸炒后可缓和苦寒之性，并能矫臭。

（窦志英）

huáihuā

**槐花**（Sophorae Flos） 豆科植物槐 *Sophora japonica* L. 的干燥花及花蕾。别名槐花米、柚花、白槐。夏季花开放或花蕾形成时采收，及时干燥，除去枝、梗及杂质。前者习称"槐花"，后者习称"槐米"。

**炮制沿革** 宋代有微炒（《太平圣惠方》）、炒黄（《小儿卫生总微方论》）、炒焦（《史载之方》）、麸炒（《圣济总录》）、地黄汁炒（《产育宝庆集》）等炮制方法。明代除炒法外，还增加了醋煮（《奇效良方》）、烧灰存性（《济阴纲目》）、酒浸炒（《炮炙大法》）等方法。同时论证了炮制作用，如"若止血炒黑"（《炮炙大法》），"肠风泻血赤白痢，并炒研服，凉大肠炒香"（《本草原始》）等。清代多沿用炒法。现代常用炒制、制炭等炮制方法。

**炮制方法** ①槐花：取原药材，除去杂质及枝梗，筛去灰屑。②炒槐花：取槐花，置炒制容器内，用文火加热，炒至深黄色，取出晾凉。③槐花炭：取槐花，置炒制容器内，用中火加热，炒至焦褐色，喷洒少许清水，灭净火星，炒干，取出凉透。

**饮片性状** 槐花皱缩而卷曲，花瓣多散落。完整者花萼钟状，黄绿色，花瓣黄色或黄白色。体轻。气微，味微苦。槐米呈卵形或椭圆形。花萼下部有数条纵纹，萼的上方为黄白色未开放的花瓣。花梗细小。体轻，手捻即碎。气微，味微苦、涩。炒槐花外表深黄色。槐花炭外表焦褐色。

**质量要求** 槐花饮片水分不得过 11.0%；总灰分不得过 14.0%；酸不溶性灰分不得过 8.0%；醇溶性浸出物以 30%甲醇作溶剂不得少于 37%；含总黄酮以芦丁（$C_{27}H_{30}O_{16}$）计，不得少于 8.0%，含芦丁不得少于 6.0%。槐米饮片水分不得过 11.0%；总灰分不得过 9.0%；酸不溶性灰分不得过 3.0%；醇溶性浸出物以 30%甲醇作溶剂不得少于 43%；含总黄酮以芦丁计，不得少于 20.0%，含芦丁不得少于 15.0%。

**炮制作用** 槐花味苦，性微寒。归肝、大肠经。生品以清肝泻火、清热凉血见长。用于便血，痔血，血痢，崩漏，吐血，衄血，肝热目赤，头痛眩晕。炒槐花苦寒之性缓和，有破酶保苷的作用。其清热凉血作用次于生品。槐花炭清热凉血作用极弱，涩性增加，以凉血止血力胜。用于咯血、衄血、便血、崩漏下血、痔疮出血等出血证。

（吴纯洁）

huáijiǎo

**槐角**（Sophorae Fructus） 豆科植物槐 *Sophora japonica* L. 的干燥成熟果实。冬季采收，除去杂质，干燥。

**炮制沿革** 唐代有微炒（《颅囟经》）、制炭（《备急千金要方》）等法。宋代有麸炒法（《圣济总录》）。明代增加炒焦（《普济方》）、煮制（《鲁府禁方》）等炮制方法。清代有蒸制（《药品辨义》）的方法。现代常用蜜炙、炒炭等炮制方法。

**炮制方法** ①槐角：取原药材，除去杂质，洗净，干燥。用时捣碎。②蜜槐角：取净槐角，置炒制容器内，用文火加热，炒至鼓起，加入适量开水稀释过的炼蜜，迅速翻炒均匀，炒至光亮不粘手为度，取出晾凉。用时捣碎。每100kg槐角用炼蜜5kg。③槐角炭：取净槐角，置预热适度的炒制容器内，用武火加热，炒至表面焦黑色，内部焦褐色，取出晾凉。用时捣碎。

**饮片性状** 槐角饮片呈连珠状，长1~6cm，直径0.6~1cm。表面黄绿色或黄褐色，皱缩而粗糙，背缝线一侧呈黄色。质柔润，干燥皱缩，易在收缩处折断，断面黄绿色，有黏性。种子1~6粒，肾形，长约8mm，表面光滑，棕黑色，一侧有灰白色圆形种脐；质坚硬，子叶2片，黄绿色。果肉气微，味苦，种子嚼之有豆腥气。蜜槐角表面稍隆起呈黄棕色至黑褐色，有光泽，略有黏性。具蜜香气，味微甜。槐角炭表面焦黑色，内部焦褐色，味苦。

**质量要求** 槐角饮片含槐角苷（$C_{21}H_{20}O_{10}$）不得少于4.0%；蜜槐角含槐角苷不得少于3.0%。

**炮制作用** 槐角味苦，性寒。归肝、大肠经。清热泻火，凉血止血。生品清热凉血力强。用于肠热便血，痔肿出血，肝热头痛，眩晕目赤等证。蜜槐角苦寒之性缓和，且滋润通便。可用于痔疮便秘。槐角炭长于收涩止血。用于便血，痔血，崩漏等证。

（夏荃）

**mànjīngzǐ**

**蔓荆子**（Viticis Fructus） 马鞭草科植物单叶蔓荆 *Vitex trifolia* L. Var. *simplicifolia* Cham. 或蔓荆 *Vitex trifolia* L. 的干燥成熟果实。秋季果实成熟时采收，除去杂质，晒干。

**炮制沿革** 南北朝刘宋时代有去白膜酒浸蒸（《雷公炮炙论》）的方法。宋代增加了炒熟、单蒸、酒煮（《太平圣惠方》）等炮制方法。元代除蒸法外，又有炒黑（《丹溪心法》）的要求。明代有微炒（《普济方》）、酒炒（《医宗粹言》）的方法。清代有酒蒸炒（《本草备要》）、略炒（《药品辨义》）、酒浸蒸熬干（《本草害利》）等法。现代常用清炒法。

**炮制方法** ①蔓荆子：取原药材，除去杂质，筛去灰屑。用时捣碎。②炒蔓荆子：取净蔓荆子，置炒制容器内，用文火加热，炒至颜色加深，取出晾凉，揉搓去膜，筛净灰屑。用时捣碎。

**饮片性状** 蔓荆子呈球形，直径4~6mm。表面灰黑色或黑褐色，被灰白色粉霜状茸毛，有纵向浅沟4条，顶端微凹，基部有灰白色宿萼及短果梗。萼长为果实的1/3~2/3，5齿裂，其中2裂较深，密被茸毛。体轻，质坚韧，不易破碎，横切面可见4室，每室有种子1枚。气特异而芳香，味淡、微辛。炒蔓荆子形如蔓荆子，表面黑色或黑褐色，基部有的可见残留宿萼和短果柄。气特异而芳香，味淡、微辛。

**质量要求** 蔓荆子饮片水分不得过14.0%；总灰分不得过7.0%；含蔓荆子黄素（$C_{19}H_{18}O_8$）不得少于0.030%。炒蔓荆子水分

不得过7.0%；总灰分不得过7.0%；醇溶性浸出物，以甲醇作溶剂不得少于8.0%；含蔓荆子黄素不得少于0.030%。

**炮制作用** 蔓荆子味辛、苦，性微寒。归膀胱、肝、胃经。疏散风热，清利头目。用于风热感冒头痛，齿龈肿痛，目赤多泪，目暗不明，头晕目眩。生品善于发散风热，多用于风热表证。炒后辛散作用和寒性趋于缓和，长于升清阳之气，祛湿止痛。用于耳目失聪，风湿痹痛。

（李娆娆）

**bīngláng**

**槟榔**（Arecae Semen） 棕榈科植物槟榔 *Areca catechu* L. 的干燥成熟种子。春末至秋初采收成熟果实，用水煮后，干燥，除去果皮，取出种子，干燥。

**炮制沿革** 唐代有煮熟蒸干的方法（《新修本草》）。宋代有炒制（《太平圣惠方》），炮、烧灰（《重修政和经史证类备用本草》），煨制（《圣济总录》），煅制（《类编朱氏集验医方》）等方法。元代有湿纸煨法（《丹溪心法》）。明代增加了麸炒法（《普济方》）。清代有醋制（《本草述》）等炮制方法。现代常用炒黄、炒焦、炒炭等炮制方法。

**炮制方法** ①槟榔：取原药材，除去杂质，浸泡，润透，切薄片，干燥。②炒槟榔：取槟榔片，置预热适度的炒制容器内，用文火加热，炒至微黄色，取出晾凉，筛去碎屑。③焦槟榔：取槟榔片，置预热适度的炒制容器内，用中火加热，炒至焦黄色，取出晾凉，筛去碎屑。④槟榔炭：取槟榔片，置预热适度的炒制容器内，用武火加热，炒至焦黑色，取出晾凉，筛去碎屑。

**饮片性状** 槟榔为类圆形薄

片。表面呈棕色种皮与白色胚乳相间的大理石样花纹,周边淡黄棕色或淡红棕色。质坚脆,易碎。气微,味涩、微苦。炒槟榔表面微黄色。焦槟榔表面焦黄色。槟榔炭表面焦黑色。

**质量要求** 槟榔及炒槟榔饮片水分不得过 10.0%；每 1000g 含黄曲霉毒素 $B_1$ 不得过 5μg,含黄曲霉毒素 $G_2$、黄曲霉毒素 $G_1$、黄曲霉毒素 $B_2$ 和黄曲霉毒素 $B_1$ 总量不得过 10μg；含槟榔碱（$C_8H_{13}NO_2$）不得少于 0.20%。焦槟榔水分不得过 9.0%；总灰分不得过 2.5%；含槟榔碱不得少于 0.10%。

**炮制作用** 槟榔味苦、辛,性温。归胃、大肠经。杀虫,消积,行气,利水,截疟。生品杀虫,行气,利水作用较强。常用于绦虫病,姜片虫病,蛔虫病及水肿,脚气,疟疾等。炒槟榔可缓和药性,以免克伐太过而耗伤正气,并能减少服后恶心、腹泻、腹痛的副作用。焦槟榔和炒槟榔功用相似,消食导滞力强。用于食积不消,泻痢后重。槟榔炭偏于收敛止血,而无杀虫、利水行气之功效。常用于血痢。

（夏 荃）

### suānzǎorén

## 酸枣仁（Semen Ziziphi Spinosae）

鼠李科植物酸枣 *Ziziphus jujuba* Mill. var. *spinosa*（Bunge）Hu ex H. F. Chou 的干燥成熟种子。秋末冬初采收成熟果实,除去果肉和核壳,收集种子,晒干。

**炮制沿革** 南北朝刘宋时代有蒸法（《雷公炮炙论》）。宋代有微炒、炒香熟（《太平圣惠方》）,酒浸（《女科百问》）等法。元代有酒浸（《丹溪心法》）及蚌粉炒（《世医得效方》）的方法。明代除沿用炒法、酒浸、

蒸制等法外,还有隔纸炒香（《普济方》）的方法。清代有单炒（《本草新编》）、炒研酒浸（《良朋汇集》）和姜汁炒（《温热经纬》）等炮制方法。现代常用清炒法。

**炮制方法** ①酸枣仁：取原药材,除去杂质及硬壳,洗净,干燥。用时捣碎。②炒酸枣仁：取净酸枣仁,置炒制容器内,用文火加热,炒至鼓起,有爆裂声,色微变深时,取出晾凉。用时捣碎。

**饮片性状** 酸枣仁呈扁圆形或扁椭圆形,长 5～9mm,宽 5～7mm,厚约 3mm。表面紫红色或紫褐色,平滑有光泽,有的有裂纹。有的两面均呈圆隆状突起；有的一面较平坦,中间或有 1 条隆起的纵线纹；另一面稍突起。一端凹陷,可见线形种脐；另端有细小突起的合点。种皮较脆,胚乳白色,子叶 2 片,浅黄色,富油性。气微,味淡。炒酸枣仁形如酸枣仁,表面微鼓起,微具焦斑。略有焦香气,味淡。

**质量要求** 酸枣仁水分不得过 9.0%；总灰分不得过 7.0。每 1000g 含黄曲霉毒素 $B_1$ 不得过 5μg,含黄曲霉毒素 $G_2$、黄曲霉毒素 $G_1$、黄曲霉毒素 $B_2$ 和黄曲霉毒素 $B_1$ 总量不得过 10μg；含酸枣仁皂苷 A（$C_{58}H_{94}O_{26}$）不得少于 0.030%,含斯皮诺素（$C_{28}H_{32}O_{15}$）不得少于 0.080%。炒酸枣仁水分不得过 7.0%；总灰分不得过 4.0%；含酸枣仁皂苷 A 和斯皮诺素的要求同酸枣仁。

**炮制作用** 酸枣仁味甘、酸,性平。归心、肝、胆经。补肝,宁心,安神,敛汗。生枣仁与炒酸枣仁功用基本相同,均宁心安神。但生品性平,宜入清剂中,养心安神,滋补肝肾。用于心阴

不足或肝肾亏损及肝胆虚热所致的失眠、惊悸、眩晕、耳鸣、目暗不明等。炒酸枣仁性偏温补,宜入温剂,长于养心敛汗。用于气血不足的惊悸健忘,盗汗、自汗,胆虚不眠等。酸枣仁炒后质酥脆,利于煎出有效成分,提高疗效。

（王祝举）

### xīxiāncǎo

## 豨莶草（Siegesbeckiae Herba）

菊科植物豨莶 *Siegesbeckia orientalis* L.、腺梗豨莶 *Siegesbeckia pubescens* Makino 或毛梗豨莶 *Siegesbeckia glabrescens* Makino 的干燥地上部分。别名粘苍子、粘糊菜、黄花草、绿莶草等。夏、秋二季花开前和花期均可采割,除去杂质,晒干。

**炮制沿革** 宋代有去梗法（《疮疡经验全书》）、蜜酒拌蒸法（《重修政和经史证类备用本草》）。明代有酒蜜泡制法（《普济方》）、酒蒸法（《外科正宗》）和蜜同酒浸制法（《寿世保元》）。清代除沿用前法外,尚有炒法（《本草纲目拾遗》）、酒炒法（《外科证治全书》）。现代常用酒蒸等炮制方法。

**炮制方法** ①豨莶草：除去杂质,洗净,稍润,切段,干燥。②酒豨莶草：取豨莶草段,加酒拌匀,闷透,置适宜的容器内,加热蒸透,取出,干燥。每 100kg 豨莶草用黄酒 20kg。

**饮片性状** 豨莶草呈不规则的段。茎略呈方柱形,表面灰绿色、黄棕色或紫棕色,有纵沟和细纵纹,被灰色柔毛。切面髓部类白色。叶多破碎,灰绿色,边缘有钝锯齿,两面皆具白色柔毛。有时可见黄色头状花序。气微,味微苦。酒豨莶草形如豨莶草段,表面褐绿色或黑绿色。微具酒

香气。

**质量要求** 豨莶草和酒豨莶草饮片水分均不得过 15.0%；总灰分均不得过 12.0%；含奇壬醇（$C_{20}H_{34}O_4$）均不得少于 0.050%。

**炮制作用** 豨莶草味辛、苦，性寒。归肝、肾经。祛风湿，利关节，解毒。用于风湿痹痛，筋骨无力，腰膝酸软，四肢麻痹，半身不遂，风疹湿疮。酒豨莶草祛风湿，强筋骨力强。多用于风湿痹痛，中风偏瘫，头痛眩晕，腰膝酸软无力。

(孙秀梅)

**yīngsùqiào**

**罂粟壳**（Papaveris Pericarpium） 罂粟科植物罂粟 *Papaver somniferum* L. 的干燥成熟果壳。秋季将成熟果实或已割取浆汁后的成熟果实摘下，破开，除去种子和枝梗，干燥。

**炮制沿革** 宋代有烧灰（《太平圣惠方》），姜制（《普济本事方》），蜜刷炙（《太平惠民和剂局方》），蜜水洒匀，炒黄（《小儿卫生总微方论》）等炮制方法。此外，还有炒制（《洪氏集验方》）、醋炙（《三因极一病证方论》）。明代增加了蜜酒炒（《普济方》）、醋煮（《医学纲目》）和焙制（《证治准绳》）的方法，并有"醋炒甚固大肠，久痢滑泻必用"（《本草正》）的论述。至清代，对罂粟壳的炮制作用亦有如此论述："性紧涩，不制多令人吐逆"（《本草备要》）、"其性或言温，或言寒，究竟酸涩属阴，当作微寒为是，故每蜜炙用之"（《本草便读》）。现代常用蜜炙。

**炮制方法** ①罂粟壳：取原药材，除去杂质，捣碎或洗净，润透，切丝，干燥。②蜜罂粟壳：取炼蜜用适量开水稀释后，加入净罂粟壳丝，拌匀，稍闷，置锅内，用文火加热，炒至不粘手为度，取出放凉。每 100kg 罂粟壳丝用炼蜜 25kg。

**饮片性状** 罂粟壳为不规则丝条或碎块。外表面黄白色、淡棕色至淡紫色，平滑，偶见残留柱头。内表面淡黄色，有的具棕黄色的假隔膜。气微清香，味微苦。蜜罂粟壳形如罂粟壳丝。表面微黄色，略有黏性。味甜，微苦。

**质量要求** 罂粟壳饮片水分不得过 12.0%；醇溶性浸出物，以 70% 乙醇作溶剂不得少于 13.0%；含吗啡（$C_{17}H_{19}O_3N$）应为 0.06%~0.40%。蜜罂粟壳饮片水分不得过 12%；醇溶性浸出物以 70% 乙醇作溶剂不得少于 18%；含吗啡应为 0.06%~0.40%。

**炮制作用** 罂粟壳味酸、涩，性平；有毒。归肺、大肠、肾经。敛肺止咳，涩肠止泻，止痛。生品止痛力胜，收敛作用亦强。用于脘腹及筋骨疼痛，久咳少痰或久泻久痢。蜜罂粟壳润肺止咳作用增强，常用于肺虚久咳。

(于定荣)

**dàoyá**

**稻芽**（Oryzae Fructus Germinatus） 禾本科植物稻 *Oryza sativa* L. 的成熟果实经发芽干燥的炮制加工品。将稻谷用水浸泡后，保持适宜的温、湿度，待须根长至约 1cm 时，干燥。

**炮制沿革** 宋代有微炒（《圣济总录》）、炒令焦黑（《太平圣惠方》）的炮制方法。元代有焙法（《活幼新书》）。明代详述了其炮制及作用"……其功皆主消导"（《本草纲目》）。清代沿用明以前的炒法。现代常用炒黄、炒焦等炮制方法。

**炮制方法** ①稻芽：取成熟而饱满的稻，用清水浸泡至六七成透，捞出，置能排水的容器内，覆盖，每日淋水 1~2 次，保持湿润，待须根长至约 1cm 时，取出干燥，除去杂质。②炒稻芽：取净稻芽，置预热适度的炒制容器内，用文火加热，炒至表面深黄色，大部分爆裂，并有香气逸出时，取出晾凉，筛去灰屑。③焦稻芽：取净稻芽，置预热适度的炒制容器内，用中火加热，炒至表面焦黄色，大部分爆裂，并有焦香气逸出时，取出晾凉，筛去灰屑。

**饮片性状** 稻芽呈扁长椭圆形，两端略尖，长 7~9mm，直径约 3mm。外稃黄色，有白色细茸毛，具 5 脉。一端有 2 枚对称的白色条形浆片，长 2~3mm，于一个浆片内侧伸出弯曲的须根 1~3 条，长 0.5~1.2cm。质硬，断面白色，粉性。无臭，味淡。炒稻芽表面深黄色，有焦斑，具香气。焦稻芽表面焦黄色，有焦香气。

**质量要求** 出芽率不得低于 85%。

**炮制作用** 稻芽味甘，性温。归脾、胃经。和中消食，健脾开胃。生品长于养胃消食。用于食积不消，腹胀口臭，脾胃虚弱，不饥食少。炒稻芽性转温，以消食力胜。用于不饥食少。焦稻芽性温微涩，善化积滞，长于消食止泻。用于积滞不消。

(王祝举)

**yìyǐrén**

**薏苡仁**（Coicis Semen） 禾本科植物薏苡 *Coix lacryma-Jobi* L. Var. *Mayuen*（Roman.）Stapf 的干燥成熟种仁。秋季果实成熟时采割植株，晒干，打下果实，再晒干，除去外壳、黄褐色种皮和杂质，收集种仁。

**炮制沿革** 南北朝刘宋时有米炒、盐汤煮（《雷公炮炙论》）

的方法。宋代有微炒黄（《太平圣惠方》）的方法。明代有盐炒（《医学纲目》）、炒焦（《奇效良方》）等记载。清代增加了土炒（《本草述》）、姜汁拌炒（《本经逢原》）、蒸制（《本草纲目拾遗》）等方法。现代常用炒黄、麸炒等炮制方法。

**炮制方法** ①薏苡仁：取原药材，除去杂质，洗净，干燥。②炒薏苡仁：取净薏苡仁，置预热适度的炒制容器内，用中火加热，炒至表面黄色，略鼓起，有香气逸出时，取出。③麸炒薏苡仁：先将炒制容器烧热，撒入麦麸即刻烟起，再投入薏苡仁迅速拌炒至黄色，微鼓起，取出，筛去麦麸，即得。每100kg薏苡仁用麦麸15kg。

**饮片性状** 薏苡仁呈宽卵形或椭圆形，一端钝圆，另一端较宽而微凹，背面圆凸，腹面有一条明显的纵沟。表面乳白色或黄白色，光滑，偶有残存的淡棕色种皮。质坚硬，断面白色，粉性。味微甜。炒薏苡仁微鼓起，表面淡黄色，偶有焦斑，略有香气。麸炒薏苡仁微鼓起，表面黄色，略有香气。

**质量要求** 薏苡仁饮片杂质不得过 1.0%；水分不得过 15.0%；总灰分不得过 2.0%；每 1000g 含黄曲霉毒素 $B_1$ 不得过 5μg，含黄曲霉毒素 $G_2$、黄曲霉毒素 $G_1$、黄曲霉毒素 $B_2$ 和黄曲霉毒素 $B_1$ 总量不得过 10μg；醇溶性浸出物以无水乙醇作溶剂不得少于 5.5%；含甘油三油酸酯（$C_{57}H_{104}O_6$）不得少于 0.50%。麸炒薏苡仁水分不得过 12.0%；总灰分不得过 2.0%；含甘油三油酸酯不得少于 0.40%。

**炮制作用** 薏苡仁味甘、淡，性凉。归脾、胃、肺经。利湿除痹，清热排脓，健脾止泻。生品长于利水渗湿，清热排脓，除痹止痛。用于水肿，脚气，小便不利，肺痈，肠痈，风湿痹痛。薏苡仁炒或麸炒后寒凉之性偏于平和，长于健脾止泻。用于脾虚泄泻，纳少腹胀。

（夏 荃）

júhé

## 橘核（Citri Reticulatae Semen）

芸香科植物橘 *Citrus reticulata* Blanco 及其栽培变种的干燥成熟种子。果实成熟后收集，洗净，晒干。

**炮制沿革** 宋代和明代有炒法（《重修政和经史证类备用本草》《普济方》）。清代增加了盐拌炒、酒焙（《类证治裁》），盐酒炒（《笔花医镜》）等炮制方法。现代常用炒黄、盐炙等。

**炮制方法** ①橘核：取原药材，除去杂质，洗净，干燥。用时捣碎。②盐橘核：取净橘核，用盐水拌匀，闷润，待盐水被吸尽后，置炒制容器内，用文火加热，炒至微黄色并有香气逸出时，取出晾凉。用时捣碎。每100kg橘核用食盐2kg。

**饮片性状** 橘核略呈卵形，一端钝圆，一端长尖。表面淡黄色或灰白色。气微，味苦。盐橘核色微黄，多有裂纹。略有咸味。

**炮制作用** 橘核味苦，性平。归肝、肾经。理气，散结，止痛。生品理气散结，行气止痛。用于肝胃气滞疼痛，乳痈肿痛。盐橘核可引药下行，走肾经，增强疗疝止痛功效。用于疝气疼痛，睾丸肿痛。

（陈 红）

tánxiāng

## 檀香（Santali Albi Lignum）

檀香科植物檀香 *Santalum album* L. 树干的干燥心材。别名白檀、黄檀、檀香屑。全年可采收，锯取树干，截成段，除去边材，阴干。

**炮制沿革** 唐代有醋磨法（《千金翼方》）。宋代有"并宜酒煮服之""诸疮肿宜入膏用"（《重修政和经史证类备用本草》）等记载。明代有曝干、锉碎用不见火（《本草品汇精要》），磨汁（《本草纲目》）等炮制方法。现代常净制、切片或锉碎后生用。

**炮制方法** 取原药材，除去杂质，镑片或锯成小段，劈成小碎块。

**饮片性状** 檀香为不规则的薄片或小碎块。外表面灰黄色或黄褐色，光滑细腻，有的具疤节和纵裂，横截面呈棕黄色，显油迹。质坚实，不易折断。气清香，燃烧时香气更浓，味淡，嚼之微有辛辣感。

**质量要求** 檀香药材水分不得过 12.0%；含挥发油不得少于 3.0%（ml/g）。

**炮制作用** 檀香味辛，性温。归脾、胃、心、肺经。行气温中，开胃止痛。用于寒凝气滞，胸膈不舒，胸痹心痛，脘腹疼痛，呕吐食少。炮制后药物便于调剂，利于有效成分煎出。

（王秋红）

ǒujié

## 藕节（Nelumbinis Rhizomatis Nodus）

睡莲科植物莲 *Nelumbo nucifera* Gaertn. 的干燥根茎节部。别名光藕节、藕节疤。秋、冬二季采挖根茎（藕），切取节部，洗净，晒干，除去须根。

**炮制沿革** 藕节始载于唐·甄权《药性论》，捣汁用。宋代有"烧存性，为灰"（《济生方》）的方法。明·万全《万氏女科》、清·赵学敏《串雅内编》中均载有"炒灰存性，为末"的炮制方法。现代常用炒炭。

**炮制方法** ①藕节：取原药材，除去杂质和残留的须根，洗净，干燥。②藕节炭：取净藕节，置炒制容器内，用武火加热，炒至表面焦黑色，内部深褐色，喷淋少许清水，灭尽火星，取出晾干，筛去碎屑。

**饮片性状** 藕节呈短圆柱形，中部稍膨大，长 2~4cm，直径约 2cm。表面灰黄色至灰棕色，有残存的须根和须根痕，偶见暗红棕色的鳞叶残基。两端有残留的藕，表面皱缩有纵纹。质硬，断面有多数类圆形的孔。气微，味微甘、涩。藕节炭形如藕节，表面黑褐色或焦黑色，内部黄褐色或棕褐色。断面可见多数类圆形的孔。气微，味微甘、涩。

**质量要求** 藕节饮片水分不得过 15.0%；总灰分不得过 8.0%；酸不溶性灰分不得过 3.0%；水溶性浸出物不得少于 15.0%。藕节炭饮片水分不得过 10.0%；酸不溶性灰分不得过 3.0%；水溶性浸出物不得少于 20.0%。

**炮制作用** 藕节味甘、涩，性平。归肝、肺、胃经。收敛止血，化瘀。生品性偏凉，止血兼能凉血、化瘀，止血而不留瘀。用于吐血、咯血等多种出血证，尤适于卒暴出血。藕节炭收涩作用增强，止血之功更佳。用于出血反复不止。

(张　丽)

**jiǔxiāngchóng**

**九香虫**（Aspongopus） 蝽科昆虫九香虫 Aspongopus chinensis Dallas 的干燥体。别名黑兜虫、打屁虫、瓜黑蝽。11月至次年3月前捕捉。置适宜容器内，用酒少许将其闷死，取出阴干；或置沸水中烫死，取出，干燥。

**炮制沿革** 九香虫始载于明·李时珍《本草纲目》，古代炮制方法少见。现代有炒黄、焙制、酒炙、酥油制等炮制方法，常用清炒法。

**炮制方法** ①九香虫：取原药材，除去杂质，筛去灰屑。②炒九香虫：取净九香虫，置炒制容器内，用文火加热，炒至有香气，颜色加深，取出，放凉。

**饮片性状** 九香虫略呈六角状扁椭圆形，长 1.6~2cm，宽约 1cm。表面棕褐色或棕黑色，略有光泽。头部小，与胸部略呈三角形，复眼突出，卵圆状，单眼 1 对，触角 1 对各 5 节，多已脱落。背部有翅 2 对，外面的 1 对基部较硬，内部 1 对为膜质，透明。胸部有足 3 对，多已脱落。腹部棕红色或棕黑色，每节近边缘处有突起的小点。质脆，折断后腹内有浅棕色的内容物。有特异臭气，味微咸。炒九香虫色泽加深，具香气，质脆。

**质量要求** 九香虫饮片总灰分不得过 6.0%；醇溶性浸出物以稀乙醇作溶剂不得少于 10.0%。

**炮制作用** 九香虫味咸，性温。归脾、肝、肾经。理气止痛，温肾助阳。九香虫虽有"九香"之名，但实际有特异的腥气，故俗称"打屁虫"。临床内服通常不生用。炒后产生香气，去其腥臭气味，便于服用，还可增强行气温阳作用。常用于胃寒胀痛，肝胃气痛，肾虚阳痿，腰膝酸痛。

(张　丽)

**shuǐzhì**

**水蛭**（Hirudo） 水蛭科动物蚂蟥 Whitmania pigra Whitman、水蛭 Hirudo nipponica Whitman 或柳叶蚂蟥 Whitmania acranulata Whitman 的干燥全体。别名马鳖、肉钻子、水蚂蟥、蚂蟥干、马蛭。夏、秋二季捕捉后洗净，用沸水烫死，晒干或低温干燥。

**炮制沿革** 汉代有熬（《金匮要略方论》）、暖水洗去腥（《注解伤寒论》）的炮制方法。宋代有炒令微黄、煨令微黄（《太平圣惠方》），炒焦（《普济本事方》），水浸去血子，米炒（《伤寒总病论》），石灰炒过再熬（《类证活人书》），米泔浸，猪脂煎令焦黄，焙干（《重修政和经史证类备用本草》）等法。元代出现盐炒法（《瑞竹堂经验方》）。明代新增炙法（《医学纲目》）。清代增加了香油炒焦（《吴鞠通医案》）等炮制方法。现代常用滑石粉炒、米制、油制等炮制方法。

**炮制方法** ①水蛭：取原药材，洗净，闷软，切段，干燥。②滑石粉炒水蛭：取滑石粉置预热适度的炒制容器内，中火加热炒至灵活状态时，投入水蛭段，勤加翻动，拌炒至微鼓起，呈黄棕色时取出，筛去滑石粉，放凉。每 100kg 水蛭用滑石粉 40kg。③米制水蛭：取净水蛭和米，倒入烧热的锅中，用文火加热，炒至米呈黄色时，取出，筛去米，晾凉。每 100kg 水蛭用米 50kg。④油制水蛭：取净水蛭置锅内，用猪油炸至焦黄色，取出，沥去油，干燥。

**饮片性状** 水蛭为不规则小段，长 10~15mm，扁平，有环纹，背部呈褐色，腹部黄棕色，质韧，有腥气。滑石粉炒水蛭呈淡黄色或黄棕色，微鼓起，质酥脆，易碎，气微腥，味咸、苦。米制水蛭淡黄色或黄棕色，微鼓起，质脆。油制水蛭色焦黄，带油性。

**质量要求** 水蛭饮片水分不得过 18.0%；总灰分不得过

8.0%；酸不溶性灰分不得过2.0%；酸碱度应为 5.0～7.5；含铅不得过 10mg/kg、镉不得过 1mg/kg、砷不得过 5mg/kg、汞不得过 1mg/kg；每 1000g 含黄曲霉毒素 $B_1$ 不得过 5μg，黄曲霉毒素 $G_2$、黄曲霉毒素 $G_1$、黄曲霉毒素 $B_2$ 和黄曲霉毒素 $B_1$ 总量不得过 10μg。烫水蛭饮片水分不得过 14.0%；总灰分不得过 10%；酸不溶灰分不得过 3.0%；余质量要求同水蛭饮片。

**炮制作用** 水蛭味咸、苦，性平；有小毒。归肝经。破血逐瘀，通经。新鲜水蛭唾液腺中含水蛭素，可阻止凝血酶对纤维蛋白原的作用，阻碍血液凝固，20mg 水蛭素可阻止 100g 人血的凝固，但水蛭素遇热及稀盐酸易破坏。水蛭中还含有肝素，抗血栓素，蛋白质等。生品有毒，多入煎剂，以破血逐瘀为主。用于癥瘕，经闭及跌打损伤，瘀滞疼痛等证。滑石粉炒后能降低水蛭毒性，破血逐瘀，通经消癥。其质地酥脆，利于粉碎，多入丸、散。用于跌打损伤，内损瘀血，心腹疼痛，大便不通等证。米制水蛭及油制水蛭皆酥脆，易粉碎，临床应用同滑石粉炒水蛭。

（张 丽）

**shuǐniújiǎo**

**水牛角**（Bubali Cornu） 牛科动物水牛 *Bubalus bubalis* Linnaeus 的角。别名牛角尖。取角后，水煮，除去角塞，干燥。

**炮制方法** 水牛角洗净，镑片或锉成粗粉。

**饮片性状** 水牛角呈稍扁平而弯曲的锥形，长短不一。表面棕黑色或灰黑色，一侧有数条横向的沟槽，另一侧有密集的横向凹陷条纹。上部渐尖，有纵纹，基部略呈三角形，中空。角质，坚硬。气微腥，味淡。

**炮制作用** 水牛角味苦，性寒。归心、肝经。清热凉血，解毒，定惊。多用于时气温热病证，温病高热，神昏谵语，发斑发疹，吐血衄血，惊风，癫狂。外用于跖疣，蜂螫伤等。炮制后使药物洁净，便于调剂和制剂。

（张 丽）

**wūshāoshé**

**乌梢蛇**（Zaocys） 游蛇科动物乌梢蛇 *Zaocys dhumnades*（Cantor）的干燥体。别名乌蛇、乌风蛇、黑花蛇、黄风蛇、黑风蛇、剑脊蛇。多于夏、秋二季捕捉，剖开腹部或先剥皮留头尾，除去内脏，盘成圆盘状，干燥。

**炮制沿革** 唐代有炙去头尾，取肉炙过（《外台秘要方》）的炮制方法。自宋代以后有酒炙、醋制、焙（《太平圣惠方》），酒焙（《小儿药证直诀》），酒煨、药汁煮（《圣济总录》），酒煮（《扁鹊心书》），酒蒸（《本草述》）、清蒸（《握灵本草》）等炮制方法。现代常用酒炙、酒蒸等炮制方法。

**炮制方法** ①乌梢蛇：取原药材，除去杂质、头、鳞片及灰屑，切寸段，筛去碎屑。②乌梢蛇肉：取乌梢蛇，去头及鳞片，用黄酒闷透，除去皮骨，切段，干燥，筛去碎屑。每 100kg 乌梢蛇用黄酒 20kg。③酒乌梢蛇：取净乌梢蛇段，用黄酒拌匀，闷润，待酒被吸尽后，置炒制容器内，用文火加热，炒至微黄色，取出晾凉，筛去碎屑，每 100kg 乌梢蛇用黄酒 20kg；或取净乌梢蛇置容器内，用黄酒浸泡均匀，置笼屉内，用武火加热，蒸透后，取出切断，干燥，每 100kg 乌梢蛇用黄酒 30kg。

**饮片性状** 乌梢蛇呈段状，黑褐色或绿黑色，无光泽，切面黄白色或灰棕色，质坚硬，气腥，味淡。乌梢蛇肉呈段状，无皮骨，肉厚柔软，黄白色或灰黑色，质韧，气腥，略具酒气。酒乌梢蛇色加深，略具酒气。

**炮制作用** 乌梢蛇味甘，性平。归肝经。祛风，通络，止痉。生品以祛风止痒，解痉为主。用于瘾疹瘙痒，小儿惊痫，破伤风等证。酒炙后祛风、通络、止痉作用增强，并能矫臭、防腐，利于服用和贮存。用于风湿痹痛，麻木拘挛，中风口眼㖞斜，半身不遂，痉挛抽搐，破伤风，麻风疥癣，瘰疬恶疮等证。

（张 丽）

**shíjuémíng**

**石决明**（Haliotidis Concha） 鲍科动物杂色鲍 *Haliotis diversicolor* Reeve、皱纹盘鲍 *Haliotis discus hannai* Ino、羊鲍 *Haliotis ovina* Gmelin、澳洲鲍 *Haliotis ruber*（Leach）、耳鲍 *Haliotis asinina* Linnaeus 或白鲍 *Haliotis laevigata*（Donovan）的贝壳。别名九孔鲍、黑鳆。夏、秋二季捕捞，去肉，洗净，干燥。

**炮制沿革** 南北朝有盐、五花皮、地榆、阿胶制（《雷公炮炙论》）的炮制方法。自唐代以后有面裹煨后，磨去粗皮研细用（《海药本草》），烧制（《苏沈良方》），煨制（《重修政和经史证类备用本草》），蜜炙（《圣济总录》），盐煮（《太平惠民和剂局方》），煅（《急救仙方》），盐炒、盐煅（《一草亭目科全书》），醋煅（《审视瑶函》），"捣碎细研，水飞过"（《太平圣惠方》），"炭火煅赤，米醋淬三度"（《食物本草会纂》）等炮制方法。现代常用煅法。

**炮制方法** ①石决明：取原

药材，除去杂质，洗净，干燥，碾碎或碾粉。②煅石决明：取净石决明，置耐火容器内或无烟炉火上，用武火加热，煅至灰白色或青灰色，质酥脆时，取出放凉，碾碎。

**饮片性状** 石决明为不规则的碎片或细粉。外面粗糙呈灰棕色，具有青灰色斑，内面光滑，有珍珠样彩色光泽。质坚硬，不易破碎，研碎后呈灰白色粗粉，显珍珠样彩色光泽。煅石决明呈不规则的小碎块或粗粉，灰白色或青灰色，无光泽。质酥脆。断面呈层状。

**质量要求** 石决明饮片含碳酸钙（$CaCO_3$）不得少于93%。煅石决明含碳酸钙不得少于95.0%。

**炮制作用** 石决明味咸，性寒。归肝经。平肝潜阳，清肝明目。生品偏于平肝潜阳。用于头痛眩晕，目赤翳障，视物昏花，青盲雀目等证。煅石决明咸寒之性降低，平肝潜阳功效缓和，固涩收敛，明目作用增强。用于目赤，翳障，青盲雀目，痔漏成管。且煅后质地酥脆，便于粉碎，有利于外用涂敷撒布，利于有效成分煎出。

（张　丽）

dìlóng

**地龙**（Pheretima） 钜蚓科动物参环毛蚓 *Pheretima aspergillum*（E. Perrier）、通俗环毛蚓 *Pheretima vulgaris* Chen、威廉环毛蚓 *Pheretima guillelmi*（Michaelsen）或栉盲环毛蚓 *Pheretima pectinifera* Michaelsen 的干燥体。前一种习称"广地龙"，生产于广东、广西、福建等地；后三种习称"沪地龙"。别名蚯蚓干、曲蟮、土蟺。广地龙春季至秋季捕捉，沪地龙夏季捕捉，及时剖开腹部，除去内脏及泥沙，洗净，晒干或低温干燥。

**炮制沿革** 宋代有炙干为末、熬制、煅炭（《重修政和经史证类备用本草》），微炒（《太平圣惠方》），醋炙、焙制（《圣济总录》）等炮制方法。元代增加了酒浸、油炙（《世医得效方》），酒炒（《丹溪心法》）的方法。明清以后又增加蛤粉炒（《普济方》）、盐制（《本草蒙筌》）、炒炭（《幼科释谜》）等法。现代常用酒炙。

**炮制方法** ①地龙：取原药材，除去杂质，洗净，切段，干燥，筛去碎屑。②酒地龙：取净地龙段，用黄酒拌匀，稍闷润，待酒被吸尽后，置炒制容器内，用文火加热，炒至棕色，取出晾凉。每100kg地龙段用黄酒12.5kg。

**饮片性状** 广地龙为薄片状小段，边缘略卷，具环节。背部棕褐色至紫灰色，腹部浅黄棕色，生殖环较光亮。体轻，略呈革质，质韧不易折断。气腥，味微咸。沪地龙为不规则碎段，表面棕褐色或黄褐色，多皱缩不平。体轻，质脆易折断，肉薄。酒地龙表面棕色，偶见焦斑，略见酒气。

**质量要求** 地龙饮片每1000g含黄曲霉毒素 $B_1$ 不得过 5μg，黄曲霉毒素 $G_2$、黄曲霉毒素 $G_1$、黄曲霉毒素 $B_2$ 和黄曲霉毒素 $B_1$ 的总量不得过 10μg。

**炮制作用** 地龙味咸，性寒。归肝、脾、膀胱经。清热定惊，通络，平喘，利尿。用于高热神昏，惊痫抽搐，关节痹痛，肢体麻木，半身不遂，肺热喘咳，尿少水肿，高血压。酒炙后解腥矫味且利于粉碎，便于内服外用，通经活络作用增强。用于偏正头痛，寒湿痹痛，骨折肿痛。

（张　丽）

xuèyútàn

**血余炭**（Crinis Carbonisatus） 人发制成的炭化物。别名人发炭。

**炮制沿革** 春秋战国时期即有"止血出者，燔发，以安其痈（创伤）"（《五十二病方》）的论述。汉代有烧灰（《金匮要略方论》）的炮制方法。唐代有"乱发烧""烧炙之"（《千金翼方》）的制法。沿至后世变化不大。宋代又有炒制（《太平惠民和剂局方》），存性烧灰（《圣济总录》），火化存性（《奇效良方》）等制法。明代亦有"用皂角水洗净，入罐内烧存性，止血"（《医学入门》）等制法与论述。现代常用制炭。

**炮制方法** 取头发，除去杂质，反复用稀碱水洗去油垢，清水漂净，晒干，装于锅内，上扣一个口径较小的锅，两锅结合处用盐泥或黄泥封固，上压重物，扣锅底部贴一白纸条或放几粒大米，用武火加热，煅至白纸或大米呈深黄色为度，离火，待凉后取出，剁成小块。

**饮片性状** 不规则小块状，大小不一。乌黑光亮，有多数细孔。研之清脆有声，体轻，质脆。用火烧之有焦发气，味苦。

**质量要求** 血余炭饮片酸不溶性灰分不得过10.0%。

**炮制作用** 血余炭味苦，性平。归肝、胃经。止血化瘀。不生用，入药必须煅制成炭，煅后方具止血作用。用于吐血，咯血，衄血，血淋，尿血，便血，崩漏，外伤出血，小便不利等。

（张　丽）

mǔlì

**牡蛎**（Ostreae Concha） 牡蛎科动物长牡蛎 *Ostrea gigas* Thunberg、大连湾牡蛎 *Ostrea talienwhanensis* Crosse 或近江牡蛎 *Ostrea rivularis*

Gould 的贝壳。全年均可捕捞，去肉，洗净，晒干。

**炮制沿革**　汉代有熬法（《金匮玉函经》）。南北朝有盐水煮、煅赤（《雷公炮炙论》）及研粉的方法。唐代提出了炙制（《食疗本草》）。宋代增加了捣粉及米泔水浸、炒黄、火煨通赤（《太平圣惠方》）、水飞（《妇人良方》）等炮制方法。明、清沿用宋代的方法。现代常用明煅。

**炮制方法**　①牡蛎：取原药材，漂洗干净，晒干，碾碎。②煅牡蛎：取净牡蛎块，置无烟炉火上或打碎投入耐火容器内，用武火加热，煅至酥脆时取出，放凉，碾碎。

**饮片性状**　牡蛎为不规则片状或碎块，灰白色，具光泽，分层次，质坚硬。煅牡蛎呈不规则碎片状，大小不一，灰白色或青灰色，质地酥脆，断面层状。

**质量要求**　牡蛎及煅牡蛎饮片含碳酸钙（$CaCO_3$）不得少于94.0%。

**炮制作用**　牡蛎味咸，性微寒。归肝、胆、肾经。重镇安神，潜阳补阴，软坚散结。生品偏于镇惊安神，潜阳补阴，散结。用于惊悸失眠，眩晕耳鸣，瘰疬痰核，癥瘕痞块。煅牡蛎质地酥脆，易于粉碎，利于有效成分的溶出，收敛固涩作用增强。用于自汗盗汗，遗精崩带，胃痛吐酸。

（李伟东）

**龟甲**（Testudinis Carapax et Plastrum）　龟科动物乌龟 *Chinemys reevesii*（Gray）的背甲及腹甲。全年均可捕捉，以秋、冬二季为多，捕捉后杀死，或用沸水烫死，剥取背甲及腹甲，除去残肉，晒干。

**炮制沿革**　汉代有熬制（《金匮玉函经》）。南北朝刘宋时代有煅法（《雷公炮炙论》）。唐代提出炙制（《食疗本草》），熬令黄色（《备急千金要方》）。宋代有火烧通赤（《太平圣惠方》）、煨制（《史载之方》）、炒制（《伤寒总病论》）、醋煅（《普济本事方》）、韭菜叶和泥煅水飞（《类编朱氏集验医方》）等。明代主要沿用宋代的方法，但亦有生用者（《普济方》）。清代增加了猪脂炙后烧灰（《本草述》）、油制（《洞天奥旨》）、熬制（《吴鞠通医案》）等炮制方法。现代常用砂炒醋淬法。

**炮制方法**　①龟甲：取原药材，浸泡，置蒸锅内蒸45分钟，取出，放入热水中，立即用硬刷除净皮肉，洗净，干燥。②醋龟甲：将砂置炒制容器内，武火加热至灵活状态，容易翻动时，投入净龟甲，拌炒至表面黄色、质酥脆时，取出，筛去砂子，立即投入醋中淬之，捞出，干燥。每100kg 龟甲用醋20kg。

**饮片性状**　龟甲为不规则的小碎块。表面淡黄色或黄白色，有放射状纹理。内面黄白色，边缘呈锯齿状。质坚硬。气微腥，味微咸。醋龟甲表面黄色，质松脆，略有醋气。

**质量要求**　龟甲含水溶性浸出物不得少于4.5%。醋龟甲含水溶性浸出物不得少于8.0%。

**炮制作用**　龟甲味咸、甘，性微寒。归肝、肾、心经。滋阴潜阳，益肾强骨，养血补心。生品功善滋阴潜阳。用于肝风内动，肝阳上亢。醋龟甲质变酥脆，易于粉碎，利于煎出有效成分，并能矫臭矫味。以补肾健骨、滋阴止血力胜。常用于劳热咯血，脚膝痿弱，潮热盗汗，痔疮肿痛。

（李伟东）

**鸡内金**（Galli Gigerii Endothelium Corneum）　雉科动物家鸡 *Gallus gallus domesticus* Brisson 的干燥沙囊内壁。杀鸡后，取出鸡肫，立即剥下内壁，洗净，干燥。

**炮制沿革**　宋代有焙、炙制、蜜炙、麸炒（《三因极一病证方论》）、煅制等法。明代以后出现了酒制、炒制（《滇南本草》），猪胆汁制等法。现代常用清炒法、砂炒、醋炙等炮制方法。

**炮制方法**　①鸡内金：取原药材，除去杂质，干燥。②炒鸡内金：将净鸡内金置预热适度的炒制容器内，用中火加热，炒至表面黄色或焦黄色，取出，放凉。③砂炒鸡内金：取河砂置炒制容器内，用中火加热至灵活状态，容易翻动时，投入鸡内金，炒至鼓起，酥脆，呈深黄色时取出。④醋鸡内金：将鸡内金压碎，置预热适度的炒制容器内，用文火加热，炒至鸡内金鼓起，喷醋，取出，干燥。每100kg 鸡内金用醋15kg。

**饮片性状**　鸡内金呈不规则的卷片状。表面黄色、黄褐色或黄绿色，片薄而半透明，具明显的条状皱纹。质脆、易碎，断面角质样，有光泽。气微腥，味微苦。炒鸡内金表面黄色或焦黄色，鼓起，质松脆，易碎。砂炒鸡内金表面灰色，鼓起，质松脆，易碎。醋鸡内金表面褐黄色，鼓起，略有醋气。

**炮制作用**　鸡内金甘、平。归脾、胃、小肠、膀胱经。健胃消食，涩精止遗。生品长于攻积，通淋化石。用于泌尿系结石和胆道结石。炒鸡内金质地酥脆，便于粉碎，健脾消积作用增强。用于消化不良，食积不化，肝虚泄泻及小儿疳积。醋鸡内金质酥易碎，且矫正了不良气味，疏肝助脾。用于脾胃虚弱，脘腹胀满。

（李伟东）

jīnqiánbáihuāshé

## 金钱白花蛇（Bungarus Parvus）

眼镜蛇科动物银环蛇 *Bungarus multicinctus* Blyth 的幼蛇干燥体。夏、秋二季捕捉，剖开蛇腹，除去内脏，擦净血迹，用乙醇浸泡处理后，盘成圆形，用竹签固定，干燥。

**炮制沿革** 宋代以前用酒炙、酒浸去皮骨炙（《本草图经》）等法。宋代出现酒浸、炙过后再去皮骨（《圣济总录》）的方法。明代有火制（《奇效良方》）、酒浸焙炙（《本草纲目》）等法。现代常用酒炙。

**炮制方法** ①金钱白花蛇：取原药材，洗净，除去竹签。②酒金钱白花蛇：取原药材，刷去灰屑，除去头尾，用适量黄酒闷透后，取出晒干。每 100kg 金钱白花蛇用黄酒 50kg。

**饮片性状** 金钱白花蛇呈圆盘状，盘径 3~6cm，蛇体直径 0.2~0.4cm。头盘在中间，尾细，常纳口内，口腔内上颌骨前端有毒沟牙 1 对，鼻间鳞 2 片，无颊鳞，上下唇鳞通常各为 7 片。背部黑色或灰黑色，有白色环纹 45~58 个，黑白相间，白环纹在背部宽 1~2 行鳞片，向腹面渐增宽，黑环纹宽 3~5 行鳞片，背正中明显突起一条脊棱，脊鳞扩大呈六角形，背鳞细密，通身 15 行，尾下鳞单行。气微腥，味微咸。

**质量要求** 金钱白花蛇醇溶性浸出物用稀乙醇作溶剂不得少于 15.0%。

**炮制作用** 金钱白花蛇味甘、咸，性温；有毒。归肝经。祛风，通络，止痉。用于风湿顽痹，麻木拘挛，中风口眼㖞斜，半身不遂，抽搐痉挛，破伤风，麻风，

疥癣。本品不生用，酒制后可增强其祛风通络的功效，还可纠正不良气味。

（李伟东）

zhēnzhū

## 珍珠（Margarita）

珍珠贝科动物马氏珍珠贝 *Pteria martensii* (Dunker)、蚌科动物三角帆蚌 *Hyriopsis cumingii* (Lea) 或褶纹冠蚌 *Cristaria plicata* (Leach) 等双壳类动物受刺激形成的珍珠。自动物体内取出，洗净，干燥。

**炮制沿革** 唐代有研粉法（《千金翼方》）。宋代有水飞、牡蛎煮（《太平圣惠方》），煅（《校注妇人良方》）、豆腐制（《疮疡经验全书》）等法。明代有鸡与豆腐制（《寿世保元》）等方法。清代增加了焙制法（《外科大成》）。现代常用水飞法。

**炮制方法** ①珍珠：取原药材，洗净，晾干。②珍珠粉：取净珍珠，碾细，照水飞法制成最细粉。

**饮片性状** 珍珠呈类球形、长圆形、卵圆形或棒形，直径 1.5~8mm。表面类白色、浅粉红色、浅黄绿色或浅蓝色，半透明，光滑或微有凹凸，具特有的彩色光泽。质坚硬，破碎面呈层纹。气微，味淡。珍珠粉类白色，无光点，手捻之无沙粒感。气味腥，味微咸。均为极细粉。

**炮制作用** 珍珠味甘、咸，性寒。归心、肝经。安神定惊，明目消翳，解毒生肌，润肤祛斑。用于惊悸失眠，惊风癫痫，目赤翳障，疮疡不敛，皮肤色斑。珍珠质地坚硬，不溶于水，水飞成极细粉末，易被人体吸收。

（李伟东）

zhēnzhūmǔ

## 珍珠母（Margaritifera Concha）

蚌科动物三角帆蚌 *Hyriopsis cum-*

*ingii* (Lea)、褶纹冠蚌 *Cristaria plicata* (Leach) 或珍珠贝科动物马氏珍珠贝 *Pteria martensii* (Dunker) 的贝壳。去肉，洗净，干燥。

**炮制沿革** 宋代有水磨（《博济方》）、研粉（《女科百问》）等炮制方法。明、清有研细用（《医学纲目》）的制法。现代主要用明煅。

**炮制方法** ①珍珠母：取原药材，除去杂质及灰屑，漂洗干净，干燥，碾碎。②煅珍珠母：取净珍珠母块或打碎，置耐火容器内，于无烟炉火中用武火加热，煅至酥脆，取出，放凉，打碎或碾粉。

**饮片性状** 珍珠母为不规则碎块状，黄玉白色或银灰白色，有光彩，习称"珠光"。质硬而重。气微，味淡。煅珍珠母呈不规则碎块或粉状，青灰色，"珠光"少见或消失。质松酥脆，易碎。

**炮制作用** 珍珠母味咸，性寒。归肝、心经。平肝潜阳，定惊明目。生品偏于平肝潜阳。煅珍珠母质地酥脆，易于粉碎，利于有效成分的溶出。细研吞服，能治胃酸过多；同植物油、凡士林调和成油膏，可外涂治疗烫伤。也用于湿疮溃疡，久不敛口。

（李伟东）

chuānshānjiǎ

## 穿山甲（Manis Squama）

鲮鲤科动物穿山甲 *Manis pentadactyla* Linnaeus 的鳞甲。收集鳞甲，洗净，晒干。

**炮制沿革** 唐代有烧灰法（《千金翼方》）、炒黄法（《仙授理伤续断秘方》）。宋代有炙黄（《太平圣惠方》）、炙焦（《伤寒总病论》）、醋浸炒（《产育宝庆集》）、蚌粉炒（《普济本事

方》)、蛤粉炒(《太平惠民和剂局方》)、酒制(《类编朱氏集验医方》)、土炒(《急救仙方》)等方法。元代有石灰炒制(《世医得效方》)、酥制(《瑞竹堂经验方》)、火炮(《卫生宝鉴》)等法。明代新增桑灰制、热灰炮焦、谷芒灰炒、土炒、醋炙、麸炒(《普济方》)、石灰炒(《秘传证治要诀及类方》)、皂角灰制(《奇效良方》)、油煎(《本草纲目》)、砂土炒(《仁术便览》)等方法。清代增加了乳制(《得配本草》)、红花、牙皂、紫草节、苏木制(《串雅内编》)等炮制方法。其炮制方法已达 20 余种。现代常用砂烫(见砂炒)、砂烫醋淬等炮制方法。

**炮制方法** ①穿山甲:除去杂质,洗净,润透,切厚片,干燥。或取原药材,除去杂质和残肉,洗净,干燥。按大小分档。②炮山甲:取净穿山甲,大小分开。取砂子置锅内,用武火炒热后,加入大小一致的净穿山甲,拌炒至鼓起,呈金黄色时,取出,筛去砂,放凉。用时捣碎。③醋山甲:取净穿山甲,大小分开。取砂置锅内,用武火炒热后,加入大小一致的净穿山甲,拌炒至鼓起,呈金黄色时,取出,筛去砂子,及时倒入醋液中,搅拌,略浸,晒干。用时捣碎。每 100kg 穿山甲用米醋 30kg。④油制山甲:取麻油置锅内,加热至沸,加入净穿山甲片,炸至鼓起,呈金黄色为度,捞出放凉。每 100kg 穿山甲片用麻油 18kg。

**饮片性状** 穿山甲呈扇面形,三角形或盾形的扁平片状或半折合状,中央较厚,边缘较薄,大小不一,长宽各约 0.7 ~ 5cm。外表黑褐色或黄褐色,有光泽,宽端有数十条排列整齐的纵纹及数条横线纹,窄端光滑。内表面色较浅,中部有一条明显突起的弓形横向棱线,其下方有数条与棱线相平行的细纹。角质,半透明,坚韧而有弹性,不易折断。气微腥,味淡。炮山甲鼓起,呈卷曲状,金黄色。质酥脆,易碎。气微腥,味咸。醋山甲全体膨胀呈卷曲状,黄色,质松脆,易碎,有醋味。油制山甲形如醋山甲,金黄色,略带油性。

**质量要求** 穿山甲、醋山甲和炮山甲,杂质均不得过 4%;总灰分均不得过 3.0%。

**炮制作用** 穿山甲味咸,性微寒。归肝、胃经。活血消癥,通经下乳,消肿排脓,搜风通络。用于经闭癥瘕,乳汁不通,痈肿疮毒,风湿痹痛,中风瘫痪,麻木拘挛。生品质地坚硬,不易煎煮和粉碎,并有腥臭气。砂炒或油制后质变酥脆,易于粉碎及煎出有效成分,矫正其腥臭之气。炮山甲长于消肿排脓,搜风通络。用于痈疡肿毒,风湿痹痛。醋山甲通经下乳力强。用于经闭不通,乳汁不下等证。

(李娆娆)

## hǎimǎ

**海马**(Hippocampus) 海龙科动物线纹海马 *Hippocampus kelloggi* Jordan et Snyder、刺海马 *Hippocampus histrix* Kaup、大海马 *Hippocampus kuda* Bleeker、三斑海马 *Hippocampus trimaculatus* Leach 或小海马(海蛆) *Hippocampus japonicus* Kaup 的干燥体。夏、秋二季捕捞,洗净,晒干;或除去皮膜和内脏,晒干。

**炮制沿革** 宋代有烧末(《经史证类备急本草》)法。明代有微酥炙、炒(《普济方》)、烧存性、捣末用(《本草品汇精要》)等方法。清代有酒炙黄(《洞天奥旨》)法。现代常用滑石粉炒和酒炙等炮制方法。

**炮制方法** ①海马:取原药材,用时捣碎或碾粉。②制海马:取滑石粉至炒锅内,用文火炒至表面呈深黄色鼓起,取出,筛去滑石粉,放凉。③酒海马:取净海马,至铁丝筛中,用文火烤热后,离火喷白酒,反复数次至表面呈深黄色,放凉。每 100kg 海马用白酒 20kg。

**饮片性状** 线纹海马呈扁长形而弯曲,体长约 30cm。表面黄白色。头略似马头,有冠状突起,具管状长吻,口小,无牙,两眼深陷。躯干部七棱形,尾部四棱形,渐细卷曲,体上有瓦楞形的节纹并具短棘。体轻,骨质,坚硬。气微腥,味微咸。刺海马体长 15 ~ 20cm。头部及体上环节间的棘细而尖。大海马体长 20 ~ 30cm。黑褐色。三斑海马体侧背部第 1、4、7 节的短棘基部各有 1 黑斑。小海马(海蛆)体形小,长 7 ~ 10cm。黑褐色。节纹和短棘均较细小。制海马形如海马,质较松脆,色泽加深,微鼓起。酒海马略有酒气。

**炮制作用** 海马味甘、咸,性温。归肝、肾经。温肾壮阳,散结消肿。用于阳痿,遗尿,肾虚作喘,癥瘕积聚,跌仆损伤;外治痈肿疔疮。制海马炒后酥脆,易煎出有效成分。海马酒制后矫臭矫味,提高药效。用于男性阳痿,妇人宫冷不孕。

(李伟东)

## hǎilóng

**海龙**(Syngnathus) 海龙科动物刁海龙 *Solenognathus hardwickii* (Gray)、拟海龙 *Syngnathoides biaculeatus* (Bloch) 或尖海龙 *Syngnathus acus* Linnaeus 的干燥体。多于夏、秋二季捕捞,刁海龙、

拟海龙除去皮膜，洗净，晒干；尖海龙直接洗净，晒干。

**炮制沿革** 现行有油制（《甘肃省炮制规范》），滑石粉制（《吉林省炮制规范》），焙制（《云南省炮制规范》），酒制（《中药炮制经验集成》），油砂制（《常用中草药的加工炮制》），土制法（《本草新编》）等。现代常用切制等炮制方法。

**炮制方法** ①海龙：用时捣碎或切段。②酒海龙：取净海龙，用文火烘烤，不时翻动。干脆后淬入酒中，冷后取出，再烘再淬，如此反复数次，至海龙松脆呈焦黄色时取出放凉。③制海龙：取滑石粉置锅内，用文火加热，放入净海龙段，不断翻炒，烫至微黄色，取出，筛去滑石粉，放凉。

**饮片性状** 刁海龙体狭长侧扁，全长 30～50cm。表面黄白色或灰褐色。头部具管状长吻，口小，无牙，两眼圆而深陷，头部与体轴略呈钝角。躯干部宽 3cm，五棱形，尾部前方六棱形，后方渐细，四棱形，尾端卷曲。背棱两侧各有 1 列灰黑色斑点状色带。全体被以具花纹的骨环和细横纹，各骨环内有突起粒状棘。胸鳍短宽，背鳍较长，有的不明显，无尾鳍。骨质，坚硬。气微腥，味微咸。拟海龙体长平扁，躯干部略呈四棱形，全长 20～22cm。表面灰黄色。头部常与体轴成一直线。尖海龙体细长，呈鞭状，全长 10～30cm，未去皮膜。表面黄褐色。有的腹部可见育儿囊，有尾鳍。质较脆弱，易撕裂。酒海龙形如海龙表面焦黄，松脆，略有酒气。制海龙表面微黄，松脆。

**炮制作用** 海龙味甘、咸，性温。归肝、肾经。温肾壮阳，散结消肿。用于肾阳不足，阳痿遗精，癥瘕积聚，瘰疬痰核，跌仆损伤；外治痈肿疔疮。酒海龙可矫臭矫味，并增强药效，用于治跌打内伤。制海龙质地酥脆，有效成分易于煎出。

（王英姿）

hǎipiāoxiāo

**海螵蛸**（Sepiae Endoconcha） 乌贼科动物无针乌贼 *Sepiella maindroni* de Rochebrune 或金乌贼 *Sepia esculenta* Hoyle 的干燥内壳。收集乌贼鱼的骨状内壳，洗净，干燥。

**炮制沿革** 南北朝刘宋时期有卤制（《雷公炮炙论》）。唐代有烧成屑（《备急千金要方》）、炙令黄（《食疗本草》）等炮制方法。宋代有炒法（《重修政和经史证类备用本草》）。明代炮制方法较多，有蜜炙（《普济方》），纸裹煨（《医宗粹言》），三黄汤制、槐花汁制（《一草亭目科全书》）等。清代增加了鱼骨卤制（《本草求真》），醋炙（《类证治裁》）等方法。现代常用清炒法等炮制方法。

**炮制方法** ①海螵蛸：取原药材，除去杂质，用清水洗净，干燥，砸成小块。②炒海螵蛸：取净海螵蛸小块，置炒制容器内，用文火加热，炒至表面微黄色，取出晾凉。

**饮片性状** 海螵蛸为不规则小块，表面灰白色。体轻，易折断，断面粉质，显疏松层纹，具吸水性。气微腥，味微咸。炒海螵蛸表面微黄色，略有焦斑。

**质量要求** 海螵蛸饮片含铅不得过 5mg/kg、镉不得过 5mg/kg、砷不得过 10mg/kg、汞不得过 0.2mg/kg、铜不得过 20mg/kg；含碳酸钙（$CaCO_3$）不得少于 86.0%。

**炮制作用** 海螵蛸味咸、涩，性温。归脾、肾经。收敛止血，涩精止带，制酸，敛疮。临床常用生品，用于崩漏出血，梦遗滑精，赤白带下，胃痛吐酸。炒后敛湿作用增强，温涩作用也略胜于生品。可用于疮疡湿疹，创伤出血。

（王英姿）

sāngpiāoxiāo

**桑螵蛸**（Mantidis Oötheca） 螳螂科昆虫大刀螂 *Tenodera sinensis* Saussure、小刀螂 *Statilia maculata* (Thunberg) 或巨斧螳螂 *Hierodula patellifera* (Serville) 的干燥卵鞘。以上三种分别习称"团螵蛸""长螵蛸"及"黑螵蛸"。深秋至次春收集，除去杂质，蒸至虫卵死后，干燥。

**炮制沿革** 汉代有蒸法。南北朝刘宋时期有"去核子，用沸浆水浸淘后，熬制"（《雷公炮炙论》）的方法。南齐时代有炙制。唐代有炒法（《外台秘要方》）。宋代有微炒（《太平圣惠方》），火炮、麸炒、酒浸炒（《太平惠民和剂局方》），酒炙、酒浸（《严氏济生方》），醋炙、酥制、米泔水煮、焙制等方法。明代增加了蜜炙、面炒制、盐水炒（《普济方》）等法。清代增加了醋煮等炮制方法。现代常用蒸制、盐炙等炮制方法。

**炮制方法** ①桑螵蛸：除去杂质，蒸透，干燥。用时剪碎。②盐桑螵蛸：取净桑螵蛸，加入盐水拌匀，闷润后置锅内，用文火加热，炒至有香气逸出时，取出放凉。每 100kg 桑螵蛸用食盐 2.5kg。

**饮片性状** 桑螵蛸为略呈圆柱形或半圆形、长条形、类平行四边形。表面浅黄褐色、灰黄色或灰褐色，背面有一带状隆起，腹面平坦或有凹沟。体轻，气微腥，味淡。蒸桑螵蛸色泽较深。炒桑螵蛸形如桑螵蛸，表面焦黄色，略有焦斑。

**炮制作用**　桑螵蛸味甘、咸，性平。归肝、肾经。益肾固精，缩尿，止浊。生品令人泄泻，故不生用。蒸制后可消除致泻的副作用，同时可杀死虫卵，有利于保存药效。用于遗精滑精，尿频遗尿，小便白浊。盐炙后增强益肾固精，缩尿止遗的作用。用于肾虚阳痿，遗精，遗尿，小便有浊等证。

（李伟东）

shétuì

**蛇蜕**（Serpentis Periostracum）游蛇科动物黑眉锦蛇 *Elaphe taeniura* Cope、锦蛇 *Elaphe carinata*（Guenther）或乌梢蛇 *Zaocys dhumnades*（Cantor）等蜕下的干燥表皮膜。春末夏初或冬初收集，除去泥沙，干燥。

**炮制沿革**　汉代有火熬法（《神农本草经》）。晋代有烧炭法（《肘后备急方》）。刘宋时代有醋炙法（《雷公炮炙论》）。唐代有烧炭、炙制（《备急千金要方》）等法。宋代增加了炒制（《全生指迷方》）、马勃与皂角子制（《小儿药证直诀》）、甘草制（《急救仙方》）等法。明代又增加了焙制、酒浸、酒炒（《普济方》），酒炙、蜜炙（《本草纲目》），油制（《奇效良方》），盐制（《外科理例》）等法。现代常用酒浸、酒炙、煅炭（见暗煅）等炮制方法。

**炮制方法**　①蛇蜕：取原药材，除去杂质、泥屑，洗净，干燥，切段。②酒蛇蜕：取蛇蜕段，加入定量黄酒拌匀，稍闷润，待酒被吸尽后，置炒制容器内，用文火加热，炒制表面微显黄色，取出晾凉。每 100kg 蛇蜕段用黄酒 15kg。③蛇蜕炭：取净蛇蜕段置锅内，上扣一较小的锅，两锅

结合处用盐泥封严，上压重物，扣锅底部贴一白纸条，或放几粒大米，用武火加热，煅至白纸或大米呈深黄色为度，离火，待凉后取出。

**饮片性状**　蛇蜕为圆筒形小段，多压扁而皱缩。背部银灰色或淡灰棕色，有光泽，具菱形或椭圆形鳞迹，鳞迹衔接处呈白色，略抽皱或凹下。腹部乳白色或略显黄色，鳞迹长方形，呈覆瓦状排列。体轻，质微韧，手捏有润滑感，略有弹性，轻轻搓揉，沙沙作响。气微腥，味淡或微咸。酒蛇蜕微显黄色，略有酒气。蛇蜕炭呈黑褐色。

**质量要求**　蛇蜕饮片酸不溶性灰分不得过 3.0%。

**炮制作用**　蛇蜕味咸、甘，性平。归肝经。祛风，定惊，解毒，退翳。生品有腥气，不利于服用和粉碎，多入煎剂。酒炙后可增强祛风定惊、退翳的功效，并能减少腥气，利于服用和粉碎，多入散剂。用于小儿惊风，抽搐痉挛，角膜出翳，喉痹，疔肿，皮肤瘙痒。煅炭后便于粉碎和制剂，以外用为主，亦有内服者。解毒消肿，用于痈肿疔毒，瘰疬恶疮。

（王英姿）

lùjiǎo

**鹿角**（Cervi Cornu）　鹿科动物马鹿 *Cervus elaphus* Linnaeus 或梅花鹿 *Cervus nippon* Temminck 已骨化的角或锯茸后翌年春季脱落的角基。分别习称"马鹿角""梅花鹿角""鹿角脱盘"。多于春季拾取，除去泥沙，风干。

**炮制沿革**　晋代有烧灰法（《肘后备急方》）。唐代有去上皮取白者、烧成炭、炙令焦末、熬令黄末（《备急千金要方》），炒令黄（《外台秘要方》），酒淬

（《经效产宝》）等方法。宋代有酥制（《圣济总录》），浆水制、牛乳制、大麦制（《太平圣惠方》），醋磨（《类编朱氏集验医方》），火煅（《疮疡经验全书》）等方法。元代有烧存性法（《外科精义》）。明代新增了蜜炙（《本草纲目》）、龟板制（《审视瑶函》）等法。清代除沿用前法外，又增加了泥固煅黄色（《外科大成》），制霜（《握灵本草》），酥油、酒制（《本草汇》），煎胶（《本草备要》）等方法。现代主要有镑片等炮制方法。

**炮制方法**　洗净，锯段，用温水浸泡，除去附着的筋、肉、膜、皮，捞出，镑片，晾干；或锉成粗粉。

**饮片性状**　鹿角为圆形或椭圆形薄片。表面灰色或灰褐色，中部有细蜂窝状小孔。周边白色或灰白色，质细密。体轻，质脆。鹿角粉呈粉末状。白色或灰白色，无臭，味微咸。

**炮制作用**　鹿角味咸，性温。归肾、肝经。温肾阳，强筋骨，行血消肿。用于肾阳不足，阳痿遗精，腰脊冷痛，阴疽疮疡，乳痈初起，瘀血肿痛。炮制后使药物洁净，便于调剂和制剂。

（王英姿）

lùróng

**鹿茸**（Cervi Cornu Pantotrichum）　鹿科动物梅花鹿 *Cervus nippon* Temminck 或马鹿 *Cervus elaphus* Linnaeus 的雄鹿未骨化密生茸毛的幼角。前者习称"花鹿茸"，后者习称"马鹿茸"。夏、秋二季锯取鹿茸，经加工后，阴干或烘干。

**炮制沿革**　南齐时代有烧灰法（《刘涓子鬼遗方》）。南北朝刘宋时代有羊脂炙、黄精自然汁

制法（《雷公炮炙论》）。唐代有炙法（《千金翼方》）。宋代有去毛、酥制（《太平圣惠方》），去毛，切作片子、酥炙（《全生指迷方》），羊脂制、黄精汁制（《重修政和经史证类备用本草》），蜜炙、酒炙、酒蒸（《类编朱氏集验医方》），酒煮、酒蒸、醋炙、醋蒸（《济生方》），酒浸（《圣济总录》）等方法。元代有炒黄法（《瑞竹堂经验方》），蜜涂炒法（《活幼心书》）。明代增加了盐酒制法（《普济方》）。清代出现了熬膏法（《玉楸药解》）、烙去毛酒蒸焙法（《类证治裁》）。现代主要有切片、研粉等炮制方法。

**炮制方法** ①鹿茸片：取鹿茸，燎去茸毛，刮净，以布带缠绕茸体，自锯口面小孔灌入热白酒，并不断添酒，至润透或灌酒稍蒸，横切薄片，压平，干燥。②鹿茸粉：取鹿茸，燎去茸毛，刮净，劈成碎块，研成细粉。

**饮片性状** 花鹿茸角尖部习称"血片""蜡片"，为圆形薄片，表面浅棕色或浅黄白色，半透明，微显光泽，外皮无骨质，周边粗糙，红棕色或棕色，质坚韧。气微腥，味微咸。中上部习称"粉片"，下部习称"老角片"，为圆形或类圆形厚片，表面粉白色或浅棕色，中间有蜂窝状细孔，外皮无骨质或略具骨质，周边粗糙，红棕色或棕色，质坚脆。气微腥，味微咸。马鹿茸的血片、蜡片为圆形薄片，表面灰黑色，中央米黄色，半透明，微显光泽，外皮较厚无骨质，周边灰黑色，质坚韧，气微腥，味微咸；粉片、老角片为圆形或类圆形厚片，表面灰黑色，中央米黄色，有细蜂窝状小孔，外皮较厚，无骨质或略具骨质，周边灰黑色，

质坚脆，气微腥，味微咸。鹿茸粉为灰白色或米黄色粉末。气微腥，味微咸。

**炮制作用** 鹿茸味甘、咸，性温。归肾、肝经。壮肾阳，益精血，强筋骨，调冲任，托疮毒。用于肾阳不足，精血亏虚，阳痿滑精，宫冷不孕，羸瘦，神疲畏寒，眩晕，耳鸣耳聋，腰脊冷痛，筋骨痿软，崩漏带下，阴疽不敛。炮制后使药物洁净，便于调剂和制剂。

(王英姿)

**bānmáo**

**斑蝥**（Mylabris） 芫青科昆虫南方大斑蝥 *Mylabris phalerata* Pallas 或黄黑小斑蝥 *Mylabris cichorii* Linnaeus 的干燥体。别名斑猫、羊米虫、花壳虫等。夏、秋二季捕捉，闷死或烫死，晒干。

**炮制沿革** 晋代有炙、炒、烧令烟尽（《肘后备急方》）的炮制方法。南北朝有糯米、小麻子同炒（《雷公炮炙论》）的方法。宋代有酒浸炒焦、麸炒、面炒（《博济方》），酒炒、醋煮（《苏沈良方》），米炒焦（《类编朱氏集验医方》）等方法。明清两代除沿用前法外，又增加了醋煮焙干（《普济方》），牡蛎炒（《医宗粹言》），麸炒醋煮（《本草通玄》），米浸炒（《良朋汇集》），去翅足、糯米同炒（《医学入门》），渍糯米小麻子拌炒（《本草纲目》），蒸制（《本草述》），米泔制（《串雅补》），土炒（《外科证治全书》）等炮制方法。现代常用米炒、糯米炒等炮制方法。

**炮制方法** ①斑蝥：取原药材，除去杂质。②米斑蝥：将米置热的炒制容器中，用中火加热至冒烟，投入净斑蝥拌炒，至米呈黄棕色，取出，筛去米，除去头、

足、翅，摊凉。每100kg斑蝥用米20kg。

**饮片性状** 南方大斑蝥呈长圆形，长1.5~2.5cm，宽0.5~1cm。头及口器向下垂，有较大的复眼及触角各1对，触角多已脱落。背部具革质鞘翅1对，黑色，有3条黄色或棕黄色的横纹；鞘翅下面有棕褐色薄膜状透明的内翅2片。胸腹部乌黑色，胸部有足3对。有特殊的臭气。黄黑小斑蝥体型较小，长1~1.5cm。米斑蝥中南方大斑蝥体型较大，头足翅偶有残留。色乌黑发亮，头部去除后的断面不整齐，边缘黑色，中心灰黄色。质脆易碎。有焦香气。黄黑小斑蝥体型较小。

**质量要求** 生斑蝥饮片含斑蝥素（$C_{10}H_{12}O_4$）不得少于0.35%。米斑蝥饮片含斑蝥素应为0.25%~0.65%。

**炮制作用** 斑蝥味辛，性热；有大毒。归肝、胃、肾经。破血消癥，攻毒蚀疮。所含的毒性物质斑蝥素对皮肤和黏膜有极强的刺激性，能引起充血、发泡、发赤。口服可引起咽喉、食管部位的烧灼感，出现恶心、呕吐、腹部绞痛、中毒性肾炎等症状。严重者可因急性肾衰竭或循环衰竭而导致死亡。故生斑蝥只能外用，以攻毒蚀疮为主。用于瘰疬瘘疮，痈疽肿毒，顽癣瘙痒等证。米炒后可降低其毒性，矫正其气味；可内服，多入丸散用。以通经、破癥散结为主。用于经闭，癥瘕，狂犬咬伤，瘰疬，肝癌，胃癌。

(张丽)

**zǐhéchē**

**紫河车**（Hominis Placenta） 健康产妇新鲜胎盘的炮制加工品。

**炮制沿革** 宋代有煅制（《圣

济总录》）、黑豆制（《太平惠民和剂局方》）、煨制（《校注妇人良方》）、酒煮（《传信适用方》）等炮制方法。明代增加了米泔煮、烘熟、酒蒸（《景岳全书》），清蒸（《本草蒙筌》），酒醋洗（《普济方》），猪肚蒸（《炮炙大法》），乳香酒蒸（《本草乘雅半偈》），烘制（《医学入门》）等炮制方法。清代尚有蜂蜜煮（《本经逢原》）、白矾和姜汁同制法（《幼幼集成》）。现代常用花椒与黄酒制、酒炒等炮制方法。

**炮制方法**　①紫河车：将新鲜胎盘除去羊膜及脐带，反复冲洗至去尽血液，加适量花椒、黄酒蒸或置沸水中略煮后，干燥，砸成小块或研成细粉。每100kg紫河车块用黄酒10kg、花椒2.5kg。②酒炒紫河车：取净紫河车块，用酒拌匀，待酒吸尽后，用文火炒至酥脆为度。用时研末。每100kg紫河车用酒10kg。

**饮片性状**　紫河车为不规则的碎块，大小不一。黄色或棕黄色，一面凹凸不平，有不规则沟纹，另一面光滑，常附有残余的脐带，其四周有细血管。质硬而脆。有腥气。酒炒紫河车质地酥脆，腥气较弱，具酒香气。粉末黄棕色。

**炮制作用**　紫河车味甘、咸，性温。归心、脾、肾经。生品有腥气，内服易恶心呕吐，多入片剂或胶囊剂。酒制可除去腥臭味，便于服用。并使质地酥脆，便于粉碎，增强疗效。用于肺肾两虚，虚劳咳嗽，阳痿遗精。

（王英姿）

géqiào
**蛤壳**（Meretricis Concha；Cyclinae Concha）　帘蛤科动物文蛤 *Meretrix meretrix* Linnaeus 或青蛤 *Cyclina sinensis* Gmelin 的贝壳。夏、秋二季捕捞，去肉，洗净，晒干。

**炮制沿革**　汉代有"杵为散"（《金匮要略方论》）的记载。唐代有"研炼"（《千金翼方》）的方法。宋代增加了"烧通赤细研"（《圣济总录》）、煅（《急救仙方》）等炮制方法。明代又增加了醋淬等方法，并有"烧为粉，研极细，过数月，火毒散用之"（《医学纲目》）的论述。煅、研的炮制方法历代皆沿用。现代常用明煅等炮制方法。

**炮制方法**　①蛤壳：取原药材，洗净，干燥，碾碎或研粉。②煅蛤壳：取净蛤壳，置耐火容器内，煅至酥脆，取出放凉，碾碎或研粉。

**饮片性状**　蛤壳为不规则的碎片或无定形粉末，表面灰白色或黄白色，内面乳白色，略带青紫光泽。质坚硬而重，断面显层状。无臭，味淡。煅蛤壳呈不规则碎片或无定形粉末，光泽消失，灰白色。质疏松，口尝有涩感。

**质量要求**　蛤壳饮片含碳酸钙（$CaCO_3$）不得少于95.0%。

**炮制作用**　蛤壳味苦、咸，性平。归肺、肾经。清热化痰，软坚散结，制酸止痛。生品偏于软坚散结。用于瘰疬、瘿瘤、痰核等。煅蛤壳易于粉碎，化痰制酸作用增强。用于痰火咳嗽，胸胁疼痛，痰中带血，胃痛吞酸。

（王英姿）

géjiè
**蛤蚧**（Gecko）　壁虎科动物蛤蚧 *Gekko gecko* Linnaeus 的干燥体。全年均可捕捉，除去内脏，拭净，用竹片撑开，使全体扁平顺直，低温干燥。

**炮制沿革**　南北朝刘宋时代有酒浸烘焙法，并有"其毒在眼，其效在尾"之说（《雷公炮炙论》）。宋代多数文献记载，蛤蚧需去头足及清洗后再进行其他炮制，有酥炙、醋炙（《太平圣惠方》），炙香（《博济方》），蜜炙、酒浸、酥炙、酒蜜涂炙（《圣济总录》），煅存性（《洪氏集验方》）等方法。明、清两代基本沿用前法，并增加了青盐酒炙、酒浸炒（《普济方》），酒洗（《本草汇》），酒浸（《串雅外编》）等法。现代常用酒炙、油炙等炮制方法。

**炮制方法**　①蛤蚧：取原药材，除去竹片，洗净，除去头（齐眼处切除）、足爪及鳞片，切成小块，干燥。②酒蛤蚧：取蛤蚧块，用黄酒拌匀，闷润，待酒被吸尽后，烘干或置炒制容器内，用文火炒干；或置钢丝筛上，用文火烤热，喷适量黄酒，再置火上酥制，如此反复多次，至松脆为度，放凉。每100kg蛤蚧块用黄酒20kg。③油酥蛤蚧：取蛤蚧，涂以麻油，用无烟火烤至稍黄质脆，除去头爪及鳞片，切成小块。

**饮片性状**　蛤蚧为不规则片状小块。呈灰黑色或银灰白色，有黄白色或灰绿色斑纹，脊椎骨及肋骨突出。质坚韧。气腥、味微咸。酒蛤蚧色稍黄，质较脆，微有酒气。油酥蛤蚧色稍黄，质较脆，具香酥气。

**质量要求**　蛤蚧及酒蛤蚧饮片醇溶性浸出物以乙醇作溶剂不得少于8.0%。

**炮制作用**　蛤蚧味咸，性平。归肺、肾经。补肺益肾，纳气定喘，助阳益精。生品和油炙品功用相同，油制后易粉碎，腥气减少。其功效以补肺益精，纳气定喘见长。常用于肺虚咳嗽或肾虚作喘。酒蛤蚧质酥易碎，矫臭矫味，补肾壮阳作用增强。多用于肾阳不足，精血亏损的阳痿。

（陈 红）

## wúgōng

**蜈蚣**（Scolopendra） 蜈蚣科动物少棘巨蜈蚣 *Scolopendra subspinipes mutilans* L. Koch 的干燥体。春、夏二季捕捉，用竹片插入头尾，绷直，干燥。

**炮制沿革** 南北朝刘宋时代有"凡使蜈蚣，先以蜈蚣、木末或柳蛀末于土器中炒，令木末焦黑，去木末，以竹刀刮去足甲用"（《雷公炮炙论》）的记载。晋代有"烧"（《肘后备急方》）法。唐代有"赤头者炙"（《千金翼方》）法。宋代有"去头足炙"，还增加了木粉制（《重修政和经史证类备用本草》），酒浸、姜制（《圣济总录》），"薄荷叶裹，煨熟"（《太平惠民和剂局方》），羊酥制黄色（《小儿卫生总微方论》）等法，并首次出现用文火焙至褐色，不得焦（《急救仙方》）的论述。其焙法一直沿用。明代有酒焙（《景岳全书》），炒制（《普济方》），葱制、醋制（《普济方》）及火炮存性（《寿世保元》）等方法。清代除沿用明代"炙黄，去头足"（《本草述》）的方法外，还有煅制（《外科大成》）、荷叶包裹煨（《本草备要》）、鱼鳔制（《类证治裁》）等法。现代常用烘焙法等炮制方法。

**炮制方法** ①蜈蚣：取原药材，除去竹片及头足，用时折断或捣碎。②焙蜈蚣：取净蜈蚣，除去头足，洗净，用文火焙至黑褐色质脆时，放凉。

**饮片性状** 蜈蚣为扁长形。背部棕绿色或墨绿色，有光泽，腹部棕黄色或淡黄色，质脆。有特殊的刺鼻腥气，味辛而微咸。焙蜈蚣呈棕褐色或黑褐色，有焦腥气。

**质量要求** 蜈蚣饮片每 1000g 含黄曲霉毒素 $B_1$ 不得过 5μg，黄曲霉毒素 $G_2$、黄曲霉毒素 $G_1$、黄曲霉毒素 $B_2$ 和黄曲霉毒素 $B_1$ 总量不得过 10μg。

**炮制作用** 蜈蚣味辛，性温；有毒。归肝经。息风止痉，解毒散结，通络止痛。多用于急慢惊风，抽搐痉挛，中风口㖞，半身不遂，破伤风，风湿顽痹，疮疡，瘰疬，毒蛇咬伤等。焙后毒性降低，矫味矫臭，并使之干燥，便于粉碎。多入丸散内服或外敷，功用同生品。

（陈 红）

## fēngfáng

**蜂房**（Vespae Nidus） 本品为胡蜂科昆虫果马蜂 *Polistes olivaceous*（DeGeer）、日本长脚胡蜂 *Polistes japonicus* Saussure 或异腹胡蜂 *Parapolybia varia* Fabricius 的巢。秋、冬二季采收，晒干，或略蒸，除去死蜂死蛹，晒干。

**炮制沿革** 汉代有"火熬之良"（《神农本草经》）、"炙微黄"（《金匮要略方论》）等炮制方法。南北朝刘宋时代有蒸制法："凡使革蜂窠，先须以鸦豆枕等同拌蒸，从巳至未出，去鸦豆枕了，（晒）干用之"（《雷公炮炙论》）。唐代有"烧灰细研"的方法。宋代有微炒、蜜制、煅（《疮疡经验全书》）等炮制方法。明代有炒焦、炒炭法。清代有煅法、焙法、酒炒法等。现代常用暗煅、炒炭等炮制方法。

**炮制方法** ①蜂房：取原药材，除去杂质，剪块，筛去碎屑。②煅蜂房：取净蜂房块，置煅锅内，上扣一口径较小的锅，两锅结合处用盐泥封固，中火煅透，离火，完全冷却后取出。用时掰碎研细入药。③蜂房炭：取净蜂

房块置锅内，用中火炒至呈焦黑色，喷洒凉水少许，灭尽火星，取出晾透；或闷煅透，冷后取出。用时掰碎或研细。

**饮片性状** 蜂房为不规则的扁块状。表面灰白色或灰褐色，有多数整齐的六角形房孔，偶见黑色凸起的短柄。体轻，质韧，稍有弹性。气微，味辛淡。蜂房炭表面焦褐色，味涩。

**质量要求** 水分不得过 12.0%；总灰分不得过 10.0%；酸不溶性灰分不得过 5.0%。

**炮制作用** 蜂房味甘，性平；有小毒。归胃经。祛风，攻毒，杀虫，止痛。可内服，亦可外用。临床多用炮制品。煅后可增强疗效，降低毒性，并利于制剂。用于痈疽，瘰疬，龋病牙痛，疮疡肿毒，风湿痹痛，皮肤顽癣，鹅掌风。

（陈 红）

## fēngjiāo

**蜂胶**（Propolis） 蜜蜂科昆虫意大利蜂 *Apis mellifera* L. 的干燥分泌物。多于夏季从蜂箱中收集，除去杂质。

**炮制方法** 酒制蜂胶：取蜂胶粉碎，用乙醇浸泡溶解，滤过，滤液回收乙醇，晾干。

**饮片性状** 呈透明的栗色，并有颗粒状沉淀。

**炮制作用** 蜂胶味苦、辛，性寒。归脾、胃经。补虚弱，化浊脂，止消渴；外用解毒消肿，收敛生肌。用于体虚早衰，高脂血症，消渴；外治皮肤皲裂，烧烫伤。溶解蜂胶原块；过滤以去除蜜蜡和树脂等杂质；纯化、萃取蜂胶，提高蜂胶的纯度；除去铅、汞等重金属，以防中毒。

（陈 红）

## chántuì

**蝉蜕**（Cicadae Periostracum）

蝉科昆虫黑蚱 *Cryptotympana pustulata Fabricius* 的若虫羽化时脱落的皮壳。夏、秋二季收集，除去泥沙，晒干。

**炮制沿革** 宋代有"去土、爪、面，洗净用之"（《博济方》）、"去头、足、泥沙，水洗，晒干，为末，水飞三次用"（《小儿药证直诀》）、"翅足须除"（《本草蒙筌》）、"沸汤洗去泥土，去头、翅、足用"（《炮炙大法》）等记载。现代常净制后生用。

**炮制方法** 取原药材，除去杂质，洗净，干燥。

**饮片性状** 略呈椭圆形而弯曲，长约3.5cm，宽约2cm。表面黄棕色，半透明，有光泽。头部有丝状触角1对，多已断落，复眼突出。额部先端突出，口吻发达，上唇宽短，下唇伸长成管状。胸部背面呈十字形裂开，裂口向内卷曲，脊背两旁具小翅2对；腹面有足3对，被黄棕色细毛。腹部钝圆，共9节。体轻、中空、易碎。无臭，味淡。

**炮制作用** 蝉蜕味甘，性寒。归肺、肝经。散风除热，利咽，透疹，退翳，解痉。用于风热感冒，咽痛，喑哑，麻疹不透，风疹瘙痒，目赤翳障，惊风抽搐，破伤风。炮制后药物更加纯净。

（陈 红）

qíshé

**蕲蛇**（Agkistrodon） 蝰科动物五步蛇 *Agkistrodon acutus*（Güenther）的干燥体。多于夏、秋二季捕捉，剖开蛇腹，除去内脏，洗净，用竹片撑开腹部，盘成圆盘状，干燥后拆除竹片。

**炮制沿革** 南北朝刘宋时代有苦酒浸后酒煮法（《雷公炮炙论》）。宋代有酒浸炙、酥制（《太平圣惠方》），酒浸焙（《三因极一病证方论》）等法。明代有砂炒（《增补万病回春》），炙制、焙制（《外科正宗》）等法。现代常用酒炙、酒浸等炮制方法。

**炮制方法** ①蕲蛇：取原药材，除去头、鳞，切成寸段，筛去碎屑。②蕲蛇肉：取蕲蛇，去头，用定量黄酒润透后，除去鳞、骨，取精肉，干燥，筛去碎屑。每100kg蕲蛇用黄酒20kg。③酒蕲蛇：取净蕲蛇段，用定量黄酒拌匀，稍闷润，待酒被吸尽后，置炒制容器内，用文火加热，炒至黄色，取出晾凉，筛去碎屑。每100kg蕲蛇用黄酒20kg。

**饮片性状** 蕲蛇呈小段状，黑褐色或浅棕色，有鳞片痕，近腹部呈灰白色，腹内壁黄白色，可见脊柱骨或肋骨。气腥，味微咸。蕲蛇肉呈小段状，黄白色，质较柔软，略有酒气。酒蕲蛇表面色泽加深，略有酒气。

**炮制作用** 蕲蛇味甘、咸，性温；有毒。归肝经。祛风、通络、止痉。蕲蛇毒腺在头部，除去头、鳞，可除去毒性。生品气腥，不利于服用和粉碎，临床较少应用。酒炙后祛风、通络、止痉作用增强，并可去腥矫味，减少腥气，便于粉碎和制剂，故临床多用酒炙品。用于风湿顽痹，肢体麻木，筋脉拘挛，中风，口眼㖞斜，半身不遂，破伤风，小儿急慢性惊风，痉挛抽搐，惊厥。

（陈 红）

jiāngcán

**僵蚕**（Bombyx Batryticatus） 蚕蛾科昆虫家蚕 *Bombyx mori* Linnaeus 4~5龄的幼虫感染（或人工接种）白僵菌 *Beauveria bassiana*（Bals.）Vuillant 而致死的干燥体。多于春、秋季生产，将感染白僵菌病死的蚕干燥。

**炮制沿革** 南北朝刘宋时代有米泔制（《雷公炮炙论》）。唐代有炒制（《备急千金要方》）、熬制（《千金翼方》）。宋代增加了姜汁制（《博济方》），面炒制（《脚气治法总要》），酒炒、灰炮（《小儿药证直诀》），麸炒、蜜制、盐制（《圣济总录》），油制（《类编朱氏集验医方》）等炮制方法。明代有醋制（《普济方》）的记载。清代增加了糯米炒（《嵩崖尊生全书》）、制炭（《本草备要》）、红枣制（《外科证治全生集》）等炮制方法。现代常用麸炒等炮制方法。

**炮制方法** ①僵蚕：取原药材，除去杂质及残丝，洗净，晒干。②麸炒僵蚕：先用中火将炒制容器烧热，均匀撒入定量麦麸，待起烟时加入净僵蚕，快速翻炒至表面呈黄色时出锅，筛去麦麸，放凉。每100kg僵蚕用麦麸10kg。

**饮片性状** 僵蚕略呈圆柱形，多弯曲皱缩。表面灰黄色。被有白色粉霜，质硬而脆，易折断。断面棕黄色，有光泽。气微腥，味微咸。麸僵蚕形如僵蚕，表面黄色，偶有焦黄斑，腥气减弱。

**质量要求** 僵蚕饮片每1000g含黄曲霉毒素 $B_1$ 不得过 $5\mu g$，含黄曲霉毒素 $G_2$、黄曲霉毒素 $G_1$、黄曲霉毒素 $B_2$ 和黄曲霉毒素 $B_1$ 总量不得过 $10\mu g$；醇溶性浸出物以稀乙醇作溶剂不得少于 20.0%。

**炮制作用** 僵蚕味咸、辛，性平。归肝、肺、胃经。祛风定惊，化痰散结。生品辛散之力较强，药力较猛。用于惊风抽搐，皮肤瘙痒，肝风头痛。麸炒后疏风解表之力稍减，长于化痰散结。用于瘰疬痰核，中风失音。同时有助于除去生僵蚕虫体上的菌丝和分泌物，矫正气味，便于粉碎和服用。

（陈 红）

chánsū

## 蟾酥（Venenum Bufonis）

蟾蜍科动物中华大蟾蜍 Bufo bufo gargarizans Cantor 或黑眶蟾蜍 Bufo melanostictus Schneider 的干燥分泌物。多于夏、秋二季捕捉蟾蜍，洗净，挤取耳后腺和皮肤腺的白色浆液，加工，干燥。

**炮制沿革** 宋代有铁上焙焦（《太平圣惠方》），炼制、酒制、浸制（《小儿卫生总微方论》），酒炖（《校注妇人良方》）等方法。明代有汤浸（《普济方》）、乳汁制（《寿世保元》）等炮制方法。现代常用酒制法。

**炮制方法** ①蟾酥粉：取原药材，捣碎，研成细粉。②酒蟾酥：取原药材，捣碎，加白酒浸渍，不断搅动至呈稠膏状，干燥，研粉。每 100kg 蟾酥用白酒 20kg。

**饮片性状** 蟾酥粉呈棕褐色粉末状。气微腥，味初甜而后有持久的麻辣感，嗅之作嚏。酒蟾酥仍为棕褐色粉末。

**炮制作用** 蟾酥味辛，性温；有毒。归心经。解毒止痛，开窍醒神。生品有毒，作用峻烈，多制成丸散用或外用。生品质硬难碎，对操作者有刺激性。经酒制后，便于粉碎，毒性降低，并能减少对操作者的刺激性。用于发背，疔疮，痈毒，咽喉肿痛等证。

（王祝举）

biējiǎ

## 鳖甲（Carapax Trionycis）

鳖科动物鳖 Trionyx sinensis Wiegmann 的背甲。全年均可捕捉，以秋、冬二季为多，捕捉后杀死，置沸水中烫至背甲上的硬皮能剥落时，取出，剥取背甲，去残肉，晒干。

**炮制沿革** 汉代有炙法（《金匮要略方论》）。南北朝刘宋时代有醋制（《雷公炮炙论》）等法。唐代有制炭（《千金翼方》）、烧灰捣筛为散（《外台秘要方》）等法。宋代增加蛤粉炒（《圣济总录》），醋碯砂炙、醋浸反复炙（《太平惠民和剂局方》）等法。明代有酒洗醋炒、桃仁酒醋反复制（《奇效良方》）等法。清代有酥炙法（《温热经纬》）。现代常用砂烫醋淬法。

**炮制方法** ①鳖甲：取原药材，置蒸锅内，沸水蒸 45 分钟，取出，放入热水中，立即用硬刷除去皮肉，洗净，干燥。②醋鳖甲：将砂置炒制容器内，武火加热至沙子呈灵活状态，容易翻动时，投入净鳖甲，拌炒至表面呈淡黄色，质酥脆时，取出，筛去砂，趁热投入醋中稍浸，捞出，干燥，捣碎。每 100kg 鳖甲用醋 20kg。

**饮片性状** 鳖甲呈不规则的碎片，外表面黑褐色或墨绿色，内表面类白色，质坚硬。气腥，味淡。醋鳖甲呈深黄色，质酥脆，略具醋气。

**炮制作用** 鳖甲味咸，性微寒。归肝、肾经。滋阴潜阳，软坚散结，退热除蒸。生品质地坚硬，有腥臭气。养阴清热，潜阳息风之力较强。用于热病伤阴或内伤虚热，虚风内动等证。砂烫醋淬后，质变酥脆，易于粉碎及煎出有效成分，并能矫臭矫味。醋制还能增强药物入肝消积，软坚散结的作用。制鳖甲软坚散结之力较强。用于癥瘕积聚，阴虚潮热，月经停闭。

（王祝举）

shígāo

## 石膏（Gypsum Fibrosum）

硫酸盐类矿物硬石膏族石膏，主含含水硫酸钙（$CaSO_4 \cdot 2H_2O$），采挖后，除去杂石及泥沙。

**炮制沿革** 汉代多见"碎"（《金匮玉函经》），研、打碎（《千金翼方》）等法。南北朝有甘草水飞："凡使之，先于石臼中捣成粉，以夹物罗过，生甘草水飞过了，水尽令干，重研用之"（《雷公炮炙论》）。唐代有煅、"黄泥固封煅过"（《仙授理伤续断秘方》）等法。宋代有炒法（《全生指迷方》）；煅法：细研入坩埚子内火煅过，飞去石末（《类编朱氏集验医方》）；火煅醋淬法：火煅，醋淬七遍，捣碎水飞令极细，方入药用（《太平惠民和剂局方》）。明代还有火炮：湿纸裹，炮令透，为末（《普济方》）；雪水浸：碾，用醋入水或雪水浸三日（《奇效良方》）；糖拌炒过（《本草纲目》）等法。清代多沿用煅、炒、煨等方法。现代常用煅法。

**炮制方法** ①生石膏：取原药材，洗净，干燥，打碎，除去杂石，粉碎成粗粉。②煅石膏：取净石膏块，置无烟炉火或耐火容器内，用武火加热，煅至红透，取出，凉后碾碎。

**饮片性状** 生石膏为长块状、板块状或不规则的块状。白色、灰色或淡黄色，纵断面呈纤维状或板状，并有绢丝样光泽，半透明。体重，质硬而松，易打碎，常顺纵纹裂开。无臭，味淡。煅石膏为白色粉末或酥松块状物，纹理被破坏，表面透出微红色的光泽，崩裂处表面变暗，不透明。体较轻，质软，易碎，捏之成粉。无臭，味淡。

**质量要求** 生石膏含砷量不得过 2mg/kg；含水硫酸钙（$CaSO_4 \cdot 2H_2O$）不得少于 95.0%。煅石膏含砷量不得过 10mg/kg；含硫酸钙（$CaSO_4$）不得少于 92.0%〔1g 硫酸钙（$CaSO_4$）相当于 1.26g 含水硫酸钙（$CaSO_4 \cdot 2H_2O$）〕。

**炮制作用** 石膏味甘、辛、性大寒。归肺、胃经。清热泻火、除烦止渴。生石膏味甘、辛、性大寒。清热泻火，除烦止渴。用于外感热病，高热烦渴，肺热喘咳，胃火亢盛，头痛，牙痛。煅石膏味甘、辛、涩，性寒。清热力较缓，而收湿，生肌，敛疮，止血力强。外用于溃疡不敛，湿疹瘙痒，水火烫伤，外伤出血。

（王祝举）

*báifán*

**白矾**（Alumen） 硫酸盐类矿物明矾石经加工提炼制成的结晶体。主含含水硫酸铝钾［KAl（SO$_4$）$_2$·12H$_2$O］。

**炮制沿革** 汉以前有"烧"（《五十二病方》）、"炼"（《神农本草经》）的制法。经汉、晋发展为"烧令汁尽，熬"（《肘后备急方》），"于瓦上若铁物中熬令沸汁尽"（《本草经集注》）等法。南北朝时曾有用紫背天葵等辅料制法（《雷公炮炙论》）。唐代以后新增了煅法（《颅囟经》）、飞法（《仙授理伤续断秘方》）。宋代除沿用炼制（《博济方》）外，又发展了巴豆制（《类编朱氏集验医方》）等法。元、明仍以煅、炼为主要炮制方法，同时还有药制法，如"同硫黄同炒"（《世医得效方》）等。清代尚有麸制法：麸炒黑（《妇科玉尺》）。现代常用明煅。

**炮制方法** ①白矾：取原药材，除去杂质，捣碎或研碎。②枯矾：取净白矾，敲成小块，置煅锅内，用武火加热至熔化，继续煅至膨胀松泡呈白色蜂窝状固体，完全干燥，停火，放凉后取出，研成细粉。

**饮片性状** 白矾呈不规则的块状或粒状。无色或淡黄白色，透明或半透明。表面略平滑或凹凸不平，具细密纵棱，有玻璃样光泽。质硬而脆。气微，味酸、微甘而极涩。枯矾呈不透明、白色、蜂窝状或海绵状固体块状物或细粉，质轻，疏松，手捻易碎。味淡，有颗粒感。

**质量要求** 白矾饮片铵盐检查与氯化铵、碱性碘化汞钾及无氨蒸馏水混合液比较，不得更深；铜盐及锌盐检查溶液不得发生浑浊；铁盐检查在1小时内不得显蓝色；重金属不得过20mg/kg；含含水硫酸铝钾［KAl（SO$_4$）$_2$·12H$_2$O］不得少于99.0%。

**炮制作用** 白矾味酸、涩，性寒。归肺、脾、肝、大肠经。消痰、燥湿、止痒、止泻、止血、解毒、杀虫。生品长于解毒，杀虫，消痰，燥湿，止痒。用于疥癣、癫痫、中风、喉痹；外用解毒止痒，用于胬肉，痔疮，脱肛。枯矾酸寒之性降低，涌吐作用减弱，收湿敛疮、生肌止血、化腐作用增强。用于湿疹湿疮，聤耳流脓，阴痒带下，久泻，便血，崩漏，鼻衄，齿衄，鼻息肉。

（王祝举）

*mángxiāo*

**芒硝**（Natrii Sulfas） 硫酸盐类矿物芒硝族芒硝，经加工精制而成的结晶体。主含含水硫酸钠（Na$_2$SO$_4$·10H$_2$O）。

**炮制沿革** 汉代有炼法（《神农本草经》）。晋代有熬制，熬至汁尽（《肘后备急方》）等论述。发展至唐代，在沿用"炼、熬、烧法"的同时，增加了煮制（《新修本草》）、蒸制（《千金翼方》）并有热汤泡化用花叶纸滤过七次用（《仙授理伤续断秘方》）的论述。此外还提出炮制与剂型应用的要求，如"炼之如白银"（《新修本草》）。宋代沿袭上法，有炼令汁尽（《太平圣惠方》）的炼制，以及"纸裹三四重，炭火烧之"（《重修政和经史证类备用本草》）、"烧令白，于湿地上用纸衬出火毒"的煅制，炒制（《圣济总录》）；同时还载有一些特殊用法，如"生研""埋入坑地一宿""捣罗为粉"及"以暖水淋"等法。沿至元明则出现以芒硝制成玄明粉和风化硝的记载："冬天用白萝卜煮三四沸……夜露，早晨取明亮者，另入一器风化用"（《疮疡》）。明代有豆腐制、甘草制（《普济方》），火炮（《奇效良方》），加萝卜、冬瓜和豆腐共煮（《本草蒙筌》）及萝卜制（《本草乘雅半偈》）等法。清代炮制芒硝多采用辅料（豆腐、萝卜、甘草）合制。现代常用提净法。

**炮制方法** 取适量鲜萝卜，洗净，切成片，置煮制容器内，加适量水煮透，捞出萝卜，再投入适量天然芒硝（朴硝）共煮，至全部溶化，取出过滤或澄清以后取上清液，放冷。待结晶大部析出，取出置避风处适当干燥即得。其结晶母液经浓缩后可继续析出结晶，直至不再析出结晶为止。每100kg朴硝用萝卜20kg。

**饮片性状** 芒硝为棱柱状、长方形或不规则块状及粒状。无色透明或类白色半透明。质脆，易碎，断面显玻璃样光泽。气微，味咸。

**质量要求** 芒硝铁盐与锌盐：取本品5g，加水20ml溶解后，加硝酸2滴，煮沸5分钟，滴加氢氧化钠试液中和，加稀盐酸1ml、亚铁氰化钾试液1ml与适量的水使成50ml，摇匀，放置10分钟，不得发生浑浊或显蓝色；镁盐：取本品2g，加水20ml溶解后，加氨试液与磷酸氢二钠试液各 1ml，5 分钟内，不得发生浑浊；干燥失重为 51.0%~57.0%；含重金属不得过 10mg/kg，含砷量不得过 10mg/kg；按干燥品计算，含硫酸钠（$Na_2SO_4$）不得少于 99.0%。

**炮制作用** 芒硝味咸、苦，性寒。归胃、大肠经。泻热通便，润燥软坚，清火消肿。将天然产品加热水溶解过滤，除去泥砂及不溶性杂质，将滤液静置，析出结晶是芒硝的粗制品（朴硝），杂质较多，不宜内服。以消积散痛见长，多外用于乳痛。经萝卜煮制，重结晶后，可提高药物纯净度，同时缓和其咸寒之性，并借萝卜消积滞，化痰热，下气宽中作用，以增强芒硝润燥软坚，消导，下气通便之功。用于实热便秘，大便燥结，积滞腹痛，肠痈肿痛。

**附 玄明粉**

**炮制方法** 取重结晶之芒硝，打碎，包裹悬挂于阴凉通风处，令其自然风化成白色质轻粉末。或取芒硝于平底盆内，露放通风处，令其风化，消失水分，成为白色粉末，即得。

**饮片性状及作用** 玄明粉为芒硝经风化作用，失去结晶水后的无水硫酸钠的白色细腻粉末，质轻，用手搓之微有涩感，有引湿性。无臭，味微咸。其性缓和。用于实热便秘，大便燥结，积滞腹痛。外治咽喉肿痛，口舌生疮，牙龈肿痛，目赤，痈肿，丹毒。

(于定荣)

zhūshā

**朱砂**（Cinnabaris） 硫化物类矿物辰砂族辰砂。主含硫化汞（HgS）。采挖后，选取纯净者，用磁铁吸净含铁的杂质，再用水淘去杂石和泥砂。

**炮制沿革** 南北朝有用甘草、紫背天葵、五方草同制法（《雷公炮炙论》），研法（《刘涓子鬼遗方》）。唐代有去杂石及炼制法（《本草图经》）。宋代有"以新汲水浓磨汁"（《斗门方》）；细研，水飞过（《太平圣惠方》）；与蛇黄同研水飞（《本草衍义》）；荞麦灰煮：研如皂子大，绢袋盛，以荞麦灰淋汁煮三伏时，取出研如粉（《圣济总录》）；醋醋浸（《普济本事方》）；黄松节酒煮（《三因极一病证方论》）；蜜木瓜蒸（《类编朱氏集验医方》）等法。元代有先以磁石引去铁屑，次用水乳钵内细杵，取浮者飞过，净器中澄清，去上余水，如此法一般精制见朱砂尽干用（《活幼心书》）。明清有蒸：黄芪、当归煮熟；椒红煮：朱砂二两不夹石，用夹绢袋盛悬于银石器内，用椒红三两，取井花水调椒入于器内，可分别用锅子注水置朱砂在器内，重汤煮令鱼眼沸三昼夜为度，取出辰砂细研水飞（《证治准绳》）；荔枝壳水煮（《外科启玄》）；麻黄水煮、炒制（《寿世保元》）；酒蒸（《普济方》）；煨制（《增广验方新编》）；甘草煮（《本草纲目拾遗》）等方法。现代常用水飞法。

**炮制方法** 朱砂粉：取原药材，用磁铁吸去铁屑，置乳钵内，加适量清水研磨成糊状，然后加多量清水搅拌，倾取混悬液。下沉的粗粉再如上法，反复操作多次，直至手捻细腻，无亮星为止，弃去杂质，合并混悬液，静置后倾去上清水，取沉淀晾干，再研细即可。或取朱砂用磁铁吸除铁屑，球磨水飞成细粉，40℃ 以下烘干，过 200 目筛。

**饮片性状** 朱砂粉为鲜红色或暗红色极细粉。有光泽，质较重而酥，易研细。无臭，无味。

**质量要求** 朱砂粉与标准铁溶液对照液比较，不得更深（0.1%）；可溶性汞盐检测不得显汞盐鉴别反应；含硫化汞（HgS）不得少于 98.0%。

**炮制作用** 朱砂味甘，性微寒；有毒。归心经。清心镇惊，安神解毒。内服能清心镇惊，安神；外用可杀菌解毒，生肌长肉。用于心悸易惊，失眠多梦，癫痫发狂，小儿惊风，视物昏花，口疮，喉痹，疮疡肿痛。临床应用只入丸散或冲服，不入煎剂。水飞极细粉能清除杂质降低毒性，便于应用，故无论内服外用，均宜水飞过用。

(王祝举)

zìrántóng

**自然铜**（Pyritum） 硫化物类矿物黄铁矿族黄铁矿。主含二硫化铁（$FeS_2$）。采挖后，除去杂石。

**炮制沿革** 南北朝有甘草、醋制法："如采得，先捶碎，用甘草汤煮一伏时，至明滤出，摊令干，入臼中捣了，重筛过，以醋浸一宿，至明，用六一泥泥瓷盆子，约盛得二升已来，于文武火中养三日夜，才干，便用盖盖了泥，用火煅两伏时，去土，抉盖研如粉用。若修事五两，以醋两镒为度"（《雷公炮炙论》）。唐代有"煅存性"、"火煅酸醋淬存性"、"煅，醋淬七次别研"、"煅，酒淬别研"（《仙授理伤续断秘方》）等炮制方法。宋、元、明基本沿用煅淬法，如"火煅红，以米醋浸，又煅几十余次，水洗去灰研"（《圣济总录》）、酒淬七遍（《普济方》）、醋炒干研（《传信适用方》）。此外，尚有水飞（《世医得效方》）等法。清代还沿袭用前代甘草、醋淬法："火煅醋淬七次，细研，甘草水飞用"（《本草备要》）。现代常用煅淬。

**炮制方法** ①自然铜：取原药材，除去杂质，洗净，干燥，砸碎。②煅自然铜：取净自然铜，置耐火容器内，用武火加热，煅至红透，立即取出，投入醋液内淬，待冷却后，继续煅烧醋淬至黑褐色，外表脆裂，内外光泽消失，质地酥脆，取出，摊凉，干燥后碾碎。每 100kg 自然铜用醋 30kg。

**饮片性状** 自然铜为小方块状，大小不一。表面呈浅亮黄色，有金属光泽；有的黄棕色或棕褐色，无金属光泽。质重而硬，或稍脆易砸碎。断面有金属光泽，可见银白色亮星，无磁性。煅自然铜为不规则的碎粒，呈铁红色或黑色，无金属光泽。质地疏松，易打碎。有醋气。

**炮制作用** 自然铜味辛、性平。归肝经。散瘀、接骨、止痛。用于跌仆肿痛，筋骨折伤。生品多外用，用于头风疼痛，项下气瘿。煅淬后，便于粉碎加工，利于煎出有效成分，增强散瘀止痛作用。临床多煅用，用于跌仆肿痛，筋骨折伤，关节疼痛，心气刺痛。

（王祝举）

chìshízhī

**赤石脂**（Halloysitum Rubrum）硅酸盐类矿物多水高岭石族多水高岭石。主含四水硅酸铝 [Al$_4$(Si$_4$O$_{10}$)(OH)$_8$·4H$_2$O]。采挖后，除去杂石。

**炮制沿革** 汉代有碎、筛末（《金匮玉函经》）等炮制方法。南北朝有水飞法："凡使，须研如粉用，新汲水投于器中，搅不住手，了，倾作一盆，如此飞过三度，澄者去之，取飞过者，任入药中使用"（《雷公炮炙论》）。宋代有烧灰（《太平圣惠方》）；

煅制："凡使，须于炭火中煅通赤，取出放冷，研细水飞过，方入药用"（《太平惠民和剂局方》）；醋淬："烧赤，投醋中滤出"（《太平圣惠方》）；煅，醋淬七次（《济生方》）等方法。明清除沿用前法外，尚有醋炒："捣碎，醋拌匀湿，于生铁铫子内，慢火炒令干，研如粉"、煨（《奇效良方》）等法。现代常用煅法。

**炮制方法** ①赤石脂：取原药材，除去杂质，打碎或研细粉。②煅赤石脂：取赤石脂细粉，用醋调匀，搓条，切段，干燥，照明煅法，煅至红透。用时捣碎。或取净赤石脂，置无烟炉火上，用武火加热，煅至红透，取出，放凉，捣成粗粉。③醋赤石脂：取净赤石脂，碾成细粉，用醋及适量清水调匀，搓条，切段，干燥。置无烟炉火上，用武火加热，煅至红透，取出，放凉，研粉。每100kg 赤石脂用醋 30kg。④炒赤石脂：取赤石脂研细，炒至红色变深，取出，放凉。

**饮片性状** 赤石脂为不规则小碎块，表面凹凸不平。具褐红与白色相间的斑块，摸之细腻如脂而染指。体轻质脆，易碎。细粉土红色。吸水性较强。微苦而有土腥气。煅、炒赤石脂呈紫红色，质坚硬，不易打碎，吸水性更强。醋赤石脂，形如煅赤石脂，微有醋气。

**炮制作用** 赤石脂味甘、酸、涩，性温。归大肠、胃经。涩肠，止血，生肌敛疮。用于久泻久痢，大便出血，崩漏带下；外治疮疡久溃不敛，湿疹脓水浸淫。生品收湿生肌力强，多用于疮疡不敛，外伤出血。火煅、醋制后，能增强固涩收敛作用。

（李娆娆）

huāruǐshí

**花蕊石**（Ophicalcitum） 变质岩类岩石蛇纹大理岩。采挖后，除去杂石和泥沙。

**炮制沿革** 宋代有大火烧之（《嘉祐本草》），醋煅（《疮疡经验全书》），合硫黄同煅研末（《经史证类备急本草》）的炮制方法。煅法一直沿用至现代，如元代有烧过存性，研如粉（《丹溪心法》）；明代有"凡入丸散，以罐固济，顶火煅过，出火毒，研细水飞晒干用"（《本草纲目》）的方法；清代有硫黄煅：以花蕊石五两，同硫黄二两，入阳城罐内，盐泥固济，加顶火煅过，研细水飞用（《本经逢原》）。现代常用煅法。

**炮制方法** ①花蕊石：取原药材，除去杂质，洗净，干燥，敲成小块。②煅花蕊石：取净花蕊石，敲成小块，置耐火容器内，用武火加热，煅至红透，取出放凉，碾碎。③醋煅花蕊石：取净花蕊石，置耐火容器内，用武火加热，煅至红透，趁热倾入醋中淬透，冷后研碎。每100kg 花蕊石用醋 25kg。

**饮片性状** 花蕊石为不规则的碎块，灰白色或黄白色，有黄色、墨绿色或黄绿色多少不等的花纹相夹其间，习称"彩晕"（蛇纹石）。对光观察有闪星状光泽。体重（密度 2.5～3.6g/cm$^3$），质坚硬（硬度 2.5～3.5）。气微，味淡。煅花蕊石呈大小不等的颗粒状碎粒，色泽变黯，灰色带有褐色调，仍可见亮星。质变酥脆，轻砸可碎。醋煅花蕊石，无光泽，略有醋气。

**炮制作用** 花蕊石性味酸、涩，平。归肝经。化瘀止血。用于咯血，吐血，外伤出血，跌仆伤痛。生品质地坚硬，难以粉碎但亦有生用者，以化瘀止血为主。煅后能使质地疏松，易于粉碎，且能缓和酸涩之性，消除伤脾伐胃的副作用，以收敛止血为主。经醋淬后质脆易于粉碎，增强化瘀止血，止痛的作用。

(李娆娆)

### zàofán

**皂矾**（Melanteritum） 硫酸铁盐类矿物水绿矾的矿石。主含含水硫酸亚铁（$FeSO_4 \cdot 7H_2O$）。采挖后，除去杂石。

**炮制沿革** 宋代有"煅赤"（《太平圣惠方》），"用火煅通赤，取出，用酽醋淬过复煅，如此三度，细研"（《洪氏集验方》），"煅汁尽""火煅通红，取出放地上，出火毒"（《疮疡经验全书》）等煅法的记载。此外，尚有盐、硫黄制（《洪氏集验方》）的方法。明代有姜汁制（《寿世保元》）、米炒制（《医学入门》）等方法。清代有面裹火煨焦（《串雅内编》）等法。现代常用煅法、火煅醋淬。

**炮制方法** ①皂矾：取原药材，除去杂质，打碎。②煅皂矾：取净皂矾打碎，置耐火容器内，用武火加热，煅至汁尽，红透为度，取出放凉，研粉。③醋皂矾：取净皂矾打碎，置耐火容器内，加入醋，盖好，置炉火上，用武火加热，待皂矾溶解后搅拌均匀，继续煅至汁尽，全部呈绛色为度，取出放凉，研粉。每100kg皂矾用醋20kg。

**饮片性状** 皂矾为不规则粒状，大小不一，绿色，半透明，似玻璃光泽。质较脆，无臭，味酸涩。在干燥空气中逐渐风化成粉，置湿空气中迅速氧化，表面生成黄棕色锈衣。煅皂矾（绛矾）失水干枯，为细粒疏松集合体，光泽消失，绛红色。无臭，味涩。若成块状，则性脆、硬度（2.5~5.5）稍高。醋皂矾为绛色细粉，质地疏松。味涩，有醋气。

**质量要求** 皂矾含含水硫酸亚铁（$FeSO_4 \cdot 7H_2O$）不得少于85.0%。

**炮制作用** 皂矾味酸，性凉。归肝、脾经。解毒燥湿，杀虫补血。生品一般不内服，多用作外用洗涂剂，偏于燥湿止痒，杀虫。用于湿疹、疥癣，疮毒。内服多煅用，煅后失水变枯，不溶于水，致呕吐的副作用减轻，燥湿止痒作用增强。加醋煅不但减轻了致呕吐作用，以利内服，还增强了入肝补血，解毒杀虫的功效。用于黄肿胀满，血虚萎黄，疳积久痢，肠风便血。

(王祝举)

### qīngméngshí

**青礞石**（Chloriti Lapis） 变质岩类黑云母片岩或绿泥石化云母碳酸盐片岩。采挖后，除去杂石和泥沙。

**炮制沿革** 宋代有研细为粉（《嘉祐本草》），炭火烧一伏时（《小儿卫生总微方论》），硝石煅：礞石、硝石各一份，二味同研匀细，熔作汁，用皂角子三枚，旋旋入烟绝为度，放冷研（《圣济总录》）等方法。元代有密闭硝煅法：礞石二两，槌碎，焰硝二两，同入小砂罐内，瓦片盖之，铁线缚定，盐泥固济，晒干，火煅红，候冷取出（《丹溪心法》）。明清时代还有缩砂制：研细末，用缩砂拌和锅内炒，取净（《普济方》）；姜汁制：煅红淬生姜汁内（《鲁府禁方》）；藜芦汁淬：二两火煅通红投入，藜芦二两用河水一桶煮为汁中，如此数次滤净（《本草述》）。明代则提出了水飞去硝毒的新理念（《本草纲目》）。清代沿袭了这种理念，采用水淘净晒干用（《医宗说约》）、研末水飞去硝毒用（《本草备要》）等炮制方法。现代常用取青礞石煅后粉碎的炮制方法。

**炮制方法** ①青礞石：除去杂石，砸成小块。取原药材，除去杂质及泥土，砸碎或碾成粉末。②煅青礞石：取净青礞石，置适宜耐火容器内，用无烟武火加热，煅至红透。取出放凉，碾细。

**饮片性状** 青礞石为不规则的扁块，大小不一，黑灰色或灰绿色，微带珍珠样光泽，断面呈片状，可见闪闪发光的星点。无臭，味淡。煅青礞石质地酥脆，光泽消失。

**炮制作用** 青礞石性味甘、咸，平。归肺、心、肝经。坠痰下气，平肝镇惊。用于顽痰胶结，咳逆喘急，癫痫发狂，烦躁胸闷，惊风抽搐。煅青礞石质地疏松，便于粉碎加工，易于煎出有效成分。

(李娆娆)

### jīnméngshí

**金礞石**（Micae Lapis Aureus） 变质岩类蛭石片岩或水黑云母片岩。采挖后，除去杂石和泥沙。

**炮制沿革** 金礞石一词，古代文献中未见到相关记载。因与青礞石的功效相似，所以二者常常混用，并列在"礞石"项下。经考证，古代所载礞石应均指青礞石。北京医学院药学系在1958年报道，金礞石为富含铁（Fe）和铝（Al）的硅酸盐，主要含大量的$Fe^{3+}$、$Fe^{2+}$、$Al^{3+}$和$Mn^{2+}$及少量$Mg^{2+}$和$SiO_3^{2-}$，与青礞石成分不同，因此《中华人民共和国药典》《中药志》和《中华本草》均将二药分列。现代常用煅法。

**炮制方法** ①金礞石：除去杂石。取原药材，除去杂质，砸碎。②煅金礞石：取净金礞石，置适宜容器中，用无烟武火加热煅至红透，除尽沙石，取出放凉，碾细。

**饮片性状** 金礞石呈不规则块状或粉末，棕黄色或黄褐色，带有金黄色或银白色的光泽。质脆，用手捻之，易碎成金黄色闪光小片。具滑腻感。气微，味淡。煅金礞石为粉末状，黄褐色，闪金星更明显。无臭，无味。

**炮制作用** 金礞石性味甘、咸，平。坠痰下气，平肝镇惊。用于治疗顽痰胶结，咳逆喘急，癫痫发狂，烦躁胸闷，惊风抽搐。煅金礞石易于煎出有效成分。

（李娆娆）

lúgānshí

**炉甘石**（Calamina） 碳酸盐类矿物方解石族菱锌矿。主含碳酸锌（$ZnCO_3$）。采挖后，洗净，晒干，除去杂石。

**炮制沿革** 宋以来基本采用煅法或煅后药液淬法。宋代有研极细末（《博济方》）；黄连制：炉甘石半斤，用黄连四两如豆大于银石器内煮一伏时，去黄连，取石研（《济生方》）；水飞过等方法。明代有煅制：烧赤（《普济方》）；三黄汤制：用倾银罐煅红，倾出在三黄汤内三五次尤佳，然后用三黄汤悬液煮干露一宿，焙干用（《医宗粹言》）等法。清代有黄连、归身、木贼、羌活、麻黄制（《类证治裁》）；黄连、黄柏、荆芥制（《增广验方新编》）；火煅醋淬制（《良朋汇集》）等法。现代常用煅法。

**炮制方法** ①炉甘石：取原药材，除去杂质，打碎。②煅炉甘石：取净炉甘石，置耐火容器内，用武火加热，煅至红透取出，立即倒入水中浸淬，搅拌，倾取上层水中混悬液，残渣继续淬3~4次，至不能混悬为度，合并混悬液，静置，待澄清后倾去上层清水，干燥。③制炉甘石：黄连汤制炉甘石：取黄连加水煎汤2~3次，过滤去渣，合并药汁浓缩，加入煅炉甘石细粉中拌匀，吸尽后，干燥，每100kg煅炉甘石细粉用黄连12.5kg；三黄汤制炉甘石：取黄连、黄柏、黄芩加水煮汤2~3次，至苦味淡薄，过滤去渣，加入煅炉甘石细粉中拌匀，吸尽后，干燥，每100kg煅炉甘石细粉用黄连、黄柏、黄芩各12.5kg。

**饮片性状** 炉甘石为不规则碎块状，表面白色、灰白色、淡土黄色或淡红色，不平坦，具众多小孔，显粉性。体质轻重不一，易碎。有土腥气，味淡、微涩。煅炉甘石呈白色、淡黄色或粉红色的极细粉，体轻，质松软而细腻光滑。气微，味微涩。制炉甘石呈黄色或深黄色极细粉，质轻松，味苦。

**质量要求** 煅炉甘石含氧化锌（$ZnO$）不得少于56.0%。

**炮制作用** 炉甘石味甘，性平。归肝、脾经。解毒明目退翳，收湿生肌敛疮。用于目赤肿痛，睑弦赤烂，翳膜遮睛，溃疡不敛，脓水淋漓，湿疮瘙痒。炉甘石一般不生用。临床上多使用煅炉甘石，不作内服，专作外用，一般多入外敷剂。煅淬后使药物质地纯洁细腻，消除对黏膜、创面的刺激性，以明目祛翳，收湿生肌为主。适用于眼科及皮肤科。采用黄连及三黄汤煅淬或拌制，可增强清热明目，敛疮收湿的功效。用于目赤肿痛，眼弦赤烂，翳膜胬肉，溃疡不敛，脓水淋漓，湿疮，皮肤瘙痒。

（李娆娆）

zhōngrǔshí

**钟乳石**（Stalactitum） 碳酸盐类矿物方解石族方解石，主含碳酸钙（$CaCO_3$）。采挖后，除去杂石。

**炮制沿革** 汉代有"炼研成粉"（《金匮要略方论》）的炮制方法。南北朝刘宋时有沉香等多种药汁制法（《雷公炮炙论》）。唐代有酒制法，并有"不炼服之令人淋"（《新修本草》）的记载。宋代炮制方法有了较大发展，增加了醋制、蒸制（《重修政和经史证类备用本草》），淡竹叶、地榆制、甘草制（《圣济总录》），"用银器煮至变色"（《太平惠民和剂局方》），煅研（《扁鹊心书》）等方法。明代有"药汤煮炼"（《本草蒙筌》）等炮制方法。清代又增加了"焙研，水飞"（《本草汇》），还有牡丹皮制等炮制方法，并提出"亦须制伏方可入药，雷公之制自佳，非研万遍，断不可轻用也"（《本草新编》）的注意事项。现代常用煅法炮制。

**炮制方法** ①钟乳石：取原药材，除去杂质，洗净，干燥，砸成小块。②煅钟乳石：取洗净砸碎的钟乳石，置耐火容器内，放入炉火中，煅至红透，取出，放凉，碾碎或研末。

**饮片性状** 钟乳石为不规则块状，外表白色、灰白色或棕黄色，粗糙，凹凸不平。质坚硬，有光泽。无臭，味微咸。煅钟乳石呈灰白色不规则块状或粉末，质地酥脆，光泽消失。

**炮制作用** 钟乳石味甘，性温。归肺、肾、胃经。温肺，助阳，平喘，制酸，通乳。钟乳石温肺气，下乳汁，用于喘咳，乳汁不下。煅钟乳石易于粉碎和煎出有效成分，温肾壮阳作用增强，也可用于消肿毒。

（于定荣）

yǔyúliáng

**禹余粮**（Limonitum） 氢氧化物类矿物褐铁矿。主含碱式氧化铁 [FeO（OH）]。采挖后，除去杂石。

**炮制沿革** 汉代有炼（《神农本草经》）、烧（《金匮要略方论》）的炮制方法。南北朝时有黑豆、黄精煮制：凡修事四两，先用黑豆五合、黄精五合，水二斗，煮取五升，置于瓷锅中，下禹余粮，著火煮，旋添，汁尽为度，其药气自然香如新米。捣了，又研一万杵方用（《雷公炮炙论》）。唐代有"用之宜细研，以水洮，取汁澄之，勿令有沙土也"（《本草图经》）的记载。宋代有醋制：火烧令赤，于米醋内淬，捣研如面（《太平圣惠方》）；针砂、醋制：三两，用真针砂五两，先以水淘净，控干，更以铫子炒干，入禹余粮一处用米醋二升就铫内煮干为度，却用铫并药入一秤炭火中烧通赤，倾药净砖地上，候冷，研无声即止（《三因极一病证方论》）；酒制：凡使，并用火煅，酒淬七遍，捣研水飞令极细，方入药用（《太平惠民和剂局方》）。其后一直沿用研细生用或火煅醋淬的炮制方法。现代常用煅法和煅淬等炮制方法。

**炮制方法** ①禹余粮：除去杂石，洗净泥土，干燥；或取原药材，除去杂质，打碎。②煅禹余粮：取净禹余粮，置适宜容器内，用无烟武火加热，煅至红透，取出，放凉，碾碎或捣碎。③醋禹余粮：取净禹余粮，捣碎，置耐火容器内，用武火加热，煅至红透，取出，立即投入醋中淬酥，取出，干燥，研粉。每 100kg 禹余粮用醋 30kg。

**饮片性状** 禹余粮为不规则块状，常呈结核状或中空的结核。表面淡棕色或红棕色，多凹凸不平。质硬（硬度 3～5），较重（密度 3.4～4.3g/cm³），断面粗糙，呈色泽不均匀的层状。无臭，嚼之无颗粒感。煅禹余粮层间色泽分明，呈铁黑色处失去色泽，表面粉性消失。质较酥脆，轻砸即碎，基本不染指。醋禹余粮呈细粉状，黄褐色或褐色。具醋气。

**炮制作用** 禹余粮味甘、涩，性平。归胃、大肠经。涩肠止泻，收敛止血。用于久泻久痢，大便出血，崩漏带下。生品与煅制品作用基本相同。煅淬后质地疏松，便于粉碎入药，易于煎出有效成分，并能增强收敛作用。醋禹余粮以收敛止血为主。

（李娆娆）

liúhuáng

**硫黄**（Sulfur） 自然元素类矿物硫族自然硫，采挖后，加热熔化，除去杂质；或用含硫矿物经加工制成的结晶体。

**炮制沿革** 汉代有炼法（《华氏中藏经》）。南北朝刘宋时有用龙尾蒿、紫背天葵汁制（《雷公炮炙论》）的方法。唐代有研（《千金翼方》）、烧灰（《颅囟经》）等方法。宋代有甘草制（《太平圣惠方》）、煅制（《小儿药证直诀》）、火炼（《重修政和经史证类备用本草》）、微火上炒勿令焦（《产育宝庆集》）、同黑铅同制（《普济本事方》）、与水银同制（《太平惠民和剂局方》），酒煮、与铅同炒、萝卜制（《三因极一病证方论》）等方法。明代增加了猪肠内煮（《普济方》）、豆腐中煮（《医学纲目》）、醋煮（《本草原始》）、烧后酒淬（《鲁府禁方》）、甘草汤或甘草、百部汤煮制（《医宗粹言》）等方法。清代基本沿用前法，此外，还有寒水石制（《本草新编》）、蒸制（《本经逢原》）等方法。现代常用豆腐煮等炮制方法。

**炮制方法** ①硫黄：拣去杂质，敲成碎块。②制硫黄：取净硫黄块与适量豆腐同煮，至豆腐显黑绿色时，取出，漂净，晾干。每 100kg 净硫黄用豆腐 200kg。硫黄有毒，炮制用过的豆腐应妥善处理。

**饮片性状** 硫黄为不规则小块。黄色或略呈黄绿色，表面不平坦，常有麻纹及针状小孔。用手握紧置于耳旁，可闻及轻微的爆裂声。断面呈粗针状结晶形。具光泽。体轻，质脆易碎。具特殊香气，味淡。制硫黄为黄褐色或黄绿色结晶块，断面蜂窝状，臭气不明显。

**质量要求** 硫黄饮片含硫（S）不得少于 98.5%。

**炮制作用** 硫黄味微酸，性温；有毒。归肾、大肠经。外用解毒杀虫疗疮，内服补火助阳通便。生品有毒，多外用于疥癣，秃疮，阴疽恶疮。制后毒性降低，可供内服。以助阳益火为主。用于阳痿，尿频，虚寒腹痛，虚喘冷哮，虚寒便秘。

（于定荣）

xiónghuáng

**雄黄**（Realgar） 硫化物类矿物雄黄族雄黄，主含二硫化二砷（As₂S₂）。采挖后，除去杂质。

**炮制沿革** 汉代有炼法（《神农本草经》）和研法（《金匮要略方论》）。南北朝刘宋时期增加了甘草制（《雷公炮炙论》）。唐代有油煮、汤调（《备急千金要方》），火烧飞、煨制（《新修本草》）和熬（《外台秘要方》）的炮制方法。至宋代有"以米醋煮三伏时，取出研如粉"（《太平圣惠方》），酒熬研、"研细，入水银，点醋再研令星子尽"（《圣济总录》）、油煎（《普济本事方》）、"先打碎研细水飞过，灰碗内铺纸渗干"（《太平惠民和剂局方》）及醋煮水飞（《小儿卫生总微方论》）的炮制方法，而水飞法一直沿用至今。此外，还增加了桃叶研水煮（《三因极一病证方论》）等法。至明代，其炮制方法亦有很多发展，除沿用宋制之外，尚有炒法（《普济方》）。同时还有应用标准与炮制制毒的论述，如"凡使……须油煎九日九夜，乃可入药，不尔有毒，慎勿生用"（《本草纲目》）。清代承袭明制，有以米醋入萝卜汁煮干乃可入药，不尔有毒、水飞用（《握灵本草》）；蜜煎（《医宗说约》）；醋浸，入莱菔汁煮干用（《本草备要》）等方法。此外，还增加以猪脂裹蒸之、以松脂和之（《修事指南》），白萝卜蒸（《外科证治全生集》），竹筒蒸（《本草辑要》）等炮制方法。清代还有"忌火煅"（《本草便读》）的注意事项，明确提出不得以高温方法炮制雄黄。现代常用水飞法。

**炮制方法**　雄黄粉：取净雄黄，置乳钵内，加适量清水共研至细，然后加多量清水搅拌，倾取混悬液，下沉部分再如上法反复操作多次，除去杂质，合并混悬液，静置后分取沉淀，晾干，研细。

**饮片性状**　雄黄粉为极细腻的粉末，橙红色或橙黄色。质重。气特异而刺鼻，味淡。

**质量要求**　雄黄饮片二硫化二砷（$As_2S_2$）照砷盐检查法，所显砷斑颜色不得深于标准砷斑。

**炮制作用**　雄黄味辛，性温；有毒。归肝、大肠经。解毒杀虫、燥湿祛痰，截疟。水飞后使药粉达到极细和纯净，毒性降低，便

于制剂。用于痈疖疔毒，疥癣，蛇虫咬伤，疟疾等证。

（于定荣）

zǐshíyīng

**紫石英**（Fluoritum）　氟化物类矿物萤石族萤石。主含氟化钙（$CaF_2$）。采挖后，除去杂石。

**炮制沿革**　唐代有"七日研之"（《千金翼方》）和"醋淬，捣为末"（《日华子本草》）的炮制方法。宋代有"凡使，并用火煅，醋淬七遍，捣研水飞令极细"（《太平惠民和剂局方》）、"煅"（《校注妇人良方》）、"火煅七次，研令极细"（《济生方》）及"火煅研细水飞过"（《女科百问》）的方法。元明以后多沿用火煅醋淬的方法。明代增加了"葵菜煮，研细水飞"（《普济方》）的方法，还有"……入地坑埋，出火毒"（《奇效良方》）等对炮制作用的记载。清代基本沿用前朝的炮制方法，并有"经火则毒，生研极细，水飞三次用"的记述（《本草辑要》）；但也有主张不煅用的，如："紫石英……具温养润泽之功，不可火煅，若一经火煅，则失其温润之性，而有毒烈之祸矣"（《本草便读》）。现代常用火煅醋淬等炮制方法。

**炮制方法**　①紫石英：取原药材，除去杂质，洗净，干燥，碾碎或捣碎。②煅紫石英：取净紫石英块，置耐火容器内，加盖，用武火加热，煅至红透，立即倒入醋中淬酥，取出，再煅淬一次，冷却后取出，干燥，捣碎或研粉。淬制时药物冷却后迅速取出，不宜长期浸泡，否则时间过长药物颜色转白，影响质量。每100kg紫石英用醋30kg。

**饮片性状**　紫石英为不规则块状。外表紫色或绿色，中间夹有白色脉，透明或半透明。有玻

璃样光泽，手触有油滑感。体重，质坚脆。无臭，味淡。煅紫石英呈不规则块状碎粒或粉末。紫黑色或赭色，无光泽，局部崩裂，表面粗糙。质地酥脆，带醋气。

**质量要求**　紫石英饮片含氟化钙（$CaF_2$）不得少于85.0%；煅紫石英含氟化钙（$CaF_2$）不得少于80.0%。

**炮制作用**　紫石英味甘，性温。归心、肝经。镇心安神，温肺，暖宫。生品偏于镇心安神。多用于心悸易惊，失眠多梦。煅紫石英质地松脆，便于粉碎加工，易于煎出有效成分，温肺降逆、散寒暖宫力强。多用于肺虚寒咳，宫冷不孕等。

（于定荣）

huáshí

**滑石**（Talcum）　硅酸盐类矿物滑石族滑石，主含含水硅酸镁[$Mg_3(Si_4O_{10})(OH)_2$]。采挖后，除去泥沙及杂石。

**炮制沿革**　汉代有"捶碎"（《金匮玉函经》）、"研"（《伤寒论》）的记载。南北朝刘宋时有研如粉、丹皮同煮（《雷公炮炙论》）的方法。唐代有炼之如膏（《新修本草》）、细研如粉（《千金翼方》）的方法。至宋代有炒法（《博济方》），并首次提出水飞法，曰"水研如泔，扬去粗者存细者，沥干更研无声乃止"（《苏沈良方》），对其粗细度也提出明确要求，如"研细水飞"（《本草衍义》），并为元、明、清各代沿用。此外，还有火煅通赤（《小儿卫生总微方论》）、煅（《校注妇人良方》）等方法。明代有烧、"火煨煅、去火毒"（《普济方》）等方法，并对滑石的炮制作用进行了以下描述："研细，以水飞净，服下方得滑通"（《本草蒙筌》）、"拣去粗者，择

细腻者研为极细末，水飞入药，今粗入煎汤皆不作效"（《医宗粹言》）。现代常用研细粉、水飞法等炮制方法。

**炮制方法**　①滑石：取原药材，除去杂质，洗净，干燥，捣碎。②滑石粉：取净滑石，砸碎，碾成细粉。或取滑石粗粉，加水少量，碾磨至细，再加适量清水搅拌，倾出上层混悬液，下沉部分再按上法反复操作数次，合并混悬液，静置沉淀，倾去上清液，将沉淀物晒干后再研细粉。

**饮片性状**　滑石为不规则小块，白色、黄白色或淡蓝灰色，有蜡样珍珠光泽。体较重，质软细腻，手摸之有光滑和微凉的感觉。易砸碎，无吸湿性。无臭，无味。滑石粉为白色或类白色、微细、无砂性的粉末，质细腻，手捻有滑润感。气微，无味。

**质量要求**　滑石粉酸碱度检查中性石蕊试纸应显中性反应；水中可溶物检查，遗留残渣不得过 5mg（0.1%）；酸中可溶物检查，遗留残渣不得过 10.0mg（2.0%）；铁盐检查，不得即时显蓝色；炽灼失重不得过 5.0%；重金属不得过 40mg/kg；砷盐不得过 2mg/kg；含水硅酸镁不得少于 88.0%。

**炮制作用**　滑石味甘、淡，性寒。归胃、膀胱经。利水通淋，清解暑热，祛痰敛疮。多水飞后入药。水飞后使药物极细和纯净，便于内服及外用。用于热淋、石淋、尿热涩痛、暑湿烦渴、湿热水泻，外治湿疹、湿疮、痱子。

（于定荣）

**císhí**

**磁石**（Magnetitum）　氧化物类矿物尖晶石族磁铁矿，主含四氧化三铁（$Fe_3O_4$）。采挖后，除去杂石。

**炮制沿革**　南北朝时期有用"五花皮、地榆、故绵、东流水煮三日夜，捶细，水飞"（《雷公炮炙论》）的炮制方法。唐代有"研，以水浮去浊汁"（《食医心鉴》）的方法。宋代有"烧，醋淬七遍捣碎细研，水飞过"（《太平圣惠方》）等炮制方法。明清以后基本沿用前法。现代常用煅淬的炮制方法。

**炮制方法**　①磁石：取原药材，除去杂质，洗净，干燥，碾碎。②煅磁石：取净磁石，砸成小块，置耐火容器内，用武火煅至红透，趁热倒入醋液内淬制，冷却后取出，反复煅淬至酥脆，取出干燥，碾碎。每 100kg 磁石用醋 30kg。

**饮片性状**　磁石为多棱角不规则块状，表面铁黑色或棕褐色，有金属样光泽。体重，质坚硬。断面不整齐。具磁性，有土腥气，无味。煅磁石呈黑色或深灰色无定性粉末，光泽消失。质地酥脆，略有醋气。

**质量要求**　磁石饮片含铁（Fe）不得少于 50.0%。煅磁石含铁不得少于 45.0%。

**炮制作用**　磁石味咸，性寒。归肝、心、肾经。平肝潜阳，聪耳明目，镇惊安神，纳气平喘。磁石偏于平肝潜阳，镇惊安神。用于惊悸，失眠，头晕目眩。煅磁石聪耳明目，补肾纳气力强，并且质地酥脆，易于粉碎及煎出有效成分，缓和了重镇安神功效。用于耳鸣，耳聋，视物昏花，白内障，肾虚气喘，遗精等。

（于定荣）

**zhěshí**

**赭石**（Haematitum）　氧化物类矿物刚玉族赤铁矿，主含三氧化二铁（$Fe_2O_3$）。采挖后，除去杂石。

**炮制沿革**　汉代有碎法（《金匮要略方论》）。南北朝刘宋时代有水飞法（《雷公炮炙论》）。宋代有火煅、醋淬、捣研（《重修政和经史证类备用本草》）的方法。明、清增加了酒醋煮（《本草纲目》）、煨制（《普济方》）等炮制方法。现代常用煅淬。

**炮制方法**　①赭石：取原药材，除去杂质，打碎。②煅赭石：取净赭石小块，置耐火容器内，用武火加热，煅至红透，立即倒入醋液中淬制，如此反复煅淬至质地松脆，淬液吸尽为度，干燥后研粉。每 100kg 赭石用醋 30kg。

**饮片性状**　赭石为不规则扁平块状，暗红棕色或灰黑色，有的有金属光泽。一面有圆形突起，另一面与之相对应处有同样大小的凹窝。质硬，体重。气微，味淡。煅赭石为无定形粉末，暗褐色或紫褐色，光泽消失。质地酥脆，略带醋气。

**质量要求**　赭石饮片含铁（Fe）不得少于 45.0%。

**炮制作用**　赭石味苦，性寒。归肝、心、肺、胃经。平肝潜阳，重镇降逆，凉血止血。生品平肝潜阳、清热降逆作用强，常用于眩晕耳鸣，呕吐，噫气，呃逆，喘息，吐血，衄血等症。煅赭石质地松脆，降低了苦寒之性，缓和重镇降逆之功，养血益肝，收敛止血。用于吐血、衄血及崩漏等症。

（夏　荃）

**xīguāshuāng**

**西瓜霜**（Mirabilitum Praeparatum）　葫芦科植物西瓜 Citrullus lanatus（Thunb.）Matsumu. Et Nakai 的成熟新鲜果实与皮硝经加工制成。

**炮制沿革**　清代有制霜（《疡医大全》）的炮制方法，并一直沿用。

**炮制方法** 取新鲜西瓜，沿蒂头切一厚片作顶盖，挖出部分瓜瓤，将皮硝填入瓜内，盖上顶盖，用竹签扦牢，用碗或碟托住，盖好，悬挂于阴凉通风处，待西瓜表面析出白霜时，随时刮下，直至无白霜析出，晾干。或取新鲜西瓜切碎，放入不带釉的瓦罐内，一层西瓜一层皮硝，将口封严，悬挂于阴凉通风处，数日后即自瓦罐外面析出白色结晶物，随析随收集，至无结晶析出为止。每 100kg 西瓜用皮硝 15kg。

**饮片性状** 西瓜霜为类白色至黄白色的结晶性粉末。气微，味咸，有清凉感。

**质量要求** 饮片含重金属不得过 10mg/kg；含砷量不得过 10mg/kg；含硫酸钠（$Na_2SO_4$）不得少于 90.0%。

**炮制作用** 西瓜霜味咸，性寒。归肺、胃、大肠经。清热泻火、利咽、消肿止痛。用于咽喉肿痛，喉痹，口疮，目赤肿痛。

（夏 荃）

ējiāo

**阿胶**（Asini Corii Colla） 马科动物驴 Equus asinus L. 的干燥皮或鲜皮经煎煮、浓缩制成的固体胶。

**炮制沿革** 汉代有炙令尽沸（《神农本草经》）的记载。南北朝刘宋时代有猪脂浸炙（《雷公炮炙论》）。唐代出现了炙珠（《外台秘要方》）、炒制（《千金翼方》）等法。宋代增加了蛤粉炒、米炒（《圣济总录》），麸炒（《小儿药证直诀》），面炒、蒸制（《类编朱氏集验医方》）等方法。明清以后又增加了草灰炒（《证治准绳》）、蒲黄炒（《嵩崖尊生全书》）、牡蛎粉炒（《医宗说约》）等炮制方法。现代常用蛤粉炒、蒲黄炒等。

**炮制方法** ①阿胶丁：取阿胶块，用文火烘软，切成小丁块。②蛤粉炒阿胶：取蛤粉，置预热适度的炒制容器内，用中火加热，炒至灵活状态，放入阿胶丁，不断翻动，炒至鼓起呈圆球形，内无溏心，迅速取出，筛去蛤粉，晾凉。每 100kg 阿胶丁用蛤粉 30~50kg。③蒲黄炒阿胶：取蒲黄，置预热适度的炒制容器内，用中火加热，炒至稍微变色，放入阿胶丁，不断翻动，炒至鼓起呈圆球形，内无溏心，迅速取出，筛去蒲黄，晾凉。

**饮片性状** 阿胶为长方块或小方块。黑褐色，具光泽，断面光亮，对光照视呈棕色半透明，质硬脆。气微腥，味微甘。蛤粉炒阿胶呈圆球形，质松泡，外表灰黄色或灰褐色，内部呈蜂窝状。气微香，味微甘。蒲黄炒阿胶外表呈棕褐色，其余同蛤粉炒。

**质量要求** 阿胶饮片水分不得过 15.0%；铅不得过 5mg/kg，镉不得过 0.3mg/kg，砷不得过 2mg/kg，汞不得过 0.2mg/kg，铜不得过 20mg/kg；水不溶物不得过 2.0%；含 L-羟脯氨酸不得少于 8.0%，甘氨酸不得少于 18.0%，丙氨酸不得少于 7.0%，L-脯氨酸不得少于 10.0%。阿胶珠水分不得过 10.0%，总灰分不得过 4.0%，余质量要求同阿胶饮片。

**炮制作用** 阿胶味甘，性平。归肺、肝、肾经。补血滋阴，润燥，止血。用于血虚萎黄，眩晕心悸，心烦不眠，虚风内动，肺燥咳嗽，劳嗽咯血，吐血尿血，便血崩漏，妊娠胎漏等证。阿胶炒制后降低了滋腻之性，同时矫正了不良气味，易于粉碎制备丸、散。蛤粉炒阿胶善于益肺润燥。用于阴虚咳嗽，久咳少痰或痰中带血。蒲黄炒阿胶止血安络作用强。多用于阴虚咯血，崩漏，便血。

（夏 荃）

kūnbù

**昆布**（Laminariae Thallus；Eckloniae Thallus） 海带科植物海带 Laminaria japonica Aresch. 或翅藻科植物昆布 Ecklonia kurome Okam. 的干燥叶状体。夏、秋二季采捞，晒干。

**炮制沿革** 南北朝刘宋时有煮制（《雷公炮炙论》）法。唐代有洗去咸味（《千金翼方》）的方法。宋代有洗去沙土、酒洗切丝、醋姜制（《疮疡经验全书》），微炒、焙干（《圣济总录》）等炮制方法。现代常用净制、切制等炮制方法。

**炮制方法** 取原药材，除去杂质，漂净，稍晾，切宽丝，干燥。

**饮片性状** 不规则的宽丝状，多卷折，呈黑褐色或绿褐色，类革质。水浸软后膨胀，质软滑。气腥，味微咸。

**质量要求** 昆布饮片水分不得过 16.0%；总灰分不得过 46.0%；铅不得过 5mg/kg、镉不得过 4mg/kg、汞不得过 0.1mg/kg、铜不得过 20mg/kg；海带含碘（I）不得少于 0.35%。昆布含碘不得少于 0.20%，含昆布多糖以岩藻糖（$C_6H_{12}O_5$）计不得少于 2.0%。

**炮制作用** 昆布味咸，性寒。归肝、胃、肾经。消痰，软坚散结，利水消肿。多生用，常用于瘿瘤，瘰疬，睾丸肿痛，痰饮水肿。炮制后使药物洁净，便于调剂和制剂。

（夏 荃）

fúlíng

**茯苓**（Poria） 多孔菌科真菌茯苓 Poria cocos（Schw.）Wolf 的干

燥菌核。多于 7~9 月采挖,挖出后除去泥沙,堆置"发汗"后,摊开晾至表面干燥,再"发汗",反复数次至现皱纹、内部水分大部散失后,阴干,称为"茯苓个";或将鲜茯苓按不同部位切制,阴干,分别称为"茯苓块"和"茯苓片"。

**炮制沿革** 南北朝刘宋时有去皮心捣细(《雷公炮炙论》)法。唐代有细切(《千金翼方》)、煮制(《新修本草》)法。宋代有去皮、切为方寸块(《苏沈良方》),微炒(《普济本事方》)法。元代有酒制(《汤液本草》)、煨制(《卫生宝鉴》)等方法。明清时增加了乳汁制(《宋氏女科秘书》)、蒸制(《奇效良方》)、焙干(《普济方》)等炮制方法。现代常用净制、切制、朱砂拌等炮制方法。

**炮制方法** ①茯苓:取原药材,浸泡,洗净,润透后稍蒸,趁热切制成块或厚片,干燥。②朱茯苓:取茯苓片或块,喷淋清水,稍闷润,加定量朱砂细粉拌匀,并随时翻动,至茯苓表面沾满朱砂为度。晾干。每 100kg 茯苓片或块用朱砂 2kg。

**饮片性状** 茯苓为立方块或不规则形厚片。表面白色、淡红色或淡棕色。体重,质坚实,切面颗粒性。气微,味淡,嚼之粘牙。朱茯苓表面朱红色。

**质量要求** 茯苓饮片水分不得过 18.0%;总灰分不得过 2.0%;醇溶性浸出物以稀乙醇作溶剂不得少于 2.5%。

**炮制作用** 茯苓味甘、淡,性平。归心、肺、脾、肾经。利水渗湿,健脾宁心。多用于水肿尿少,痰饮眩悸,脾虚食少,便溏泄泻,心神不安。朱茯苓宁心安神力强,多用于失眠、惊悸、健忘。

(夏 荃)

zhūlíng

**猪苓**(Polyporus) 多孔菌科真菌猪苓 *Polyporus umbellatus*(Pers.)Fries 的干燥菌核。春、秋二季采挖,除去泥沙,干燥。

**炮制沿革** 汉代有去皮(《金匮要略方论》)法。宋代有焙干(《太平惠民和剂局方》)、醋炙(《疮疡经验全书》)法。明清时增加了蒸制(《炮炙大法》)等炮制方法。现代常用净制、切制的炮制方法。

**炮制方法** 取原药材,除去杂质,洗净,润透,切厚片,干燥。

**饮片性状** 呈类圆形或不规则的厚片。外表皮黑色或棕黑色,皱缩,切面类白色或黄白色,略呈颗粒状。体轻,质硬。气微,味淡。

**质量要求** 饮片水分不得过 13.0%;总灰分不得过 10.0%;酸不溶性灰分不得过 5.0%;含麦角甾醇($C_{28}H_{44}O$)不得少于 0.050%。

**炮制作用** 猪苓味甘、淡,性平。归肾、膀胱经。利水渗湿。多生用,常用于小便不利,水肿,泄泻,淋浊,带下。炮制后使药物洁净,便于调剂和制剂。

(夏 荃)

léiwán

**雷丸**(Omphalia) 白蘑科真菌雷丸 *Omphalia lapidescens* Schroet. 的干燥菌核。秋季采挖,洗净,晒干。

**炮制沿革** 南北朝刘宋时有甘草汁浸蒸的方法(《雷公炮炙论》)。唐代有烧制(《颅囟经》)。宋代有炒制(《类编朱氏集验医方》)。明代有醋制(《医学入门》)、酒制(《医宗必读》)、米泔水苍术制(《审视瑶函》)等炮制方法。现代常用净制的炮制方法。

**炮制方法** 取原药材,除去杂质,洗净,干燥,粉碎。不得蒸煮或高温烘烤。

**饮片性状** 呈不规则的颗粒状或粉状,白色或浅灰黄色。嚼之有颗粒感,微带黏性,久嚼无渣。气微,味微苦。

**质量要求** 饮片水分不得过 15.0%;总灰分不得过 6.0%;醇溶性浸出物以稀乙醇作溶剂不得少于 2.0%;含雷丸素以牛血清白蛋白计,不得少于 0.60%。

**炮制作用** 雷丸味微苦,寒。归胃、大肠经。杀虫消积。生用常用于绦虫病,钩虫病,蛔虫病,虫积腹痛,小儿疳积。炮制后使药物洁净,便于调剂和制剂。

(夏 荃)

# 索　引

## 条目标题汉字笔画索引

### 说　明

一、本索引供读者按条目标题的汉字笔画查检条目。

二、条目标题按第一字的笔画由少到多的顺序排列，按画数和起笔笔形横（一）、竖（丨）、撇（丿）、点（丶）、折（乛，包括丁しく等）的顺序排列。笔画数和起笔笔形相同的字，按字形结构排列，先左右形字，再上下形字，后整体字。第一字相同的，依次按后面各字的笔画数和起笔笔形顺序排列。

三、以拉丁字母、希腊字母和阿拉伯数字、罗马数字开头的条目标题，依次排在汉字条目标题的后面。

五　画

# 六　画

# 条 目 外 文 标 题 索 引

### duration and degree of heating （火候） 46

# 内 容 索 引

## 说 明

一、本索引是本卷条目和条目内容的主题分析索引。索引款目按汉语拼音字母顺序并辅以汉字笔画、起笔笔形顺序排列。同音时，按汉字笔画由少到多的顺序排列，笔画数相同的按起笔笔形横（一）、竖（丨）、撇（丿）、点（丶）、折（乛，包括丁乚乚等）的顺序排列。第一字相同时，按第二字，余类推。索引标目中夹有拉丁字母、希腊字母、阿拉伯数字和罗马数字的，依次排在相应的汉字索引款目之后。标点符号不作为排序单元。

二、设有条目的款目用黑体字，未设条目的款目用宋体字。

三、不同概念（含人物）具有同一标目名称时，分别设置索引款目；未设条目的同名索引标目后括注简单说明或所属类别，以利检索。

四、索引标目之后的阿拉伯数字是标目内容所在的页码，数字之后的小写拉丁字母表示索引内容所在的版面区域。本书正文的版面区域划分如右图。

| a | c | e |
|---|---|---|
| b | d | f |

# 本卷主要编辑、出版人员

社长、总编辑　袁　钟

副总编辑　谢　阳

责任编审　呼素华　袁　钟

责任编辑　傅保娣　戴小欢　骆彩云

索引编辑　骆彩云　李　慧

汉语拼音编辑　王　颖

外文编辑　顾良军

美术编辑　娄　旭

责任校对　李爱平

责任印制　姜文祥

装帧设计　雅昌设计中心·北京